Psychologie der Lebendorganspende

Psychoanalyse im Dialog

Herausgegeben von
Brigitte Boothe, Agnes von Wyl, Philipp Stoellger
und Bernhard Strauss

Band 15

PETER LANG
Bern · Berlin · Bruxelles · Frankfurt am Main · New York · Oxford · Wien

Merve Winter

Psychologie der Lebendorganspende

Eine qualitative Studie zu Spendemotivationen, Spendeimperativ und der Relevanz von Geschlecht im Vorfeld einer Lebendorganspende

PETER LANG
Bern · Berlin · Bruxelles · Frankfurt am Main · New York · Oxford · Wien

Bibliografische Information der Deutschen Nationalbibliothek
Die Deutsche Nationalbibliothek verzeichnet diese Publikation in der Deutschen Nationalbibliografie; detaillierte bibliografische Daten sind im Internet über ‹http://dnb.d-nb.de› abrufbar.

Die vorliegende Arbeit wurde von der Philosophischen Fakultät der Universität Zürich im Herbstsemester 2012 auf Antrag von Frau Prof. Dr. Brigitte Boothe und Frau Prof. Dr. Gabriele Lucius-Hoene als Dissertation angenommen.

Gedruckt mit Unterstützung des Förderungs- und Beihilfefonds Wissenschaft der VG WORT.

Die Autorin dankt Astellas Pharma für die Finanzierung der Reisekosten und die Aufwandsentschädigung der Patienten.

ISSN 0944-2154 br.
ISBN 978-3-0343-1512-8 br.

ISSN 2235-6908 eBook
ISBN 978-3-0351-0805-7 eBook

Diese Publikation wurde begutachtet.

Hochfeldstrasse 32, CH-3012 Bern, Schweiz
info@peterlang.com, www.peterlang.com

Meinen Eltern
Utta und Hans-Gert Winter

Dank

Am Zustandekommen eines umfangreichen und mehrjährigen Projektes wie einer Dissertation sind immer mehrere Menschen beteiligt, ohne deren Unterstützung diese Arbeit nicht in dieser Form hätte entstehen können. Ihnen möchte ich für ihre tatkräftige Unterstützung danken:

Mein herzlichster Dank gilt meiner Doktormutter Frau Professorin Dr. Brigitte Boothe. Sie hat dieses Projekt von der ersten Idee im Jahr 2005 an über die Jahre am Graduiertenkolleg in Basel und Bern sowie in den letzten Jahren des Abschlusses geduldig und stets ermutigend und fördernd unterstützt. Bei Fragen war sie immer für mich da. Vor allem hat sie daran geglaubt, dass die Arbeit irgendwann fertig werden wird, was mir selbst phasenweise unrealistisch erschien. Ohne sie und ihre Anregungen, die wertvollen theoretischen und pragmatischen Hinweise wäre die Dissertation wohl nicht beendet geworden. Dafür gilt ihr mein größter Dank.

Auch Frau Professorin Dr. Gabriele Lucius-Hoene gilt mein herzlicher Dank. Sie hat sich zu einem frühen Zeitpunkt für dieses Projekt als Zweitgutachterin zur Verfügung gestellt und hat zu ihrem Wort auch über die lange Dauer dieses Projekts gestanden. In einer beeindruckenden Auswertungssitzung hat sie mir gezeigt, welche reichhaltigen Interpretationen aus einem Interview gewonnen werden können. Ihr Lehrbuch war während meiner Arbeit ein steter Begleiter und guter Ratgeber.

Frau Prof. Dr. Andrea Maihofer und Frau Prof. Dr. Regina Wecker von der Universität Basel gilt ebenfalls mein großer Dank. Die Jahre am Baseler Graduiertenkolleg *Gender in Motion* haben mir einen fundierten Einblick in aktuelle Debatten der Genderstudies gegeben und dieses Projekt gleichzeitig für vier Jahre finanziert. Dafür sei zugleich dem Berner Graduiertenkolleg *Skripts and Preskripts* unter der Leitung von Frau Prof. Dr. Doris Wastl-Walter und Dr. Christa Binswanger vielmals gedankt, bei dem wir mit unserem Prodoc-Projekt Anschluss gefunden haben und deren Veranstaltungen und Workshops ich ebenfalls besuchen durfte. Ich habe dort hilfreiche und wesentliche Anregungen bekommen.

Ganz herzlich bedanken möchte ich mich auch bei den beteiligten Kliniken: zum einen bei der medizinischen Klinik mit Schwerpunkt Nephrologie der Charité Campus Mitte unter der Leitung von Herrn Prof.

Dr. Klemens Budde. Seinem Mitarbeiter Herrn Dr. Lutz Liefeldt verdanke ich den größten Teil der deutschen Interviews. Außerdem danke ich sehr herzlich der ehemaligen Abteilung für Psychosoziale Medizin unter der Leitung von Herrn Prof. Dr. Claus Buddeberg. Vor allem Prof. Dr. Lutz Götzmann möchte ich für sein großes Engagement für meine Studie danken. Er und Monika Schleuniger waren in jeder Hinsicht eine große Hilfe und ihnen ist das Zustandekommen der schweizerischen Interviews zu verdanken. Der Vermittlung durch Herrn Prof. Dr. Oppermann von der medizinischen Klinik für Nephrologie der Charité Campus Benjamin Franklin verdanke ich ebenfalls ein Interview.

Dem Schweizerischen Nationalfonds danke ich für die finanzielle Förderung im Rahmen des Pro-Doc Graduiertenprogramms, ohne die die Durchführung dieses Projektes nicht möglich gewesen wäre.

Auch dem Pharmaunternehmen Astellas sei an dieser Stelle für die Gewährung von Drittmitteln zur Finanzierung der PatientInnenhonorare sowie meiner Reisekosten gedankt.

PD Dr. Oliver Decker danke ich dafür, dass er dieses Projekt in seiner Anfangsphase sehr unterstützt und mit auf den Weg gebracht hat. Er war stets ein anregender Diskussionspartner in Forschungsfragen und in Bezug auf die Transplantationsmedizin.

Danken möchte ich zudem meiner Schweizer Arbeitsgruppe mit inzwischen Dr. Nina Wehner, Dr. Diana Baumgarten, Dr. Karin Schwiter und Aglaia Wespe, mit denen ich mir besonders in der Anfangsphase viele zentrale Fragestellungen zum Thema „Doing Gender" erarbeiten konnte. Auch die Interpretationswochenenden auf den schönen Schweizer Hütten sind mir in sehr guter Erinnerung geblieben.

Last but noch least möchte ich meiner Familie danken. Dominik hat mir gerade in der Endphase großartige Hilfe beim Formatieren (!), bei den Schaubildern und den Korrekturarbeiten geleistet und somit der Arbeit eine Form gegeben. Außerdem hat er mir den nötigen Freiraum für die Arbeit an der Dissertation in zeitlicher und finanzieller Hinsicht verschafft. Er und unsere Kinder haben mir zudem gezeigt, dass es neben einer Dissertation auch noch andere wichtige Dinge im Leben gibt.

Meinen Eltern Utta und Hans-Gert Winter danke ich für ihre unermüdliche Unterstützung in allen Bereichen, sei es die Kinderbetreuung oder die finanzielle, emotionale und zum Schluss vor allem tatkräftige lektorische Unterstützung meiner Promotionstätigkeit. Ohne sie hätte ich den Abschluss dieser Arbeit ebenfalls nicht realisieren können. Ihnen ist diese Arbeit in großer Dankbarkeit gewidmet.

Inhalt

Geleitwort

Die Öffentlichkeit zeigte sich schockiert: Am 7.1.2013 berichtete ZEIT online – andere Zeitungen und elektronische Medien waren ebenfalls tätig – über die alarmierend geringe Bereitschaft zur Organspende, die seit 2012 den niedrigsten Stand seit zehn Jahren erreicht hatte und gemäß Information der Deutschen Stiftung Organtransplantation (DSO) gegenüber 2011 drastisch abgenommen hatte. Besonderen Einfluss hatte dabei der ärztliche Missbrauch im Umgang mit Spendeorganen in mehreren deutschen Kliniken. Die Medien beschäftigten sich intensiv und anhaltend mit den skandalösen Verhältnissen, aber auch mit dem allgemeineren Problem der verminderten Spendemotivation. Nicht nur die Bereitschaft zur postmortalen, sondern insbesondere auch zur Lebendorganspende hat sich verringert.

Ein ernstes Problem, bleibt doch die Transplantationspraxis weiterhin auf das freiwillige Engagement gesunder Spender oder das intakte Organ einer verstorbenen Person angewiesen. Freiwillige Spender stellen sich entweder anonym zur Verfügung, das ist bei der Postmortalspende der Fall und bei Lebendorganspenden möglich (living unrelated donors); oder die Spende erfolgt im Rahmen einer persönlichen Beziehung, etwa zugunsten eines Angehörigen; dies ist der typische Fall bei Lebendorganspenden. Das Transplantationsgesetz gestattet den chirurgischen Eingriff bei gesunden Personen und die Organentnahme bei Verstorbenen.

In Gesellschaften mit hochtechnisierter Medizin und zunehmend nachhaltigem Transplantationserfolg ist es ein politisches Anliegen, die Bevölkerung zu motivieren, eigene gesunde Organe für Kranke zu medizinischen Transplantationszwecken postmortal oder als Lebendorganspende zur Verfügung zu stellen. Der Bedarf steigt. Prominente lassen sich für mediale Kampagnen gewinnen, um mit hohem moralischem Engagement für eine Selbstverpflichtung zur Organspende zu werben. Spenden sollte im Zeichen der Selbstverständlichkeit stehen, schon um den kriminellen Organhandel abzuwenden, der die Schutzlosigkeit und die Notlage besitzloser Menschen ausbeutet und Profitinteressen bedient.

Die Lebendorganspende als Bürgerpflicht? So einfach ist es nicht. Im Unterschied zur Blutspende findet ein gravierender Eingriff mit psychosozialen Folgen statt. Zwei Drittel der Lebendorganspenden in Deutschland und der Schweiz kommen von Frauen. Für diesen Befund hat sich die Kennzeichnung „Gender imbalance" oder „Gender disparity" eingebürgert. Ob die Gender imbalance auf einen freiwilligen weiblichen Altruismus hinweist oder auf Kapitulation vor imperativem Druck, ist genauer zu untersuchen. Denn so lange die Transplantationsmedizin auf menschliche Organe angewiesen ist, muss sich die Postmortal- und die Lebendorganspende als Teil einer medizinischen Kultur etablieren. Das medizinische und psychologische Begutachtungsverfahren im Vorfeld der Spende profitiert von den Befunden, besonders bei qualitativen Studien, denn hier werden Beziehungsdynamik, Konfliktspannung und Komplexität der Entscheidungsprozesse sichtbar. Je praxisnäher die Forschung, desto grösser die Chance, dass sich ärztliches Handeln mit psychosozialer und psychologischer Kompetenz verbindet und die Spendesituation als Herausforderung für den einzelnen und für die beteiligten Männer und Frauen ins Blickfeld rückt.

Männer und Frauen: Sie unterscheiden sich zum Teil, was Spenden und Empfangen angeht. Dem geht Merve Winter in ihrem Buch auf den Grund. Gibt es einen Imperativ zur Spende? Die Autorin ist in aufschlussreichen Fallanalysen persönlichen Entscheidungsprozessen auf der Spur. Haben Spendekandidaten und Spendekandidatinnen die Möglichkeit, Risiken, Chancen und Konfliktdimensionen frei zu durchdenken und in ihren Beziehungen zu teilen? Erfahrungsgemäß verbindet sich der Spendeimperativ mit einer ärztlichen Informationspolitik, die das medizinische Risiko als gering darstellt. Das erschwert dem medizinischen Laien, Sorgen und Befürchtungen zu artikulieren. Denn sie oder er ist mit der Asymmetrie der fachlichen Expertise konfrontiert, die ihm oder ihr das Urteil über die Berechtigung eigener Bedenken erschwert; auch steht eine Bedenkenträgerin im Bann normativer Erwartungen.

Die Befunde sind reichhaltig. Sie sind ergiebig, was Spendemotivationen, Entscheidungsprozesse und Spendeimperativ angehen. Zu Geschlecht und Organspende fanden sich Geschlechterdifferenzen im Vorfeld einer Lebendnierenspende. Der Bedeutungshorizont der Lebendorganspende wurde als weiblich und männlich konnotierte Praxis sichtbar. Es fanden sich geschlechterdifferente Positionierungsweisen, Wunsch- und Angstphantasien und geschlechtsspezifische Ausdrucksformen für das Anliegen, eine Organspende zu erhalten. Diese Anrufungsprozesse gestalten sich für Frauen und Männer nicht gleich. Frauen kommen häufig den Anrufungen an sie zuvor. Männer lassen sich im Rahmen der Organspende gerne als Helden anrufen. Frauen legen ein stärkeres Gewicht auf die Beziehungsgestaltung durch die Lebendorganspende. Sie genießen einerseits die aktive und potente Position als SpenderInnen, empfinden sich aber umgekehrt als bedürftige EmpfängerInnen nicht gleichermaßen depotenziert wie die Ehemänner in vergleichbarer Position. Die Ehefrauen gönnen ihren Männern die Position des heldenhaften Spenders. Ehemänner dagegen sehen ihre Frauen offenbar weniger gern in heldinnenhaften Positionen. Es ist nicht das Geschlecht allein, das die Einstellung zu einer Spende bestimmt. Die Identitätspositionen als Frau und Mutter/Ehefrau/Schwester sind ineinander verwoben und wirken auf unterschiedlichen Ebenen zusammen. Ob und wie stark die Anrufungen zur Organspende angenommen werden, hängt einerseits stark von der jeweiligen persönlichen Lebenslage und der Beziehung zur potentiell empfangenden Person, andererseits aber auch von den jeweiligen Identitätspositionen der Spendenden als Mutter, Vater, Ehefrau etc. ab. Was die Bereitschaft, ein Organ zu spenden, für den einzelnen bedeutet und wie er diese lebenswichtige Gabe versteht, wird genau rekonstruiert und in Zusammenhang mit der Beziehung und der Lebenssituation gesetzt.

Die Lebendorganspende – so die Einschätzung – ist grundsätzlich hilfreich, zugleich aber für die Beteiligten eine ernst zu nehmende und langfristige Belastung. Die Autorin warnt ausdrücklich davor, diese Risiken zu bagatellisieren. Als langjährige Expertin in psychologischer Begutachtung von Spendewilligen formuliert Merve Winter Perspektiven einer Beratungs-, Unterstützungs- und Begleitungspraxis und illustriert das überzeugend an einem ausgewählten Beispiel. Dort wird unmittelbar evident, wie wichtig die informierte Zustimmung als Chance zur genauen Orientierung als auch die Chance zur Thematisierung von Ambivalenzen und Konfliktspannungen ist. Das äußerst lesenswerte Buch vermittelt in bester Weise praxisnahe Forschung und lebensweltliche Anschauung. Und es lädt mit fundierten Argumenten dazu ein, in der politisch, ethisch und psychologisch Debatte um die Organspende Stellung zu beziehen.

Brigitte Boothe

1. Einleitung

Das Thema Organspende war in den vergangenen Jahren ein viel diskutierter Topus in den öffentlichen Medien. Vor allem die Organspendeskandale an den Kliniken in Göttingen, Leipzig, München rechts der Isar und Münster, die seit dem Sommer 2012 nach und nach ans Licht kamen, haben viele Menschen empört und verunsichert, so dass in Folge die Organspendezahlen bei der Postmortalspende deutlich zurückgegangen sind. Auch die Validität der Hirntoddiagnostik, die bis dato als verlässlich und sicher galt, wird seit dieser Debatte zunehmend auf den Prüfstand gestellt und kritisch hinterfragt.

Wie sich die Debatte um die rechtlichen Grundlagen der Organtransplantation auch inhaltlich verschoben hat, macht ein Blick in die Historie dieser Debatte deutlich: Wurde 2007 noch ein Alternativvorschlag des Deutschen Ethikrats (damals noch Nationaler Ethikrat) zum bestehenden Transplantationsgesetz heftig kritisiert, weil in diesem Elemente einer sogenannten „Widerspruchsregelung" integriert waren, so sieht die am 25. Mai 2012 vom Deutschen Bundestag mit großer Mehrheit beschlossene Reform des Transplantationsgesetzes vor, künftig alle Krankenversicherten ab dem 16. Lebensjahr regelmäßig hinsichtlich ihrer Einstellung zur Organspende zu befragen. Damit hat Deutschland zwar noch keine Widerspruchslösung im Transplantationsgesetz verankert, aber so einfach wie bisher soll es den BundesbürgerInnen nun nicht mehr gemacht werden, sich dem Thema Organspende zu entziehen: Der heutige Außenminister und damalige SPD-Fraktionsvorsitzende Frank-Walter Steinmeier, der im August 2010 medienwirksam eine Niere für seine Frau spendete, drückte es in seiner Erklärung zum Gesetzesentwurf im Bundestag folgendermaßen aus: „Wir wollen den Menschen tatsächlich etwas mehr auf die Pelle rücken, indem wir fragen und nachfragen". „Es gibt kein unverbrüchliches Recht, in Ruhe gelassen zu werden"[1]. Auch der damalige Fraktionsvorsitzende der FDP Rainer Brüderle äußerte sich in ähnlicher Weise: „In Deutschland sterben derzeit im Schnitt jeden Tag drei Menschen, weil sie keine Organspende

---

1 Frank-Walter Steinmeier während seiner Rede im Deutschen Bundestag am 25.5. 2012 (Passauer Neue Presse 26.5.2012 bzw. <www.deutscherbundestag.de>).

erhalten können. Ich wiederhole: Es sind jeden Tag drei Menschen. Uns obliegt eine ethische und politische Verantwortung dafür, dass sich diese tragische Lage ändert"[2]. Der Diskurs, der im Rahmen der Änderung des Transplantationsgesetzes im Frühjahr 2012 im Bundestag geführt wurde, zeigt deutlich, dass die Organspende mittlerweile ein Thema ist, mit dem sich zwangsläufig beschäftigt werden *muss* und dem sich künftig niemand mehr entziehen kann. Mit den Worten der Soziologin Mona Motakef kann man konstatieren: „Der Ruf nach Organspenden ist laut geworden, Organspende geht alle an" (Motakef 2011, S. 11).

Ausgangspunkt für die Änderung des Transplantationsgesetzes war ein seit Jahren bestehender Mangel an Organen: So standen im Jahr 2011 in Deutschland ca. 12 000 PatiententInnen auf der Warteliste für ein neues Organ. Transplantiert wurden aber nur 4.932 Organe, davon waren 2.850 Nieren, 366 Herzen, 1.199 Lebern und 337 Lungen (vgl. DSO 2012a). Im Jahr 2013 wurden – vermutlich als Folge der Organspendeskandale – nur 4059 Organe transplantiert (DSO 2013, S. 64). Der Mangel verschärft sich momentan also eher, als dass er behoben wird. Dieses Missverhältnis von benötigten und gespendeten Organen hat dazu geführt, dass die Bundesregierung gesundheitspolitisch schon seit Jahren Anstrengungen unternimmt, das Ungleichgewicht zwischen Bedarf auf der einen und transplantierbaren Organen auf der anderen Seite zu reduzieren. Hierzu bieten sich prinzipiell zwei Möglichkeiten an: eine Erhöhung der Postmortalspenden sowie ein Ausbau der Lebendorganspenden. Die jüngste Gesetzesänderung nimmt dabei primär den Ausbau der Postmortalspenden in Angriff, auch wenn in Deutschland wie bereits erwähnt – und anders als in anderen Ländern – keine Widerspruchslösung eingeführt wurde (was aber ein sicheres Instrumentarium wäre, die Zahlen innerhalb der Postmortalspende zu erhöhen). Der Diskurs des „Organmangels", auf den im Rahmen dieser öffentlichen Debatten so häufig Bezug genommen wird, ist dabei jedoch selbst zu hinterfragen, wie Motakef (2011) kritisiert:

> Der eingeführte Begriff des Organmangels suggeriert eine scheinbar neutrale Feststellung eines zahlenmäßig begründbaren Mangels. Er setzt jedoch voraus, dass eine bestimmte Anzahl von Organen einen Mangel darstellt und enthält damit eine normative Festlegung: Die Nachfrage nach Organen soll bestimmen, wie weit die Transplantationsmedizin ausgedehnt wird (ebd., S. 16).

---

2 Das Parlament. Debattendokumentation. Debatte zur Entscheidungslösung im Transplantationsgesetz/ 168. Sitzung des 17. Deutschen Bundestages am 22. März 2012.

Noch moralisierender wird die Diskussion dann, wenn mit Blick auf den Organmangel gar vom „Tod auf der Warteliste" (Breyer et al. 2006) gesprochen wird, wie dies in zahlreichen Veröffentlichungen zum Thema Organspende und in der öffentlichen Debatte regelmäßig geschieht. Motakef führt hierzu aus:

> Die geringe Spendebereitschaft wird hier in direkter Relation zum Bedarf potentieller Spenderinnen und Spender gesetzt. Die Unterlassung der Organspende wird zwar nicht bestraft, dafür werden Menschen, die ihre Organe nicht spenden wollen, in dieser Logik bezichtigt, den Tod anderer potentiell in Kauf genommen zu haben. Es wird suggeriert, dass Patientinnen und Patienten sterben, weil kein Organ für sie gespendet wurde (ebd., S. 16–17).

Man könnte also auch sagen: Es herrscht ein *Imperativ zur Spende*, und zwar sowohl in der Postmortalspende als auch in der Lebendorganspende. Vor allem Letzteres wird diese Studie unter anderem aufzeigen. Der *Imperativ zur Spende* ist auch deshalb interessant, weil er anscheinend auf den Bereich der Organspende beschränkt bleibt, in anderen gesellschaftlichen Bereichen aber nicht in vergleichbarer Weise zu finden ist: So unterliegt beispielsweise das Spenden von Geld an bedürftige Menschen nicht der gleichen normativen Logik wie das Spenden von Organen. Es wird zwar zum Spenden für hungernde Kinder in Afrika aufgerufen, aber es wird nicht die Gleichung aufgemacht, wonach Nicht-SpenderInnen in direkter Weise für den Tod dieser Kinder in den Entwicklungsländern verantwortlich sind. Dabei könnte man annehmen, dass es viel leichter fällt, Geld zu spenden als ein eigenes Organ.

Dass der Diskurs um die Organspende erstaunlich ideologisch aufgeladen und mit Attributen der Mitmenschlichkeit versehen wird, kann auch an der bereits erwähnten Bundestagsdebatte zur Änderung des Transplantationsgesetzes aus dem Jahr 2012 gezeigt werden: Dort schwärmte der Vorsitzende der CDU/CSU Fraktion im Deutschen Bundestag Volker Kauder: „In einer Bürgergesellschaft ist es doch für jeden, auch für jeden von uns, etwas Wunderbares, wenn er durch die Fußgängerzone gehen und sagen kann: Eine ganze Reihe dieser Menschen ist bereit, mir zu helfen, wenn ich wirklich Hilfe brauche"[3]. Frank-Walter Steinmeier (SPD) ergänzte: „Es geht um Verantwortung. Es geht um die Verantwortung, die wir für Menschen übernehmen, die unserer Hilfe bedürfen" (ebd.). Und

3 Das Parlament. Debattendokumentation. Debatte zur Entscheidungslösung im Transplantationsgesetz / 168. Sitzung des 17. Deutschen Bundestages am 22. März 2012.

Rainer Brüderle (FDP) fügte an: „Wer eine neue Niere oder ein neues Herz braucht, der verdient die Unterstützung der Gesellschaft." Der fraktionsübergreifende Gesetzesentwurf zeige dabei, dass das Parlament die Fähigkeit besitze, „bei ethischen Fragen und bei Fragen der Existenz und des Miteinanders auch außerhalb des politischen Wettbewerbs, der zur Demokratie und zum Parlament gehört, solche Regelungen auf den Weg zu bringen" (ebd.). Jürgen Trittin (Grüne) wies in seiner Rede auf die ungleiche Geschlechterverteilung hin, die er allerdings mit einer – meines Kenntnisstandes nach überhöhten – 80/20 Verteilung angab, woraus er schlussfolgerte: „Wir haben also die Aufgabe, den geschlechtsspezifischen Unterschied in der Spendebereitschaft zu verändern und auch Männer dazu zu bringen, sich mit dieser Frage auseinanderzusetzen" (ebd.).

Dieser kurze Einblick in die Debatte des Deutschen Bundestages lässt erstaunt fragen, ob das Thema Organspende tatsächlich dazu angetan sein sollte, zerstrittene Parteien zu versöhnen und über das Thema Organspende einen Ort der selbstverständlichen und selbstlosen Mitmenschlichkeit in dieser Gesellschaft zu kreieren, der sich ansonsten nur selten findet. Auch Motakef wundert sich im Zuge ihrer Diskursanalyse zur Organspende über die Form, in der öffentlich über die Organspende gesprochen wird:

> Die gesellschaftliche Vermittlung des Themas Organspende kann verwundern: Bildet die Praxis der Organspende ein Refugium altruistischen Handelns in einer sonst durch und durch egoistisch-kapitalistischen Welt? (Motakef 2011, S. 13).

Motakefs Verwunderung ist nachvollziehbar; denn die Dramatik, mit der die Missstände innerhalb der Organtransplantation angeprangert werden und im gleichen Zuge an ein menschliches Mitgefühl appelliert und eine Spende als moralische Handlung ausgezeichnet wird, findet sich tatsächlich nur in der Rhetorik um die Organspende, nicht aber im ökonomischen Sektor. Hier könnte man aber ein ähnlich tragisches Missverhältnis von realem Mangel auf der einen und einem Überfluss auf der anderen Seite konstatieren, der jeden Tag sehr viele Menschenleben kostet. Volker Kauders Wunsch nach mehr Mitmenschlichkeit in Fußgängerzonen geht an der Realität vorbei, wenn man bedenkt, wie wenige Menschen in Gefahrensituationen wirklich bereit sind, sich für andere einzusetzen und Zivilcourage zu zeigen, womöglich unter Inkaufnahme eigener Risiken. Selbst der Euro für die bettelnde Person, die ganz offensichtlich in Not ist, fällt vielen Menschen schwer. Eine Mehrzahl ist überhaupt nicht bereit zu spenden, auch wenn es sich nur um einen sehr geringen Betrag handelt. Die Ethnologin Vera Kalitzkus kritisiert, dass die BefürworterInnen der Transplantationsmedizin die Dimension derselben innerhalb des gesamten Gesundheitssystems nicht mehr klar erkennen könnten. Dies zeige sich daran, dass sie die Knappheit an Spendeorganen als „eines der drängendsten Probleme der Medizin in unserem Land“ (Breyer et al. 2006, zit. nach Kalitzkus 2009, S. 222) bezeichneten. Kalitzkus weist im Gegenzug darauf hin, dass es „viele andere mindestens genauso drängende Probleme gibt“ (ebd.) und nennt als Beispiele die Lebenserhaltung durch „verbesserte Qualitätssicherung der medizinischen Versorgung, Prophylaxe, Unfallvermeidung und Schutz vor Selbsttötung“ (ebd.). Ein Mangel in diesen Bereichen würde jedes Jahr viele zehntausend Menschenleben kosten. Durch radikalere Geschwindigkeitsbegrenzungen oder aber die „Unterstützung und Förderung sozialer Randgruppen“ könnten ebenfalls viele Menschenleben gerettet werden. Entsprechend fragt sich Kalitzkus, wieso solche Maßnahmen nicht mit ähnlicher Vehemenz eingefordert werden wie der Ausbau der Organtransplantation. Nicht stimmig erscheint auch das Argument des Gesundheitsministers Daniel Bahr (FDP) in der bereits erwähnten Bundestagsdebatte, demzufolge es ein Widerspruch sei, dass es in Deutschland eine hohe Bereitschaft gebe, ein Spendeorgan bei eigener Bedürftigkeit anzunehmen, die Bereitschaft aber, sich für einen Organspendeausweis zu entscheiden, sehr gering ausgeprägt sei[4]. Bekanntlich gewinnen die meisten Menschen nun einmal lieber im Lotto, als ihrerseits eine hohe Summe an Bedürftige zu spenden. Dies sollte eigentlich nicht verwundern. Der Theologe Arne Manzeschke führt die Unwilligkeit vieler Bürgerinnen und Bürger zur Organspende auf die Unsicherheiten zurück, die sich unter den jetzigen Bedingungen hinsichtlich der Hirntotdiagnostik ergeben und die bei manchen Menschen die Sorge auslösen könnten, ob sie im Krankenhaus als TrägerInnen eines Organspendeausweises auch wirklich noch gut versorgt werden würden (Manzeschke 2008, S. 311). Der scheinbare Widerspruch beziehungsweise das auf diese Weise vom Gesundheitsminister Daniel Bahr oder dem Schauspieler Til Schweiger als unethisch gebrandmarkte Verhalten, selbst keinen Organspendeausweis zu führen, bei Bedarf aber ein Organ anzunehmen, wird auch gesundheitspolitisch in sogenannten „Marktlösungen“ kritisch diskutiert: Solche Lösungen sehen in Konsequenz vor, künftig Personen, die selbst eine Organspende in An-

4 Auch der bekannte Schauspieler Til Schweiger skandalisiert dieses Missverhältnis in einem TV-Werbespot für die Kampagne „pro Organspende“, für die er zum Ausfüllen eines Spendeausweises wirbt. Zu sehen im Internet unter: <http://proorganspende.de/interview-schweiger.html>, abgerufen am 15.06.2012.

spruch nehmen würden, selbst aber keinen Spendeausweis führen wollen, aus dem System der Organspende herauszuhalten. Eine solche Regelung ist bislang noch nicht eingeführt. Noch gibt es in unserem Transplantationssystem den gleichen Zugang für alle zu einer Organtransplantation unabhängig von der eigenen Spendebereitschaft. Die Frage ist indes, wie lange das noch so sein wird.

Dieser kurze Einblick in die kürzlich geführten gesundheitspolitischen Debatten sollte verdeutlichen, dass die Appelle zur Spende im Feld der Organtransplantation sehr viel moralischer vonstattengehen und hier andere Maßstäbe hinsichtlich ethischer Fragen und Fragen der Existenz und des Miteinanders von Menschen angelegt werden als beispielsweise im Finanzsektor oder im gesamten Sozialwesen, wo sich solche Fragen (gerade in dieser Zeit) aber nicht weniger dringlich stellen.

Menschen sterben – das ist festzuhalten – zuallererst an ihrer Erkrankung und nicht, weil keine Organe zur Verfügung stehen. Sie sterben an den Folgen eines Organversagens, das man mittlerweile mit Hilfe der Hochleistungsmedizin für einige Jahre – inzwischen sogar auch Jahrzehnte – aufhalten könnte. Es ist wünschenswert, dass weniger Menschen an einem Organversagen sterben müssten, weil man ihnen mit einem Transplantat helfen könnte. Ein Recht auf ein Organ leitet sich daraus aber nicht ab. Das betonen auch die PolitikerInnen einmütig. Gerade vor dem Hintergrund, dass es die medizinisch-technischen Möglichkeiten der Organtransplantation *gibt* und die Ergebnisse der Transplantationsmedizin so gut sind, scheint eine Organspende heute fast schon zu einer zwischenmenschlichen Pflicht geworden zu sein, so zumindest vermitteln es die Plädoyers der PolitikerInnen. Auch wenn von politischer Seite vehement betont wird, dass niemand unter Zwang gesetzt oder zur Organspende verpflichtet werden soll, scheint es mittlerweile doch einen zunehmenden Druck hin zur Organspende zu geben. Ein Recht darauf, „in Ruhe gelassen zu werden“, gibt es nach dem neuen Transplantationsgesetz nun nicht mehr. Mit dem Thema Organspende wird den Menschen – mit Steinmeiers Worten – zunehmend „auf die Pelle gerückt“.

Die vorliegende Studie, die der Frage nachgegangen ist, wie die psychische Situation im Vorfeld einer Lebendnierenspende erlebt wird und ob und in welcher Weise sich hier Geschlechterunterschiede finden, konstatiert einen solchen Spendeimperativ auch im Feld der Lebendorganspende, wie die folgenden Ausführungen zeigen werden.

Zum Aufbau der Arbeit

Im Anschluss an die Einleitung (erstes Kapitel) werden im zweiten Kapitel zunächst die Rahmenbedingungen einer Lebendorganspende und ihre rechtlichen Hintergründe erläutert, um das nötige Hintergrundwissen über eine Organtransplantation zu vermitteln. Anschließend folgt die Erörterung des Phänomens der sogenannten *„gender imbalance"* innerhalb der Lebendorganspende und der Nachweis von deren Existenz anhand zahlreicher Studien. Das Phänomen der *gender imbalance* stellte ursprünglich den Ausgangspunkt der vorliegenden Studie dar. Die genaue Forschungsfrage wird im Anschluss an die Diskussion um die *gender imbalance* noch einmal detaillierter vorgestellt.

Es folgt eine Literatursichtung hinsichtlich der für diese Arbeit relevanten Ansätze und Theorien. Ein besonderes Augenmerk gilt dabei den Forschungsarbeiten zu Entscheidungsprozessen im Vorfeld einer Lebendorganspende sowie moralischen Entscheidungen im Allgemeinen. Im Anschluss daran werden moralische Motivationskonzepte und diverse Studien zu Spendemotivationen von LebendnierenspenderInnen hinsichtlich ihrer Ergebnisse gesichtet. Bei der Prüfung der Vorarbeiten zu Entscheidungsprozessen und Spendemotivationen lag ein besonderes Augenmerk auf der Frage, ob die Literatur in diesen Bereichen bereits über Geschlechterunterschiede berichtet. Zudem wurden auch Studien zu Motiven und Entscheidungsprozessen von *Nicht*-SpenderInnen berücksichtigt. Aufgrund der Tatsache, dass in der Literatur und in den Forschungsstudien vielfach auf einen scheinbar größeren weiblichen Altruismus rekurriert wird, gibt dieses Kapitel zudem die sogenannte Debatte um eine „weibliche Moral" in Auszügen wieder. Statt, wie Gilligan (1984) von „zwei Moralen" auszugehen, ist mit Nunner-Winkler (1991) eine *Rollenmoral* zu konstatieren, die sich in der „weiblichen Moral" wiederfindet. Weiterhin werden Studienergebnisse in Bezug auf männliche und weibliche Hilfsbereitschaft herangezogen, die ebenfalls die Abhängigkeit des hilfreichen Verhaltens von den jeweiligen Geschlechterrollen und -stereotypen konstatieren. Eine Organspende wird schließlich in Anlehnung an Mauss und unter Bezugnahme auf Vorarbeiten, die diesen Bezug ebenfalls herstellen, als eine Praxis des Gabentauschs identifiziert, die eine entsprechende psychologische Dynamik zwischen SpenderIn und EmpfängerIn im Hinblick auf das Geben, Nehmen und Erwidern auslöst.

Schließlich werden – in einem kurzen Exkurs – Begrifflichkeiten der Geschlechterforschung wie *Geschlechterrollen*, *Geschlechtsstereotype* sowie *Doing Gender-Prozesse* hinsichtlich ihrer Bedeutung und Relevanz für diese Studie hervorgehoben, damit diese Begriffe für ein fortlaufendes Verständnis der Arbeit zur Verfügung stehen.

Im dritten Kapitel erfolgt die Erläuterung des methodischen Vorgehens: Nach Skizzierung des Studienaufbaus und der Rahmenbedingungen des Projekts schließt sich die Darstellung der Interview- und die Auswertungsmethode(n) an. Für diese Studie hat sich ein methodenintegratives Vorgehen als günstig herausgestellt: So wurden neben rekonstruktiv-hermeneutischen Methoden wie der Positionierungsanalyse und einem Fokus auf die jeweils berichtete Agency auch erzählanalytische Textrekonstruktionen wie Wunsch- und Katastrophenimaginationen berücksichtigt. Im Anschluss an die Einzelfallauswertungen wurde eine Typenbildung vorgenommen, die die Interviews vergleichbar und kontrastierbar machte und die Grundlage für weitere Interpretationen darstellte.

Der empirische Teil I stellt im vierten Kapitel die jeweiligen Spende-Empfangs-Konstellationen in gekürzter Version vor: Die Fallanalysen der zehn SpenderInnen und neun EmpfängerInnen werden hier primär im Hinblick auf Aspekte der Selbstpositionierung und der Agency analysiert. Es folgt jeweils eine kurze Zusammenfassung in Bezug auf die zugrundeliegende SpenderIn-EmpfängerIn-Dynamik. Die jeweiligen Interpretationen werden dabei stellenweise durch Zitate aus den Interviews belegt. Manchmal finden sich jedoch auch Kurzzusammenfassungen, um eine bessere Lesbarkeit zu gewährleisten. Im empirischen Teil II (fünftes Kapitel) erfolgen dann aufgrund der vorausgegangenen Fallbesprechungen die Bildung von Spende-Typen sowie die Ausarbeitung deren Charakteristika. Typen konnten allerdings nur für die SpenderInnen gebildet werden. Eine Typologie für die EmpfängerInnen hat sich aus dem empirischen Material nicht ergeben. Hier fanden sich lediglich Ähnlichkeiten hinsichtlich der Empfangskonstellationen. Das anschließende sechste Kapitel stellt noch einmal ausführlich die bereits in den Fallbesprechungen auftauchenden wunscherfüllenden Phantasien und Katastrophenimaginationen der SpenderInnen und EmpfängerInnen dar und arbeitet einige typische Wunschfiguren heraus. Im siebten Kapitel werden die Ergebnisse aus den empirischen Teilen I und II systematischer dargestellt und hinsichtlich ihres Erkenntnisgehaltes sowie ihres Stellenwertes in Bezug auf vorausgegangene Studien diskutiert. Als zentraler Begriff ergibt sich dabei der *Imperativ zur Spende* oder auch *Spendeimperativ*, der in früheren Studien zwar in ähnlicher Form bereits thematisiert, als solcher jedoch bisher nicht explizit benannt wurde. In dieser Studie wird dagegen erstmals die subjektive Seite dieses Spendeimperativs aufgezeigt, d.h. die psychische Integration und Umwertung durch die potentiellen SpenderInnen. Die Interviews zeigen dabei die psychischen Anpassungsprozesse dieser „Zumutung zur Spende". Das abschließende achte Kapitel bündelt die Ergebnisse und bietet einen Ausblick, in dem die Implikationen dieser Arbeit und Schlussfolgerungen für die klinische Praxis dargestellt werden. Das wird unter Hinzuziehung dreier, aus der klinischen Tätigkeit als psychologische Gutachterin stammenden Fallbeispiele verdeutlicht, bei denen jeweils die potentiellen SpenderInnen von der Spende zurückgetreten sind bzw. als SpenderInnen abgelehnt wurden. Das Fazit der Arbeit ist auch ein Plädoyer für einheitlichere Standards bei der psychologischen Begutachtung. Diese sollten eine gendersensible Begutachtung ebenso einschließen wie ein Moratorium bei ambivalenten SpenderInnen und zumindest ein Hinterfragen allzu euphorischer Spendemotivationen. Dass die Gleichzeitigkeit von Zwang und Freiwilligkeit für die Lebendorganspende konstitutiv ist, erscheint als generelle Einsicht dieser Studie.

2. Theorieteil: *Gender Imbalance*, Entscheidungsprozesse, Spendemotivationen in der Organspende

2.1 Terminale Niereninsuffizienz und Transplantation als Behandlungsmethode der Wahl

Eine Organtransplantation ist inzwischen die Behandlungsmethode der Wahl bei einem terminalen Organversagen. In der Postmortalspende werden solide Organe wie das Herz, die Lunge, die Leber, die Nieren sowie Pankreas und Darm transplantiert. In der Lebendorganspende transplantiert man vor allem Nieren; denn jeder Mensch besitzt zwei; leben kann man aber auch mit nur einer Niere. Zudem werden in dringenden Fällen auch Leberteilspenden oder sogar Lungenteilspenden durchgeführt – meist nur in sehr dringenden Fällen, wie zum Beispiel von einem Elternteil für ein Kind, manchmal aber auch unter Eheleuten oder Verwandten, die ansonsten vom Tod bedroht sind. Die Leber hat gegenüber der Niere den Vorteil, dass sie bei der spendenden Person relativ schnell nachwächst. Dafür ist der Eingriff selbst für den/die Spender/in gefährlicher als eine Lebendnierenspende. Darauf wird noch zurückzukommen sein.

Eine terminale Niereninsuffizienz kann durch unterschiedliche Grunderkrankungen wie etwa Diabetes mellitus, Nephrosklerose, Glomerulonephritis, Zystennieren, Systemerkrankungen oder verschiedene angeborene Erkrankungen ausgelöst werden. Anders als vor 50 Jahren, als die Dialyse noch in den Kinderschuhen steckte und ein Platz an den raren Dialysestationen ein Glücksfall war, bedeutet eine terminale Niereninsuffizienz heute nicht mehr den sicheren Tod. Mit dem breiten Ausbau der Hämodialyse – einer Form der künstlichen Blutwäsche – gibt es für alle betroffenen PatientInnen ohne eigene Nierenfunktion eine Aussicht auf ein Weiterleben. Zumindest in den westlichen Industrienationen ist ein solcher Platz an der Dialyse garantiert, man spricht hier auch von „Dialysepflicht“. In Entwicklungsländern, aber auch in Ländern ohne ein staatliches Gesundheitssystem kann ein terminales Nierenversagen heute noch zum Tod führen, wenn keine Dialysemöglichkeit besteht oder eine solche nicht finanziert werden kann. Ein Leben an der Dialyse bringt allerdings große Einschränkungen mit sich: Wer an die Hämodialyse geht, muss meist dreimal pro Woche für etwa vier bis fünf Stunden in ein Dialysezentrum, wo er/sie an einen Apparat angeschlossen wird, der Blut reinigt und den Körper entwässert. Während dieser Zeit müssen die PatientInnen liegen oder sitzen, viele sind hinterher müde und erschöpft. Begleitsymptome wie Kopfschmerzen, Übelkeit etc. können auftreten. Hinzu kommt der große Zeitverlust: Wer eine halbe Woche viele Stunden an der Dialyse verbringt, kann kaum einen geregelten Arbeitsalltag aufrechterhalten oder für seine Familie sorgen. Eine Alternative zur Hämodialyse stellt die Bauchfelldialyse dar, die zu Hause eigenständig (und oft nachts) von den PatientInnen durchgeführt werden kann – die aber nicht für alle Erkrankten in Frage kommt und nur eine Option für wenige Jahre ist. Je nach Grunderkrankung und Stadium des Nierenversagens dürfen PatientInnen an der Dialyse zudem nur eingeschränkt trinken. Wenn keine Eigenausscheidung mehr vorhanden ist, dürfen DialysepatientInnen höchstens 500–600 ml Flüssigkeit am Tag zu sich nehmen – Obst eingeschlossen. Permanenter Durst ist die unangenehme Folge. Lange Jahre an der Dialyse gehen daher nicht folgenlos an den PatientInnen vorbei: Die dauerhafte latente Vergiftung des Körpers schädigt auf lange Sicht gesehen die anderen Organe und den gesundheitlichen Allgemeinzustand, so dass häufig andere Erkrankungen als Spätfolgen der Dialyse auftreten. So gesehen stellt die Dialyse zwar eine Überlebensmöglichkeit für irreversibel nierengeschädigte PatientInnen dar, die dadurch anders als PatientInnen mit einem Leberversagen nicht mehr akut vom Tod bedroht sind, eine gute Lebensqualität wird unter diesen Umständen jedoch nicht erreicht. Aus diesem Grund stellt die Transplantation heute die Behandlungsmethode der Wahl bei einer terminalen Niereninsuffizienz dar. Mit einer gespendeten Niere können die PatientInnen ein fast normales Leben weiterführen. Die Einschränkungen beim Essen und Trinken sind überschaubar; die alte Leistungsfähigkeit kehrt ebenso zurück wie die Unabhängigkeit vom Dialysezentrum. Ein großer Zeitgewinn ist ein weiterer Benefit.

Ein gravierendes und bis heute ungelöstes Problem in der Erfolgsgeschichte der Transplantationsmedizin stellt allerdings nach wie vor die Gefahr der Abstoßung dar: Die körpereigenen Abwehrzellen erkennen ein fremdes Organ immer als einen Fremdkörper, greifen es an und zerstören das Organ schließlich. Schon deshalb wurde die Transplantationsmedizin – trotz bereits vorhandener Medizintechnik – lange Zeit kein Routineverfahren: Die EmpfängerInnen lebten einfach nicht lange genug mit den gespendeten Organen. Dies änderte sich erst mit der Einführung der immunsuppressiven Medikamente, insbesondere des Medikaments Ciclosporin in den 80er Jahren. Durch die Immunsuppressiva werden körpereigene Immunabwehrprozesse herabgesetzt, so dass das fremde Organ nicht mehr angegriffen und zerstört wird. Dafür sind transplantierte Menschen aber auch prinzipiell anfälliger für jede Art von Infekten und für Krebs. Da sich mittlerweile die anfangs noch gravierenden Nebenwirkungen der immunsuppressiven Medikamente stark reduziert haben und die Dosierung heute individuell angepasst werden kann, ist nun ein fast normales Leben auch unter starker Immunsuppression möglich.

Neben den positiven Aspekten für die PatientInnen stellt eine Transplantation für das Gesundheitssystem zudem die kostengünstigste Behandlungsmethode bei einem Nierenversagen dar; denn lange Jahre an der Dialyse sind insgesamt sehr viel teurer als eine einmalige Transplantation. Es gibt also auch ein gesellschaftliches und gesundheitspolitisches Interesse daran, die Organspende zu fördern. Das größte Hindernis beim Ausbau der Organtransplantation besteht also, wie eingangs beschrieben, in einem akuten Organmangel. Und das ist nicht nur in Deutschland, sondern in ganz Europa der Fall: Die Nachfrage an Organen steigt schneller als die Spendebereitschaft der Menschen und führt zu immer längeren Wartezeiten auf ein Organ und erhöhten „Sterberaten auf der Warteliste". Die Wartezeiten für eine Niere liegen inzwischen bei sechs bis acht Jahren, für eine Leber bei ungefähr zwei Jahren. Die meisten Organe kommen nach wie vor von hirntoten SpenderInnen, die vor ihrem Tod über diese Organspende verfügt haben. Während jedoch die Spendezahlen in der Postmortalspende seit einigen Jahren auf einem niedrigen Level stagnieren, nimmt die Anzahl der Lebendorganspenden zu. Anders gesagt: Gerade *weil* die Chancen, auf der normalen Warteliste ein neues Organ zu erhalten, so gering sind, werden mehr und mehr Lebendspenden durchgeführt. Auch wenn in Deutschland formal die Subsidiaritätsregel gilt – wonach die Lebendorganspende der Postmortalspende untergeordnet sein soll, d.h. also nur dann eine Lebendspende durchgeführt werden darf, wenn zum Zeitpunkt der Transplantation kein anderes Spenderorgan zur Verfügung steht – so gilt in der Praxis diese Regel nicht: Weil aufgrund des Organmangels auf der einen und des hohen Organbedarfs auf der anderen Seite so gut wie nie rechtzeitig ein Spenderorgan zur Verfügung steht, wird die Lebendspende von ärztlicher Seite gefördert und empfohlen. Dabei bleibt das ethische Dilemma bestehen, dass eine Lebendorganspende gegen die ärztliche Standesethik und den hippokratischen Eid *„primum non nocere"* verstößt; denn durch eine Lebendorganspende wird ein/e gesunde(r) Patient/in durch einen ärztlichen Eingriff in nicht unerheblicher Weise geschädigt und verletzt. Nichtsdestoweniger wird dieses Verfahren ethisch legitimiert, weil hier im ethischen Sinne mit einer Abwägung argumentiert wird, nach der der Nutzen eines solchen Eingriffs bei einer/einem kranken Empfänger/in die Schädigung bei dem/der potentiell Spendenden in jedem Fall überwiegen muss. Dies ist in den meisten Fällen aufgrund der guten Ergebnisse der Lebendnierenspenden der Fall. Außerdem hat sich im internationalen medizinethischen Diskurs das normative Prinzip durchgesetzt, das die Autonomie von PatientInnen akzeptiert – was auch impliziert, dass „Menschen in sehr weiten Grenzen die Befugnis haben, über das Rechtsgut ihrer körperlichen Integrität zu *entscheiden*" (Gutmann/Schroth 2003, S. 276, Hervorh. i. O.). Gutmann und Schroth heben in Anlehnung an den amerikanischen Rechtsphilosophen Dworkin (1993) hervor, dass Menschen nicht nur „erlebnisbezogene", sondern auch „wertbezogene" Interessen hätten, die um die Frage kreisten, was für ein Mensch man sein und was für ein Leben man führen möchte. In Deutschland gebe es ein im Grundgesetz abgesichertes Recht darauf, das eigene Leben nach seiner eigenen Vorstellung des Guten führen zu können, solange man anderen dadurch keinen Schaden zufüge. Für die Lebendspende bedeutet dies, so die Autoren, dass es ein *„moralisches Recht"* darauf gebe, ein gewisses gesundheitliches Risiko einzugehen, um einer nahe stehenden Person zu helfen. Ein harter medizinischer Paternalismus, der das Wohl des/der entscheidungsfähigen Patienten/in über dessen Selbstbestimmungsrecht setzt, sei dagegen ethisch nicht zu rechtfertigen (vgl. Gutmann/Schroth 2003, S. 277).

Die Lebendorganspende nimmt also in Folge stetig zu: Lag der Anteil der Lebendnierenspenden an den Nierentransplantationen 1991 noch bei nur 3%, so betrug er 2013 schon beinahe 30%.

Deutschland befindet sich damit im weltweiten Vergleich allerdings immer noch am unteren Ende der Lebendspendestatistik; denn in anderen Ländern, wie beispielsweise in den USA, machen die Lebendspenden bereits 54% aller Nierentransplantationen aus; in europäischen Ländern wie Griechenland, Norwegen oder Spanien liegen sie ebenfalls über 50% (Fornara 2007). In der Schweiz hat im Jahr 2002–2003 die Zahl der Lebendspenden erstmals die der Postmortalspenden überschritten und liegt nun – nach einigen Schwankungen – seit 2005 deutlich über den Postmortalspenden (vgl. SOL-DHR 2011 – Prozentangaben liegen hier leider nicht vor).

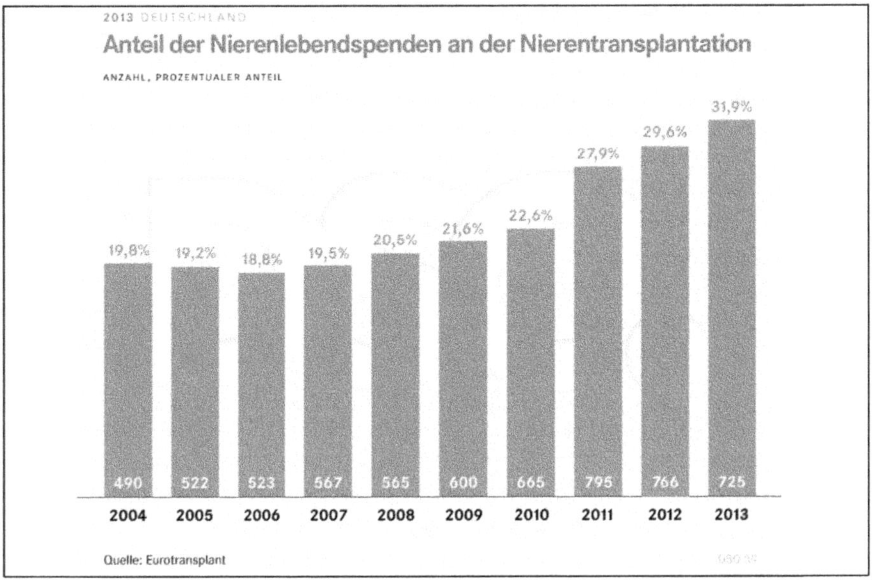

Abbildung 1: Anteil der Nierenlebendspenden an der Nierentransplantation

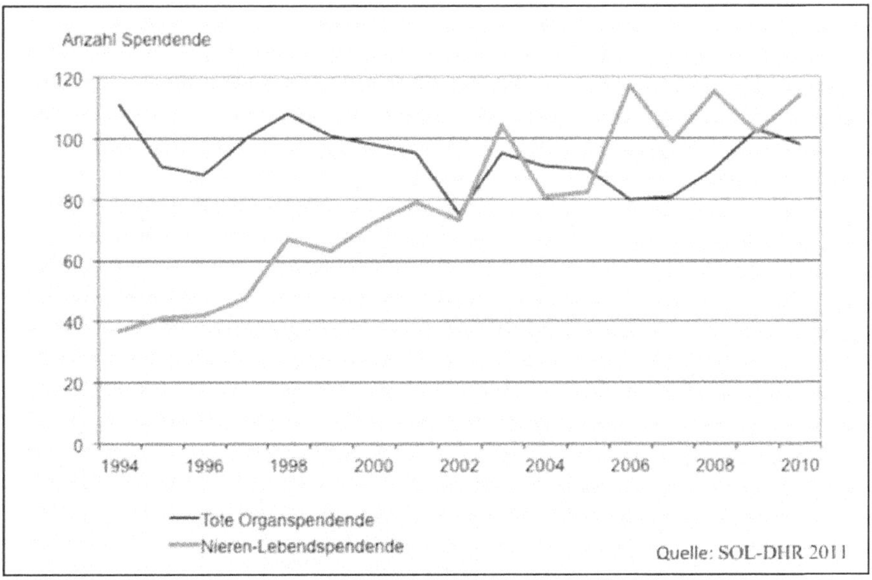

Abbildung 2: Vergleich von Nierenlebendspendenden und toten Organspendenden in der Schweiz in den Jahren 1994–2010

Aufgrund der oben beschriebenen, größer werdenden Kluft zwischen PatientInnen auf der Warteliste und verfügbaren Spendeorganen ergeben sich immer längere Wartezeiten auf ein Organ. Deshalb entscheiden sich immer mehr PatientInnen für eine Lebendorganspende – so sie denn die Möglichkeit in Form eines freiwilligen Spenders oder einer Spenderin dazu haben. Die Ergebnisse der Lebendtransplantationen sind dabei hervorragend: Bei einem – so ist jedenfalls der öffentliche Diskurs – verhältnismäßig geringen Risiko für den/die Spender/in (vor allem bei der Nierenspende) ist der medizinische „outcome" besser als bei der Postmortalspende: Es kommt seltener zu Spontanabstoßungen, die Funktionsraten nach einer Lebendspende sind um 10% bis 15% besser, und die EmpfängerInnen leben statistisch betrachtet länger als nach einer Postmortalspende. Nach vielen Jahren weisen die Spendeorgane oft noch eine hohe Funktionstüchtigkeit auf (vgl. Heck et al. 2004). Die Leberlebendspende gilt dabei als der risikoreichere Eingriff, hier liegt das Mortalitätsrisiko für die SpenderInnen bei ca. 0,2–0,8% (Walter et al. 2004) (andere Studien geben ca. 1% an), und es wird eine längere Rekonvaleszenz benötigt. Dafür wächst die Leber wieder auf ihre volle Größe nach, das heißt, eine vollständige Heilung des/der Spenders/in wird hier erreicht. Harmloser als eine Leberlebendspende zwischen Erwachsenen ist die linkslaterale Leberresektion, bei der einem Erwachsenen nur ein kleiner Teil der Leber entnommen wird, um sie einem Kind einzupflanzen. Die Lebendnierenspende gilt im Gegensatz zur Leberlebendspende als ein für den/die SpenderIn verhältnißmäßig risikoarmer Eingriff. Das Mortalitätsrisiko liegt hier nur bei 0.01%–0,03%. Die bisher veröffentlichten Langzeitstudien konnten kein erhöhtes Morbiditäts- oder Mortalitätsrisiko aufzeigen. In einigen Studien wird sogar behauptet, dass OrganspenderInnen im Durchschnitt länger leben als der Rest der Bevölkerung, weil es sich bei ihnen um sehr gesunde Menschen handeln muss. Ihnen wird allgemein eine gute Lebensqualität attestiert (Heck et al. 2004, S. 716, Dahm et al. 2006, S. 2567). Allein von einer medizinischen Warte aus betrachtet gibt es also für Angehörige einer nierenkranken Person keinen plausiblen (medizinischen) Grund mehr, eine Lebendorganspende abzulehnen, da man – so wird es jedenfalls im medizinischen Diskurs propagiert – mit einer Niere genauso gut und lange leben könne wie mit zweien.

Dass eine Lebendnierenspende wirklich so harmlos ist, wie die Transplantationskliniken und die behandelnden ÄrztInnen behaupten, wird indes seid ein paar Jahren von Betroffenen-Seite angezweifelt. Den Stein ins Rollen brachte ein Fernsehbeitrag der ARD mit dem Titel „Risiko-

Lebendspende: Warum Nieren-Spender nicht über Langzeitfolgen aufgeklärt werden“ (ARD: *Report Mainz* vom 04.07.2011). Hier wird insgesamt eine kritische Bilanz hinsichtlich des Aufklärungsgrades potentieller LebendorganspenderInnen gezogen. Der Beitrag geht dem bislang nur wenig diskutierten Phänomen der Fatigue nach (starke Müdigkeit, Konzentrations- und Gedächtnisprobleme, Leistungsabfall), das bisher hauptsächlich bei Krebs- oder MS-PatientInnen bekannt war, das in dem Fall der porträtierten Spenderin aber zweifelsohne auf ihre Lebendnierenspende zurückzuführen war. Diesem Bericht aus dem Jahr 2011 folgte ein Jahr später ein zweiter *Report Mainz*, in dem weitere betroffene LebendnierenspenderInnen porträtiert wurden, denen es nach ihrer Nierenspende ebenfalls gesundheitlich und psychisch sehr schlecht ging. Interessant war, wie unheitlich die interviewten MedizinerInnen auf die Frage nach möglichen Gefährdungen durch eine Nierenentnahme reagierten: Während anerkannte Transplantationschirurgen in Deutschland jeden Zusammenhang dieses Syndroms mit der Lebendnierenspende leugneten, zeigte sich Herr Prof. Dr. G. Thiel aus Basel besorgt über die hohe Zahl von PatientInnen, die nach einer Lebendnierenspende mit gesundheitlichen Problemen zu kämpfen hatten: Laut den Daten von Herrn Prof. Thiel klagten 10 Jahre nach einer Spende 49 % der SpenderInnen über kardiovaskuläre Erkrankungen, 47 % über Bluthochdruck und 45 % über eine moderate Niereninsuffizienz, die als Folge Müdigkeit und Erschöpfung nach sich ziehen kann. Welche Beschwerden hier konkret auf die Nierenentnahme zurückzuführen sind, ist indes schwer zu beurteilen, weil viele dieser Beschwerden zehn Jahre später auch altersbedingt auftreten können. Aber allein die Tatsache, dass von den befragten 766 SpenderInnen fast 30 % von Problemen nach der Spende berichten, 20 % über Müdigkeiten und 25 % über Schmerzen klagen, wie aus dem Jahresbericht des SOL-DHR 2012 (S. 18) hervorgeht, sollte Besorgnis erregen und weitergehend untersucht werden. Diese Daten sind auch insofern besonders brisant, als Herr Professor Thiel Gründer des Schweizer Lebendspenderegisters ist, der einzigen Institution weltweit, die seit 21 Jahren systematisch den Gesundheitszustand der LebendspenderInnen in einer Langzeituntersuchung erfasst. Bislang stand das Schweizer Lebendspenderegister dafür, dass auch viele Jahre nach einer Transplantation nicht von einer erhöhten Morbiditätsrate bei den SpenderInnen gesprochen werden kann.

In Reaktion auf die TV-Dokumentation vom 4.7.2011 wurde noch im selben Jahr die „Interessengemeinschaft Nierenlebendspende e.V.“ gegründet, die sich für eine bessere Aufklärung der LebendnierenspenderInnen im Vorfeld einer Transplantation einsetzt. Dass dies notwendig ist, um im Sinne des Transplantationsgesetzes einen „informed consent“ im Vorfeld einer Lebendorganspende zu gewährleisten, machen diese dokumentierten Einzelschicksale deutlich. Zudem weisen jüngere Studien auf eine größere Gefährdung von jungen spendenden Frauen hin, wenn diese anschließend schwanger werden und ein Kind austragen möchten (Ibrahim et al. 2009 und Josephson 2009), da nach einer Nierenentnahme das Fehlgeburtsrisiko steige. Von ärztlicher Seite wird aber in den meisten Fällen weder darüber noch über das Fatigue-Syndrom aufgeklärt. Lediglich über das Risiko für einen leicht erhöhten Blutdruck sowie für eine Proteinurie (DSO 2012b) wird informiert. Auch die psychischen Verrechnungskosten werden häufig ausgeblendet. Den SpenderInnen wird zugesichert, hinterher sei alles genau so wie vorher, für sie werde sich nichts verändern. Der amtierende Außenminister Frank-Walter Steinmeier, der mit seiner verbleibenden Niere nun um die Welt reist, dient vielen dafür als lebendes Beispiel. Die porträtierten und unter dem Fatigue-Syndrom leidenden SpenderInnen beklagen jedoch, dass für sie nichts mehr so sei wie vorher und dass sie nie gespendet hätten, wenn ihnen bewusst gewesen wäre, wie schlecht es ihnen nach ihrer Spende gehen würde. Einer dieser Spender thematisiert explizit die psychischen Belastungen durch die Lebendnierenspende. Es gebe die Erwartung, dass man sofort nach der Nierenspende wieder fit sein und arbeiten gehen müsse. Für eine längere Rekonvaleszenz-Zeit fehlt häufig das Geld und das Verständnis, da den SpenderInnen ja „nichts fehlt“. Auch für die EmpfängerInnen-Seite gilt: Wenn es den Spendenden im Anschluss an ihre Spende nicht so gut geht wie erwartet, sie gar mit großen gesundheitlichen Problemen zu kämpfen haben, sind Schuldgefühle bei den EmpfängerInnen quasi vorprogrammiert.

Im Hinblick auf psychische Risiken wurde bislang in verschiedenen qualitativen und quantitativen Studien wiederholt über eine kleine Anzahl von SpenderInnen berichtet, die nach der Transplantation angaben, nicht noch einmal spenden zu wollen, wenn sie die Wahl hätten (Dahm et al. 2006). Interessant war bei der Literaturrecherche zu dieser Studie dabei der Befund, dass die kritischen Stimmen und bedenklichen Studienergebnisse, die auf psychische Probleme im Rahmen einer Lebendnierenspende hinweisen, vor allem aus der Frühzeit der Organtransplantation, d.h. den 70er Jahren stammen (Fox and Swazey 1974, Simmons et al. 1977, Russel and Jacob 1993). Offenbar wurden in den Anfängen der Lebendorgantransplantation diese noch deutlich kritischer diskutiert, was in den stellenweise beeindruckend ambivalenten Fallgeschichten und Selbstpositionierungen der SpenderInnen deutlich wird (vgl. Kap. 7). Heute wird dagegen überwiegend eine gute Langzeitbilanz bei den LebendnierenspenderInnen gezogen, die durch verschiedene Lebendspenderegister, allen voran das schweizerische, dokumentiert scheint (vgl. SOL-DHR und Land 2003, S. 212). Es existieren allerdings auch jüngere Studien, die auf psychische Risiken einer Lebendorganspende hinweisen und zu dem Schluss kommen, dass eine Lebendnierenspende in keinem Fall bestehende psychologische Probleme lösen, im Gegenteil, diese eher noch verschlimmern würde (Heck et al. 2004). Insgesamt fällt auf, dass kritische Stimmen zur Praxis der Lebendorganspende in der Öffentlichkeit wenig zu vernehmen sind.

An der prinzipiellen Rechtmäßigkeit des Verfahrens besteht seit Einführung des Transplantationsgesetzes in Deutschland 1997 indes kein Zweifel mehr; denn dieses Gesetz stellt die Organspende, die davor schon lange in der Praxis existierte, auf eine rechtliche Grundlage. In der Schweiz ist das Transplantationsgesetz seit 2004 in Kraft. Die Transplantationsgesetze legen die Vergaberegeln sowie den SpenderInnen-Kreis fest und verbieten den Handel mit Organen. Das deutsche Transplantationsgesetz (TPG) hat nach langer und kontroverser Diskussion den SpenderInnen-Kreis erweitert und nicht allein auf Blutsverwandte beschränkt. Damit können auch Adoptiveltern, Ehegatten, enge Freunde oder gleichgeschlechtliche Paare spenden. Es legt den SpenderInnen-Kreis in der Lebendorganspende auf Verwandte ersten oder zweiten Grades fest sowie auf Personen, die sich offenkundig persönlich nahe stehen (TPG § 8). In der Praxis legen die Ethikkommissionen der einzelnen Bundesländer das Gesetz dabei mehr oder weniger restriktiv aus: Während Bundesländer wie Berlin (und andere) Crossover-Spenden (bei der sich zwei Ehepaare zu einer SpenderIn-EmpfängerIn-Gemeinschaft zusammentun, weil sich die jeweiligen PartnerInnen untereinander nicht spenden können), zulassen – ein solches Paar ist auch in meinem Sample enthalten – lehnen andere Bundesländer, wie zum Beispiel Sachsen, solche Spenden mit dem Verweis auf das TPG strikt ab und sperren sich auch bei Spenden zwischen „nur" guten FreundInnen. Die Begründung ist hierbei, dass bei solchen Spende-Empfangskonstellationen keine gemeinsame Lebensplanung erkennbar sei[1]. Juristisch betrachtet hat die sächsische Ethikkommission mit einer solchen restriktiven Auslegung des Gesetzestextes recht, wie Gutmann und Schroth (2003) hervorheben, denn eine Crossover-Spende ist vom Gesetzgeber tat-

1 Auch diese Beobachtung ist meiner Tätigkeit als Gutachterin für Lebendnierenspenden im Auftrag des Universitätsklinikums Leipzig entnommen.

sächlich nicht vorgesehen. Die Autoren kritisieren allerdings, dass die deutsche Regelung damit nicht dem Stand rationaler Gesetzgebung auf diesem Gebiet entspreche, und betonen, dass die meisten anderen europäischen Länder keine gesetzliche Beschränkung des SpenderInnenkreises kennen (ebd., S. 276). Gerade die Schweiz hat ein deutlich liberaleres Transplantationsgesetz, welches die Crossover-Spende und sogar die anonyme Fremdspende ganz ausdrücklich zulässt. Beide Gesetze machen die Volljährigkeit, die Freiwilligkeit und einen sogenannten *informed consent* der spendenden Person zur Voraussetzung für eine Lebendorganspende. Inwiefern eine nahe (und verwandtschaftliche) Beziehung eine freiwillige Entscheidung tatsächlich ermöglicht oder im Gegenteil eine solche sogar erschwert, wird in Kapitel 7 noch ausführlicher diskutiert.

2.2 Geschlechterunterschiede in der Organspende: Frauen spenden, Männer empfangen

In den letzten Jahren ist in den Fachpublikationen vermehrt über das Phänomen der Geschlechterdifferenz innerhalb der Organspende berichtet worden. Demnach spenden Frauen häufiger Organe, während Männer sie häufiger empfangen. Zunächst muss jedoch die Organspende nach Postmortal- und Lebendorganspende unterschieden werden, denn die Ausprägung der sogenannten *gender imbalance* differiert in beiden Verfahren. Außerdem ist es sinnvoll, die Differenzen auf Seiten des Empfangens und der Spende als *zwei getrennte Probleme* zu betrachten (vgl. Schicktanz et al. 2006). Bei der Frage der Spende stehen psychologische Fragen wie Spendemotivationen, Entscheidungsprozesse und Geschlechterrollen im Vordergrund. Bei der Frage nach der EmpfängerInnen-Verteilung geht es dagegen eher um Fragen des geschlechtergerechten Zugangs zu medizinischen Intensiv-Versorgungsleistungen sowie um medizinische Fragen. Dass Frauen prinzipiell weniger Organe empfangen, könnte auf eine Ungleichbehandlung von Frauen und Männern im Medizinalsystem hinweisen. Inzwischen liegen zahlreiche Studien vor, die belegen, dass Frauen und Männer im Gesundheitsbereich nicht gleich behandelt werden (vgl. Regitz-Zagrosek 2012, Winter 2012, Kayler et al. 2003). So werden Frauen weniger häufig in klinische Studien einbezogen, bekommen weniger aggressive und weniger effektive Behandlung, vor allem bei den koronaren Herzerkrankungen und erhalten weniger oft ein Spendeorgan. Dafür zahlen sie mehr Beiträge in die Gesundheitsversicherung ein (vgl. Biller-Andorno/Kling 2004, S. 224). In den sogenannten Schwellenländern ist diese Ungleichbehandlung in noch viel extremerer Form feststellbar (in manchen Regionen der Erde können Frauen froh sein, wenn sie überhaupt Zugang zu medizinischer Versorgung erhalten). Sie ist aber – in abgeschwächter Form – auch für die westlichen Industrienationen nachweisbar[2]. So konnten Soucie et al. (1993) in einer US-amerikanischen Studie mit 8315 PatientInnen an der Dialyse zeigen, dass sich das weibliche Geschlecht negativ hinsichtlich des Zugangs für eine Transplantation auswirkte. Männer erkranken zwar statistisch häufiger an einer Niereninsuffizienz, allerdings klärt dieser Unterschied die Differenz im Empfang nicht auf: Biller-Andorno und Kling verweisen in Anlehnung an Smit et al. (2000) in Hinblick auf epidemiologische Daten zur Prävalenz von ESRD[3] darauf, dass Männer zwar eine größere Erkrankungshäufigkeit an der terminalen Niereninsuffizienz aufweisen (in Deutschland waren 1999 57% der prävalenten PatientInnen Männer). Wenn man aber diese Zahl mit der der transplantierten Männer im selben Jahr vergleicht, so entsteht dennoch ein Übergewicht; denn 62% der 1999 transplantierten PatientInnen in Deutschland waren Männer (Biller-Andorno/Kling 2004, S. 225). Auch Kayler et al. (2003) nennen zahlreiche Studien, die eine Diskriminierung von Frauen hinsichtlich des Empfangs von Organen dokumentieren. Die Ungleichheiten auf Seiten des Organempfangs sollen jedoch aus Platzgründen und der Beschränkung der Forschungsfrage auf die Differenzen in der Spende im Folgenden nicht Thema werden. Diese Studie konzentriert sich auf die psychische Situation der Spendenden (und der EmpfängerInnen) kurz vor der Transplantation.

2.2.1 Geschlechterunterschiede in der Postmortalspende

In der Postmortalspende finden sich ebenfalls Geschlechterunterschiede, wenn auch diese nicht ganz so stark ausgeprägt sind wie in der Lebendorganspende – und in den Fachzeitschriften weniger intensiv diskutiert werden. Hinsichtlich des Besitzes eines Organspendeausweises ergibt sich in

2 Für eine vertiefende Lektüre zum Thema „Frauen, Männer und Gesundheit" siehe Winter 2012

3 Endstage renal desease (ESRD) bezeichnet eine Nierenerkrankung im Endstadium, die zum Funktionsausfall beider Nieren und damit zu einem terminalen Nierenversagen führt.

der Literatur ein uneinheitliches Bild: Während eine Repräsentativerhebung aus dem Jahr 2005 noch keinen nennenswerten Unterschied im Besitz eines Organspendeausweises feststellen konnte (Decker et al. 2008), zeichnet eine Studie der Bertelsmann-Stiftung und der Barmer GEK aus dem Jahr 2011 ein anderes Bild: Hier besaßen Frauen signifikant häufiger einen Organspendeausweis als Männer (Ahlert & Schwettmann 2011). Konstant blieb allerdings der Befund, dass Frauen in diesen Repräsentativbefragungen sogenannten Bonussystemen deutlich kritischer gegenüberstanden als Männer. Bei Bonussystemen werden beispielsweise die Beerdigungskosten eines/r Organspenders/in übernommen. Solche „Anreize" zur Organspende sind in Deutschland noch nicht zugelassen, werden aber häufiger diskutiert, wenn es um die Frage geht, wie man die Organspendezahlen erhöhen könnte. Das Antwortverhalten von Frauen war dabei im Schnitt eher von altruistischen Motiven und weniger von Kostenüberlegungen geprägt als bei Männern (Decker et al. 2008, Ahlert & Schwettmann 2011). Auch Winter (2009) hat auf die Geschlechterunterschiede in der Postmortalspende hingewiesen und hinsichtlich der Ergebnisse ihrer eigenen repräsentativen Studie argumentiert, dass sich in dem stärkeren pro-sozialen Antwortverhalten von Frauen bezüglich der Spenderegelungen und ihrer Ablehnung von Bonussystemen ein Hinweis auf die real höhere Spendebereitschaft von Frauen in der Lebendorganspende finden lasse (Winter 2009, S. 88).

2.2.2 Geschlechterunterschiede in der Lebendorganspende

Seit einigen Jahren wird in den einschlägigen Fachzeitschriften zunehmend über den auffälligen Geschlechterunterschied im Spendeverhalten innerhalb der Lebendorganspende berichtet (Biller-Andorno 2002, 2003 u. 2004, Kayler et al. 2002 u. 2003, Ghods/Nasrollahzadeh 2003, Robert-Koch-Institut 2003, Jindal et al. 2005, Thiel et al. 2005, Schicktanz et al. 2006, Decker et al. 2008, Winter & Decker 2006, 2009 u. 2011, Motakef 2011). Dieses Phänomen, bei dem Frauen in der Lebendorganspende häufiger zu einer Organspende bereit sind als Männer, wird in der Literatur gerne mit den englischen Begriffen *„gender imbalance"* oder *„gender disparity"* bezeichnet. Erste Veröffentlichungen dazu liegen bereits aus dem Jahr 1988 vor (vgl. Kjellstrand 1988). Eine der umfangreichsten und grundlegenden Studien über die psychischen und sozialen Implikationen der Organtransplantation aus den USA der 70er Jahre hat dieses Phänomen interessanterweise jedoch nicht festgestellt: In der Studie von Simmons et al. (1977) fanden sich keine Geschlechterunterschiede bei den zu einer Spende bereiten Müttern und Vätern, Söhnen und Töchtern sowie Schwestern und Brüdern. Sie spendeten sogar jeweils zu erstaunlich gleichen Anteilen (vgl. Simmons et al. 1977, S. 203). Ob die *gender imbalance* also ein Phänomen ist, das die Lebendorganspende von Beginn an begleitet hat oder das sich erst in den vergangenen 30 Jahren entwickelt hat, muss damit zunächst offen bleiben. Allerdings waren damals auch die Fallzahlen innerhalb der Transplantationsmedizin noch niedrig, und es wurde nicht systematisch nach Geschlechtern differenziert. Inzwischen werden die Geschlechterunterschiede in der Spende weltweit festgestellt (auch wenn sie nicht überall gleich stark ausgeprägt sind). Sie bleiben bei stetig steigenden Spendezahlen vergleichsweise stabil. Gerade *weil* die Lebendorganspende mittlerweile eine etablierte Praxis, wenn nicht gar ein Routineverfahren bei einer terminalen Niereninsuffizienz geworden ist, wird der Geschlechterdifferenz in der Spende nun vermehrt Aufmerksamkeit geschenkt, was auch die steigende Zahl an Veröffentlichungen und Forschung auf diesem Gebiet erklärt. Immerhin handelt es sich hier um ein ethisch nicht unstrittiges Verfahren (s. u.).

Eine besonders auffällige Geschlechterverteilung in der Spende findet sich in Deutschland und in der Schweiz. Hier kann jeweils von einer zwei Drittel/ein Drittel-Verteilung gesprochen werden: Die Frauen sind hier tatsächlich zu zwei Dritteln die SpenderInnen von Organen, während die Männer sie zu zwei Dritteln empfangen und umgekehrt:

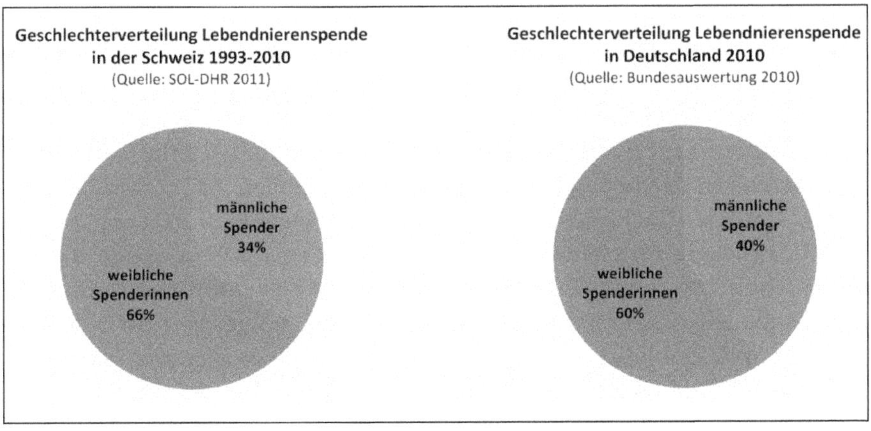

Abbildung 3: Geschlechterverteilung Lebendnierenspende Schweiz und Deutschland

Interessant ist auch ein Blick auf die internationalen Studien zu diesem Thema: So haben Kayler et al. (2003) 1182 Transplantationen, die am University of Michigan Health System von 1964 bis 2000 durchgeführt wurden, retrospektiv analysiert und hinsichtlich Geschlecht und Ethnizität der SpenderInnen und EmpfängerInnen unterschieden und ebenfalls eine Überzahl von weiblichen Spenderinnen in allen Spendekonstellationen festgestellt – selbst wenn die Ehegatten-Spenden herausgerechnet wurden. Dokumentationen der Geschlechterunterschiede finden sich außer in Deutschland, der Schweiz und den USA auch aus Norwegen, Großbritannien (wenn auch dort nicht so stark ausgeprägt) sowie dem Iran, dort indes in einer bemerkenswerten Umkehrung: Hier sind die Männer zu einem Großteil (78 %) die Spender – allerdings sind sie auch zu einem Großteil die Empfänger (63,1 %). Ghods und Nasrollazadeh (2003) erklären den Geschlechterunterschied im Iran mit kulturellen Unterschieden, wonach es beispielsweise für junge Frauen als problematisch angesehen wird, sich einer solchen Operation zu unterziehen. Frauen hätten postoperativ deutlich schlechtere Chancen auf dem Heiratsmarkt. Vor allem aber liegt der Geschlechterunterschied im Iran wohl in dem staatlich eingeführten Organhandel begründet, wonach der Staat jedem/r potentiellen/r Spender/in eine Entschädigung zahlt, die ungefähr die Höhe eines Jahreseinkommens beträgt (Fazel 2004). Außerdem erhalten die meisten SpenderInnen zusätzlich ein Geschenk von dem oder von der Empfänger/in. Der größere Anteil der spendenden Männer im Iran kommt also durch die bezahlten, nichtverwandten Spender zustande; denn bei den verwandten Spenden war das Geschlechterverhältnis annähernd ausgeglichen. Unter den Eheleuten überwogen die Ehefrauen mit 77,3 %, und auch die Mütter spendeten signifikant häufiger als die Väter, was wiederum den europäischen Zahlen entspricht (Ghods/Nasrollahzadeh 2003, S. 2559–2560) und die Befunde einer größeren Affinität von Männern zu Bonussystemen aus den Repräsentativerhebungen zu stützen scheint.

All diese Ergebnisse legen nahe, dass die Gründe für die Geschlechterdifferenz in der Lebendorganspende in kulturellen, ökonomischen, sozialen Gründen und eben auch den Geschlechterrollen gesucht werden müssen. Bislang spricht wenig dafür, dass medizinische Gründe die Ursache für dieses Phänomen sind (vgl. Zimmermann et al. 2000). Auch die naheliegende Erklärung, dass Männer de facto häufiger an ESRD erkranken und Frauen folglich – als Partnerinnen – häufiger spenden, konnte inzwischen in Studien aus den USA, der Schweiz und Deutschland widerlegt werden. In diesen Studien wurden die zu erwartenden Geschlechterkombinationen für die Lebendnierenspende und den Empfang von Nieren mit den realen Spendekonstellationen verglichen. Dafür wurde bei der deutschen Studie die Bevölkerungsverteilung in Deutschland mit 51,1 % Frauen und 48,9 % Männern als potentielle SpenderInnenpopulation angenommen und die erwartete Geschlechterverteilung auf der Empfängerseite durch Multiplikation mit der Geschlechterverteilung bei ESRD in der jeweiligen SpenderIn-EmpfängerIn-Kombination errechnet (vgl. Schicktanz et al. 2006). Dabei zeigte sich, dass in Deutschland der Anteil der Frauen an den Spenden höher war als der zu erwartende Wert. Für die USA konstatierten Kayler et al. (2003) und für die Schweiz Thiel et al. (2005) ebenfalls eine statistisch signifikante Benachteiligung der Frauen auf der EmpfängerInnen-Seite sowie eine überdurchschnittliche Häufigkeit von Frauen auf der SpenderInnen-Seite. Lediglich in Norwegen klärte die höhere Erkrankungsrate von Männern den Geschlechterunterschied auf der EmpfängerInnen-Seite statistisch auf (vgl. Schicktanz et al. 2006).

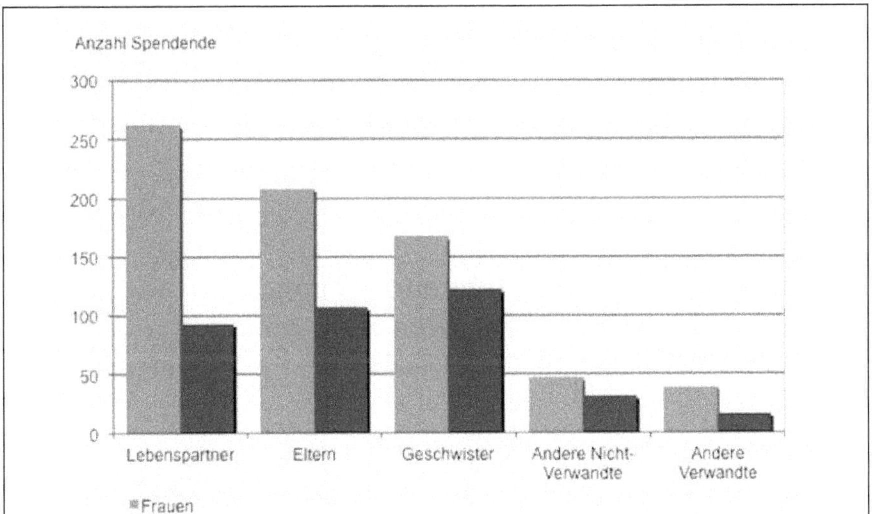

Abbildung 4: Beziehung zwischen Nierenspendenden und -empfangenden in der Schweiz (absolute Zahlen) für die Jahre 1993–2010

Hinweise darauf, dass bestimmte Geschlechterrollen beziehungsweise Identitätspositionen einen Einfluss auf das Spendeverhalten haben, ergeben sich auch aus der Analyse der spendenden Gruppen: So finden sich in fast allen Studien die Ehefrauen und Mütter als größte Spenderinnen-

Gruppe. Je nach Studie und Land werden dabei entweder die Mütter oder die Ehefrauen als die größte Spenderinnen-Gruppe angeführt: Biller-Andorno und Kling (2004, S. 225) nennen die Mütter als größte Spenderinnen-Gruppe, gefolgt von den Ehefrauen respektive den Vätern an dritter Position. In der Schweiz waren in den vergangenen 17 Jahren die Ehefrauen die größte Spenderinnen-Gruppe.

In einer vergleichenden quantitativen Studie aus Norwegen und Schweden waren interessanterweise in beiden Ländern die Geschwister die größte SpenderInnen-Gruppe (bei n=154), in Norwegen (n=75) gefolgt von den Eltern und Kindern, mit den Ehefrauen erst an fünfter(!) Position, während in der schwedischen Untersuchungsgruppe (n=79) die Ehefrauen die zweitgrößte SpenderInnen-Gruppe darstellte, gefolgt von den Eltern und Kindern (Lennerling et al. 2004 S. 1601).

Hinsichtlich der Geschlechterdifferenz in der Lebendorganspende bedeuten die hier dargestellten Befunde Folgendes: Es muss künftig darum gehen, wie Biller-Andorno kritisch anmerkt, die genaueren Gründe für diese Ungleichverteilung zu eruieren und nach möglichen vulnerablen Gruppen und Aspekten der Fairness sowie des subtilen Drucks im Rahmen dieser Praxis zu forschen, anstatt Frauen schlicht zu ihrem Altruismus zu gratulieren (Biller-Andorno 2002, S. 201).

2.3 Forschungsfrage und Literatursichtung: Entscheidungsprozesse, Motivation zur Lebendorganspende und Ansätze der Geschlechterstudien

Der oben skizzierte Forschungsstand mit der beschriebenen *gender imbalance* war Ausgangspunkt für die vorliegende Studie, allerdings ohne den Anspruch, die Gründe für diese *gender imbalance* vollständig aufklären zu können. Das wäre im Rahmen einer qualitativen Forschungsarbeit kaum zu leisten. Ein qualitativer Zugang kann aber im Sinne einer explorativen Studie Anregungen für weitere qualitative, quantitative und größer angelegte Multicenter-Studien liefern. Außerdem dringt eine qualitative Studie in Bereiche vor, die mit quantitativen Arbeiten gar nicht erfasst werden können. In der Fachwelt häufen sich entsprechend die Forderungen nach qualitativen Arbeiten im Bereich der Lebendorganspende, um die *gender imbalance* weiter zu erforschen: So braucht es nach Schicktanz et al. (2006)

unter anderem qualitative Studien, um die Motive und Wege „der Entscheidungs- und Informationsprozesse bei der Lebendorgantransplantation" zu untersuchen und motivationale Aspekte im Hinblick auf ihre Geschlechts(rollen)abhängigkeit zu überprüfen (ebd., S. 90). Auch Motakef weist darauf hin, dass qualitative Methoden geeignet seien, „gerade bei der Exploration der Gründe für die unterschiedliche Spendebereitschaft [zu (M. W.)] helfen" (Motakef 2011, S. 207). Auch Lennerling et al. (2003) heben dezidiert ihr qualitatives Vorgehen hervor, um in einer ersten Studie die Spendemotivationen von LebendnierenspenderInnen zu erheben, die sie dann später im Rahmen einer quantitativen Studie validierten (Lennerling et al. 2004).

Mit der hier vorliegenden Studie war zum Zeitpunkt der Entwicklung der Fragestellung der Anspruch verbunden, eine Forschungslücke zu füllen; denn zu Beginn der Studie lagen nur sehr wenige qualitative Arbeiten zur *gender imbalance* in der Lebendorganspende vor. Der dargelegte Forschungsstand hat verdeutlicht, dass die *gender imbalance* vorzugsweise aus einer sozialwissenschaftlichen Perspektive heraus und speziell hinsichtlich der Frage nach geschlechtsspezifischen Norm- und Wertvorstellungen sowie Doing Gender-Prozessen im Rahmen der Lebendorganspende zu untersuchen ist. Dabei kristallisierten sich als zentrale und forschungsleitende Fragen die Spendemotivationen und die Entscheidungsfindungsprozesse der OrganspenderInnen heraus, die eng zusammengehören und die auch schon in diversen vorangegangenen Studien zur Lebendorganspende untersucht wurden (vgl. Switzer et al. 1997, Lennerling et al. 2003 u. 2004, Walter et al. 2004, Stothers et al. 2005, Dahm et al. 2006), wenn auch nicht im Hinblick auf mögliche Geschlechterdifferenzen. Hier stellte sich die Frage, ob sich möglicherweise gerade bei den Spendemotivationen und Entscheidungsprozessen Geschlechterdifferenzen finden lassen oder, anders gefragt, inwieweit Geschlecht oder eine bestimmte Geschlechtsrolle den Spendeprozess mitstrukturiert und beeinflusst. Allerdings sollte im Vorgehen eine größtmögliche Offenheit bewahrt und auch die Möglichkeit in Betracht gezogen werden, dass sich Geschlecht *nicht* als zentrale Variable im Spendeprozess herausstellt beziehungsweise sich nicht feststellen lässt (siehe auch Kapitel 3). Genauso denkbar wäre es, dass sich die Beziehungsebene als zentral für eine Motivation zur Spende erweist, wie andere Studien bereits nahegelegt haben (vgl. Walter et al. 2004, S. 164). Außerdem schien es hinsichtlich der Ergebnisse der repräsentativen Studien notwendig, die Funktion von moralischen Normen im Rahmen einer Lebendspende zu untersuchen und zu eruieren, inwiefern solche mit der jeweiligen Geschlechtsrolle assoziiert sind.

Im Folgenden sollen das Theoriefeld sowie sich daraus ergebende Vorannahmen über das Forschungsfeld näher expliziert werden. Da es sich hier um eine explorative Studie handelt, bei der keine Hypothesen geprüft werden sollten, bot sich eine Offenheit in der Theoriebildung an, die zunächst einen Schwerpunkt auf Prozesse der Entscheidungsfindungen, auf die Motivationen im Vorfeld einer Lebendorganspende sowie auf mögliche Doing Gender-Prozesse legte, die nach vollzogener Auswertung aber noch einmal ergänzt und erweitert wurde. Die theoretischen Ansätze werden im Folgenden erläutert, damit die theoretische Einbettung der vorliegenden Studie besser nachvollzogen werden kann und später für die Diskussion zur Verfügung steht.

2.3.1 Entscheidungsprozesse

In der psychologischen Literatur findet sich eine Vielzahl an Publikationen zu Entscheidungen und Entscheidungsfindungsprozessen. Eine Übersicht über diese Literatur an dieser Stelle wiederzugeben, erscheint aus verschiedenen Gründen nicht sinnvoll: Situationen der Entscheidungsfindung differieren in einem zu hohen Maße, als dass sie miteinander vergleichbar wären. Entsprechend unterscheidet auch die vorgefundene Literatur zwischen Entscheidungsprozessen, die beispielsweise im Alltag vollzogen werden, im Krankenhaus, in besonders schwierigen Lebensphasen, in der Adoleszenz oder in diversen anderen Bereichen. All diese Situationen sind jedoch mit der Situation im Vorfeld einer Lebendnierenspende nur schlecht zu vergleichen. So fehlt dort meist das Spezifikum der zur Frage stehenden Selbstverletzung der SpenderInnen. Einzig sinnvoll erschien daher, eine Sichtung der Literatur zu Entscheidungsprozessen im Vorfeld einer Lebendorganspende sowie zu moralischen Entscheidungsprozessen vorzunehmen.

Ich werde im Folgenden chronologisch die verwendete Literatur und vorausgegangene Studien vorstellen.

Als zentral für diese Studie hat sich dabei zunächst Festingers Theorie der kognitiven Dissonanz herausgestellt: Bei Festingers Ansatz handelt es sich zwar nicht explizit um eine Theorie der Entscheidungsfindung (sondern eher um eine Motivationstheorie); allerdings beschäftigt er sich dezidiert mit der Frage, was innerpsychisch geschieht, wenn eine Entscheidung einmal getroffen ist. In einer solchen Situation befinden sich auch die von mir befragten LebendnierenspenderInnen und -empfängerInnen. Leon Festinger (1978) hat in seinem grundlegenden Buch *Theorie der kognitiven*

Dissonanz die These aufgestellt, dass Menschen grundsätzlich nach Konsistenz in ihren Meinungen und Einstellungen streben, auch wenn sich viele Beispiele für Inkonsistenzen finden ließen. Konsistenz ist nach Festinger also die Regel und nicht die Ausnahme. Zweitens behauptet er, dass beim Bestehen und Vorhandensein einer Inkonsistenz, die er nachfolgend als *Dissonanz* bezeichnet, ein psychologisches Unbehagen auftauche. Diese Überlegungen münden in folgende grundlegende Hypothesen:

1. Die Existenz von Dissonanz, die psychologisch unangenehm ist, wird die Person motivieren, die Dissonanz zu reduzieren und Konsonanz herzustellen.
2. Wenn Dissonanz besteht, wird die Person, zusätzlich zu dem Versuch, sie zu reduzieren, aktiv Situationen und Informationen vermeiden, die möglicherweise die Dissonanz erhöhen könnten (Festinger 1978, S. 16).

Festinger schlägt vor, dass Dissonanz, d.h. das Bestehen von nicht zueinander passenden Beziehungen zwischen Kognitionen, ein eigenständiger, motivierender Faktor sei. Mit dem Begriff Kognition meint er dabei die „Kenntnis, Meinung oder Überzeugung von der Umwelt, von sich selbst oder von dem eigenen Verhalten“ (ebd. S. 17). Kognitive Dissonanz wird von Festinger als eine Antezedenzbedingung betrachtet, die auf Tätigkeiten abzielt, welche die Dissonanz verringern helfen (in etwa so, wie Hunger zu Aktivitäten führt, die diesen befriedigen sollen). Kognitive Dissonanz stellt damit in gewisser Weise eine *Motivation* dar, allerdings eine, die sich von dem Motivationsbegriff der klassischen Motivationspsychologie unterscheidet (s.u.). Nur wenige Situationen und Entscheidungen seien im Alltag völlig eindeutig, weswegen die Existenz von Dissonanz ein gängiger Zustand sei (ebd., S. 18). Und auch nicht jede Dissonanz könne im Alltag immer reduziert werden. Aufgrund des innerpsychischen Drucks, der sich beim Auftreten von Dissonanz für die entsprechende Person ergibt, wird diese in jedem Fall versuchen, eine auftretende Dissonanz zu reduzieren. Dafür kommen nach Festinger drei Möglichkeiten in Betracht: a) eine Verhaltensänderung, b) eine Veränderung des „Wissens“ oder des Kenntnisstands über den betreffenden Sachverhalt oder c) eine Rationalisierung.

Innerhalb der Kognition einer Person gibt es zwei Elemente, die füreinander relevant sind und die nach Festinger in einer dissonanten Beziehung zueinander stehen, wenn das Gegenteil des einen Elements aus dem anderen folgt (x und y = dissonant, wenn Non-x aus y folgt) (ebd., S. 26). Wenn die Präsenz von Dissonanz Druck zur Reduktion oder gar Beseitigung der Dissonanz erzeugt, so ist die Stärke der Dissonanz zwischen zwei Elementen eine Funktion der Wichtigkeit der Elemente. „Mit anderen Worten, Dissonanz verhält sich in gleicher Weise wie ein Trieb-, Bedürfnis- oder Spannungszustand“ (ebd., S. 30). Wenn man davon ausgeht, dass die Dissonanz durch die Änderung eines oder mehrerer kognitiver Elemente reduziert oder beseitigt werden kann, dann ist es nach Festinger notwendig, die Widerstandsfähigkeit dieser kognitiven Elemente gegenüber solchen Veränderungen in Betracht zu ziehen. Ob sich überhaupt etwas ändere und wenn ja, was, werde großenteils durch die Stärke des Änderungswiderstandes bestimmt, über den diese kognitiven Elemente verfügen. Solche Veränderungen im Verhalten können sehr schmerzhaft sein[4]. Außerdem könne das gegenwärtige Verhalten in anderer Hinsicht auch wieder befriedigend sein (wenn beispielsweise ein schlechtes Essen in der Mensa zusammen mit guten FreundInnen eingenommen wird). Oder eine Veränderung ist schlicht nicht möglich, weil kein anderes Verhaltensrepertoire zur Verfügung steht oder bereits anderweitig Fakten geschaffen wurden (ein Haus beispielsweise schon verkauft worden ist) (ebd., S. 37). In Situationen, in denen man nichts mehr ändern kann, kann das Eingestehen einer Handlung oder Entscheidung als retrospektiv „falsch“ manchmal aber auch Dissonanz beachtlich reduzieren helfen, weil die Person sich dann psychologisch von einer Handlung als abgeschlossen verabschieden kann (ebd., S. 40).

Nach Festinger ist eine der wesentlichen Folgen von getroffenen Entscheidungen die Existenz von *Dissonanz*. In Bezug auf Adams weist er darauf hin, dass – nachdem eine Entscheidung getroffen worden ist – noch irgendetwas zu geschehen habe, damit das Unbehagen darüber, eine Möglichkeit verworfen und sich für eine andere Möglichkeit entschieden zu haben, abgebaut werden kann (ebd., S. 43). Dafür müssten Prozesse einsetzen, die eine Entscheidung stabilisieren helfen, wie Festinger in Anlehnung an Lewin betont. Um besser analysieren zu können, warum und wann eine Dissonanz aus einer Entscheidung folge, sei es nach Festinger wichtig, die Art getroffener Entscheidungen zu differieren. So kann es Entscheidungen zwischen zwei Alternativen geben, die beide sowohl negative als auch positive Aspekte beinhalten, oder Entscheidungen zwischen zwei ausschließlich negativen Alternativen (die allerdings in der Realität selten einträten) (ebd., S. 44–46).

In der Entscheidung für oder gegen eine Lebendnierenspende ist dabei Ersteres der Fall, denn jede Möglichkeit – zu spenden oder nicht zu spen-

---

4 Festinger nennt hier als Beispiele einen Umzug oder die Entwöhnung vom Rauchen oder dem Alkohol.

den – enthält sowohl positive als auch negative Aspekte. Die Wichtigkeit einer Entscheidung hat nach Festinger einen Einfluss auf die Stärke der nach der Entscheidungsfindung auftretenden Dissonanz. Das heißt: Große und wichtige Entscheidungen (wie beispielsweise die Entscheidung zu einer Lebendorganspende) können zu einer viel stärkeren Dissonanz führen als beispielsweise die Entscheidung zum Kauf eines speziellen Stücks Seife anstelle eines anderen. Eine weitere wichtige Determinante für die Dissonanz nach Entscheidungen sei die relative Attraktivität der nichtgewählten Alternative: „Je größer folglich die relative Attraktivität der nichtgewählten Alternative gegenüber der gewählten Alternative ist, desto größer wird der Anteil der relevanten Elemente sein, die mit der Kognition, die mit der Handlung korrespondiert, dissonant sind“ (ebd., S. 47–48). Nach getroffenen Entscheidungen können nach Festinger folgende Manifestationen des Drucks zur Dissonanzreduktion auftreten:

a) eine Änderung oder Zurücknahme einer Entscheidung;
b) eine Änderung der Attraktivität der an der Entscheidung beteiligten Alternativen (Änderung der Kognition über die Alternativen);
c) die Herstellung einer kognitiven Überlappung bei den an der Entscheidung beteiligten Alternativen (ebd., S. 52–55).

Eine für meine Studie interessante Frage im Zusammenhang mit der *Theorie der Kognitiven Dissonanz* war, warum und unter welchen Bedingungen SpenderInnen aktiv nach Informationen über Organspende suchen und unter welchen Bedingungen sie dies nicht tun. Welche SpenderInnen suchen intensiv nach Informationen, und warum tun sie das, und warum tun andere genau das Gegenteil? Festinger kommt in dieser Frage zu dem Schluss, dass grundsätzlich dissonanzreduzierende Informationen und Kognitionen gesucht werden und dissonanzverstärkende Kognitionen möglichst gemieden werden. Mit dieser Theorie im Hintergrund lassen sich so die vielen Rationalisierungen und Verdrängungsprozesse bei potentiellen SpenderInnen erklären, die sich in der hier vorliegenden Studie gezeigt haben und die ich ebenfalls aus meiner klinischen Praxis als Gutachterin für Lebendorganspende-PatientInnen kenne. Auch in anderen empirischen Studien wird von solchen Rationalisierungen berichtet (s. u.).

Bei Entscheidungen zu einer Lebendorganspende handelt es sich immer auch um moralische Entscheidungen. Aus diesem Grund erschien es sinnvoll, für diese Studie einen Blick auf Theorien zur moralischen Entscheidungsfindung zu richten.

Schwartz hat 1970 den Prozess moralischer Entscheidungsfindungsprozesse und moralischen Handelns untersucht und nachfolgend drei Dimensionen beziehungsweise Phasen der Entscheidungsfindung konzipiert:

1. das Bewusstwerden der Tatsache, dass eine bestimmte Handlung Konsequenzen für das Wohlergehen einer anderen Person hat;
2. das Wissen um moralische Normen, die diese Handlung erfordern würde und
3. die Zuschreibung der Handlungsverantwortung an einen selbst (vgl. Schwartz 1970, S. 132).

Dieser Prozess der Entscheidungsfindung muss nach Schwartz nicht notwendigerweise bewusst ablaufen. Er kann – etwa im Beispiel des ÄrztInnen-Teams, das sich entscheiden muss, welcher Patient/welche Patientin für eine Herztransplantation in Frage kommt – schmerzvoll bewusst ablaufen oder spontan und unbewusst, etwa wenn ein Erwachsener ein Kind vor einem herannahenden Auto rettet. Auf Schwartz' Modell der moralischen Entscheidungsprozesse wurde im Rahmen von Studien zu Entscheidungsprozessen bei Lebendorganspenden häufig rekurriert.

Mit der speziellen Situation von Entscheidungen vor einer Lebendnierenspende setzten sich Fellner und Marshall (1970b) in einer sehr frühen Studie zu diesem Thema auseinander. Dafür befragten sie in einer qualitativen Studie 20 SpenderInnen prä- und postoperativ sowie fünf SpenderInnen nur präoperativ. Niemand aus der Gruppe der Spendenden hatte Alternativen abgewogen oder sich nach einem rationalen Entscheidungsmodell entschieden: 14 der SpenderInnen und fünf der prospektiven SpenderInnen gaben an, sich in einer „Zehntel-Sekunde" sofort und spontan entschlossen zu haben; fünf SpenderInnen hatten gehofft, jemand anderes würde sich als besser geeignete(r) Spender(in) herausstellen, trafen aber selbst keine eigene Entscheidung, sondern ließen den Evaluationsprozess laufen und letztlich die ÄrztInnen entscheiden. Lediglich eine Spenderin war sehr ambivalent. Die Autoren kommen zu dem Fazit, dass im Rahmen eines Lebendorganspendeprozesses der Entscheidungsprozess zu einem sehr frühen Zeitpunkt einsetzt, und zwar noch vor den entsprechenden ärztlichen Aufklärungsgesprächen (ebd., S. 273). Auch der Fall einer Gegenentscheidung, über die sie berichten, erfolgte spontan und unverzüglich. Der Befragte berichtete später, im Nachhinein viel Zeit darauf verwandt zu haben, Gründe für seine Entscheidung zu suchen, um diese zu rechtfertigen (ebd., S. 273). In der Phase nach der Entscheidungsfindung fanden die Autoren damit weitgehend die Thesen von Festinger bestätigt, wonach eine

Entscheidung, ist sie erst einmal getroffen, nicht mehr hinterfragt werden soll, da dies möglicherweise erneut Ambivalenzen auslösen könnte. So zögerten die SpenderInnen aus Fellners und Marshalls Sample, weitere ärztliche Informationen einzuholen. Viele gingen davon aus, dass sie aus den Tests als geeignete SpenderInnen hervorgehen würden (ebd., S. 273). Keine/r der 19 spontanen SpenderInnen, die ihren Entschluss zur Spende am Telefon bereits kundgetan hatten, hatten zuvor ihre Ehepartner nach deren Meinung gefragt.

Als die schwierigste Zeit wird von den PatientInnen dieser Studie der Zeitraum zwischen dem positiven Befund, als SpenderIn geeignet zu sein, und der Operation selbst erlebt. Viele fühlten sich wie in einer Art Warteschleife und wollten den Eingriff endlich hinter sich bringen (ebd., S. 274). Neben der Entscheidung, die der oder die Spender/in ganz persönlich für sich getroffen hatte, waren an dem Auswahlprozess für eine Lebendnierenspende auch andere Personen beteiligt: So heben die Autoren neben den behandelnden ÄrztInnen, die eine bestimmte Person zum Beispiel als geeignete(n) Spender(in) vorschlagen, auch die Familie als Selektionsinstanz hervor: Sie berichten zwar, dass es keine Fälle gab, in denen eine Person von einer Familie zum Spenden aufgefordert worden sei, nennen aber Beispiele, in denen umgekehrt Personen von anderen Familienmitgliedern an einer Spende gehindert worden seien (ebd., S. 275).

Den von den Ethikkommissionen heute einmütig geforderten und auch damals schon von der American Medical Association verlangten sogenannten „informed consent“ bei der Entscheidungsfindung bezeichnen die Autoren in einer anderen Veröffentlichung des gleichen Jahres als einen „Mythos“: Die Kriterien dieser informierten Zustimmung (alle notwendigen Informationen hinsichtlich des Eingriffs zu besitzen, keine offenen Fragen zu haben, und eine Entscheidung nach einer sorgfältigen Kosten-Nutzen-Abwägung zu treffen) wären schlicht nicht anwendbar auf diese spezifische Situation vor einer Lebendorganspende (Fellner and Marshall 1970a, S. 1251).

Simmons et al. (1977) haben sich ebenfalls bereits in den 70er Jahren im Rahmen ihrer wegweisenden und umfangreichen Studie zur Situation von LebendnierenspenderInnen mit den Entscheidungsprozessen im Vorfeld einer Lebendspende auseinandergesetzt[5]: Als eine Entscheidung defi-

5 Das ist insofern bemerkenswert, als diese frühen Studien zu psychologischen Implikationen der Lebendnierenspende zu einer Zeit entstanden sind, als die Nierentransplantation noch in den Kinderschuhen steckte. Moderne Immunsuppressiva wie das Ciclosporin wurden gerade erst entwickelt, waren aber noch nicht auf dem Markt, und eine nennenswerte Transplantatüberlebensdauer wurde erst Mitte der 80er Jahre erreicht.

nieren die AutorInnen eine Reihe von Handlungen und Kognitionen, die die Möglichkeit der Wahl für eine bestimmte Alternative vor einer anderen bezeichnet. Die Anzahl der möglichen Alternativen sei dabei das Kerncharakteristikum einer Entscheidung. Dies mache auch die Spezifik der Entscheidung für eine Lebendorganspende aus: Man könne spenden, oder man könne *nicht* spenden (ebd., S. 235–236). Bei einer Entscheidung für eine Lebendnierenspende handele es sich um eine große Lebensentscheidung mit vergleichsweise hohen Risiken[6]. Nur wenige Entscheidungen im Lebensverlauf erscheinen als so gewichtig und krisenhaft wie die Entscheidung für eine Lebendorganspende (ebd., S. 233). Denn diese Entscheidung ist anders als viele andere irreversibel und der Ausgang ungewiss. Der Zeitraum, innerhalb dessen eine Entscheidung für eine Spende getroffen werden kann, variiert dabei, ist aber in den meisten Fällen nicht unbegrenzt (ebd., S. 236). Zudem sei der familiäre Hintergrund wichtig, vor dem eine Entscheidung zur Lebendspende getroffen werde. Denn ein solcher Entschluss betrifft mindestens immer zwei Personen und nicht nur die entscheidende Person allein. Wenn eine Person innerhalb einer Familie spendet, so kann dies mitunter für eine andere Person aus derselben Familie bedeuten, nicht spenden zu müssen. Gleichzeitig heben die AutorInnen aber hervor, dass es sich bei der Entscheidung für eine Lebendorganspende *nicht* um eine Gruppen- oder Familienentscheidung handelt, sondern um eine Individualentscheidung, die die entsprechende Person zur Not auch ohne Zustimmung der anderen Familienmitglieder treffen kann. Als Person, die diese Entscheidung trifft, hat ein/e Spender/in die Chance, ein gravierendes gesundheitliches Problem einer nahe stehenden Person individuell zu lösen. Simmons et al. (1977) interessierten sich in ihrer Studie speziell für die oft berichteten und auch von Fellner und Marshall (1970b) hervorgehobenen spontanen und unmittelbaren Entscheidungen, in denen ein solcher Entscheidungsprozess scheinbar gar nicht stattgefunden hat. In dem Sample von Simmons et al. (1977) trafen 61 % (71 SpenderInnen) eine unmittelbare Entscheidung ohne Überlegung und entsprachen damit dem Modell der moralischen Entscheidungsfindung nach Schwartz (1970). 25 % (28 SpenderInnen) trafen eine wohlüberlegte und bewusste Entscheidung und 5% (sechs SpenderInnen) verschoben dieselbe, d.h. trafen keine bewusste Entscheidung, sondern begaben sich Schritt für Schritt in den Or-

6 Die Risiken einer Lebendnierenspende werden mittlerweile als gering angesehen (s.o.). Zur Entstehungszeit der Arbeit von Simmons et al. in den 70er Jahren wurden diese jedoch noch anders beurteilt. Auch fehlten Studien zum Langzeitverlauf bei Lebendnierenspende.

ganspendeprozess. Weitere 5% waren in ihren Antworten unzuverlässig, und bei 4% (vier SpenderInnen) lagen nicht genügend Informationen vor. Hinsichtlich ihres methodischen Vorgehens heben die AutorInnen selbstkritisch hervor, dass sie trotz der Kombination einer Fragebogen-Untersuchung mit qualitativen Interviews nicht wirklich sicherstellen konnten, ob Entscheidungsprozesse bei den Befragten nun stattgefunden hätten oder nicht. Prinzipiell sei immer eine Verzerrung der Erinnerung im Laufe der Zeit möglich, sowohl bei den SpenderInnen als auch bei denen, die zwar für eine Spende getestet, aber dann nicht als SpenderInnen akzeptiert wurden. Bezüglich der Entscheidungsprozesse betonen die AutorInnen, dass durch die Interviews die persönliche Sichtweise auf die Entscheidungsprozesse der potentiellen SpenderInnen sichtbar geworden sei. Für viele stellte der Begriff „Entscheidung" aber eigentlich eine Fehlbezeichnung dar (ebd., S. 283); insofern, als unter Entscheidungsfindungen gemeinhin ein Prozess des Abwägens und Nachdenkens sowie einer bewussten Entscheidungsfindung zugunsten einer Alternative verstanden wird. Viele Interviewte fühlten sich aber so, als hätten sie gar keine Entscheidung getroffen. Darauf wird in Kapitel 7 noch einmal zurückzukommen sein.

Eine kritische Perspektive hinsichtlich der Entscheidungsprozesse bei potentiellen LebendorganspenderInnen nehmen Russel und Jacob (1993) ein, die in einer Überblicksarbeit die Studien der vergangenen 40 Jahre (also der allerersten Anfänge der Organtransplantation) ausgewertet und dabei speziell die berichteten psychologischen Risiken für die SpenderInnen untersucht haben. Auch wenn sich diese Arbeit mit der Situation der SpenderInnen *vor* der Transplantation beschäftigt, so ist doch bemerkenswert, dass Russel und Jacob in ihrer Literaturanalyse eine Vielzahl an psychischen Reaktionen wie Depression und familiäre Probleme im Nachgang einer Transplantation fanden. Vor allem ungünstige Transplantationsverläufe wie Abstoßungsreaktionen oder Ähnliches erhöhten das Risiko für ein traumatisches Erleben bei den Spendenden (ebd., S. 92). Ein höheres SpenderInnen-Alter, ein niedriger Bildungsgrad sowie mangelnde soziale Unterstützung waren zudem ein Prädiktor für psychische Probleme im Anschluss an die Transplantation (ebd., S. 93). Vor dem Hintergrund dieser Ergebnisse heben die AutorInnen kritisch hervor, dass es verwunderlich sei, dass sich nicht mehr Berichte und Studien hinsichtlich der Zweifel und Ängste von potentiellen SpenderInnen finden ließen. Die AutorInnen erklären sich diesen Befund damit, dass ihrer Ansicht nach die meisten Artikel mit der Absicht verfasst werden, die Praxis der Lebendorganspende zu unterstützen und die Vorteile für die Spendenden hervorzuheben. Nur sehr wenige Studien hätten sich dagegen mit den Entscheidungsprozessen von Nicht-SpenderInnen beschäftigt (ebd., S. 94). Hinsichtlich der in der Literatur berichteten frühen und spontanen Entscheidungen der SpenderInnen weisen Russel und Jacob (1993) zudem darauf hin, dass das, was als spontane Entscheidung imponiert, in Wirklichkeit das Resultat einer langen Entscheidungsfindung auf einem un- oder vorbewussten Level sein könne. Gerade wenn die potentiellen SpenderInnen schon lange über die Erkrankung eines nahen Angehörigen Bescheid wussten und aus den Medien über die Möglichkeit einer Lebendnierenspende erfahren hatten, so dürften sich mit Sicherheit viele von Ihnen schon insgeheim gefragt haben, was sie denn tun würden, sollte ein solcher Fall eines Organbedarfs innerhalb ihrer Familie eines Tages eintreten. Wenn diese Situation dann tatsächlich eintrat, so mögen sie nach außen hin zwar eine als spontan imponierende Entscheidung getroffen haben, in Wahrheit aber aktivierten sie nur einen langen, bereits stattgefundenen Entscheidungsfindungsprozess in Bezug auf eine mögliche Spende (ebd., S. 94). Viele Studien belegen Russel und Jacob zufolge die These, dass SpenderInnen eine Tendenz haben, die Risiken des bevorstehenden Eingriffs, die ihnen von ärztlicher Seite mitgeteilt werden, zu überhören, was sich im Anschluss an Festinger mit dem Mechanismus der Reduktion kognitiver Dissonanz erklären lässt. Die Situation der potentiellen SpenderInnen bezeichnen die AutorInnen als eine „no-win situation“: Wenn diese *Nein* zu der Spende sagten, würden sie höchstwahrscheinlich die Entscheidung bedauern, jemandem nicht das Leben gerettet zu haben. Wenn sie *Ja* sagten, würden sie mitunter den Verlust ihres Organs bedauern, aber auch die verpasste Möglichkeit, eine Entscheidung ohne Druck zu treffen. Nach Russel und Jacob ist in jeder Entscheidungssituation vor einer anstehenden Organspende, selbst unter den besten Umständen, immer ein gewisses Ausmaß an Zwang und Druck vorhanden. Vor diesem Hintergrund und dem Umstand, dass SpenderInnen ihre Entscheidungen absichern, indem sie negative Informationen ausblenden oder verdrängen, bezeichnen die AutorInnen die Forderung nach dem sogenannten *„informed consent“* ähnlich wie schon Fellner und Marshall (1970a) vor ihnen als einen primär bürokratischen Vorgang, dessen Wert zweifelhaft sei (ebd., S. 96). Zudem weisen sie auf die methodische Problematik – besonders in Fragebogen-Untersuchungen – hin, Antworten zur Spendemotivation und -entscheidung im Sinne der sozialen Erwünschtheit zu liefern. Ihrer Ansicht nach müssten vor allem die Nicht-SpenderInnen nach ihren Gründen für eine Nicht-Spende befragt werden, um daraus Informationen über die moralischen Dilemmata von potentiellen SpenderInnen zu erhalten (ebd., S. 96).

Koch et al. (1997) haben ebenfalls in ihrem Übersichtsartikel eine Sichtung der bis dato vorliegenden Literatur zu psychologischen Aspekten der Lebendnierenspende vorgenommen, unter besonderer Berücksichtigung von Entscheidungsprozessen. Auch sie fanden, dass in der überwiegenden Mehrzahl der Studien von einer großen Spendebereitschaft mit einer spontanen Entscheidung und wenig Ambivalenzen berichtet wird (ebd., S. 133).

In der Literatur fanden sie drei theoretisch begründete Entscheidungsmodelle diskutiert:

1. das rationale Modell nach Hill (1970) und Brim et al. (1962);
2. das moralische Entscheidungsmodell nach Schwartz (1970) (siehe oben) sowie
3. das Modell der schrittweisen Entscheidung.

Beim rationalen Modell werden nach Hill und Brim sieben Stufen unterschieden:

1. die Identifikation des Problems;
2. das Sammeln der relevanten Informationen;
3. die Erstellung von Handlungs-Alternativen;
4. die Bewertung von Handlungs-Alternativen;
5. die Auswahl einer Alternative;
6. die Entscheidung;
7. die Beurteilung des Ergebnisses.

Das moralische Entscheidungsmodell nach Schwartz wurde oben bereits vorgestellt, weswegen an dieser Stelle auf nochmalige Darstellung verzichtet wird. Das Modell der schrittweisen Entscheidung, das von Simmons et al. (1973) berichtet wird, beschreibt streng genommen eigentlich gar keine richtige Entscheidungsfindung, sondern geht davon aus, dass ein Problem zwar ebenfalls zunächst identifiziert, die endgültige Entscheidung dann jedoch vertagt wird beziehungsweise nur kleine Schritte in Richtung auf eine Entscheidung hin unternommen werden. Irgendwann ergebe sich eine Entscheidung dann zwangsläufig, oder ein Ausscheiden scheine ab einem bestimmten Zeitpunkt für den/die Spender/in unmöglich.

Koch et al. (1997) kommen in ihrer Sichtung zu dem Ergebnis, dass die meisten Entscheidungen im Rahmen der Lebendorganspende nach dem moralischen Entscheidungsmodell von Schwartz (1970) vorgenommen werden (Koch et al. 1997, S. 134), wobei sie selbst idealtypisch eine Entscheidung nach dem rationalen Modell zu befürworten scheinen: „Im Idealfall entscheidet sich der Spender auf einer breiten Informationsbasis und unter Beratung kompetenter Gesprächspartner frei von äußeren Zwängen. Die Entscheidung ist das Ergebnis einer rationalen Abwägung der Vorteile gegenüber den Nachteilen“ (ebd., S. 142). In der Praxis werde jedoch die Beurteilung der Bedingungen, unter denen eine Entscheidung für eine Lebendspende getroffen werde, zum zentralen Problem, wie die Autoren hervorheben, obwohl die bisherige Forschung gezeigt habe, dass offener Druck im Rahmen des Lebendorganspendeprozesses eher selten sei. Aber der Begriff der Freiwilligkeit sei bei einer solchen Entscheidung zu hinterfragen, denn ohne den Rückgriff auf normative Aspekte und moralische Kategorien dürfte die Entscheidung zu einer Lebendorganspende kaum möglich sein (ebd.). Gerade antizipierte Rollenerwartungen würden hier eine große Rolle spielen (ebd., S. 143).

Auch nach Lennerling et al. (2003) hat der Entscheidungsprozess bei den meisten SpenderInnen schon lange begonnen, bevor der/die Patient/in im Krankenhaus vorstellig wurde. Vielen potentiellen SpenderInnen war schon lange bewusst, dass die Erkrankung des/der Empfängers/in über kurz oder lang auf eine Nierentransplantation als Behandlungsmethode hinauslaufen würde. Die Idee zur Spende sei mit den Jahren gewachsen. Wenn der Zeitpunkt dann gekommen war, wären die potentiellen SpenderInnen vorgetreten und hätten sich als solche bereit erklärt. Diese Entscheidung war eine gefühlsmäßige und wurde gefühlt spontan unterbreitet, obwohl sie schon lange Zeit innerlich vorbereitet worden war (ebd., S. 1245). Erst wenn die Entscheidung bereits getroffen war, begannen die Befragten, bestimmte unterstützende Motive gegen die ihre Entscheidung verunsichernden Motive abzuwägen, womit sie im Sinne Festingers versuchten, eine Reduktion kognitiver Dissonanz zu erreichen. Als eine Entscheidung unterstützende Faktoren nennen die Autorinnen:

- ein vorheriges Wissen über Transplantation und Spende;
- ein schon lange bestehendes Bewusstsein des künftigen Bedarfs einer Niere bei dem/der Angehörigen;
- die Attestierung eines guten Gesundheitszustands durch die medizinische Evaluation;
- ein Vertrauen in das Medizinalsystem und die behandelnden ÄrztInnen;
- Unterstützung von Familie und FreundInnen;
- Anerkennung von dem/der Empfänger/in;
- mündliche und schriftliche Informationen.

Faktoren, die eine Entscheidung eher verunsicherten, waren:

- Angst vor einem Nicht-Bestehen der medizinischen Untersuchungen;
- das Bewusstsein über eigene Risiken;
- Angst vor einem Misslingen der Transplantation bei der empfangenden Person;
- Konfligierende Interessen innerhalb der Familie;
- eine Verärgerung darüber, dass sich andere mögliche SpenderInnen nicht gemeldet hatten;
- eine nur schwache emotionale Beziehung zu der empfangenden Person.

Alle SpenderInnen fanden nach Lennerling et al. (2003) Argumente, ihre kognitiven Dissonanzen zu reduzieren, wie etwa, dass man sowieso nie eine Garantie für irgendetwas hätte, dass, wenn etwas passiere, eben etwas passiere (im Sinne von Schicksal oder Fatalismus), dass man sich nicht immer den schlechtesten Ausgang ausmalen solle, einem genauso gut der berühmte Ziegelstein auf den Kopf fallen oder man von einem Auto erfasst werden könnte, man mit diesen ständigen Ängsten aber nicht gut leben könne (ebd., S. 1245). Zu diesem Zeitpunkt erschien den SpenderInnen die Transplantation schon als die einzige mögliche Lösung. Die Autorinnen heben hervor, dass die medizinischen Informationen über mögliche Risiken die Entscheidung offensichtlich nur wenig beeinflusste: Zu dem (späten) Zeitpunkt, an dem diese Informationen oder ärztlichen Gespräche die Spendenden erreichten, war die Entscheidung zur Spende bereits gefallen, und die Erwähnung von Risiken hätte dann lediglich die Funktion gehabt, die Handlung der Spende als noch heroischer erscheinen zu lassen (ebd., S. 1246). Damit kommen Lennerling et al. (2003) zum gleichen Ergebnis wie schon Fellner und Marshall (1970a u. b), die ebenfalls auf den frühen Zeitpunkt der Entscheidungsfindung im Rahmen einer Lebendorganspende hingewiesen haben (s. o.). Hinsichtlich der Frage, ob die Entscheidungen der meisten SpenderInnen spontan getroffen werden oder nicht, nehmen Lennerling et al. (2003) jedoch mit ihrem Hinweis auf die oft jahrelang vorgelagerten Entscheidungsprozesse eine Gegenposition zu vielen Studien ein, die die Unmittelbarkeit der SpenderInnen-Entscheidung betonen (vgl. Simmons et al. 1977, Fellner & Marshall 1970b). In Übereinstimmung mit Fellner & Marshall (1970b), Simmons et al. (1977) sowie Spital 2001 betonen die AutorInnen, dass die Entscheidung zur Lebendspende eine emotionale ist und die SpenderInnen nur selten die Kosten und Nutzen eines solchen Eingriffs abwägen würden. Allerdings gab es einen einzigen

Fall im Sample von Lennerling et al. (2003), in dem die Entscheidung nach einem rationalen Entscheidungsmodell gefällt wurde. Dies war die Spende von einem guten Freund.

Weiterführend und interessant in Hinblick auf die vorliegende Studie war auch die qualitative Studie von M.A. Sanner (2005) aus Schweden, die den Spendeprozess bei LebendnierenspenderInnen untersucht hat. Sie hebt hervor, wie wichtig es sei, den Spendeprozess inklusive der dort stattfindenden Entscheidungsprozesse aus einer psychologischen Perspektive heraus zu untersuchen (Sanner 1005, S. 1707). Den Spendeprozess definiert sie dabei als den Zeitraum, von dem an ein/e Spender/in realisiert, dass eine nahe stehende andere Person ein Transplantat benötigt, bis hin zur endgültigen Nierenentnahme. Auch Sanner fasst die Vorarbeiten auf dem Feld der Entscheidungsfindungen bei LebendnierenspenderInnen zusammen und kommt ebenfalls zu dem Schluss, dass die meisten der in diesen Studien untersuchten SpenderInnen ihre Entscheidungen spontan und sofort getroffen und nur wenige über ihre Entscheidung wirklich nachgedacht hätten (Sanner 2005, S. 1708), sobald sie von der Notlage und dem Bedarf nach einem Organ erfahren hatten. Sie befanden sich also alle in einer Situation, in der ein entsprechendes Handeln moralisch und emotional geboten war.

Sanner selbst hat für ihre Studie 39 LebendnierenspenderInnen aus zwei schwedischen Transplantationszentren einen Tag vor der anstehenden Operation befragt sowie an drei Zeitpunkten nach der Operation. Auch sie führte qualitative Interviews durch und identifizierte schließlich sieben Phasen der Entscheidungsfindung, die von allen von ihr interviewten SpenderInnen durchlaufen wurden:

1. *Das Bewusstsein beziehungsweise das Miterleben des Leidens einer anderen Person, mündend in Mitgefühl und Empathie:* In Sanners Studie waren die EmpfängerInnen alle seit vielen Jahren krank. Viele fanden die Situation des/der kranken Angehörigen zum „Herzerweichen“; einige hatten Angst, der/die potentielle Empfänger/in würde Suizid begehen, weil die Dialyse so unerträglich sei; einige hatten Angst, der/die Empfänger/in könnte bald sterben.
2. *Die Dringlichkeit der Transplantation und das Bewusstwerden über den Umstand, dass man selbst als Spender/in in Frage käme:* In vier Fällen sind die SpenderInnen von den EmpfängerInnen selbst gefragt worden, in zwei Fällen hat ein Arzt/eine Ärztin sie gefragt, drei bekamen die Information, dass sie als SpenderInnen geeignet wären. Die

meisten aber haben von sich aus realisiert, dass sie potentielle SpenderInnen sein könnten.

3. *Die Informationsbeschaffung und Überlegung/Abwägung:* Viele SpenderInnen beschafften sich selbst zu einem relativ frühen Zeitpunkt des Spendeprozesses Informationen. Zusätzlich bekamen alle Informationsmaterial durch das Transplantationszentrum hinsichtlich des Vorgehens, der Risiken, der Statistik, etc. Generell aber hielt die Informationsbeschaffung den ganzen Organspendeprozess über an und fand sich nicht nur in Schritt 3, wie Sanner hervorhebt. Einige SpenderInnen vergewisserten sich zunächst über die Gesundheit der eigenen Kinder, um auszuschließen, dass diese in näherer Zeit ebenfalls ein Organ benötigen würden, ehe sie sich entschlossen, das Organ jemand anderem zu spenden.
4. *Die Zuschreibung der Verantwortung an sich selbst und die Ankündigung der eigenen Spendeentscheidung:* 20 SpenderInnen verkündeten ihren Spendewillen, direkt nachdem bekannt wurde, dass eine Transplantation vonnöten sein würde. Viele von ihnen berichteten, eine Spende sei für sie „selbstverständlich", und sie konnten dementsprechend auch über keinen Entscheidungsprozess berichten, da die Entscheidung bereits festgestanden habe. Die anderen 19 SpenderInnen entschlossen sich zu einer Spende in einem Zeitraum von zwei Tagen bis zu mehr als einem Jahr, nachdem sie von der Notwendigkeit einer Transplantation erfahren hatten. 13 SpenderInnen trafen ihre Entscheidung innerhalb der ersten zwei Monate, drei trafen sie zwischen zwei und sechs Monaten danach und weitere drei 7–13 Monate danach. Diese hatten bewusst Vor- und Nachteile abgewogen. Von den 19 nicht-sofortigen SpenderInnen fanden 16 die Entscheidung leicht. Drei SpenderInnen zeigten eine hohe Ängstlichkeit während des Evaluationsprozesses und hatten das Gefühl, moralisch eigentlich gar keine Alternative zu einer Spende zu haben, auch wenn die behandelnden ÄrztInnen ihnen wiederholt dargelegt hätten, dass sie jederzeit von der Spende wieder zurücktreten könnten, sogar noch am Tag der Operation.
5. *Die Untersuchung und Beibehaltung der Entscheidung:* Bevor eine Nierenentnahme durchgeführt wird, müssen alle SpenderInnen eine Vielzahl an medizinischen Untersuchungen über sich ergehen lassen, die sich manchmal über ein halbes Jahr hinziehen können – eine Zeitspanne, die von den meisten SpenderInnen als viel zu lang erlebt wurde und die durch das Warten auf die Ergebnisse eine zusätzliche Belastung bedeutete. Die meisten SpenderInnen in Sanners Sample empfanden

das von ärztlicher Seite propagierte Rücktrittsrecht zudem als einen „Mythos“. Die ständige Wiederholung, dass ein Rücktritt jederzeit möglich sei, wurde teilweise als lästig erlebt und als Zweifel an der Ernsthaftigkeit ihrer Entscheidung. Der Untersuchungszeitraum wurde von den meisten als äußerst anstrengende Zeit erlebt, da dort existentielle Fragen über Leben und Tod auftauchten. Auch wäre es für viele schwierig gewesen, geeignete DiskussionspartnerInnen für diese Sorgen und Nöte zu finden. Die eigenen Familienmitglieder wurden hierfür von vielen als ungeeignet betrachtet, da diese oft selbst ängstlich waren und eine solche Konversation als ein Zögern hätten interpretieren können. Nach gelungener medizinischer Evaluation jedoch fühlten sich viele SpenderInnen gut und waren stolz auf ihren gesunden Körper und den Umstand, dass sie in der Lage waren, eine gesunde Niere zu spenden.

6. *Die Organentnahme und die Spende:* Sanner bezeichnet den Zustand der SpenderInnen kurz vor den Operation in Anlehnung an Festinger als durch kognitive Dissonanz gekennzeichnet. Besonders in Fällen, in denen der anberaumte Operationstermin verschoben werden musste, schienen bei den SpenderInnen Ambivalenzen hochzukommen, die zuvor noch verdrängt werden konnten. Dies zeige nach Sanner, dass solche Inkonsistenzen innerhalb der Entscheidung zur Spende vorhanden sind und dass sie vielleicht nur nicht bewusst waren. In Krisenzeiten ist es dann weniger leicht möglich, die negativen Elemente einer Entscheidung zu verdrängen, und sie gelangen ins Bewusstsein. Dann müsse allerdings erst recht eine Reduktion kognitiver Dissonanz betrieben werden.
7. *Das postoperative Erleben:* Alle 39 Nierenentnahmen wurden erfolgreich durchgeführt und die Niere transplantiert. 54% der SpenderInnen fanden die Operation leichter als erwartet, für 44% war es allerdings das schmerzhafteste Erlebnis in ihrem bisherigen Leben. Das Schmerzerleben war dabei mit Geschlecht, ethnischer Zugehörigkeit, Alter und unterschiedlicher Chirurgie-Technik assoziiert. Weniger Männer als Frauen empfanden die Operation leichter als erwartet (50% vs. 57%), mehr Männer fanden die Operation schlimmer als wartet (37% vs. 26%) und für deutlich mehr Männer als Frauen (56% vs. 39%) waren es die schlimmsten Schmerzen, die sie jemals erlitten hatten. Von den 20 Frauen, die bereits ein Kind geboren hatten, fanden 15 die Nierenentnahme schmerzhafter als die Geburt, vor allem weil der Schmerz länger angehalten habe. Bei einigen SpenderInnen

> herrschte nach der Operation das Gefühl vor, nach getanem Dienst aus dem Krankenhaus gewiesen zu werden, da das Bett für andere Zwecke gebraucht wurde. Die Aufmerksamkeit, die sie präoperativ erfahren hatten, habe stark nachgelassen. Eine Maßnahme, die von den meisten sehr begrüßt wurde, war ein Anruf der koordinierenden Person des Transplantationszentrums einige Wochen nach der Operation, weil ihnen dies gezeigt hätte, dass sich wirklich jemand um sie kümmere und sich interessiere. Ein Drittel der SpenderInnen litt postoperativ unter starker Müdigkeit und einem Leistungsabfall, der stärker als zuvor angenommen war (ebd., S. 1710–1711).

Sanner unterscheidet im Anschluss an diese differenzierte Unterteilung in Entscheidungsstufen dennoch nur zwei Typen von Entscheidungsfindungen: die spontanen und die, die zu einem späteren Zeitpunkt angekündigt wurden. Viele SpenderInnen wussten selbst nicht mehr genau, wann sie eigentlich ihre Entscheidung getroffen hatten. Daher untersuchte die Autorin den Zeitpunkt, an dem das Angebot zur Spende dem/der Empfänger/in unterbreitet wurde. Jeweils die Hälfte der von ihr untersuchten Stichprobe (n=39) gehörte dabei einem der beiden Typen an. Frauen trafen dabei eher die sofortigen und spontanen Entscheidungen, was die Autorin mit deren früher Identifikation als HelferInnen und damit als einen Teil ihrer Geschlechterrolle erklärt. Zwei Drittel der spontanen SpenderInnen waren Verwandte und ein Drittel Nicht-Verwandte, was Sanner zufolge auf die in Schweden herrschende Familienverantwortlichkeit hindeutet, die die eigene Verantwortung als Vater/Mutter oder Kind betont. Zwischen Geschwistern scheint diese Selbstverständlichkeit interessanterweise nicht zu bestehen: Die Geschwister in Sanners Sample entschieden sich nicht spontaner als die Nicht-Verwandten. Die Unterschiede in der Entscheidungsfindung verweisen Sanner zufolge auf die unterschiedliche Qualität der jeweiligen Beziehung. Viele SpenderInnen in Sanners Sample fühlten sich offenbar genötigt, die Unmittelbarkeit der eigenen Entscheidung hervorzuheben, um zu demonstrieren, dass es an ihrer Entscheidung nie einen Zweifel gegeben habe. Sanner kritisiert, dass es im Rahmen der Lebendorganspende demnach keinen Raum für Ambivalenzen und Sorgen und Nöte der SpenderInnen zu geben scheint; denn die meisten SpenderInnen in ihrem Sample hätten Angst gehabt, über solche Themen zu sprechen und in Folge in ihrer Entscheidung nicht mehr ernst genommen zu werden. Insgesamt kommt Sanner aber zu dem Fazit, dass die regressiven Wünsche und Bedürfnisse der SpenderInnen vor allem postoperativ zu wenig beachtet würden.

Schroth et al. (2006) haben sich mit den medizinischen, psychischen und rechtlichen Aspekten der Entscheidungsfindung von LebendorganspenderInnen und -EmpfängerInnen in einem Sammelband auseinandergesetzt. Ihr primäres Ziel war es zu zeigen, wie eine PatientInnenautonomie respektiert und in der klinischen Praxis verantwortungsvoll realisiert werden kann. Schneewind und Sedlmayer (2006) zeigen in ihrem Beitrag desselben Sammelbands auf, wie eng im Rahmen der Lebendorganspende eine Entscheidungsfindung mit der Frage der Freiwilligkeit verknüpft ist. Grundsätzlich weisen die AutorInnen darauf hin, dass von PatientInnen eine Reihe von Kompetenzen verlangt würden, sofern sie zu einer Entscheidung hinsichtlich einer bestimmten medizinischen Behandlung kommen sollen. So müssten sie die entsprechenden medizinischen Informationen verstehen und eine Risiko- und Nutzenabwägung vornehmen können. Außerdem sollten sie in der Lage sein, zwischen Entscheidungsalternativen abzuwägen, um eine Entscheidung auch tatsächlich *treffen* zu können sowie ihre Entscheidung in einer konkreten Situation gegenüber den behandelnden ÄrztInnen zu kommunizieren (ebd., S. 16). Im Hinblick auf das Freiwilligkeitskonzept bedürfe es eines prinzipiellen Bewusstseins darüber, die Wahl zwischen unterschiedlichen Entscheidungsalternativen auch tatsächlich zu haben und es selbst zu sein, der/die diese Wahl treffen kann. Nur so könne eine Entscheidung als eigenverantwortet erlebt werden. Außerdem gehöre zum Freiwilligkeitskonzept ein Bewusstsein über die Konsequenzen einer selbst verantworteten Entscheidung. Die AutorInnen heben hervor – und dies wird sich im Zuge der Auswertung meiner eigenen empirischen Studie als eine zentrale Erkenntnis herausstellen – dass auch freiwillige Entscheidungen ambivalent sein können. Schneewind und Sedlmayer betonen, dass erst ein gewisses Maß an inhaltlicher Konsistenz und zeitlicher Stabilität erreicht sein muss, damit eine Entscheidung ihre Funktion als eigenständige und zugleich nachhaltige Handlungsorientierung erfüllen kann, womit sie – ohne es explizit zu benennen – im Sinne Festingers argumentieren. Vor diesem Hintergrund sind die eben bereits erwähnten Kompetenzen wie Informationssuche, Risikokalkulation und Konsequenzenabwägung wichtige Aufgaben im Dienste stabiler autonomer Entscheidungen (ebd., S. 17). Autonome Entscheidungen würden aus einem „individuellen Selbstorganisationsprozess" resultieren, in den die eben genannten Kompetenzen als Selbstorganisationsdispositionen einfließen würden. Die Aktivierung dieser Selbstorganisationsdispositionen erfolge vor dem Hintergrund einer selbst- oder fremdinitiierten Handlungsaufforderung in einer konkreten Entscheidungssituation. Dadurch werde ein individueller Selbstorganisationsprozess in Gang gesetzt, der letztlich in eine Entscheidung für oder gegen eine bestimmte Handlungsalternative führe. Während aber die Entscheidungshandlungen selbst beobachtbar seien, träfe dies für die Selbstorganisationsdispositionen, die der Entscheidung zu Grunde liegen, nicht zu. Da diese nicht unmittelbar beobachtbar seien, müssten sie aus einer Reihe von Indikatoren erschlossen werden. Somit sei Freiwilligkeit immer ein „Interpretationsprodukt" (vgl. ebd.). Bei der Lebendorgantransplantation kompliziere sich die Freiwilligkeitsproblematik insofern noch einmal, als dort zwei PatientInnen involviert sind, von denen eine solche informierte Einwilligung gefordert wird. Von daher müssten sich vorbereitende Untersuchungen auch auf die „persönlichkeits- und beziehungspsychologischen Voraussetzungen und psychosozialen Konsequenzen der Transplantation für das Spender-Empfänger-Paar aus[ ]weiten. Mit anderen Worten: Bei Lebendorgantransplantationen ist nicht nur eine auf medizinische, sondern auch auf psychologische Kriterien ausgerichtete informierte Einwilligung der Spender und Empfänger unter spezieller Berücksichtigung der Freiwilligkeitsthematik erforderlich" (ebd., S. 18).

2.3.1.1 Geschlechterdifferenzen bei der Entscheidungsfindung zur Lebendorganspende

Auffällig bei den eben referierten Forschungsergebnissen ist, dass sich nur wenige Studien mit möglichen Geschlechterdifferenzen bei den Entscheidungsfindungen beschäftigt haben. Wie weiter oben bereits erwähnt, kam Sanner (2005) zu dem Ergebnis, dass Frauen ihre Entscheidungen spontaner als Männer träfen, was sie darauf zurückführt, dass Frauen eine stärkere Wahrnehmung für das Leid anderer hätten und sich stärker als Helfende identifizieren würden. Sanner benennt dies als Teil der weiblichen Geschlechtsrolle (ebd., S. 1711).

Eine andere Studie, die auf Geschlechterunterschiede in der Spende eingeht, ist die Studie von Franklin und Crombie aus dem Jahr 2003: Die Autorinnen haben in zwei verschiedenen qualitativen Studien in England den Versuch unternommen, sowohl die psychologischen als auch die soziokulturellen Implikationen der Lebendnierenspende bei Verwandten zu untersuchen. Alle Eltern der Studie A, die die psychologische Perspektive der Spende untersuchte, spendeten aus Liebe zu ihren Kindern, und die Spende war für sie selbstverständlich. Ein Vater erklärte, dass er immer schon ein wenig eifersüchtig auf seine Frau gewesen sei, die dem gemeinsamen Sohn das Leben geschenkt und ihn geboren habe. Die Lebendnierenspende – so dachte er – würde ihm eine ähnlich enge Bindung zu seinem Kind verschaffen (Franklin and Crombie 2003, S. 1249). In der Studie B, die die sozialen und kulturellen Dynamiken von Entscheidungsfindungen untersuchte, zeigten alle Mütter eine altruistische Spendemotivation. Eine Spende wurde etwa als logische Erweiterung der Mutterrolle betrachtet (ebd. 1250). Auch hier waren die Entscheidungsprozesse bei den Vätern komplexer und schwieriger: Die Entscheidungen basierten auf einer Reihe von anderen, weniger starken, motivierenden Faktoren als die mütterlichen Erfahrungen der Schwangerschaft und der Geburt, die diese zur Spende antrieben. Mir scheint es an dieser Stelle allerdings zu vereinfacht, die offenbar weniger große Ambivalenz der spendenden Mütter aus Studie B allein mit ihrer Geburtserfahrung zu begründen.

Achille et al. sind 2007 in einer Studie mit 39 kanadischen LebendnierenspenderInnen der Frage nachgegangen, ob sich Männer und Frauen in ihren psychologischen Profilen unterschieden. Sie kamen zu dem Ergebnis, dass die (postoperativ) befragten Männer deutlich länger für ihre Entscheidungsfindung brauchten als die (postoperativ) befragten Frauen: Frauen brauchten hier im Durchschnitt weniger als sechs Monate, um ihre Entscheidung zu fällen, die Männer aber über 16 Monate (ebd., S. 317). Dieses Ergebnis ist auch bemerkenswert im Hinblick auf die oben diskutierte und so oft berichtete spontane Entscheidungsfindung im Rahmen der Lebendorganspende. Weder sechs noch 16 Monate können als spontane oder sofortige Entscheidungsfindung angesehen werden.

Auf weitere mögliche Gründe für eine Geschlechterdifferenz im Entscheidungsverhalten sowie die Frage, inwieweit sich die bisher vorgestellten Studienergebnisse mit meinen eigenen Ergebnissen vergleichen lassen, wird am Ende der Studie noch einmal zurückzukommen sein.

2.3.2 Spendemotivationen: Warum spendet jemand – und warum nicht?

Unter Motivation versteht die klassische Motivationspsychologie „das Ausmaß, in dem ein Motiv durch Anreizmomente einer Situation angeregt wird“ (Kuhl 2010, S. 266). Motive sind nach Kuhl

> [...] latente (d.h. nicht direkt beobachtbare) Dispositionen, die aufgrund früher Erfahrungen bestimmen, welche Bedürfnisse und Befriedigungschancen in motivational mehrdeutigen Situationen das Handeln bestimmen. Die Stärke einer spezifischen Handlungstendenz in der konkreten Situation (d.h. die Motivation) hängt nicht nur von der Motivstärke, sondern auch von den Befriedigungschancen ab (z.B. wie

schwierig die Aufgabe erscheint) sowie von dem konkreten Anreiz (z.B. wie stolz ein Kind wäre, wenn es eine schöne Zeichnung abliefern würde) (ebd.).

Im Sinne einer Definition von Motivation als einer Triebkraft des Verhaltens kann auch die oben dargestellte Theorie der kognitiven Dissonanz von Festinger als eine Motivationstheorie gelesen werden. Ähnlich wie schon oben hinsichtlich der Theorien zur Entscheidungsfindung angemerkt, soll es jedoch auch hier im Folgenden nicht darum gehen, eine Vielzahl von psychologischen Motivationstheorien vorzustellen. Ich möchte mich vielmehr auf die Motivation zur Lebendorganspende als einem altruistischen Akt beschränken. Lediglich die Unterscheidung zwischen *intrinsischer Motivation*, als dem Bestreben, etwas um seiner selbst willen zu tun, und *extrinsischer Motivation*, die darin besteht, sich bestimmte Vorteile oder von außen kommende Belohnungen für sein Verhalten zu erhoffen (oder im negativen Fall Angst vor Strafe oder Sanktionen zu haben), scheint für meine Untersuchung relevant. So könnte man in Bezug auf die Lebendorganspende vereinfachend behaupten, dass es sich bei jeder Art von Organhandel um eine extrinsische Motivation handeln muss, die nicht von dem Akt des Spendens an sich oder dem Benefit für die empfangende Person getrieben wird, sondern die in der anschließenden Bezahlung des gespendeten Organs begründet ist. Dagegen scheint es naheliegend, dass den sogenannten altruistischen Lebendorganspenden eine intrinsische Motivation zugrunde liegt. Allerdings ist diese Polarisierung zu einfach. Gutmann und Schroth weisen darauf hin,

> [...] dass wir uns auch von der Vorstellung verabschieden sollten, die ethische Rechtfertigung der Lebendspende hinge an einer besonders vorzugswürdigen, rein altruistischen Motivation des Spenders oder der Spenderin. Gerade bei der Spende unter Ehegatten verfolgt der spendende Partner regelmäßig auch wohlverstandene eigennützige Motive – etwa die Schaffung von Entwicklungsmöglichkeiten für das eigene Leben, den Wunsch, wieder eine normale Ehe zu führen, einen belastbaren Partner zu haben, mit ihm wieder in Urlaub fahren zu können oder auch das eigene Selbstwertgefühl zu stärken (Gutmann & Schroth 2003, S. 277–278).

So gesehen wären dies auch Belohnungen von „außen“. Der Benefit, den spendende EhepartnerInnen, Eltern oder Geschwister durch ihre Spendehandlung erleben und der sich individuell sehr unterschiedlich gestalten kann, wird im empirischen Teil dieser Arbeit sowie in Kapitel 7 diskutiert.

Auch Motakef hebt in Anlehnung an Bourdieu und Mauss hervor, dass der Gabentausch, als welcher die Lebendorganspende später noch identifiziert werden soll, als eine Machtpraxis zu entziffern sei und sich nicht nur aus Altruismus speise.

> Denn durch den Akt des Schenkens wird der Gebende auch als solcher bestätigt. Die Organspenderin erfährt durch die Spende eine Bestätigung und auch eine Aufwertung, indem sie zum Beispiel als gut Handelnde oder als den Nächsten liebende Christin anerkannt und aufgewertet wird (Motakef 2011, S. 76).

Trotz der genannten Einschränkungen scheint die Bedeutung eines in weiten Teilen intrinsisch motivierten Handelns im Rahmen der Organspende als zentral. Diese intrinsische Motivation ist im Sinne einer Selbstbestimmung im Hinblick auf die Gesundheitsförderung von PatientInnen mittlerweile in einer Fülle von Studien nachgewiesen worden (Schneewind & Sedlmayer 2006, S. 17).

Die oben bereits erwähnte sehr umfangreiche Studie von Simmons et al. (1977) zeigt eine breite Variation von möglichen SpenderInnen-Motiven für eine Lebendorganspende, die sowohl intrinsisch als auch extrinsisch motiviert sind: So haben die AutorInnen eine sogenannte „black-sheep motivation“ gefunden, bei der ein *schwarzes Schaf* einer Familie durch eine Lebendorganspende seine Position innerhalb der Familie zu verbessern hoffte. Außerdem fanden sie Schuldgefühle für Handlungen, die die potentiellen SpenderInnen früher einmal begangen hatten, als Spendemotivationen vor sowie die Angst vor künftigen Schuldgefühlen, wenn man sich gegen eine Spende entscheiden würde. Erwartungen der Familie spielten zudem eine große Rolle (ebd. S. 164). Diese hier vorgestellten und von den AutorInnen als „negative Motivationen“ genannten Spendemotivationen können ebenso gut als extrinsische Motivationen bezeichnet werden und bestehen in Form von familiärem Druck, Verpflichtungsgefühlen und Erwartungshaltungen (ebd. S. 176). Viele Familien nahmen es dabei dezidiert als ihre Aufgabe wahr, eine(n) geeignete(n) Spender(in) zu finden. Knapp 80 % der SpenderInnen gingen davon aus, dass der/die potentielle Empfänger(in) ihnen umgekehrt auch gespendet hätte (ebd.). Hinsichtlich der intrinsischen Motivationen gaben 93 % der SpenderInnen an, froh darüber zu sein, helfen zu können, und 78 % wollten mit der Spende etwas Sinnstiftendes in ihrem Leben tun, was die AutorInnen als den psychologischen Gewinn einer Lebendspende bezeichnen (ebd., S. 176). Eltern sind in dem Sample von Simmons et al. (1977) die häufigsten und auch die unambivalentesten SpenderInnen. Nicht zuletzt daraus schlussfolgern die AutorInnen, dass diejenigen SpenderInnen, die eine Spende als eine oder als *ihre* familiäre Verpflichtung auffassen würden, weniger ambivalente Gefühle gegenüber ihrer Spende hätten und dass ein klares Gefühl für eine moralische Verantwortlichkeit die Entscheidung zur Spende erleichtern würde (ebd., S. 165).

Switzer et al. (1997) kommen in ihrer Studie ebenfalls zu dem Schluss, dass SpenderInnen sowohl von intrinsischen als auch von extrinsischen Motivationen (wie etwa sozialem Druck) in ihrem Verhalten beeinflusst werden. Beide Motivationsformen können dabei nach Switzer et al. auch gleichzeitig bestehen (ebd., S. 138). Die ForscherInnen haben sich in ihrer Studie mit den Spendemotivationen von KnochenmarkspenderInnen auseinandergesetzt, eine Situation, die nach den AutorInnen vergleichbar ist mit der von Blut- und OrganspenderInnen (ebd., S. 137). In einer empirischen Studie, die sich teilweise am Vorgehen von Simmons et al. (1977) orientierte, beschrieben sie die Motivationen der nicht-verwandten KnochenmarkspenderInnen, untersuchten bestimmte SpenderInnen-Variablen wie Alter, Geschlecht und Religionszugehörigkeit hinsichtlich der Spendemotivationen und setzten diese Motive mit dem Befinden nach dem Transplantationsprozess ins Verhältnis.

Es ergaben sich schließlich sechs Typen von Motiven bei den SpenderInnen:

1. *Die von Empathie geleiteten Motive:* Ungefähr ein Fünftel der Befragten (18 %) nannte in Bezug auf ihre Spendemotivationen ihr Mitgefühl und ihre Empathie gegenüber dem/der (unbekannten) Empfänger/in. Dabei versetzten sich viele SpenderInnen in der Phantasie an die Stelle der EmpfängerInnen oder deren Familien.
2. *Die Motive aus Kosten-Nutzen-Erwägungen und des Austauschs:* Diese Motive waren mit 45 % der geläufigste Typ unter den SpenderInnen. Darunter werden Motive verstanden, die den kleinen Aufwand auf SpenderInnen-Seite gegen den großen Nutzen auf der EmpfängerInnen-Seite abwägen. Variationen dieser Motivation können auch so aussehen, dass die eigene gute Lage mit der schlechten Lage kranker Personen verglichen wird und der Wunsch erwächst, etwas zurückzugeben. Manche SpenderInnen sagten auch, dass sie hofften, dass wenn sie in der gleichen Situation wären, jemand anderes ebenfalls für sie spenden würde.
3. *Die normativen Motive:* Ungefähr ein Viertel der Stichprobe (26 %) nannte soziale Obligationen oder Verpflichtungen als ihre Spendemotivationen. Sie empfanden, dass eine Spende moralisch geboten und angebracht sei.
4. *Die Motive der idealisierten Hilfe:* Mehr als ein Drittel (37 %) der Befragten gab Antworten, bei denen der Wunsch nach Hilfeleistung für eine andere Person im Vordergrund stand. Diese SpenderInnen dachten am wenigsten über ihre Motive zur Spende oder mögliche eigene Risiken nach.

5. *Die Motive der positiven Gefühle:* Ebenfalls ein Viertel (25 %) der SpenderInnen gab an, sich ein besseres Selbstwertgefühl nach der Spende zu erhoffen, weil sie in der Lage waren, jemand anderem zu helfen. Der Umstand, der oder die einzige SpenderIn zu sein, deren Knochenmark für den/die Empfänger/in in Frage kam, gab ihnen dabei ein zusätzliches Gefühl der Privilegiertheit oder Besonderheit.
6. *Die erfahrungsbasierten Motive* schließlich waren nur für einen kleinen Teil der Stichprobe (8 %) ausschlaggebend: Dabei berichteten die SpenderInnen über vorherige Erfahrungen als Blut-, Plasma oder StammzellspenderInnen oder andere freiwillige Tätigkeiten.

Nur ein kleiner Teil (9 %) der Motive passte in keine der oben genannten Kategorien. Allerdings heben die AutorInnen hervor, dass unter diesen 9 % das geläufigste Thema war, dass jene Personen sich nicht vorstellen konnten, dass sich jemand anders als sie entscheide. An diesem Punkt erscheint unklar, warum diese Antworten nicht dem Typ 3, den normativen Motiven zugeordnet wurden; denn auch hier wird ja im Sinne eines moralisch gebotenen Handelns argumentiert. Aufgrund der geringen Prozentpunkte des 6. Typs entschieden die AutorInnen, sich lediglich auf die geläufigeren fünf anderen Spendemotive zu beziehen. Für meine eigene Arbeit wird jedoch auch Typ 6 der Spendemotivationen sowie der Ausdruck des Unverständnisses, dass man anders hätte handeln können, relevant sein, wie der empirische Teil noch zeigen wird. Switzer et al. (1997) haben für ihre 5 Typen Interkorrelationen gebildet, um sicherzustellen, dass es sich bei diesen vorab formulierten Motiv-Kategorien auch wirklich um wohldefinierte heterogene Motive beziehungsweise Gründe für eine Spendeentscheidung handelt. Die Typen waren nicht hoch interkorreliert. Die einzige statistisch bedeutsame Interkorrelation bestand zwischen den Motiven des Austauschs und den Motiven der idealisierten Hilfe sowie zwischen normativen und empathischen Motiven. Die Korrelationskoeffizienten waren alle relativ niedrig und negativ, das heißt, das Zutreffen des einen Motivs verringerte die Wahrscheinlichkeit, dass das andere Motiv auch favorisiert wurde (ebd., S. 142). Das bedeutet also, dass, obwohl die Mehrzahl der Befragten mehrere Motive für ihre Spende genannt hatte, die Motive nicht hoch interkorrelierten und bestimmte Motive nicht konsistent miteinander berichtet wurden. Daraus schlussfolgern die AutorInnen, dass ein solch altruistisches Verhalten, wie es die Lebendorganspende darstellt, nicht von einer einzelnen Motivation geleitet wird, sondern von einer Vielzahl von verschiedenen psychischen Prozessen (ebd., S. 144).

Auch Lennerling et al. (2003) haben sich in ihrer Studie mit den Spendemotivationen von LebendnierenspenderInnen befasst: In einer Studie, die dem Setting von Switzer et al. ähnelte, wurden qualitative Interviews mit LebendnierenspenderInnen (n=12) vor der Transplantation und während des laufenden Evaluationsprozesses geführt. Die Autorinnen heben hervor, dass die meisten Studien zur Motivation und zu Entscheidungsprozessen von LebendnierenspenderInnen diese erst im Nachhinein befragen würden, weshalb es je nach Ausgang der Transplantation zu Verzerrungen kommen könnte, so dass sie sich für eine präoperative Befragung entschieden (ebd., S. 1243). Ähnlich wie Switzer et al. (1997) fanden Lennerling et al. (2003) sieben Kategorien von SpenderInnen-Motiven:

1. *Der Wunsch zu helfen:* Der größte Teil der ProbandInnen nannte den Wunsch, helfen zu wollen. Dieses war ein starkes Motiv, das häufig als „natürlich" angesehen wurde.
2. *Ein gesteigertes Selbstgefühl durch das Ausführen guter Taten:* Einige SpenderInnen wiesen auf ihr antizipiertes gutes Gefühl nach vollzogener Transplantation hin, wenn sie jemandem in Not helfen konnten, oder erwähnten jetzt bereits die Bewunderung durch ArbeitskollegInnen etc..
3. *Identifikation:* Motive der Identifikation mit dem/der Empfänger/in waren gängig, vor allem unter Geschwistern, die altersmäßig nahe beieinander lagen. Hier wurde auch erwähnt, dass der andere Geschwisterteil vermutlich dasselbe für den/die Spender/in tun würde.
4. *Ein eigener Vorteil von der verbesserten Gesundheit des/der Empfänger/in:* Dieses Motiv wurde nur von Eheleuten genannt, deren Lebensqualität ja auch real durch einen verbesserten Zustand des/der Ehepartner/in steigt.
5. *Das logische Motiv:* Einige SpenderInnen argumentierten mit sich selbst über logische Gründe einer Spende vor dem Hintergrund, dass man genauso gut mit nur einer Niere leben könne. Sie sagten sich dann jeweils, dass es eigentlich keine Gründe gäbe, *nicht* zu spenden.
6. *Äußerer Druck:* Dieser wurde in einem Interview deutlich, in dem eine Spenderin aussagte, von der behandelnden Ärztin des Empfängers unter Druck gesetzt worden zu sein, die Tests zu durchlaufen.
7. *Ein Gefühl der moralischen Verantwortung:* Einige SpenderInnen hatten das Gefühl, dass eine Organspende ein Akt ist, der von ihnen als Angehörige erwartet wurde beziehungsweise dass sie so erzogen worden seien, anderen zu helfen.

Diese sieben Kategorien ähneln stark den von Switzer et al. (1997) eruierten Motiven für eine Lebendnierenspende, wenn teilweise auch unterschiedliche Schwerpunkte gesetzt werden. Dies ist insofern interessant, als bei Switzer et al. eine viel größere Stichprobe vorlag, während Lennerling et al. (2003) nur ein qualitatives Sample zur Verfügung hatten, um ihre Kategorien zu entwickeln. In Lennerlings Studie waren die altruistischen Motive und die moralischen Verpflichtungen die stärksten Motive. Keine/r der zwölf SpenderInnen berichtete von Schuld als grundlegendem Motiv, woraus die Autorinnen schlossen, dass dies ein seltenes Motiv sein müsse ebenso wie religiöse Überzeugungen (ebd., S. 1246). In den Interviews lagen jeweils verschiedene Kombinationen dieser sieben Kategorien vor, was ebenfalls die These von Switzer et al. (1997) von den heterogenen und nebeneinander stehenden Spendemotivationen zu bestätigen scheint. In keinem Interview tauchten jedoch alle Motive gleichzeitig auf (ebd., S. 1245). Als ein unterstützender Faktor der Spendemotivation wurde zudem von allen SpenderInnen ein großes Vertrauen in das Medizinalsystem genannt sowie das Vertrauen darauf, auch in Zukunft gut versorgt zu werden (ebd.). Alle sieben gefundenen Spendemotive resultieren den Autorinnen zufolge daraus, dass sich eine Spende für alle SpenderInnen als die einzige Handlungsoption herausgestellt hatte. Das Motiv des äußeren Drucks wird von den Autorinnen als inakzeptabel bezeichnet, obwohl sie darauf hinweisen, dass allein der Umstand, dass ein/e nahe/r Angehörige/r eine Nierenspende benötigt und es ein Verfahren wie die Lebend-Nierenspende *gibt*, Druck auf nahe Angehörige ausüben könne (ebd., S. 1246).

In einer anschließenden quantitativen Studie zu Spendemotivationen und Entscheidungsprozessen wollten Lennerling et al. (2004) ihre Ergebnisse aus der qualitativen Studie validieren. Dafür befragten sie 79 schwedische und 75 norwegische SpenderInnen während ihres Evaluationsprozesses. Als die stärksten Spende-Motive ergaben sich hier der Wunsch, helfen zu wollen, ein Eigennutz von der Spende sowie die Identifikation mit der empfangenen Person (ebd., S. 1602). Schuld, religiöse Motive und äußerer Druck spielten dagegen nur eine untergeordnete Rolle. Es verwundert allerdings nicht, dass die Autorinnen das Motiv der Schuld nicht in ihrer Fragebogen-Studie validieren konnten; denn Schuldgefühle, die häufig verdrängt werden, aber dennoch zum Spendemotiv werden, sind den SpenderInnen ja selbst nicht bewusst und werden darum kaum als Spendemotive in Interviews benannt. In meinem eigenen Sample findet sich ein Proband, bei dem – so kann vermutet werden – im Hintergrund der Spende ein Schuldkonflikt steht, wie ich in den Fallbesprechungen noch näher ausführen werde. Dies ist dem Interviewpartner selbst jedoch nicht bewusst, weshalb solche Konflikte kaum mit Hilfe einer Fragebogenstudie herausgearbeitet werden können.

Auch Dahm et al. (2006) untersuchten in ihrer Studie die SpenderInnen-Motivation bei LebendnierenspenderInnen in der Schweiz. Sie fanden, dass ein Großteil der Spendemotivationen in einer engen emotionalen Beziehung zum/zur Empfänger/in sowie in einem Mitgefühl diesem/r gegenüber begründet lag. So empfand es ein Großteil der SpenderInnen als schwierig, die EmpfängerInnen an der Dialyse sehen zu müssen. Ein noch größerer Teil wollte den EmpfängerInnen den Gang an die Dialyse ganz ersparen. Religiöse Motive spielten dagegen nur eine untergeordnete Rolle. Allerdings verwundert in der Diskussion von Dahm et al. (2006), dass die AutorInnen den fehlenden Druck auf die SpenderInnen durch FreundInnen oder Familie bei mehr als 80% der Befragten positiv hervorheben (ebd., S. 2566); denn umgekehrt heißt das, dass knapp 20% sehr wohl einem Druck von außen ausgesetzt waren, was gemessen an dem Anspruch der Transplantationsgesetze viel erscheint. Diese Ergebnisse werden auch nicht dadurch nachvollziehbarer, dass Dahm et al. auf Studien verweisen, in denen die Ambivalenz in den Spendemotivationen noch deutlich ausgeprägter war, wie sie in Bezug auf Franklin and Crombie (2003) betonen.

2.3.2.1 Geschlechtsspezifische Spendemotivationen?

Hinsichtlich einer möglichen Geschlechtsspezifik bei den Spendemotivationen ist der Forschungsstand ähnlich dünn wie bei den Entscheidungsprozessen. Dies verwundert nicht, sind doch Motivationen die Basis für Entscheidungsprozesse.

Lennerling et al. (2004) haben in ihrer quantitativen Studie kleinere Geschlechterdifferenzen dahingehend gefunden, dass Frauen eher aus logischen Motiven spendeten, während Männer häufiger ein größeres Verantwortungsgefühl als Motiv nannten. Mit Logik ist hier die Argumentation gemeint, dass es keine vernünftigen Gründe gäbe, *nicht* zu spenden, was ebensogut als moralische Argumentation codiert werden könnte. Nur fünf Probanden nannten das Motiv eines besseren Selbstgefühls für die Spende, diese waren alle Männer (ebd., S. 1602). In Anlehnung an Simmons (1981) schlagen die AutorInnen als mögliche Erklärung vor, dass Männer eine Lebendspende als ein seltenes Geschenk ansehen, während Frauen eine Spende als Erweiterung ihrer gewöhnlichen familiären Pflichten betrachten (Lennerling et al. 2004, S. 1603). Zu diesem Ergebnis passen auch die oben bereits erwähnten Befunde von Franklin und Crombie (2003), wonach Frauen ihre Spende mit ihrer Mutterrolle begründen und hinsichtlich ihrer Entscheidungsprozesse weniger Ambivalenzen als Männer zeigen.

Im Sample von Switzer et al. (1997), die die Spendemotivationen von KnochenmarksspenderInnen untersucht haben, waren die SpenderInnen interessanterweise zu 65% Männer. Frauen gaben in dieser Studie signifikant häufiger Empathie und erhoffte positive Gefühle als Spendemotive an sowie etwas häufiger Motive der idealisierten Hilfe. Dafür fühlten sich Männer signifikant häufiger als bessere Menschen, nachdem sie gespendet hatten, ebenso wie SpenderInnen mit protestantischem Glauben (ebd., S. 144). Switzer et al. (1997) interpretieren diesen Befund vor dem Hintergrund der geltenden sozialen Normen für Frauen, die ihnen nahe legen, sich fürsorglicher und kümmernder als Männer zu verhalten. Die Inkorporierung solcher Normen in die täglichen Rollenverpflichtungen mag Frauen dazu verleiten, sich stärker um andere zu kümmern (ebd.). Höchst interessant vor diesem Hintergrund ist, dass das Transplantationserleben insgesamt von Männern ein besseres zu sein scheint: In Switzers Studie hatten die Männer die positiveren Transplantations-Erfahrungen gegenüber den Frauen: Sie zeigten im Vorfeld weniger Ambivalenzen, hatten weniger physische Probleme im Anschluss an die Spende und fühlten sich, wie schon erwähnt, hinterher als die besseren Menschen (ebd., S. 145). Die AutorInnen vermuten, dass Frauen entweder eine größere Bereitschaft zeigen, auch über weniger positive Erfahrungen im Rahmen einer Spende zu berichten, oder dass sie im Fall der Knochenmarkspende tatsächlich andere und schlechtere Erfahrungen machten als Männer (ebd.).

2.3.2.2 Spendemotivationen und Entscheidungsprozesse von Nicht-SpenderInnen

Neben der Frage nach den Spendemotivationen und Entscheidungsprozessen der potentiellen SpenderInnen ist eine weitere interessante Frage, wieso sich eine nicht geringe Zahl naher Verwandter *gegen* eine Spende entscheidet. Vor allem vor dem Hintergrund der oben erwähnten guten medizinischen Ergebnisse, der relativen Sicherheit des Verfahrens für die SpenderInnen sowie einer gegebenen emotionalen Verbundenheit zu einem/r prospektiven Empfänger/in scheint es erhellend und vielversprechend, sich mit den Motiven für eine Nicht-Spende auseinanderzusetzen. Dieser Frage sind Simmons et al. (1977) in ihrer grundlegenden Studie über OrganspenderInnen nachgegangen. Zwischen 1970 und 1972 sammelten sie Informationen über alle Nicht-SpenderInnen der 205 in eine Organspende involvierten Familien der Minnesota Universitätskrankenhäuser vor und nach einer Transplantation, vor allem in Multiple-choice-Fragen aber teilweise auch in narrativen Interviews.

In der Studie von Simmons et al. waren Alter, Geschlecht und Bildungsgrad Kriterien für eine Spende: Die SpenderInnen waren durchgängig jünger als die Nicht-SpenderInnen. Die SpenderInnen wiesen häufig das gleiche Geschlecht auf und hatten einen höheren Bildungsgrad als die Nicht-SpenderInnen (ebd., S. 206). Viel entscheidender aber scheint der Befund, dass die Nicht-SpenderInnen im Vergleich zu den SpenderInnen ein weniger enges Verhältnis zu der potentiell empfangenden Person angaben (ebd., S. 207) und das Familiengefüge als weniger eng erlebten (ebd., S. 208). So waren bei vielen Nicht-SpenderInnen die negativen Reaktionen der eigenen Familie oder EhepartnerInnen in Bezug auf eine mögliche Spende sehr ausgeprägt: 78% der Ehegatten der NichtspenderInnen waren negativ gegenüber der Spende eingestellt, während dies bei den SpenderInnen nur 16% waren (ebd. 211–212). Simmons et al. (1977) heben jedoch zu Recht hervor, dass bei diesem Befund unklar sei, ob es sich dabei um die Ursache oder das Resultat der Nicht-Spende handele (ebd., S. 212). Nicht-SpenderInnen waren öfter verheiratet als die SpenderInnen und befürchteten entsprechend einen Konflikt zwischen ihren beiden Familien. Außerdem hatten Nicht-SpenderInnen häufiger Kinder als SpenderInnen und auch häufiger kleinere Kinder unter 18 Jahren. Die Nicht-SpenderInnen zeigten in einer Fragebogen-Untersuchung deutlich weniger prinzipielle Bereitschaft, nahen Angehörigen ein Organ zu spenden (ebd., S. 215).

Die Bereitschaft zur Spende hing nicht unwesentlich mit der räumlichen Nähe zusammen, in der sich potentielle EmpfängerInnen und SpenderInnen befanden. Diese war umso höher, je näher sie räumlich beieinander wohnten und dementsprechend ein/e Spender/in das Leid eines/r potentiellen Empfänger/in viel eher miterlebte (ebd., S. 231). Außerdem gaben die Nicht-SpenderInnen an, mehr Zukunftsängste und Ängste in Bezug auf eine mögliche Operation zu haben (ebd., S. 217): Nicht-SpenderInnen zeigten ein höheres Ausmaß an Sorge hinsichtlich ihres Langzeit-Gesundheitszustandes und hinsichtlich ihrer Zukunft als die SpenderInnen (48% vs. 17% und 72% vs. 34%). Auch dachten viele der Nicht-SpenderInnen, dass es keinen Unterschied mache, ein Organ von einem/r Leichenspender/in oder einem/r Lebendspender/in zu erhalten (ebd., S. 217). Wichtig war nach Simmons et al. (1977) aber auch die Konstellation einer Familie und einer möglichen Spende: Wenn jemand innerhalb einer Familie der oder die einzige war, der/die spenden konnte, so war es viel wahrscheinlicher, dass diese Person auch tatsächlich spendete oder aber sich zumindest dafür bereit erklärt hatte: So waren 77% (17 von 22 Fällen) der Angehörigen, die sich als einzig mögliche SpenderInnen herausstellten, bereit zu spenden, während dies nur bei 57% (394 von 689) der potentiellen SpenderInnen der Fall war, in deren Familien sich noch andere potentielle SpenderInnen befanden (ebd., S. 219). Allerdings reduzierten sich im Laufe des Transplantationsprozesses die möglichen SpenderInnen noch einmal. Entsprechend gaben im Fragebogen nur noch 40% der SpenderInnen an, die einzige Person zu sein, die spenden konnte (ebd., S. 220). Interessanterweise fand sich in kleineren Familien eher eine spendewillige Person als in großen Familien mit sehr vielen Geschwistern (ebd.).

Die AutorInnen resümieren, dass der Hauptunterschied zwischen SpenderInnen und Nicht-SpenderInnen in der emotionalen Beziehung zu der potentiell empfangenden Person begründet liegt. Die antizipierte „Belohnung" liegt für die SpenderInnen darin begründet, das Leben einer geliebten Person zu verlängern (und ggf. auch familiäre Verpflichtungen zu erfüllen). Bei Nicht-SpenderInnen, die größtenteils emotional weniger eng mit der empfangenen Person verbunden waren, war dies nicht in gleichem Ausmaß der Fall (ebd., S. 228).

Auch Stothers et al. (2005) unternahmen den Versuch, die Einstellungen von LebendnierenspenderInnen mit denen von Nicht-SpenderInnen mit Hilfe eines anonymen Fragebogens zu erheben. Sie kritisierten, dass es bislang keine quantitative vergleichende Untersuchung von SpenderInnen und Nicht-SpenderInnen gegeben habe. Bei den von ihnen befragten 243 Nicht-SpenderInnen gab es deutliche Unterschiede im Informationsgrad und hinsichtlich der Einstellung zur Lebendnierenspende verglichen mit den 98 SpenderInnen. Bei den Nicht-SpenderInnen gab es deutliche Defizite, was den Informationsstand über die Lebendnierenspende und die Kurzzeit- und Langzeit-Risiken für die SpenderInnen betraf (ebd., S. 1109). Die AutorInnen berichten leider nicht davon, ob sie Unterschiede im emotionalen Verhältnis zwischen EmpfängerIn und SpenderIn beziehungsweise Nicht-SpenderIn untersucht zu haben, was nahe liegend gewesen wäre. Anscheinend haben sie sich auf Aspekte des Wissens und der generellen Einstellung zur Lebendnierenspende beschränkt. Auch verwiesen sie auf eigene methodische Schwierigkeiten und die Möglichkeiten eines *„bias"*, da retrospektiv befragte SpenderInnen sowie prospektive SpenderInnen, die schon in den Spendeprozess involviert sind, logischerweise mehr Informationen besäßen als NichtspenderInnen. Sie weisen auch auf die Ergebnisse anderer Studien hin, nach denen der Informationsgrad keinen Einfluss auf eine Spendeentscheidung zu haben scheint. Auch in ihrer eigenen Studie gaben 80% der SpenderInnen an, die Entscheidung spontan getroffen zu haben. Außerdem gaben über 80% an, dass die Informationen über die Operation kaum einen Unterschied in ihrer Entscheidung bewirkt hätten (ebd., S. 1108).

Methodisch betrachtet, so lässt sich nach Sichtung der vorgestellten Studien resümieren, scheint für die Fragestellung nach der Motivationslage und den Entscheidungsprozessen der qualitative Forschungsansatz besser geeignet zu sein, da er eher in der Lage ist, die psychische Situation im Vorfeld einer Lebendorganspende in ihrer Komplexität zu erfassen. Aber auch er bringt – wie das kommende Kapitel zeigen wird – eigene methodische und ethische Probleme mit sich.

2.3.3 Geben und Nehmen: Marcel Mauss und die Gabe

Bei einer Lebendorganspende handelt es sich um ein *„gift of life"* (Simmons et al. 1977), um eine *Spende*, ein *Geschenk*, um eine *Gabe*. All diese Begriffe werden im Zusammenhang mit einer Organspende verwendet. Für eine genauere begriffliche Analyse der Gabe sowie eine diskursanalytische Auseinandersetzung des Verhältnisses von Gabe und Organspende sei auf die Arbeit von Motakef (2011) verwiesen, die in einer grundlegenden Abhandlung zur Organspende deren gesellschaftlicher Bedeutung und diskursiven Zuschreibung nachgegangen ist. In der vorliegenden Arbeit interessieren hier hauptsächlich die psychologischen Implikationen einer Spende resp. einer solchen *Gabe*. Es stellt sich die Frage, ob man tatsächlich eine Spende von einer Gabe insofern unterscheiden kann, als man eine Spende als eine „einseitige Transaktion des Gebens" definiert, wie Hauser-Schäublin et al. (2001) dies tun, während die Gabe in ihrem Imperativ der Erwiderung zu sehen sei. Motakef bestreitet dies und argumentiert in ihrem Buch, dass es sich bei der Organspende auch um eine *Ökonomie der Gabe* handele (Motakef 2011, S. 69). Auch mir erscheint es einleuchtender, zunächst davon auszugehen, dass es sich bei einer Organspende in psychologischer Hinsicht nicht nur um eine „einseitige Transaktion des Gebens" handelt, sondern die Frage von Erwiderungshandlungen durchaus im Raum steht. Vor diesem Hintergrund erscheint es notwendig, zumindest einen kurzen Blick auf gabentheoretische Überlegungen nach Mauss und auf solche in Anlehnung an Mauss zu werfen. Der Soziologe und Durkeim-Schüler (und Neffe) Marcel Mauss hat sich in seinem Essay *Die Gabe* aus dem Jahr 1923/24 mit der Logik des Gebens, Nehmens und Erwiderns in vormodernen archaischen Gesellschaften auseinandergesetzt. Diese seien nach Mauss vor allem durch den Gabentausch geprägt, der die sozialen Verhältnisse regulieren und ein Beziehungsgeflecht entstehen ließe. Für Mauss ist der Gabentausch in diesen Gesellschaften dabei ein System totaler Leistungen, wie Adloff und Mau hervorheben, „er ist ein totaler sozialer Tatbestand *(fait social total)*" (Adloff/Mau 2005, S. 12). Durch die drei zentralen Komponenten des Gabentauschs *Geben, Nehmen* und *Erwidern* würden sich die archaischen Gesellschaften reproduzieren, weil aus ihnen besagtes Beziehungsgeflecht entstünde. Grundlegend an Mauss' Studie im Hinblick auf die Lebendorganspende ist vor allem seine These, dass Geschenke in Form von Gaben die Verpflichtung mit sich bringen, erwidert werden zu müssen, obwohl sie doch scheinbar freiwillig erfolgen. Mauss begründet diese Erwiderungspflicht damit, dass sich in der Gabe die Person und die Sache vermischten. In der Maori-Sprache wohne der Gabe der sogenannte *„hau"* inne, der Geist der gebenden Person, der die empfangende Person nötige, etwas zurückzugeben. Die Parallelen zur Lebendorganspende sind hier offensichtlich; denn die Niere wird häufig in ihrer Zuständigkeit für die menschliche Gefühlswelt genannt, was z.B. in Ausdrücken wie „etwas ist mir an die Nieren gegangen" sichtbar wird. Vor diesem Hintergrund muss man sich die Frage stellen, wie es LebendnierenempfängerInnen eigentlich damit geht, ein solch großes und aufgeladenes Geschenk wie eine Lebendorganspende zu bekommen, das sie nicht erwidern können und auch nicht erwidern sollen – jedenfalls nach der Gesetzeslage nicht; denn das Transplantationsgesetz pocht auf altruistische Spenden und schließt jede Form von finanzieller Entlohnung im Hintergrund einer Organspende aus.

Mauss schreibt über die nicht erwiderbare Gabe Folgendes:

> Die nicht erwiderte Gabe erniedrigt auch heute noch denjenigen, der sie angenommen hat, vor allem, wenn er sie ohne den Gedanken an eine Erwiderung annimmt. [...] Milde Gaben verletzen den, der sie empfängt, und all unsere moralischen Bemühungen zielen darauf ab, die unbewusste schimpfliche Gönnerhaftigkeit des reichen Almosengebers zu vermeiden (Mauss 1999, S. 157).

Wie diese nicht erwiderbaren Gaben sich auf die SpenderInnen-EmpfängerInnen-Beziehung auswirken, wird im empirischen Teil sowie in Kapitel 7 aufgezeigt.

Bei Mauss' Theorie – entworfen für die archaischen Gesellschaften – stellt sich allerdings grundlegend die Frage, ob sie für moderne Gesellschaften überhaupt noch eine Relevanz besitzt und ob der Gabentausch und nicht die kapitalistische Wirtschaftsordnung tatsächlich das strukturierende Prinzip sozialer Beziehungen sei. Adloff und Mau (2005) werben in ihrem Buch *Vom Geben und Nehmen* um eine Revitalisierung des Konzepts der Reziprozität, die, wie die Autoren herausstellen, auch für den modernen Wohlfahrtsstaat durchaus noch ihre Gültigkeit habe (ebd., S. 10). Auch Bourdieu betont, dass die Gabe immer noch strukturbildend für gegenwärtige Gesellschaften sei (Bourdieu 1998), die allerdings ihrer Form nach den Zyklus des Tausches verschleiere. Motakef hebt in Anlehnung an Mauss hervor, dass die Gabe und das Geben in der Organspende nicht als eine freie, rationale und vorsoziale Handlung betrachtet werden dürfe, sondern vielmehr Ausdruck einer Reziprozitätskonstellation sei, die durch die Gabe weitergeführt werde. Sie geht davon aus, dass die OrganspenderInnen mit ihrer Spende auf eine in der judeo-christlichen Tradition im Vorhinein schon bestehende Schuld der Vorgegebenheit des Lebens reagieren (Motakef 2011, S. 222). Auch der Theologe Arne Manzeschke betont, dass unser Transplantationssystem tief kulturell-religiös fundiert sei. Es beruhe im Wesentlichen „auf der Übernahme religiöser Vorstellungen speziell aus dem christlichen Kontext", was unter anderem an deren Begründung durch die Kirche („Organspende ist Nächstenliebe") sichtbar werde (Manzeschke 2008, S. 314).

Innerhalb der geschlechtersensiblen Gabenforschung gelten Frauen als das Geschlecht, das häufiger gibt und intensiver in die Schenkarbeit involviert ist, wie Motakef in Anlehnung an Kompter (2005) hervorhebt. In Bezug auf die Soziologin Caplow (1982), die in den 80er Jahren Untersuchungen zur Schenkpraxis in den USA vorgenommen hat, stellt sie heraus, dass 84% der Geschenke von Frauen gemacht wurden, woraus Motakef jedoch nicht auf einen größeren Altruismus bei Frauen schließt, sondern abermals mit Kompter (2005) darauf verweist, dass dies vor dem Hintergrund der sozialen Positionen von Frauen diskutiert werden müsse. In den Schenkpraktiken der Geschlechter würden sich Machtstrukturen begründen, wonach Schenken einerseits einen Machtverlust, andererseits aber auch einen Machtgewinn bedeuten könne. Schenken sei damit gleichzeitig ein Ausdruck von Zwang und Freiwilligkeit (Motakef 2011, S. 86–87). Diese Gleichzeitigkeit finden wir auch im Rahmen der Lebendorganspende, wie die weiteren Ausführungen zeigen werden.

Für die Organtransplantation haben Fox und Swazey (1978) Marcel Mauss' Theorie der Gabe bereits zu einem für die Geschichte der Organtransplantation sehr frühen Zeitpunkt in einer großen empirischen Studie fruchtbar gemacht. Die Praxis der Organspende ist ihrer Ansicht nach durch die Gesetze des Gabentauschs strukturiert und reguliert (ebd., S. 6). Die Organspende beziehungsweise die Situation eines/r sterbenden oder leidenden Angehörigen sei diejenige, in der der Maussche Imperativ „zu geben" („obligation to give") für Angehörige dieser leidenden Person zum Tragen komme (ebd., S. 9) und sie damit zu potentiellen SpenderInnen mache. Aber auch auf der EmpfängerInnen-Seite kommt das Mausssche Gaben-Tausch-Paradigma zum Tragen, in dem ein/e Empfänger/in – ist ein Spendeangebot erst einmal gemacht – unter einem gewissen Druck steht, dieses auch anzunehmen. Natürlich können EmpfängerInnen eine Spende auch ablehnen. Aber die wenigsten würden dies wohl tun, da, wie oben gezeigt wurde, eine Lebendorganspende nun einmal die beste medizinische Therapie ist, die es gibt. Zudem würde es eine Zurückweisung des/der Spenders/in bedeuten (ebd., S. 25). Im Anschluss an Mauss betonen die Autorinnen, dass sich die empfangende Seite nach der Spende in der Position befinde, dem/der Spender/in etwas zurückgeben zu müssen, um die entstandene Schuld bzw. das Ungleichgewicht im Geben wieder auszugleichen. Aber gerade die Erwiderung einer Organspende ist unmöglich und ungewollt und lässt den/die Empfänger/in mit einer bestehenden Schuld zurück, die sich mitunter für die Beziehung zwischen Empfänger/in und Spender/in als schwierig erweisen kann (ebd., S. 26), wie die Interviews im Folgenden zeigen werden.

2.3.4 Weiblicher Altruismus, weibliche Moral?

In den Studien zur *gender imbalance* ist, wie oben gezeigt, immer wieder auf den scheinbar größeren weiblichen Altruismus im Rahmen der Lebendorganspende hingewiesen worden. Auch in einer eigenen Vorarbeit zu diesem Thema habe ich auf dieses offenbar stärkere altruistische Grundverständnis bei Frauen hingewiesen, auf das ich im Rahmen einer Repräsentativerhebung vom Sommer 2005 aufmerksam geworden bin (vgl. Winter 2009 und Decker et al. 2008). Gerade aber weil in vielen medizinischen Studien so selbstverständlich und unhinterfragt auf ein stärkeres moralisches Grundverständnis von Frauen als Erklärung der *gender imbalance* in der Lebendorganspende rekurriert wird, bietet es sich an, einen Blick auf die theoretische Debatte um eine „weibliche Moral“ zu werfen, die in den 80er Jahren zwischen Carol Gilligan (1984) und Gertrud Nunner-Winkler als Hauptprotagonistinnen geführt wurde.

Lawrence Kohlberg, dessen Mitarbeiterin Carol Gilligan war, hat in seinen Untersuchungen zur Entwicklung der moralischen Urteilsfähigkeit anknüpfend an Piaget ein Stadienschema entwickelt, mit dem entwicklungsabhängige Veränderungen im Moralverständnis nachgezeichnet werden konnten. Gilligan beobachtete in eigenen Untersuchungen daraufhin, dass Frauen häufiger auf der Stufe drei, in der es um die persönliche Anteilnahme geht, und Männer häufiger auf Stufe vier, der Gerechtigkeitsperspektive, anzutreffen waren. Anstatt jedoch nach diesem Schema davon auszugehen, dass Frauen in ihrer Moralentwicklung „unterentwickelt“ seien, schloss Gilligan auf das Vorhandensein zweier geschlechtsspezifischer Moralvorstellungen: Angeregt durch weitere eigene empirische Untersuchungen vertrat sie die These, dass Frauen, mit moralischen Dilemmata konfrontiert, nicht nach der Gerechtigkeitsperspektive, sondern nach Aspekten der Fürsorglichkeit und Rücksichtsnahme handeln würden, bei der es darum gehe, Leid für andere zu verhindern oder zu lindern, während Männer eher die Wahrung von Rechten und Pflichten befürworten und damit einer rigideren Moralvorstellung anhängen würden. Der alleinige Gerechtigkeitsstandpunkt entspringe einer männlichen Perspektive, die die weibliche Sicht übersehe. Gilligan erklärte die Unterschiede im Moralverständnis mit unterschiedlichen geschlechterdifferenten Erfahrungen in der frühkindlichen Mutter-Kind-Beziehung: Während das Mädchen ein Selbst aufbaue, das stärker beziehungsorientiert sei und in Identifikation mit der Mutter entstehe, müsse der Junge sich gegen eine zu enge Bindung abgrenzen und eine autonome Position entwickeln, um ein Mann zu werden (vgl. Nunner-Winkler 1991, S. 150).

Nunner-Winkler (1991) hat die These Gilligans von den „zwei Moralen“ in zahlreichen Veröffentlichungen scharf kritisiert und in eigenen empirischen Studien nachzuweisen versucht, dass die moralischen Lösungen von der *jeweiligen Betroffenheit* des vorgelegten Problems abhängig seien und nicht vom biologischen Geschlecht: Männer wie Frauen würden entsprechend ihrer Nähe oder Ferne zum jeweiligen *Problem* entscheiden. Fürsorglichkeit sei demnach nicht an biologische Faktoren oder frühkindlich erworbene Persönlichkeitsmerkmale gebunden, sondern stelle ein moralisches Gebot dar, dessen Anwendungsbereich kulturell bestimmt sei. Da die Reproduktionsarbeit in den Industriegesellschaften immer noch größtenteils den Frauen zugeschrieben wird, stelle eine Haltung der Fürsorglichkeit lediglich die Erfüllung weiblicher Rollenpflichten dar, konstituiere aber keine eigene Sondermoral (Nunner-Winkler 2010, S. 83–84). Nunner-Winkler geht davon aus, dass das, was Gilligan unter „weiblicher Moral“ versteht, in Wirklichkeit eine *Rollenmoral* ist. Das Ausmaß, in dem Fürsorgepflichten wahrgenommen würden, ist nach Nunner-Winkler durch Rollennormen vermittelt:

> Wer die traditionelle weibliche Geschlechtsrollenidentität bruchlos (krisenfrei) übernimmt, nach der die Frau primär in affektive, diffuse, partikularistische Rollenzusammenhänge eingebettet bleibt, der mag in der Tat Gilligans Fürsorglichkeitsperspektive generalisieren und spontan bei der Beurteilung der unterschiedlichen sozialen Konflikte anwenden. Wer hingegen die Autonomie und Unabhängigkeit für sich beansprucht, die bislang eher den Männern zugestanden oder auch zugemutet wird, urteilt eher nach Gilligans Gerechtigkeitsethik (Nunner-Winkler 1991, S. 158).

Nunner-Winkler zufolge liegt zudem eine gewisse Ironie in dem Umstand, dass Frauen nun, da sie in allen Bereichen eine Gleichverteilung von Rechten und Pflichten in Beruf, Haushalt und Familie teilweise sehr erfolgreich eingeklagt haben, plötzlich „Fürsorglichkeit“ als einen zentralen Aspekt von Moral entdecken und als spezifisch weiblich für sich reklamieren (ebd., S. 159). Ihrer Ansicht nach zeigten Frauen nicht mehr Fürsorglichkeit, weil sie die Fähigkeit besitzen, Kinder zu bekommen oder weil sie in Identifikation mit ihrer eigenen Mutter ein beziehungs- und fürsorgeorientiertes Selbst aufgebaut haben, sondern weil sie häufiger *diffuse* Rollen in diffus strukturierten Einheiten wie der Familie innehaben – die es ja eigentlich aufzulösen und umzustrukturieren gelte (ebd.).

Als Moral definiert Nunner-Winkler „die als kategorisch handlungsverpflichtend erachteten Normen.“ Aus moralphilosophischer Sicht gehe es „um die Angemessenheit ihrer Begründung, aus empirischer Sicht um die Frage, wer welche Normen warum als gültig einschätzt und befolgt“ (Nunner-Winkler 2010, S. 81), eine Frage, um die es auch in der vorliegenden Arbeit geht. Nunner-Winkler versteht unter Moral „allgemeine Grundprinzipien, die in allen Kulturen und zu allen Zeiten gelten“ und von denen man wollen kann, dass sie allgemeines Gesetz würden. Somit sind nach Nunner-Winkler „Universalisierbarkeit und Unparteilichkeit die zentralen Momente, die moralische Regeln vor anderen normativen Regulierungen auszeichnen“. Nach dieser Moralauffassung kann es entsprechend keine „weibliche Moral“ geben, sondern nur eine einzige (Nunner-Winkler 1991, S. 147). Altruismus grenzt Nunner-Winkler insofern von Moral ab, als altruistisches Handeln ihrer Ansicht nach zu einem besseren Gefühl bei den Helfenden führen könne. Moralische Motivation sei jedoch erst dann verbürgt, wenn jemand das Rechte tue, auch wenn er keine Lust dazu verspüre. Moralisches Handeln sei „nicht bloßes Ausagieren spontaner Neigungen“, sondern setze „eine willentliche Selbstbindung an Moral voraus“ (Nunner-Winkler 2010, S. 84). Was die Empirie angeht, gesteht allerdings selbst Nunner-Winkler zu, dass sich ab der Adoleszenz Unterschiede in der Stärke moralischer Motivation zugunsten weiblicher Probandinnen finden lassen. Dies erklärt sie mit kulturellen Geschlechtsstereotypen, nach denen Frauen moralförderliche und Männern eher moralabträgliche Eigenschaften zugeschrieben werden. In ihren empirischen Studien unterschieden sich auch entsprechend ProbandInnen mit gering ausgeprägter Geschlechtsidentifikation nicht in ihrer moralischen Motivation, während es unter den jungen Männern, die sich hochgradig mit ihrer Geschlechtsrolle identifizierten, deutlich niedrigere moralische Motivationen gab (ebd.). Anstatt von einer weiblichen Moralauffassung möchte Nunner-Winkler stattdessen lieber von einer „Verantwortungsethik“ beziehungsweise „Rollenmoral“ (Nunner-Winkler 1991, S. 151) sprechen, die sich in einer flexiblen Handhabung moralischer Normen gemäß dieser Verantwortungsethik auszeichnet. Sie kommt zu dem Schluss, dass Geschlechtszugehörigkeit allein nicht die ihr zugeschriebene Erklärungskraft besitzt. Sie wirft als offene Fragen auf, wie moralische Motivation in einer Person verankert sei und welche Rolle dabei Geschlechterstereotype spielen.

Zu dem Ergebnis, dass sich Männer und Frauen prinzipiell nicht in ihrer Hilfsbereitschaft unterscheiden, sondern dass es auf die Art der Hilfeleistung ankomme, kommen auch Athenstaedt und Alfermann (2011). Sie sichteten vorangegangene Forschungsarbeiten zum Thema weibliche Hilfsbereitschaft und konstatierten ein heterogenes Ergebnis in Bezug auf hilfreiches Verhalten bei Männern und Frauen, das vor allem in der Art der Hilfeleistung differiere: Männer helfen demnach häufiger in öffentlichen Situationen wie im Straßenverkehr oder in der U-Bahn, Frauen dagegen eher im familiären Umfeld oder in der Alten- und Krankenpflege. Damit helfen Männer und Frauen jeweils in Situationen, in denen stereotyp männliche (mutig, tapfer, risikobereit) oder stereotyp weibliche Attribute (fürsorglich, einfühlsam, mitmenschlich) verlangt werden. Frauen zeigten sich deutlich hilfsbereiter, wenn es darum ging, für andere da zu sein – selbst unter Gefährdung des eigenen Lebens (ebd., S. 151). Die Autorinnen interpretieren diese Befunde ähnlich wie Nunner-Winkler als Ergebnis des Einflusses von sozialen Rollenerwartungen, die an Männer und Frauen in unterschiedlicher Weise gestellt werden: Die weibliche Rolle veranlasse Frauen dazu, verstärkt gemeinnützig zu handeln. Ein solches gemeinnütziges Handeln können „die emotionale Betreuung anderer, Hilfeleistungen im Sinne von Pflege und Betreuung sowie das Spenden von Trost und Mitgefühl“ (ebd., S. 151) sein. Männliche Hilfeleistungen seien dagegen hauptsächlich durch die Ideale des Helden oder des Kavaliers geprägt. Männer würden eher in Situationen helfen, in denen noch andere dabei sind, oder wenn sie sich beobachtet fühlen. Aber auch Frauen zeigen heldenhaftes Verhalten: Sie engagierten sich den Autorinnen zufolge häufiger für verfolgte Juden in Nazideutschland, arbeiten häufiger in der Organisation „Ärzte ohne Grenzen“ und: Sie spenden häufiger Organe. Dieses von Athenstaedt und Alfermann als „stilles Helfertum“ bezeichnete Handeln sei unspektakulärer, allerdings nicht notwendigerweise weniger gefahrenträchtig (ebd., S. 155). Das „stille Helfertum“ bei den Frauen und das „heldenhafte Verhalten“ bei den Männern im Rahmen der Lebendorganspende wird in Kapitel 7 im Rahmen der Diskussion meiner eigenen Ergenisse noch weiter diskutiert.

Um die hier verwendeten Begriffe der *Geschlechterrollen* und *Geschlechterstereotype* zu erhellen, soll im Folgenden ein Blick auf geschlechtertheoretische Zugänge und deren Begrifflichkeiten geworfen werden.

2.3.5 Geschlechtertheoretische Zugänge

Da diese Arbeit auch den Anspruch erhebt, einen geschlechtertheoretischen Blick auf die Frage nach möglichen Doing Gender-Prozessen im Rahmen der Lebendorganspende zu werfen, scheint es unumgänglich, in Kürze einige zentrale Begriffe der Geschlechterforschung vorzustellen, die im Laufe der Auswertung Anwendung finden sollen.

2.3.5.1 Doing Gender

Das Konzept des *Doing Gender* wurde ursprünglich von Harold Garfinkel (1967) und Suzanne Kessler sowie Wendy McKenna (1978) aufgrund ihrer Transsexellenstudien entwickelt und von Candance West und Don Zimmermann (1987) programmatisch in Abgrenzung zu der damals gängigen Sex-Gender-Unterscheidung weiterentwickelt (vgl. Gildemeister 2010, S. 137). Geschlecht, Geschlechtszugehörigkeit und Geschlechtsidentität werden im Konzept des Doing Gender als kontinuierlicher Herstellungsprozess aufgefasst, der in so gut wie allen zwischenmenschlichen Kontakten und Aktivitäten stattfindet. Nach Gildemeister ist der Begriff des

„Doing Gender“ inzwischen zu einem Synonym für die „soziale Konstruktion von Geschlecht“ geworden (Gildemeister 2010, S. 137). Bei dem Konzept des Doing Gender gehe es darum, Geschlecht nicht als Eigenschaft von Individuen zu begreifen, sondern ein Augenmerk auf diejenigen sozialen Prozesse zu richten, in denen Geschlecht als folgenreiche Unterscheidung hervorgebracht und reproduziert werde. Geschlecht wird also einerseits von Individuen in ihren Alltagshandlungen ständig neu hervorgebracht, ist aber gleichzeitig selbst Ergebnis komplexer sozialer Prozesse. Damit wird die Hervorbringung von Geschlecht ein *Tun*, das in jeder sozialen Situation verankert ist.

Erwin Goffmann (1994) wies schon früh auf diese institutionalisierten Rahmenbedingungen hin, die ein „Doing Gender“ nahelegen und vorstrukturieren. Seine Figur des „institutional genderism“ beschreibt den erkenntnistheoretischen Zirkel, nach dem Geschlecht in sozialen Abläufen immer so institutionalisiert werde, dass es die Merkmale von Weiblichkeit und Männlichkeit entwickelt, die angeblich für genau diese Geschlechterunterscheidung verantwortlich sind. Anders gesagt: Die Biologie wird als Begründung für beobachtbare unterschiedliche Verhaltensweisen von Männern und Frauen angeführt, von denen dann wiederum auf die zugrunde liegende Biologie rückgeschlossen wird.

Für das Konzept des *Doing Gender* ist die „Omnirelevanzannahme“ zentral, derzufolge Doing Gender-Prozesse in faktisch jeder sozialen Interaktion festgestellt und damit auch zum Gegenstand empirischer Geschlechter- und Sozialforschung gemacht werden können. Nach Gildemeister stellen Interaktionen so gesehen eine eigenständige Analyseebene in der Geschlechterforschung dar: Jede Interaktion basiere auf Typisierung und Klassifikation. Umgekehrt aktualisierten die institutionellen Arrangements und die jeweiligen Verhaltens- und Handlungsmuster permanent den Klassifikationsprozess (Gildemeister 2010, S. 138). Diese Omnirelevanzannahme wird jedoch in jüngerer Zeit zunehmend in Frage gestellt (ebd., S. 143 ff.). Vor allem wird darauf verwiesen, dass *gender* in Interaktionen meistens nie alleine vorkomme, sondern stets zusammen mit Klassen- und ethnischen Unterschieden erzeugt wird und dabei auch in den Hintergrund treten könne (ebd.).

Für die Analysen von Doing Gender-Prozessen stellt sich nach Gildemeister immer das Problem beziehungsweise die Herausforderung, „die eigenen, oft nicht bewussten alltagsweltlichen Annahmen über ‚Unterschiede‘ der Geschlechter zu kontrollieren und zu reflektieren“ (a. a. O., S. 141). In der Perspektive des „Doing Gender“ sollten aber nicht Unterschiede gesucht, „sondern primär *Prozesse der Unterscheidung* in den Blick genommen werden“ (ebd.). So gesehen handelt es sich bei der vorliegenden Arbeit streng genommen nicht primär um eine Studie zu Doing Gender-Prozessen, bei der die Prozesse der Geschlechter*differenzierung* im Mittelpunkt stehen. Es wird vielmehr um die Frage gehen, *in welcher Weise Geschlecht von wem im Spendeprozess relevant gemacht wird.* Darauf wird im Methodenteil noch einmal einzugehen sein.

2.3.5.2 Geschlechtsstereotype

Bislang war schon einige Male von Geschlechtsstereotypen die Rede. Da diese sich ebenfalls als relevant für die Auswertung der vorliegenden Studie herausgestellt haben, soll der Begriff der Geschlechtsstereotype im Folgenden näher erläutert werden. Geschlechtsstereotype sind nach Eckes „kognitive Strukturen, die sozial geteiltes Wissen über die charakteristischen Merkmale von Frauen und Männern enthalten“ (Eckes 2010, S. 178). Sie gehören damit „einerseits zum individuellen Wissensbesitz, andererseits bilden sie den Kern eines „konsensuellen, kulturell geteilten Verständnisses von den je typischen Merkmalen der Geschlechter“ (ebd., Herv. i. O.). Geschlechtsstereotype besitzen eine duale Natur und schließen sich meist gegenseitig aus: Wer das eine ist, kann das andere nicht sein.

Eckes unterscheidet bei den Geschlechterstereotypen deskriptive und präskriptive Anteile: Unter deskriptiven Anteilen versteht er traditionelle Annahmen darüber, wie Frauen und Männer sind, welche Eigenschaften sie besitzen und wie sie sich verhalten. Demnach seien Frauen verständnisvoll und emotional, während Männer dominant und zielstrebig sind. Werden diese Annahmen verletzt, so folgt typischerweise eine Überraschung als Reaktion. Die präskriptiven Anteile beziehen sich dagegen auf Annahmen darüber, wie Frauen und Männer zu sein haben, wie sie sein sollen (Frauen einfühlsam und Männer dominant). Werden diese Annahmen verletzt, so folgt in der Regel Ablehnung oder Bestrafung (ebd.). Den Geschlechterstereotypen ist nach Eckes eigen, dass sie in hohem Maße änderungsresistent sind – auch wenn sie tagtäglich verletzt oder unterlaufen werden. Als Stereotype und Klischees bleiben sie gültig. Interessant an den Geschlechtsstereotypen ist zudem, dass sie zu einem überraschend hohen Grad auch zwischen unterschiedlichen Kulturen übereinstimmen. Außerdem erstaunt, dass sich trotz der seit den 70er Jahren kontinuierlich gestiegenen Anteile von Frauen im Erwerbssektor die deskriptiven Inhalte von Geschlechterstereotypen über Frauen nicht verändert haben, was Eckes mit der nach wie vor stark geschlechtssegregierten Arbeitswelt erklärt (vgl. ebd., S. 186). Aber auch innerhalb der Familie hätten sich die Geschlechterrollen bislang nicht substantiell verändert: Frauen übernähmen im internationalem Vergleich immer noch die größere Verantwortung für Haushalt und Kindererziehung, selbst wenn beide PartnerInnen gleichermaßen berufstätig seien (ebd.). Hinsichtlich möglicher Maßnahmen zur Reduktion von Geschlechtsstereotypen weist Eckes auf die sexistische Natur von scheinbarer Wertschätzung und Bewunderung von Frauen hin, sofern diese in paternalistischer Weise dazu eingesetzt werden, das bestehende System der Chancenungleichheit zu rechtfertigen.

Anschließend an Eckes ließe sich fragen, ob die stete Betonung der Fürsorglichkeit und der größeren altruistischen Haltung von Frauen als OrganspenderInnen nicht auch ein solches Geschlechtsstereotyp ist, das im Grunde dazu beiträgt, die herrschende Ungleichverteilung im Rahmen der Spende zu legitimieren.

2.3.5.3 Geschlechterrollen und Identitätspositionen

Der gängige und alltagsbewährte Gebrauch des Konzepts der *Geschlechtsrolle* bringt in der Theorie die Schwierigkeit mit sich, dass dessen Gebrauch in der Literatur sehr uneinheitlich ist (vgl. Eckes 2010, S. 178) und eine nähere Definition schwierig macht. Das Konzept der Geschlechtsrolle ist in jedem Fall eng verwandt mit dem Begriff des Geschlechtsstereotyps, der eben erläutert wurde. Die Betonung beim Geschlechterrollenkonzept liegt nach Eckes auf den sozial geteilten Verhaltenserwartungen, die sich auf die Individuen aufgrund ihres sozial zugeschriebenen Geschlechts richten (ebd.). Das heißt also, wenn jemand eine bestimmte Geschlechtsrolle erfüllt, erfüllt er/sie auch die an sie/ihn gestellten Erwartungen durch die herrschenden Geschlechtsstereotype. Mit dem Erfüllen einer bestimmten Geschlechtsrolle oder eines Subtyps eines Geschlechtsrollenstereotyps wird allerdings immer auch *Identitätsarbeit* geleistet in dem Sinne, dass dadurch eine bestimmte Identitäts*position*, zum Beispiel als Mutter, als Vater, als Ehefrau usw. betont und gefestigt wird. Soziale Geschlechtsrollen haben damit nicht nur eine zentrale Bedeutung für die Sozialstruktur einer Gesellschaft, sondern sind auch ein wichtiger Pfeiler für die persönliche und soziale Identität und die Selbstregulation jedes Einzelnen sowie für die Bewertung anderer sozialer Rollen (vgl. Möller-Leimkühler 2007, S. 470). Ich selbst schlage für diese Arbeit den Begriff der *Identitätsposition* vor, der die Eingebundenheit einer jeden Person *als* Frau oder

Mann, Tochter oder Sohn, Ehefrau oder Ehemann, Bruder oder Schwester beschreibt, ebenso wie die Möglichkeit der Gleichzeitigkeit dieser Rollen als auch die geschlechtliche Konnotiertheit solcher Rollenidentitäten. Denn mit einer geschlechtlichen Rolle sind immer auch bestimmte Erwartungen und Normen verknüpft, wie eben schon im Hinblick auf die Geschlechtsstereotype gezeigt wurde, die bei Nichtbefolgung Sanktionen zur Folge haben.

Eine Geschlechtsidentität ist demnach ein „System von Aspekten des Selbst, die mit der Geschlechterkategorie in Verbindung stehen, also z.B. die Selbstwahrnehmung von geschlechtstypischen Eigenschaften, Präferenzen oder Zugehörigkeiten zu sozialen Gruppen" (Eckes 2010, S. 179). Damit lässt sich nach Eckes die Geschlechtsidentität unter die impliziten Geschlechtertheorien subsumieren (also die Alltagsannahmen über die Geschlechter, ihre jeweiligen Rollen und geschlechtsbezogene Wahrnehmungen der eigenen Person usw.).

Bis in die 1970er Jahre dominierte ein eindimensionales Geschlechtsrollenmodell, in dem sich Maskulinität und Femininität als polare Eigenschaften gegenüber standen und sich gegenseitig ausschlossen. Eigenschaften einer gelungenen weiblichen Geschlechtsrollenidentität bestanden demnach aus **expressiven Eigenschaften** wie Passivität, Nachgiebigkeit, Ängstlichkeit, Abhängigkeit, Emotionalität, Beziehungsorientiertheit usw., während **instrumentelle Eigenschaften** wie Aggressivität, Aktivität, Ehrgeizigkeit, Zielorientiertheit, Durchsetzungsfähigkeit, Unabhängigkeit, Selbstsicherheit, Entscheidungsfreudigkeit usw. Attribute für eine gelungene männliche Sozialisation waren. Die männlichen und weiblichen Geschlechtsrollen befinden sich jedoch seit geraumer Zeit in einem Wandel, den Maihofer (2007) jedoch nicht im Sinne eines steten Fortschritts, sondern als ein von Ungleichzeitigkeiten und Widersprüchen gekennzeichnetes Phänomen verstanden wissen möchte. Mit dem eindimensionalen Geschlechtsrollenmodell sind heutige Geschlechtsrollenorientierungen von Männern und Frauen nicht mehr zu erfassen. Entsprechend wurde Mitte der 70er Jahre das Modell der psychischen Androgynie entworfen beziehungsweise wieder eingeführt; denn Vorstellungen vom Menschen als androgynes Wesen, das sowohl männliche als auch weibliche Anteile besitzt, waren bereits in der Antike verbreitet. In diesem Modell werden Maskulinität oder *Instrumentalität* und Feminität oder *Expressivität* als zwei voneinander unabhängige Dimensionen definiert, die nicht mehr an das biologische Geschlecht gekoppelt sind, sondern sowohl bei Männern als auch bei Frauen zu unterschiedlichen Anteilen auftreten können. Je nach Ausprägungsgrad werden so vier Typen der Geschlechtsrollenidentität möglich: Zusätzlich zu den instrumentellen und expressiven Typen, die der traditionellen Geschlechtsrolle entsprechen, kann auch ein androgyner Typ identifiziert werden, der sowohl hohe Werte bei der Instrumentalität als auch der Expressivität besitzt, und ein undifferenzierter Typ mit niedrigen „Scores“ in beiden Bereichen.

		Femininität/Expressivität	
		hoch	**niedrig**
Maskulinität/ Instrumentalität	**hoch**	androgyn	maskulin
	niedrig	feminin	undifferenziert

Tabelle 1: Modell der psychischen Androgynie nach Möller-Leimkühler 2007 und Sieverding 1999

Sieverding schlägt vor, diese Selbstbeschreibung nicht als Geschlechtsrollenorientierung zu bezeichnen, sondern als Geschlechtsrollen-Selbstkonzept, da es sich bei diesen gemessenen Konstrukten um relativ stabile Persönlichkeitsdimensionen handelt (Sieverding 1999, S. 41).

Nach Leimkühler besitzt dieses Modell den Vorteil, dem Wandel der Geschlechtsrollen gerecht werden zu können, indem mit seiner Hilfe „sowohl traditionelle als auch nicht traditionelle Geschlechtsrollenorientierungen und damit die Heterogenität von Männern und Frauen als Gruppe erfasst werden“ können (Möller-Leimkühler 2007, S. 472).

In der vorliegenden Arbeit wurden die interviewten Männer und Frauen nicht hinsichtlich ihres Geschlechtsrollenselbstkonzeptes untersucht, obwohl dies auch ein methodischer Zugang gewesen wäre. Wie oben bereits erwähnt, ist diese Studie keine explizit geschlechtertheoretische Forschungsarbeit, weil hier nicht den *Differenzierungsprozessen von Geschlecht* an sich nachgegangen wird. Dennoch soll versucht werden, nicht allein Aussagen von Vätern und Müttern, Schwestern und Brüdern, Ehefrauen und Ehemännern als die Aussagen von *Männern* und *Frauen* zu identifizieren, sondern die unterschiedlichen Positionierungsweisen zu untersuchen, die Männer und Frauen in diesen jeweils verschiedenen Identitätspositionen einnehmen. Gerade vor dem Hintergrund einer Gesellschaft, deren Geschlechterverhältnisse im Wandel begriffen sind, erscheint es vielversprechend, zu untersuchen, welche Bedeutung die unterschiedlichen Normen, zu denen sich Männer und Frauen als Eltern, Geschwister und EhepartnerInnen ins Verhältnis setzen müssen, in Bezug auf eine anstehende Lebendorganspende besitzen.

3. Methodologie

Nachdem das vorangegangene Kapitel die theoretischen Grundlagen sowie den aktuellen Forschungsstand zum Thema *Geschlechterdifferenz in der Lebendorganspende* vorgestellt und daraus die Forschungsfrage für die vorliegende Studie entwickelt hat, soll dieses Kapitel nun den methodischen Aufbau des Projekts darlegen. Angefangen mit dem Studiendesign werden die Fallauswahl erläutert und die beteiligten Kliniken aufgeführt. Anschließend wird die Wahl der Auswertungsmethode(n) begründet und das methodische Vorgehen näher erörtert. Dabei werden auch die Grenzen dieses Vorgehens sichtbar gemacht.

3.1 Fallauswahl und Studiendesign (Leitfaden, Interviewführung und Transkription)

Für das Forschungsprojekt wurden LebendnierenspenderInnen und -EmpfängerInnen kurz vor der Transplantation interviewt. Dem Studiendesign lag zunächst die Überlegung zugrunde, dass sich die ProbandInnen zum Zeitpunkt des Interviews möglichst nah an der Forschungsfrage – nämlich ihren Spendemotivationen und Entscheidungsfindungsprozessen – befinden sollten. Retrospektiv, so die Annahme, würden die PatientInnen mitunter je nach Verlauf der Transplantation eine ganz andere Geschichte erzählen und möglicherweise stärker zu Idealisierungen oder Relativierungen neigen. Diese Überlegungen teilen auch Lennerling et al. (2003, 2004), die darauf hinwiesen, dass die meisten Studien über Entscheidungsprozesse und Spendemotivationen von LebendnierenspenderInnen bisher *nach* der Transplantation erhoben wurden, dies aber den methodischen Nachteil mit sich brächte, dass die SpenderInnen die präoperativen Erwartungen und Wünsche nur schwerlich von dem realen *outcome* der Spende beziehungsweise ihrem Transplantations-Erleben trennen könnten.

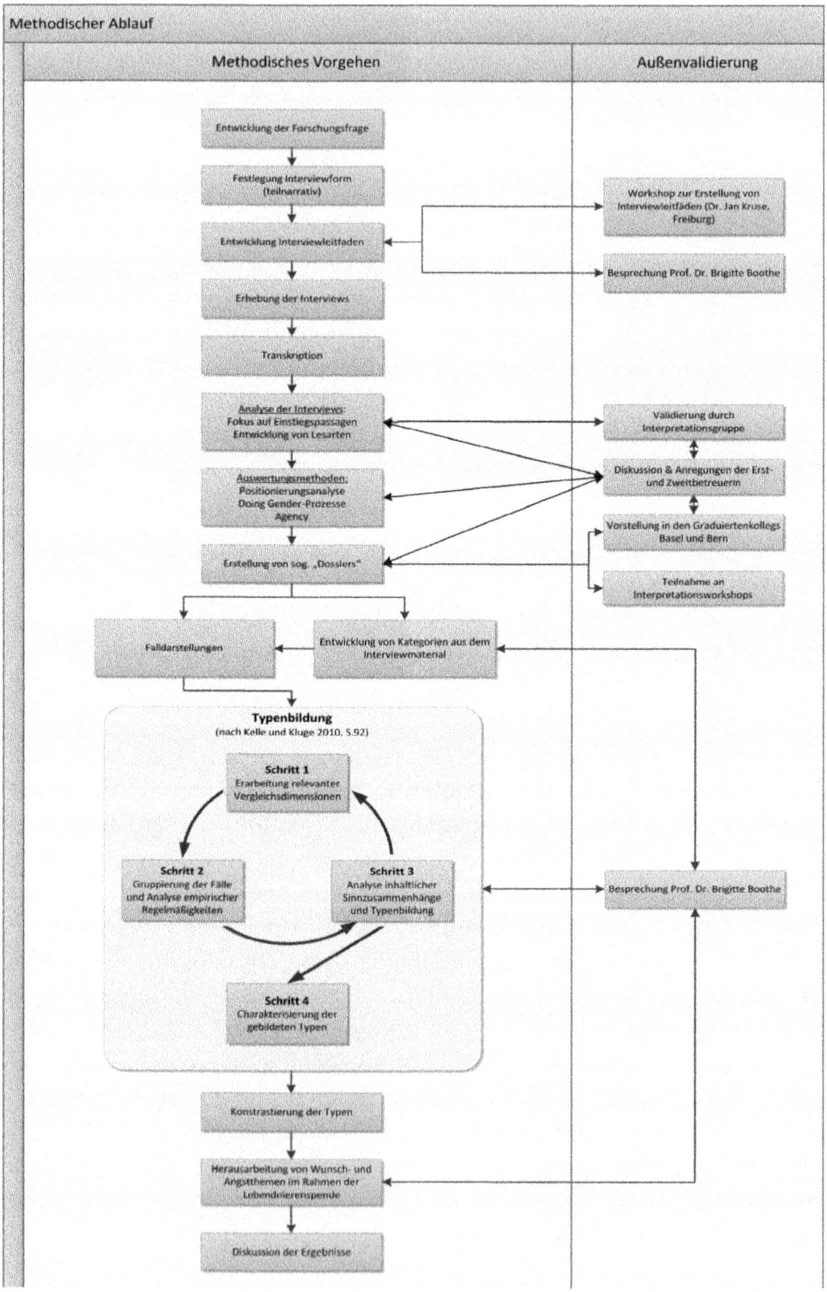

Abbildung 1: Übersicht Methodischer Ablauf

Bei einem solchen präoperativen Setting und Vorgehen war es wichtig, die Forschungsinterviews von der psychologischen Begutachtung im Vorfeld einer Lebendspende strikt zu trennen, um die potentiellen SpenderInnen nicht in einen Interessenskonflikt zu bringen und/oder mögliche Abhängigkeiten zu schaffen. Gerade vor den psychologischen Gesprächen und dem obligatorischen Termin bei der zuständigen Ethikkommission empfinden viele PatientInnen eine große Anspannung, weil dort ihre „Freiwilligkeit" von außen geprüft und ihre Spendemotivationen hinterfragt werden. Bei manchen PatientInnen löst diese Situation auch Ärger aus, weil sich jemand von außen in ihre als freie und autonom empfundene Entscheidung zur Spende einmischt. Die ProbandInnen sollten sich aber für diese Studie möglichst frei äußern können, ohne Angst haben zu müssen, dass das Ansprechen von Ambivalenzen sich negativ auf den Begutachtungsprozess auswirken würde oder sie sich für ihre Gefühle legitimieren müssten. Aus diesem Grund waren alle InterviewpartnerInnen zum Zeitpunkt der Erhebung bereits psychologisch evaluiert und als SpenderInnen zugelassen. Meist stand die Operation in wenigen Wochen an.

Allerdings brachte auch dieses Untersuchungssetting Probleme mit sich. Die Nähe des Interviewzeitpunktes zur Transplantation wurde zwar hinsichtlich der Forschungsfrage bewusst gewählt. Bei einigen ProbandInnen stand die Operation in wenigen Tagen oder Wochen an, bei anderen war der Zeitpunkt noch ungewiss. Die zeitliche Nähe zur Transplantation wirkte sich jedoch nicht in jeder Hinsicht positiv auf die Gesprächsatmosphäre aus: Die PatientInnen, die kurz vor der Operation standen, befanden sich innerpsychisch in einem größeren Krisenprozess als die, bei denen die Operation noch in weiterer Ferne lag. Die, bei denen die Operation sehr kurzfristig bevorstand, waren sozusagen „auf der Zielgeraden". Mit ihnen war es dementsprechend schwierig, über eigene Ambivalenzen oder mögliche Ängste im Hinblick auf die anstehende Spende zu sprechen. Vor dem Hintergrund der oben erörterten Theorie Festingers von der kognitiven Dissonanz (1978) erscheint es nicht unplausibel, dass PatientInnen zu einem solchen Zeitpunkt eigene Ängste, Unsicherheiten und Ambivalenzen gar nicht wahrnehmen, zulassen oder erzählen können; denn eine Thematisierung von Ambivalenzen könnte als eine Bedrohung des getroffenen Spendeentschlusses empfunden werden. Eine Entscheidung ist zu diesem Zeitpunkt innerpsychisch bereits gefällt – wenn auch prinzipiell immer die Möglichkeit besteht, „noch auf dem OP-Tisch" von der Operation zurückzutreten. In der Praxis kommt dies allerdings so gut wie nie vor. Dennoch habe ich mich aus oben genannten Gründen (Nähe zur Forschungsfrage) für eine Interviewführung vor der geplanten Operation entschieden – mit den entsprechenden Konsequenzen. Wie im vorangegangenen Kapitel gezeigt, verdrängen Personen nach Festinger (1978) kurz nach einer getroffenen Entscheidung alle möglichen Ambivalenzen, die diese Entscheidung wieder in Frage stellen könnten. Sie versuchen, die eigene Entscheidung vor dem Gewissen zu rechtfertigen und vor sich selber gutzuheißen. Vor diesem Hintergrund verwundert es nicht, dass in dieser Studie im Wesentlichen Erzählungen von „euphorischen" beziehungsweise sehr entschlossenen SpenderInnen vorliegen und dass Erzählungen von Ambivalenzen auf wenige SpenderInnen beschränkt bleiben.

Ein weiterer möglicher Kritikpunkt an dem Untersuchungssetting betrifft den des Samples und der auf die Untersuchungsgruppe zugeschriebenen Fragestellung. Ausgehend von dem oben beschriebenen Interesse an dem subjektiven Erleben eines Spendeprozesses und dem Geschlechterunterschied in der Lebendorganspende wäre ein anderer möglicher Zugang die Befragung der DialysepatientInnen und deren Verwandter oder anderer Nicht-SpenderInnen gewesen, und zwar im Hinblick darauf, welche Gründe eigentlich *gegen* eine Spende sprechen. Dies hätte die Reversion der Frage bedeutet: Nicht die Frage: „Warum spendet jemand und aus welchen Motiven?" hätte dann im Zentrum der Untersuchung gestanden, sondern die Frage: „Warum spendet jemand *nicht*, was hält ihn oder sie davon ab"[1]? Dieses Vorgehen wurde tatsächlich für kurze Zeit erwogen, dann jedoch aufgrund ethischer Bedenken wieder fallengelassen. Aus meinen Erfahrungen als psychologische Gutachterin im Vorfeld von Lebendorganspenden war ich mir des Umstands bewusst, dass *Nicht*-SpenderInnen unter einem enormen psychischen und gesellschaftlichen Druck stehen. So scheiterte entsprechend auch der unternommene Versuch, eine von ihrer ursprünglichen Spendebereitschaft zurückgetretene Spenderin als kontrastierenden Fall zu den anderen SpenderInnen für diese Studie zu gewinnen. Die Patientin begann bereits während des Telefongesprächs, sich umständlich dafür zu rechtfertigen, dass sie nicht spenden könne und betonte, dass es ihr Hausarzt gewesen sei, der ihr letztlich von der Lebendnierenspende für ihren Sohn abgeraten habe. Ihre inneren Ambivalenzen waren ihr in keiner Weise zugänglich, und für den Rücktritt wurden von ihr medizinische Gründe angeführt (die es streng genommen aber nicht gab, da sie in der Evaluation für gesund befunden worden war). Sie betonte, dass es zu

1 Für diesen Hinweis und die Diskussion um diese Frage danke ich Frau Prof. Dr. Claudia Honnegger.

diesem Thema nichts weiter zu sagen gebe. Beharrlich diese Patientin doch noch für ein Gespräch zu gewinnen, wäre schwer von dem Anliegen abzugrenzen gewesen, sie in eine Situation zu bringen, in der sie sich für ihre Nicht-Spende ihrem Sohn gegenüber hätte rechtfertigen und sich womöglich mit ihren eigenen, als unzulässig erlebten Ambivalenzen hätte konfrontieren lassen müssen. Ein Interview schien unter diesen Bedingungen ethisch nicht vertretbar. Hinzu kam die Vermutung, dass es auch bei anderen Nicht-SpenderInnen schwierig geworden wäre, überhaupt jemanden zu finden, der selbstbewusst und offen über seine Gründe gegen eine Spende jenseits von Rationalisierungen oder Verschiebungen („mein Arzt sagt, ich sollte besser nicht spenden“) zu sprechen. Denn die Nicht-Bereitschaft, einem nahen Angehörigen ein Organ zu spenden, stellt in gewisser Weise einen moralischen Tabubruch dar: die Verweigerung der Nächstenliebe (s. o.).

Vor dem Hintergrund dieser Bedenken wurde also auf die potentiellen SpenderInnen sowie die künftigen EmpfängerInnen fokussiert und das *Wie* des Erlebens des Lebendorganspendeprozesses in den Mittelpunkt der Studie gestellt. Die Interviews mit den EmpfängerInnen wurden zusätzlich zu den Spendeinterviews hinzugenommen, um zu untersuchen, welche Rolle der/dem Spender/in im Prozess der Lebendorganspende zukommt, ob er /sie aktiv an der Entscheidungsfindung beteiligt wurde, ob es subtilen Druck gab und ob es auch ambivalente EmpfängerInnen gab, die zu einer Spende erst überredet werden mussten. Außerdem wurde vermutet, dass es aufschlussreich sein könnte, die Interviews der SpenderInnen mit denen der EmpfängerInnen abzugleichen und zu kontrastieren, so dass ein umfangreicheres Gesamtbild über die Spendesituation und die Beziehungsdynamik zwischen SpenderIn und EmpfängerIn entstehen konnte.

Ein letzter möglicher Kritikpunkt betrifft die Fallzahl n = 19, aufgrund derer sich selbstverständlich keine verallgemeinerbaren Aussagen über spendende Männer und Frauen treffen lassen. Die Interviews werden zunächst als Einzelfallanalysen dargestellt und in einem nächsten Schritt einer Typenbildung zugeführt, aufgrund derer dann die Verallgemeinerbarkeit zulässig wird. Die Methodendiskussion zwischen qualitativen und quantitativen Studien soll an dieser Stelle nicht thematisiert werden. Auch benötigt das qualitative Vorgehen an sich keine Legitimation, weil es als solches vorausgesetzt wird. Wie im vorangegangenen Kapitel erläutert, braucht es meines Erachtens *gerade* vermehrte qualitative Studien, um dem Geschlechterunterschied in der Organspende auf die Spur zu kommen und ein Porträt der Situation von LebendorganspenderInnen und -empfängerInnen vor der Transplantation zu entwerfen. Dass es sich dabei um eine explorative Studie handelt, deren Hinweise und Thesen selbst wiederum im Rahmen größer angelegter, qualitativer und quantitativer Studien auf ihre Tauglichkeit überprüft werden müssten, fand ebenfalls bereits Erwähnung.

3.1.1 Beteiligte Kliniken

Die Suche nach kooperierenden Kliniken gestaltete sich zunächst schwierig. Obwohl ich durch meine Tätigkeit als psychologische Gutachterin bei Lebendorganspenden am Universitätsklinikum Leipzig einen direkten Zugang zu TransplantationspatientInnen habe, erschien es mir aus oben erwähnten ethischen Gründen zwingend, die Forschungstätigkeit von meiner Begutachtungspraxis strikt zu trennen. Ich wollte in keinem Fall PatientInnen für meine Studie interviewen, die ich selbst als psychologische Gutachterin gesehen hatte, um die PatientInnen nicht in den oben erwähnten Interessenskonflikt zu bringen, dergestalt, dass sie sich verpflichtet fühlen könnten, an dieser Studie teilzunehmen, obwohl sie das vielleicht gar nicht mochten, weil sie ansonsten Nachteile in ihrer Begutachtung zu befürchten hätten. Aus diesen Gründen musste nach anderen Transplantationskliniken gesucht werden, die zu einer Forschungskooperation ohne die Bedingung einer Dissertation im eigenen Hause bereit waren. Eine solche Kooperation gelang schließlich mit der Abteilung für psychosoziale Medizin des Universitätsspitals Zürich unter dem damaligen Leiter Herrn Professor Dr. Claus Buddeberg und seinem damaligen Mitarbeiter, Herrn Dr. Lutz Götzmann sowie mit der Abteilung für Urologie der Charité Berlin Campus Mitte unter der Leitung von Herrn Professor Dr. Budde und seinem Mitarbeiter Herrn Dr. Liefeldt. Außerdem vermittelte die Charité am Berliner Campus Benjamin Franklin durch Herrn Prof. Oppermann ein weiteres Spende-Empfangs-Paar.

Die Studie wurde vor Beginn von der Ethikkommission des Universitätsklinikums Leipzig sowie des Universitätsspitals Zürich geprüft und für unbedenklich erachtet.

Die kooperierenden Abteilungen fragten die PatientInnen im Rahmen der medizinischen Abklärungen, ob sie zu einer Teilnahme an einer Forschungsstudie über die Lebendorganspende bereit wären. Hierbei händigten sie ihnen ein Informationsblatt (siehe Anhang) mit einigen Hintergrundinformationen über die Studie aus. Bei einer Einwilligung wurden die Telefonnummern der PatientInnen an mich weitergeleitet und anschließend ein Termin für ein ca. einstündiges Interview vereinbart. Die Pharmafirma Astellas stellte unter der Vermittlung von Herrn Prof. Dr. Hauss vom Universitätsklinikum Leipzig 2500 Euro an Drittmittelgeldern zur Verfügung, von denen die Honorare für die PatientInnen und teilweise die Reisekosten in die Schweiz beglichen wurden. Die deutschen ProbandInnen erhielten für eine Teilnahme je 50 Euro, die Schweizer ProbandInnen 60 SFR. Hintergrund für die finanzielle Entschädigung war der Gedanke, dass PatientInnen, die kurz vor einer Transplantation stehen, bereits sehr viele ärztliche Untersuchungen und psychologische Befragungen hinter sich haben, so dass sie mitunter Motivationsprobleme haben könnten, an einer weiteren Befragung teilzunehmen, die für sie nicht obligatorisch ist. Aus diesem Grund sollte die finanzielle Aufwandsentschädigung einen zusätzlichen Anreiz für ein Gespräch und die Teilnahme an dieser Forschungsstudie bieten. Die Befürchtung einer mangelnden Motivation der TeilnehmerInnen bestätigte sich allerdings nicht: Die meisten PatientInnen, die an dieser Studie teilnahmen, zeigten eine hohe Gesprächsmotivation und ein eigenes Anliegen, das sie im Gespräch vermitteln wollten. Vermutlich wäre eine ähnlich hohe Anzahl an ProbandInnen auch ohne finanzielle Entlohnung zustande gekommen.

3.1.2 Sample

Bei der Auswahl der in die Studie einfließenden Fälle war darauf zu achten, dass sich die interviewten Spende- und Empfangskonstellationen zum einen möglichst breit unterschieden, um kontrastierende Fälle herauszustellen, dass es zum anderen aber auch ähnliche Konstellationen geben sollte, damit Vergleiche möglich wurden. Die kooperierenden Kliniken bekamen die Mitteilung, dass für diese Studie möglichst unterschiedliche Spende-Empfangs-Konstellationen (Eltern-Kinder, Geschwister, Ehepaare) von Interesse wären. Die überraschend vielfältigen und konträren Spendekonstellationen inklusive einer (in Deutschland noch äußerst seltenen) Crossover-Spende stellen vor dem Hintergrund der recht kleinen Fallzahlen innerhalb der Transplantationsmedizin einen Glücksfall für diese Studie dar. Leider ist in meinem Sample kein Fall enthalten, in dem ein Kind für ein Elternteil spendet oder in dem ein/e gute/r Freund/in für eine/n gute/n FreundIn spendet. Solche Spenden sind mir zwar durch meine gutachterliche Tätigkeit bekannt, treten aber vergleichsweise selten auf. Gerade weil solche Spenden eine andere Spende-Dynamik aufweisen und Eltern-Kind-Spenden zudem eine Reversion der geltenden Normen der elterlichen Fürsorgepflicht gegenüber ihren Kindern bedeuten und damit andere ethische Fragen aufwerfen, wäre eine solche Konstellation für die Auswertung sicherlich interessant gewesen.

Die Hälfte der InterviewpartnerInnen stammt aus der Schweiz, die andere Hälfte aus Deutschland. Insgesamt wurden 21 Interviews mit SpenderInnen und EmpfängerInnen geführt. Eine EmpfängerIn erhielt bereits ihr zweites Organ, womit sich die ungerade Anzahl auf der SpenderInnen-Seite erklärt. Ein Interview mit einem Ehepaar wurde nicht in die Auswertung mit hineingenommen, da die narrativen Anteile in diesem Interview zu gering waren und dieses Interview zudem nicht in Form von zwei Einzelinterviews geführt wurde. Somit sind zehn Spende-Empfangs-Paare (19 ProbandInnen) in die Untersuchung eingeflossen.

Nachfolgende Tabellen geben eine Übersicht über das Sample:

	SpenderInnen	*EmpfängerInnen*
Frauen	5	4
Männer	5	5

Tabelle 1: SpenderInnen und EmpfängerInnen nach Geschlecht

Spendekonstellation	*Anzahl*
Spenden unter Geschwistern	3
Spenden zwischen (Ehe)Partnern	4
Spenden von Eltern auf ihr Kind	3

Tabelle 2: Spendekonstellationen

Interviews in Deutschland	*Interviews in der Schweiz*
9	10

Tabelle 3: Interviews Deutschland / Schweiz

	SpenderInnen	*EmpfängerInnen*
EhepartnerInnen	Frau Münsterberg	Herr Münsterberg
	Frau Binggeli	Herr Binggeli
	Herr Walter	Frau Walter
	Herr Carlsson	Frau Wittig
Geschwister	Frau Hinzig	Herr Hinzig
	Frau Meinecke	Frau Walter
	Herr Rütikamp	Herr Rütikamp
Eltern – Kinder	Frau Konstantin	Frau Meyer-Konstantin
	Herr Weiss	Herr Weiss junior
	Herr Richter	Frau Gladbeck

Tabelle 4: Gesamtübersicht Sample: Bei den hier verwendeten Namen handelt es sich um Decknamen.

3.1.3 Leitfaden, Interviewführung und Transkription

Die Interviews wurden auf Grundlage eines teilnarrativen Leitfadeninterviews nach Helfferich (2004) erhoben. Im Vorfeld der Befragung ergab sich die Gelegenheit, einen Workshop speziell zur Erstellung von Interviewleitfäden bei Herrn Dr. Jan Kruse in Freiburg zu besuchen. Im Anschluss an diesen Workshop erfolgte die Konzeption der Leitfäden. Es wurde jeweils ein Leitfaden für die SpenderInnen und ein Leitfaden für die EmpfängerInnen entworfen (siehe Anhang), die aus zwei Teilen bestanden. Der erste Teil enthielt eine erzählgenerierende, offen gehaltene Eingangsfrage: *„Ich möchte Sie bitten, mir aus Ihrer Sicht zu schildern, wie sich das alles so zugetragen hat, dass Sie jetzt (Ihrem Bruder, Ihrer Schwester, Ehemann/Frau, Sohn/Tochter) ein Organ spenden möchten (bzw. nun von ihrem (Bruder/Schwester, Ehemann/Frau) ein Organ erhalten. Sie können dabei gerne etwas weiter ausholen."* Der Erzählfluss sollte dabei durch sogenannte „Aufrechterhaltungsfragen" möglichst lange perpetuiert werden. Die auf diesen Erzählstimulus folgenden Eingangserzählungen verdeutlichen die sehr unterschiedlichen narrativen Kompetenzen der InterviewpartnerInnen: Bei einigen wenigen InterviewpartnerInnen folgten auf die Eingangsfrage sehr lange und detaillierte Erzählungen, bei denen die Interviewerin teilweise Mühe hatte, mit ihren Zwischenfragen zu Wort zu kommen. Andere fanden schwer bis fast gar nicht in einen Erzählfluss und sahen sich nur als Antwortende auf konkrete Fragen. Manche ProbandInnen spannten in ihrer Eingangserzählung einen Bogen um die nachfolgende Erzählung und nannten gleich zu Beginn ihre wichtigsten Spendemotivationen und Selbstpositionierungen; andere verharrten in einer Argumentationslogik und einem rechtfertigenden Duktus. Dem offenen Erzählstimulus folgte ein stärker thematisch strukturierter Nachfrageteil im Hinblick auf die Forschungsfragen wie etwa nach dem Selbst- und Fremdbild sowie der Beziehungsqualität zwischen EmpfängerIn und SpenderIn, nach Entscheidungsprozessen und Spendemotivationen. Auch diese Fragen waren alle offen formuliert, um den Teilnehmenden einen weiteren Erzählraum zu eröffnen und eigene Relevantsetzungen zu ermöglichen.

Am Schluss des Interviews wurden den ProbandInnen noch zwei allgemeinere Fragen gestellt, die als zusätzlicher Erzählstimulus gedacht waren: erstens die Frage danach, warum wohl generell nicht mehr Menschen anderen ein Organ spenden würden und zweitens die Frage nach dem Geschlechterunterschied in der Lebendorganspende und wie dieser ihrer Ansicht nach zu erklären sei. Die ProbandInnen nahmen diese Schlussfragen unterschiedlich auf: Einige nutzten die Fragen zu erneuten Selbst- und Fremdpositionierungen, andere bezogen diese allgemeineren Fragen auf sich und erzählten abermals Persönliches, manche moralisierten, wieder andere waren ratlos.

Die Erhebungsphase der Interviews gestaltete sich über den Zeitraum von September 2006 bis zum Februar 2008. Die Interviews wurden von mir selbst geführt. Sie fanden fast alle bei den PatientInnen zu Hause statt. Die InterviewpartnerInnen hatten bereits im Vorfeld von der Klinik, über die sie für die Teilnahme angefragt worden waren, ein Informationsblatt (siehe Anhang) über diese Studie erhalten. Am Tag des Interviews erhielten die ProbandInnen dann noch Informationen über die Datenschutzrichtlinien und unterschrieben zudem eine Einverständniserklärung hinsichtlich ihrer Teilnahme an der Studie. Weiter erhielten sie die oben bereits angeführte Aufwandsentschädigung von 50 Euro resp. 60 Schweizer Franken. Nachdem bei den ersten beiden Interviews Versäumnisse in Bezug auf die Erhebung biographischer Angaben aufgetreten waren, wurden die ProbandInnen in den folgenden Interviews gebeten, jeweils nach Beendigung des Gesprächs noch einige Angaben zu ihrem persönlichen Hintergrund zu machen (siehe Anhang). Außerdem machte sich die Interviewerin Notizen über den Gesprächsverlauf und die Atmosphäre während des Interviews. Die Aufnahmen der ersten beiden Interviews fanden mangels verfügbaren Transkribiergeräts noch auf Audio-Kassette statt, alle weiteren wurden mit einem digitalen Olympus-Diktiergerät aufgenommen.

Die nachfolgende Transkription einschließlich Anonymisierung persönlicher Daten erfolgte durch mich sowie eine studentische Hilfskraft. Als Transkriptionsregel fand das Verfahren GAT in modifizierter Form Anwendung.

3.2 Methodisches Vorgehen

Als Auswertungsmethode war zunächst die rekonstruktive Hermeneutik nach G. Lucius-Hoene und A. Deppermann (2002) angedacht, weil es sich dabei um ein integratives, texthermeneutisches Verfahren handelt, das die Möglichkeit bietet, eine Längsauswertung *und* eine Querauswertung vorzunehmen, bei dem die Kategorien aus dem Material selbst generiert werden. Die rekonstruktive Hermeneutik, wie Lucius-Hoene/Deppermann sie in ihrem Lehrbuch vorschlagen, erwies sich jedoch insgesamt als viel zu aufwendig und für die Zwecke dieses Forschungsprojekts als zu genau: Mit der detaillierten Betrachtung von sprachlichen Strukturen wie Syntax, Grammatik und Semantik drohte bei dem umfangsreichen Material die Gefahr, „den Wald vor lauter Bäumen nicht mehr zu sehen" beziehungsweise in der Datenflut „zu ertrinken", wie Kelle und Kluge (2010, S. 57) es nennen und sich im grammatikalischen Detail zu verlieren. Letztlich wurde entschieden, lediglich einen Teil dieses Verfahrens – nämlich die Positionierungsanalyse sowie die Beachtung von Agency-Aspekten – zur Anwendung kommen zu lassen. Mit der Frage, *wie* sich die interviewten SpenderInnen und EmpfängerInnen *als* SpenderInnen und EmpfängerInnen selbst positionieren und wie sie den jeweils anderen Part fremdpositionieren, konnte der Forschungsfrage nach den Spendemotivationen, den Entscheidungsprozessen sowie möglichen Doing Gender-Prozessen somit fokussierter nachgegangen werden. Denn mit der Frage nach den Positionierungsweisen der Interviewten kamen auch geschlechtsspezifische Identitätspositionen wie „die gute Mutter", die „fürsorgende Ehefrau" etc. in den Blick. Die Analyse dieser Positionierungsweisen wurde ergänzt durch die Frage nach den erzählten und selbst empfundenen Agency-Konzepten der Befragten, also der Frage danach, welchen Handlungsspielraum die interviewten Personen sich selbst sowie anderen zugestanden.

In einem weiteren Schritt erfolgte die Analyse der zentralen Erfüllungsfiguren und Katastrophenimaginationen der Interviewten entlang den von Boothe (2011) vorgeschlagenen narrativen Mustern. Diese waren sowohl für die Einzelfallanalysen aufschlussreich als auch für die spätere Querauswertung im Sinne von Vergleichbarkeit und Kontrastierung.

Zusätzlich wurde eine thematische Auswertung entlang den gestellten Forschungsfragen – den Entscheidungsprozessen und den Spendemotivationen – vorgenommen. Im Rahmen der Einzelfallauswertungen kristallisierten sich neben diesen vorformulierten Kategorien noch weitere – aus dem Interviewmaterial generierte – Kategorien heraus: unter anderem der Spendeimperativ, die Identitätslogik und der Selbstverständlichkeitsdiskurs.

Schließlich wurden gemäß des von Kelle und Kluge (2010) vorgeschlagenen Vorgehens für die SpenderInnen Typen gebildet, die in drei Spendetypen mündeten. Auf EmpfängerInnen-Seite wurde auf ein solches Vorgehen verzichtet, da sich eine Typenbildung hier vom Material her nicht anbot. Allerdings wurde eine Gruppierung nach Identitätspositionen vorgenommen, in denen sich die EmpfängerInnen sehr ähnelten. Die bei der Analyse zur Anwendung gekommenen Verfahren sowie das Vorgehen im Rahmen der Längs- und Querauswertung sind Gegenstand der folgenden Erläuterungen:

3.2.1 Positionierungsanalyse (nach Lucius-Hoene/Deppermann 2002, 2004)

Das Konzept der Positionierung (oder englisch *positioning*) entstammt ursprünglich der englischen *discursive psychology* (Hollway 1984; Harré/von Langenhove 1999) und wurde im deutschsprachigen Raum von Bamberg (1997, 1999) sowie von Lucius-Hoene und Deppermann (2002, 2004) in Hinblick auf das Erzählen und die Entstehung einer narrativen Identität weiterentwickelt und verbreitet.

Mit der Frage danach, wie sich ein Erzähler/eine Erzählerin im Gesagten selbst positioniert, wie andere dargestellt und positioniert werden und welche erzählerischen und sprachlichen Handlungen in Interviews vorgenommen werden, wird viel von der sogenannten *narrativen Identität* einer erzählenden Person sichtbar. Unter narrativer Identität verstehen die AutorInnen die „Art und Weise, wie ein Mensch in konkreten Interaktionen Identitätsarbeit als narrative Darstellung und Herstellung von jeweils situativ relevanten Aspekten seiner Identität leistet“ (Lucius-Hoene/Deppermann 2002, S. 75). Sie gehen davon aus, dass eine Person im Erzählen von Selbsterlebtem sich selbst als handelnde Person der Vergangenheit sowie als geschichtlich und gegenwärtig erlebende und durch Erfahrungen geprägte Person kenntlich machen muss. Das Ich der Vergangenheit muss dabei mit bestimmten Eigenschaften und Handlungsweisen in Szene gesetzt werden. Die Art und Weise, *wie* dies geschieht, wie eine bestimmte Erzählsituation gestaltet und der/die Hörer/in dabei adressiert wird, lässt Facetten und Strategien von Identitätsarbeit sichtbar werden:

> Als empirisches Konstrukt vereint ‚narrative Identität' die diachrone, auf einen Plot hin orientierte Perspektive des Erzählens mit den alltäglichen oder institutionellen sprachlichen Praktiken der Identitätsherstellung und -darstellung (Lucius-Hoene/Deppermann 2004, S. 167).

Das Besondere und Identitätsstiftende am Erzählen ist nach Lucius-Hoene und Deppermann das Herstellen von Kontinuität und Kohärenz. Außerdem müssen sich die ErzählerInnen als HandlungsträgerInnen der erzählten Geschichte und als in der Vergangenheit und Gegenwart Erlebende und durch Erfahrungen geprägte AkteurInnen kenntlich machen. Somit handelt es sich bei einer Erzählung von eigenen Erfahrungen und Erlebnissen immer sowohl um eine Selbst*darstellung* als auch eine Selbst*herstellung*, mit der das erzählende Ich „Identitätsarbeit in Aktion“ betreibe (ebd., S. 168). Damit ist nicht gemeint, dass diese Positionierungsprozesse notwendigerweise bewusst ablaufen. Sie können zwar intentional vorgenommen werden, sie können aber auch unbewusst geschehen, was insbesondere vor dem Hintergrund einer psychoanalytischen Betrachtung von Erfüllungs- und Katastrophenimaginationen sowie der Beziehungsdynamik von Interesse ist.

Wie oben bereits dargelegt, konnte diese Studie eine vollständige Rekonstruktion narrativer Identität, wie sie Lucius-Hoene und Deppermann (2002) in ihrem Lehrbuch vorschlagen, nicht realisieren. Mit dem Fokus auf den Selbst- und Fremdpositionierungen meiner InterviewpartnerInnen hebe ich damit nur auf einen kleinen Teil der qualitativen Dimension der Identitätskonstruktion ab, in dem ich herausarbeite, als was für ein Mensch und in welcher Identitätsposition (als Spender/in, Empfänger/in, Mutter, Vater, etc.) die Befragten sich jeweils selbst sehen oder gesehen werden wollen, welche Positionen sie sich selbst, welche sie Anderen im Spendeprozess zuweisen. Die Selbst- und Fremdpositionierungen sind dabei immer miteinander verwoben und können sowohl direkt und explizit als auch indirekt und implizit vorgenommen werden. In Hinblick auf die oben erwähnte Frage nach möglichen Doing Gender-Prozessen im Rahmen der Lebendorganspende schien es besonders interessant, mit Hilfe der Positionierungsanalyse auch die persönlichen und psychischen Merkmale der SpenderInnen und EmpfängerInnen, ihre sozialen Identitäten und die mit ihnen verbundenen rollenbedingten Rechte und Pflichten sowie die moralischen Zuschreibungen und Norm- und Wertesysteme der interviewten Person (z.B. als „guter Mutter") herausarbeiten zu können.

Auch wenn ein Hauptaugenmerk auf den Positionierungshandlungen des erzählten Ichs und anderer Personen der Geschichte (vor allem dem anderen Spende- oder Empfangs-Part) durch das erzählende Ich gelegt wurde, so erschienen doch auch die Positionierungshandlungen zwischen dem erzählenden Ich und der (sich tendenziell zurückhaltenden) Interviewerin stellenweise als sehr aufschlussreich, wie die Fallanalysen zeigen werden. Durch diese vielschichtigen Positionierungsanalysen konnte – so zumindest der Anspruch – die „Komplexität und Vielschichtigkeit von Identitätsarbeit im Erzählen empirisch aufgezeigt werden" (Lucius-Hoene/ Deppermann 2004, S. 181). Insgesamt ist festzustellen, dass das Konzept der Positionierung als Instrument zur empirischen Erforschung narrativer Identitäten in autobiographischen Erzählungen geeignet erschien, weil es einen materialgestützten und materialadäquaten Zugang zu den Prozessen der Identitätspositionen liefert, indem es die performativen Handlungen von Erzählern und Erzählerinnen zu rekonstruieren erlaubt (ebd., S. 166).

Im folgenden Absatz wird nun ein Fokus auf den Aspekt der „Agency" geworfen; denn – wie die Darstellung der Funktionen möglicher Positionierungen deutlich gemacht hat – besitzt eine erzählende Person grundsätzlich die Gestaltungsmacht über ihre Erzählung und kann entscheiden, was sie über sich selbst erzählen und wie sie andere in Erscheinung treten lassen möchte (aktiv oder passiv). Mit dem Konzept der *Agency* wird ein Augenmerk auf diese Handlungsmacht der erzählenden Person gelegt.

3.2.2 Agency

Unter „Agency" verstehen Lucius-Hoene und Deppermann „Handlungsmöglichkeiten und Handlungsinitiative" (Lucius-Hoene-Deppermann 2002, S. 59). Mit einem Blick auf die Agency einer erzählenden Person wird der Frage nachgegangen „ob und in welchen Aspekten und Bereichen seines Lebens er sich als handelnde Person, als Zentrum der Geschehnisse seines Lebens, als Inhaber von Kontrollmöglichkeiten und Entscheidungsspielräumen erlebt oder ob und hinsichtlich welcher Erfahrungen er sich von heteronomen Mächten dirigiert fühlt“ (ebd.). Ob eine erzählende Person sich als autonom handelnd erlebt oder als jemand, der/dem etwas widerfährt, kann an der sprachlichen Verwendung des Aktivs oder Passivs gesehen werden. Wie die AutorInnen in ihrem Beispiel zeigen, macht es einen Unterschied, ob jemand ins Krankenhaus geht und dort um eine Behandlung bittet oder ob man dort eingewiesen und operiert wird. In meiner Studie betrifft dies zum Beispiel die Frage, ob sich eine erzählende Person als jemand positioniert, die sich aktiv für eine Lebendorganspende einsetzt und sich dem Empfangenden selbst angeboten hat, oder ob er/sie als Spender/in angefragt oder gar von den ÄrztInnen als beste/r Kandidat/in ausgewählt wurde. Gerade im Hinblick auf die Entscheidungsprozesse im Vorfeld einer Lebendnierenspende schien es vielversprechend, zu untersuchen, welche Handlungsspielräume sich die befragten SpenderInnen und EmpfängerInnen selbst und gegenseitig zuwiesen. Interessanterweise zeigten viele SpenderInnen eine hohe Agency im Spendeprozess und trieben diesen aktiv voran. Auch die Bedeutung und Bewertung von Ereignissen als *Schicksal*, welches die OrganspenderInnen im Sinne als von einer höheren Macht zugedacht und damit schicksalhaft-zwangsläufig ansehen (und das einem folglich *widerfährt*), war für die Analyse der Spendebegründungen aufschlussreich.

3.2.3 Erzählfiguren des Wünschens: Erfüllungsfiguren und Katastrophenimaginationen nach Boothe (2011)

Nach Boothe wird psychische Spannung unter anderem durch das Erzählen reguliert. Erzählen stellt damit einen psychischen Verarbeitungsprozess dar. Im Alltag ist Erzählen zumeist ein „sprachliches Medium der Nachträglichkeit“, das eine Verarbeitung und Kontrolle von psychisch destabilisierenden Situationen im Nachhinein möglich macht und der erzählenden Person zu einem modellierenden und bewertenden Aneignen dieses Erlebten verhilft (vgl. Boothe 2011, S. 1). Diese Verarbeitung und Regulierung erfolgt nach Boothe dabei in zweierlei Hinsicht: in der Perspektive der Wunscherfüllung und in der Perspektive der Angstbewältigung. Die Erzählungen der von mir interviewten Personen sind als szenisches Arrangement zu verstehen, mit dem das eigene Spendevorhaben so präsentiert wird, dass es auf ein wunscherfüllendes Szenario verweist, dem in einigen Fällen eine Katastrophenimagination gegenüber steht. In den Interviews geht es dabei sowohl um das bisher Erlebte im vorbereitenden Prozess der

Lebendorganspende als subjektiv Erfahrenes, das verarbeitet und innerlich gut geheißen werden muss, als auch um die Phantasien und Wunschvorstellungen, die sich auf die anstehende Spende und damit Prospektives richten, also um etwas, dessen Ausgang noch offen ist und das zunächst eine Form der Selbstverletztung darstellt. Gerade die SpenderInnen sind in der angespannten Situation *vor* einer Spende auf die Regulierungsfunktion ihrer wunscherfüllenden Vorstellungen im Erzählen angewiesen, um dem inneren und äußeren Druck vor einer Lebendspende standzuhalten.

Im Rahmen der Einzelfallauswertung wurden für jedes Interview zunächst die zentralen Erfüllungsfiguren und – sofern vorhanden – Katastrophenimaginationen nach Boothe (2011) herausgearbeitet. Demnach stellen die wunscherfüllenden Vorstellungen eine mentale Kompetenz dar, mit der Befindlichkeiten reguliert werden können. Wünschen und Erzählen kommen nach Boothe (2011, S. 119ff.) in dreifacher Weise zusammen:

1. In einer *identifikatorischen Komponente* erreicht ein/e Erzähler/in durch die Identifikation mit einer in ihrer Erzählung auftauchenden Figur eine Wunscherfüllung in der Phantasie.
2. In einer *Spielkomponente* wird die Wunscherfüllung durch die Schaffung eines Spielraums erreicht, der durch die Regeln der Erfüllung und der Katastrophe bestimmt ist, womit die Dynamik des Spiels die Alltagspraxis durch das Erzählen ersetzt.
3. In einer *demiurgischen Komponente* schafft ein/e Autor/in phantasierte Verhältnisse seiner Existenz und führt in seiner/ihrer Erzählung als narrative/r Schöpfer/in Regie.

Den Wunschimaginationen eines Happy Ends oder von optimalen Erfüllungen eigener Wünsche, die Boothe als Erfüllungsfiguren bezeichnet, stehen Katastrophenimaginationen gegenüber, die Bilder des Bedrohlichen und des Schreckens darstellen.

Als narrative Muster finden sich solche Wunscherfüllungsphantasien in vielen Erzählungen, in denen es darum geht, Spannung zu regulieren und kurzfristig eine positive Befindlichkeitsänderung herbeizuführen. Boothe beschreibt als zentrale Erfüllungs- und Katastrophenfiguren folgende narrativen Erzählmuster (jeweils in der aktiven, passiven und destruktiven Form):

- Verbundenheit und Sicherheit
- Ewige Kindlichkeit – ewige Elterlichkeit
- Das steuernde Objekt
- Das loyale Alter Ego

- Phallische Integrität
- Selbstgenügsamkeit
- Männlicher und weiblicher ödipaler Triumph
- Anerkennung durch die Gewissensinstanz
- Generativität

In der Analyse der Einzelfälle wurde untersucht, welches dieser Erzählmuster in der jeweiligen Schilderung des/der Spender/in und des/der Empfänger/in dominant war – in manchen Fällen waren es auch mehr als eine zentrale Erfüllungsfigur. Allerdings wurden für die hier vorgenommene Analyse nicht nur die szenisch-episodischen Erzählungen berücksichtigt, wie es das Verfahren von Boothe (2011) vorsieht, sondern auch andere Textformen (Beschreibungen, Argumentationen), wie sie im nächsten Absatz thematisiert werden.

In einem eigenen Kapitel erfolgt später die Diskussion dieser Erfüllungsfiguren und Katastrophenimaginationen über alle Fälle hinweg und die Herausarbeitung der für den Lebendorganspendeprozess typischen Erfüllungsfiguren und Katastrophenimaginationen.

Bei fast allen SpenderInnen geht es in ihren Erzählungen darum, sich den gesellschaftlichen Imperativ zur Spende aktiv anzueignen und innerpsychisch umzuwerten und umzudeuten, so dass sie ihn begrüßen und für richtig halten können. Aber auch Erzählungen im Dienste der Erregungs- oder Angstbewältigung werden in den Interviews sichtbar: Die anstehende Lebendnierenspende weckt Ängste und Unsicherheiten. Nur wenige SpenderInnen sind in der Lage, über diese offen zu sprechen. Die Erzählungen der Betroffenen weisen aus diesem Grund häufig Rationalisierungen oder Beschwörungen auf, die dazu dienen, diese Ängste zu bannen. Alternativ kann auch die Interviewerin als Gegenüber adressiert werden, der man erzählt, wie harmlos eine Lebendnierenspende sei und warum man selbst überhaupt keine Angst davor habe.

3.2.4 Längsauswertung: Fallanalysen

3.2.4.1 Textsorten

Lucius-Hoene/Deppermann unterscheiden in ihrem Lehrbuch verschiedene Textsorten und Darstellungsmöglichkeiten im Rahmen einer autobiographischen Erzählung: Innerhalb einer Gesamterzählung kann man beschreiben, berichten, bewerten, argumentieren, erklären, sich rechtfertigen, entschuldigen oder eben auch erzählen. Das heißt, eine Erzählung ist immer nur *eine* von vielen Darstellungsformen, um Erlebtes zu berichten – und dazu noch eine, die eine gewisse erzählerische Kompetenz bei den Interviewten voraussetzt. Nicht jede/r kann erzählen. Innerhalb von Erzählungen selbst unterscheiden die AutorInnen noch einmal zwischen **verschiedenen Erzählformen**: Bei der *szenisch-episodischen Erzählung* im engeren Sinn, die als Prototyp des Erzählens gilt, wird eine „Szene mit einer dramatisierenden Form der Darstellung aus der Perspektive des damaligen Handelns und Erlebens" erzählt (Lucius-Hoene/Deppermann 2002, S. 146). Das Erlebte wird also reinszeniert, indem die Ereignisse aufeinander bezogen und auf einen Höhepunkt hin organisiert werden, der meist mit einer Pointe endet (ebd.). In der *berichtenden Darstellung* werden größere Zeiträume zusammenfassend-retrospektiv dargestellt, ohne dass es zu reinszenierenden und dramatisch ausgestalteten Passagen kommt. Es entsteht keine „Szene". *Die chronikartige Darstellung* ist die in vielen Interviews vorherrschende Darstellungsform. Hier wird ein zeitlicher Ablauf geschildert, der keine narrative Binnenstrukturierung aufweist und ebenfalls kein szenisches Erleben sichtbar macht. Die Wiedergabe der zeitlichen Abläufe erfolgt meist in Form von Aufzählungen, ein gemeinsamer evaluativer Bezugspunkt fehlt (vgl. ebd. S. 156).

Beschreibungen liefern im Gegensatz zu den Erzählungen zeitunabhängige Merkmalszuschreibungen zu Objekten und haben in einer Erzählung die wichtige Funktion, „den Ereignisraum des Geschehens auszugestalten und sprachlich die interessierenden Aspekte der ‚Welt' des Erzählers zu konstruieren und zu charakterisieren" (ebd., S. 160). Nach Lucius-Hoene und Deppermann wird Beschreiben somit zu einem Akt des *„world-making"*, indem explizite und implizite Bewertungen der Wirklichkeit vorgenommen werden. Durch ihren bewertenden Charakter haben Beschreibungen gerade im Rahmen von Positionierungshandlungen (s. o.) eine große Bedeutung.

Beim **Argumentieren** wird in einem monologischen Duktus eine bestimmte Position (oder Handlung/Behauptung) als gültig und berechtigt ausgewiesen oder eine konträre Position durch eigene Argumente zu schwächen versucht. Argumentationen im narrativen Interview verweisen nach Lucius-Hoene und Deppermann auf vorangegangene Auseinandersetzungen der erzählenden Person, die ihren Erfahrungen, Erwartungen und Imaginationen entstammen, und sind daher beachtenswert. Für eine Analyse der Selbst- und Fremdpositionierungen ist dabei nicht so sehr entscheidend, ob die von der erzählenden Person angeführten Argumente tatsächlich wahr sind, sondern *welche* Argumente für das erzählende Ich relevant sind und auf welche allgemeinen Deutungsmuster (im Sinne von Selbst- und Weltverständnissen) sie verweisen. Außerdem ist aufschlussreich zu untersuchen, welchen Personen in der Erzählung welche argumentativen Positionen durch die erzählende Person zugeschrieben werden.

Argumentationen erfüllen damit unterschiedliche Funktionen in Interviews: Sie können als moralische Begründungen und Rechtfertigungen von bestimmten Handlungen dienen (wie das in den folgenden Interviews sehr oft sichtbar wird), sie können als Entschuldigungen auftreten oder Kritik, Vorwürfe und negative Beurteilungen aussprechen (ebd., S. 168). Argumentative Passagen lassen sich dabei nicht immer säuberlich von Erzählpassagen trennen, wie die AutorInnen hervorheben, sondern oftmals wird argumentiert, *indem* erzählt wird (ebd., S. 169). Lucius-Hoene/ Deppermann (2002) plädieren dafür, Argumentationen nicht als weniger wichtig oder mit geringerer Aussagekraft wahrzunehmen als die Erzählpassagen; denn beide Textformen seien „subjektive und interaktive, zweckbezogene Konstruktionen“, die die Funktion haben „eine bestimmte, in Anspruch genommene Selbstpositionierung abzusichern beziehungsweise der Zuhörerin nahezulegen“ (ebd., S. 169).

Generell finden sich in den Gesamterzählungen der InterviewpartnerInnen die verschiedenen Textsorten oft ineinander verwoben und/oder funktionell einander zu- oder untergeordnet (Lucius-Hoene/Deppermann 2002, S. 144). Daher ist eine genaue Abgrenzung in der Praxis schwierig und erscheint nur im Rahmen detaillierterer sprachanalytischer Untersuchungen sinnvoll, die hier nicht angestrebt wurden.

3.2.4.2 Einzellfallanalysen/Fallvignietten

Auf Grundlage des in den oberen Abschnitten beschriebenen methodischen Vorgehens wurde zunächst für jedes Spende-Empfangs-Paar auf einer Einzelfallebene eine „Fall-Logik“ rekonstruiert. Dafür wurde zunächst jedes Interview nach dem Prinzip der Offenheit sehr genau gelesen und dabei die Frage verfolgt, was, wann, wie und in welcher Weise, warum und von wem gesagt wird. Ein besonderes Augenmerk lag dabei auf der Eingangspassage, da sich hier häufig verdichtete Motive und Kernpositionierungen der InterviewpartnerInnen finden, die zentral für das weitere Interview sind. Wie Helfferich (2004, S. 53) darlegt, ist es dabei nicht willkürlich, welche Formen der Selbst- und Fremdpositionierungen und welchen konkreten Erzähleinstieg die erzählenden Personen aus diesen scheinbar endlosen Möglichkeiten von Erzählanfängen wählen. Entlang einer möglichen

Lesart des Interviews, die aufgrund der Analyse dieser Einstiegspassage entstand, konnten erste Interpretationen der Selbst- und Fremdpositionierungen entwickelt werden, die sich in der folgenden sequentiellen Auswertung hinsichtlich ihres Deutungsgehaltes bewahrheiten mussten.

Die Interpretation wurde nicht von mir alleine vorgenommen. Alle Fallanalysen wurden entweder in einer Interpretationsgruppe besprochen, in Workshops vorgestellt oder während der Sitzungen im Rahmen der Graduiertenausbildung auf ihre Überzeugungskraft und ihre Textbasiertheit geprüft und in einer Gruppe kommunikativ validiert. Für jeden Fall wurde im Anschluss an diesen Interpretationsprozess ein umfangreiches Dossier erstellt, in dem die wichtigsten Themen und Kernaussagen, Selbst- und Fremdpositionierungen, die Beziehungsdynamik sowie die zentralen Erfüllungsfiguren und Katastrophenimaginationen festzuhalten waren. Aus diesen Dossiers erfolgte dann die Erstellung der einzelnen Fallanalysen. Für die vorliegende Veröffentlichung wurden die sehr umfangreichen und an zahlreichen Textbeispielen belegten Einzelfallanalysen auf komprimierte Fallvignietten verkürzt, um einerseits eine bessere Lesbarkeit zu gewährleisten, um andererseits aber nicht auf die spannenden Falldynamiken aus den einzelnen Spende-Empfangs-Konstellationen zu verzichten.

3.2.5 Querauswertung

3.2.5.1 Entwicklung von Kategorien

In Anlehnung an Kelle und Kluge (2010) wurde das Datenmaterial nach der Längsauswertung einer thematischen Indizierung einzelner Textpassagen und einer sich daran anschließenden synoptischen Analyse unterzogen. Dieses auch als „Kodieren“ bezeichnete Vorgehen beschreibt einen Analyseprozess, bei dem nach Kelle und Kluge (2010, S. 59)

1. Textpassagen indiziert bzw. kodiert werden, indem ihnen bestimmte Kategorien zugeordnet werden,
2. Textpassagen, die bestimmte Kategorien und ggf. weitere Merkmale gemeinsam haben, synoptisch verglichen werden,
3. und dass angestrebt wird, auf der Grundlage dieses Vergleichs Strukturen und Muster im Datenmaterial zu identifizieren, die dann etwa zur Bildung neuer Kategorien bzw. Subkategorien führen können (ebd.).

Mit „Kategorie“ bezeichnen die AutorInnen jeden Begriff, der zur Erschließung, Beschreibung und Erklärung der vorhandenen Daten genutzt werden kann. Damit ist ein zu Beginn des Analyseprozesses verwendetes simples Codewort ebenso eine Kategorie wie ein am Ende des Analyseprozesses stehender komplexer theoretischer Begriff. Auch Typen können mit dieser Definition als Kategorien bezeichnet werden (ebd., S. 60–61). Aus den bereits analysierten Einzelfällen dieser Studie wurden entsprechend die Kategorien zusammengetragen und in eine Reihenfolge gebracht, so dass schließlich ein Kategorienraster entstand, in das sowohl die noch inhaltsleeren Kategorien des Leitfadens („Entscheidungsprozesse" und „Spendemotivationen") als auch abduktive, also aus dem Material sich ergebende Kategorien Einzug fanden (wie der „Spendeimperativ", die „Identitätslogik", der „Selbstverständlichkeitsdiskurs", „ambivalente versus euphorische SpenderInnen" etc.). Diese sich nach und nach aus dem Material ergebenden Kategorienraster wurden von Fall zu Fall überprüft und stetig weiterentwickelt, empirisch angereichert und ausdifferenziert (in Anlehnung an Glaser & Strauss 1998), so dass schließlich Ähnlichkeiten und Differenzen in den Kategorienausprägungen in den Blick gelangten. Dabei wurde versucht, solche Kategorien zu identifizieren, anhand derer sich die Fälle größtmöglich unterscheiden ließen. Dieses Vorgehen gestattete es, die entsprechenden „Weltdeutungen" und „Relevanzen" der InterviewpartnerInnen in einer materialgestützten Analyse des Forschungsfeldes herauszuarbeiten, die anschließend die Bildung von Typen ermöglichte.

3.2.5.2 Typenbildung

Ebenfalls in Anlehnung an Kelle und Kluge (2010) wurde in einem weiteren Schritt eine Typenbildung als Fallvergleich und Fallkontrastierung durchgeführt.

Bei diesem Prozess der Typenbildung sind analog zum Vorgehen von Kelle/Kluge vier Teilschritte zu durchlaufen:

1. die Erarbeitung relevanter Vergleichsdimensionen;
2. die Gruppierung der Fälle und die Analyse empirischer Regelmäßigkeiten;
3. die Analyse inhaltlicher Sinnzusammenhänge sowie
4. die Charakterisierung der gebildeten Typen.

Bei der *Erarbeitung relevanter Vergleichsdimensionen* geht es, wie bereits angedeutet, um die Herausarbeitung solcher Merkmale, auf Grund derer Ähnlichkeiten, aber auch Unterschiede zwischen den Fällen (hier: den SpenderInnen) erfasst und charakterisiert werden können. Mit Hilfe der „Dimensionalisierung“, also der Bestimmung von relevanten Subkategorien und Merkmalsausprägungen, lassen sich die anfangs entwickelten Codierkategorien konkretisieren und empirisch anreichern.

Bei der *Gruppierung der Fälle und der Analyse empirischer Regelmässigkeiten* werden die Fälle nun anhand der so herausgearbeiteten Kategorien gruppiert und hinsichtlich ihrer empirischen Regelmäßigkeiten untersucht. Ziel ist es dabei, Gruppen zu bilden, die intern möglichst homogen sind, um Vergleiche untereinander zu ermöglichen (die dann einen Typ bilden), die aber nach außen hin (auf der Ebene der Typologie) eine möglichst hohe externe Heterogenität aufweisen, damit die Unterschiede im Datenmaterial sichtbar werden.

Die *Analyse inhaltlicher Sinnzusammenhänge* untersucht die Kohärenzen, die den empirisch gefundenen Typen und Merkmalskombinationen zugrunde liegen und geht meist mit einer Reduktion des Merkmalraumes auf wenige Typen einher.

Schließlich folgt noch die *Charakterisierung der gebildeten Typen*, bei der die konstruierten Typen anhand ihrer Merkmalskombinationen sowie ihrer inhaltlichen Sinnzusammenhänge erläutert werden.

Ziel dieser materialgeleiteten Typenbildung ist es, gängige Selbstpositionierungen als Spender/in im Vorfeld einer Lebendnierenspende herauszuarbeiten und die jeweiligen Konfliktthemen eines Spende-Typs aufzuzeigen.

3.2.6 Positionierungen und Gender

Wie bereits in Kapitel 2 angedeutet, existiert eine grundsätzliche Herausforderung für Studien, die der Geschlechterdifferenz Beachtung schenken wollen, darin, „die eigenen oft nicht bewussten alltagsweltlichen Annahmen über ‚Unterschiede‘ der Geschlechter zu kontrollieren und zu reflektieren“ (Gildemeister 2010, S. 141, Hervorh. i. O). Die Gefahr einer „Reifizierung“ (Gildemeister und Wetterer 2002) besteht darin, dass auch und gerade Studien, die den Anspruch erheben, das Geschlechterverhältnis zu berücksichtigen und zu untersuchen, selbst Geschlecht und dabei vor allem eine diametrale oder „natürliche“ Zweigeschlechtlichkeit erneut hervorbringen, indem sie Differenzen zunächst überhaupt erst sichtbar machen und damit auf die *Unterschiede* zwischen Männern und Frauen rekurrieren. Die Herausarbeitung von Unterschieden zwischen den Geschlechtern erachte ich allerdings nicht als das primäre Problem, sofern diese nicht essentialisiert werden. Es kann sich aber als ein analytischer Zirkelschluss erweisen, die

Selbstpositionierungen und -darstellungen von Frauen als weiblich und die der beteiligten Männer als männlich zu codieren. Der sich daraus ergebende Erkenntnisgewinn wäre fraglich. Einen methodischen Ausweg bietet hier zunächst eine Verschiebung der Fragestellung: Nicht die Unterschiede zwischen den Geschlechtern sollten im Zentrum einer geschlechtersensiblen Untersuchung stehen, sondern die Analyse von Doing Gender-Prozessen, in der gefragt wird: „Was hält unter welchen Bedingungen Prozesse der Geschlechterunterscheidung in Gang und wann und wie können sie in den Hintergrund treten oder sogar ‚vergessen' werden" (Gildemeister 2010, S. 143). Dies würde allerdings bedeuten, dass jede geschlechtertheoretische Arbeit gleichzeitig den Anspruch hätte, dekonstruktivistisch vorzugehen und ein Augenmerk auf die Konstruktionsprozesse von Geschlecht zu legen.

In der vorliegenden Arbeit soll es weniger um die Aufrechterhaltungs- und Konstruktionsprozesse von Geschlecht gehen, als vielmehr darum, zu untersuchen, *wie* Geschlecht *von wem in welcher Weise* im Rahmen des Lebendorganspendeprozesses relevant gemacht wird und *ob* Geschlecht überhaupt eine relevante Variable im Spendeprozess ist, wie es der Forschungsstand zur Geschlechterdifferenz in der Lebendorganspende zumindest nahelegt. Denkbar wäre ja auch, dass Geschlecht selbst gar nicht *die* entscheidende Rolle im Vorfeld einer Lebendorganspende spielt und stattdessen die Beziehungsqualität zwischen SpenderIn und EmpfängerIn als zentraler Punkt in den Blick rückt. Geschlecht wird in der vorliegenden Studie also nicht unter dem Gesichtspunkt berücksichtigt, dass das, was die Spenderinnen und Empfängerinnen erzählen, als (typisch) weiblich und die Aussagen der Spender und Empfänger als (typisch) männlich kodiert werden. Es wird vielmehr untersucht, in welcher Weise die Interviewten Geschlecht in ihren Erzählungen selbst relevant machen und in welcher Weise ihre Selbstpositionierungen vergeschlechtlicht sind. Dabei wird auf die in Kapitel 2 bereits erläuterten Begriffe *Geschlechtsrolle* und *Geschlechtsstereotype* zurückzukommen sein.

Allerdings finden auch die Unterschiede zwischen Spenderinnen und Spendern, Empfängerinnen und Empfängern Berücksichtigung. Der Anspruch dieser Arbeit ist es schließlich, zur Aufklärung der *gender imbalance* in der Lebendorganspende einen Beitrag zu leisten. Aus diesem Grund schien es nicht gerechtfertigt, Unterschiede zwischen Spenderinnen und Spendern, Empfängerinnen und Empfängern nicht in den Blick zu nehmen, bloß um der Gefahr einer möglichen *Reifizierung* zu entgehen.

Die Selbst- und Fremdpositionierungen der SpenderInnen und EmpfängerInnen wurden also gezielt auf Doing Gender-Prozesse hin untersucht. Das oben beschriebene Vorgehen der Positionierungsanalyse wurde damit gewissermaßen um eine *Gender-Positionierungsanalyse* ergänzt, indem darauf fokussiert wurde, wie diese geschlechtlichen Positionen von den Betroffenen eingenommen wurden und welchen Stellenwert ihnen im Spendeprozess zukam.

Wichtig ist hierbei die Erkenntnis, dass Subjekte in ihren jeweiligen Identitätspositionen nie nur eine einzelne Position erfüllen (z.B. „Frau-Sein“), sondern sich auf verschiedenen Identitätsebenen (Frau-Sein *und* Mutter-Sein) bewegen, die sich durchkreuzen und ergänzen. Die Diskussion um die Einsicht, dass Personen sich nicht durch nur eine Kategorie (Mann-Sein oder Frau-Sein) – sondern durch mehrere (Schwarz -Sein *und* Frau-Sein; Behindert-Sein, Mann-Sein *und* einen Migrationshintergrund haben etc.) Differenzkategorien auszeichnen, findet in den letzten Jahren vor allem in der sogenannten „Intersektionalitätsdebatte“ statt. Mit Intersektionalität sind nach Winker und Degele (2009) Wechselwirkungen zwischen Ungleichheitskategorien gemeint. Sie begreifen Intersektionalität als „kontextspezifische, gegenstandsbezogene und an sozialen Praxen ansetzende Wechselwirkungen ungleichheitsgenerierender Repräsentationen und Identitätskonstruktionen“ (ebd., S. 15). Methodisch entwickelten sie einen Mehrebenenansatz für die intersektionale Analyse sozialer Praxen. Da die in dieser Studie interviewten SpenderInnen und EmpfängerInnen jedoch alle aus einem ähnlichen sozialen und kulturellen Milieu kamen und der weißen Mittelschicht angehörten, schien die Durchführung einer speziell intersektionalen Analyse nicht notwendig. Zwar hatten Herr Weiss und Herr Carlsson einen Migrationshintergrund; jedoch schien dieser in den Interviews keinen zentralen Stellenwert zu besitzen oder zu gravierenden Ungleichheitserfahrungen beizutragen. Berücksichtigung in der vorgenommenen Positionierungsanalyse fanden aber die ineinander verwobenen Identitätspositionen. So gesehen könnte man auch statt der oben erwähnten *Gender-Positionierungsanalyse* von einer teilweisen *intersektionalen Positionierungsanalyse* sprechen, – auch wenn, wie eben erwähnt, in dieser Studie nicht vielfältige Ungleichheitskategorien wie Ethnie, soziale Schicht, Behinderung etc., sondern lediglich verschiedene Identitätspositionen im Hinblick auf ihre Relevanz für die Selbst- und Fremdpositionierungen als SpenderIn und EmpfängerIn untersucht wurden.

4. Empirischer Teil I: Fallvignetten

4.1 Fallvignetten und Spende-Empfangskonstellationen

In diesem Kapitel werden die einzelnen „Fälle“ und Spendekonstellationen zwischen den interviewten SpenderInnen und EmpfängerInnen in ihrer Spezifik und Psychodynamik vorgestellt. Gegenüber der ursprünglichen Dissertationsschrift wurde in diesem Kapitel die stärkste Kürzung vorgenommen. Im Sinne einer besseren Lesbarkeit wurden viele Interviewzitate gestrichen und die Fallvignietten insgesamt gekürzt. Das vorliegende Kapitel konzentriert sich nun vornehmlich auf die Selbstpositionierungen der SpenderInnen und EmpfängerInnen.

Die Falldarstellungen werden im Folgenden immer in der jeweiligen Spende-Empfangs-Dyade präsentiert, da nur so die je spezifische Spendekonstellation in ihrer Dynamik sichtbar werden kann. Die SpenderInnen-Interviews stellen den wichtigsten Pfeiler der Erhebung und der anschließenden Interpretation dar; denn die ursprüngliche Forschungsfrage nach den Spendemotivationen und den Entscheidungsprozessen betrifft im Wesentlichen die SpenderInnen. Methodisch bildeten die EmpfängerInnen-Interviews jedoch eine wertvolle Ergänzung zu den SpenderInnen-Interviews, da die dort auftauchenden Selbst- und Fremdpositionierungen die Schilderungen der SpenderInnen ergänzen, spiegeln oder kontrastieren. Auch die Beziehungsdynamik zwischen SpenderIn und EmpfängerIn kann reziprok besser verstanden werden.

Die nachfolgende Darstellung der einzelnen Fallvignietten folgt der Reihenfolge der Erhebung. Bei der Auswertung der einzelnen Fallanalysen standen folgende Aspekte der Selbstdarstellung im Fokus der Aufmerksamkeit:

- *Selbst- und Fremdpositionierungen* (nach Lucius-Hoene/Deppermann 2004);
- *Agency Konzepte*;
- *Erfüllungsfiguren und Katastrophenimaginationen* (nach Boothe 2011);
- *Psychodynamik zwischen spendender und empfangender Person*;
- *Entscheidungsprozesse* (primär bei den Spendenden);

- *Spendemotivationen* (nur bei den Spendenden) sowie die
- *Thematisierung von Geschlecht.*

Dieses Analyseprogramm fand nach Möglichkeit bei allen Interviews Anwendung. Allerdings erfolgte die Auswertung primär flexibel und fallbezogen, so dass nicht in jeder Fallbesprechung notwendigerweise alle Analyse-Kategorien berücksichtigt wurden. Bei den EmpfängerInnen-Interviews etwa stellte sich die Frage nach einer Entscheidungsfindung beziehungsweise der Beteiligung der EmpfängerInnen an der Entscheidung – von Ausnahmen abgesehen – häufig gar nicht, und die Frage nach der Spendemotivation betraf ohnehin nur die Spendenden.

Zur besseren Übersicht ist jeder Falldarstellung eine graphische Zusammenfassung mit den wichtigsten Stichpunkten zu dieser Spendekonstellation vorangestellt.

4.2 Herr Weiss und sein Sohn

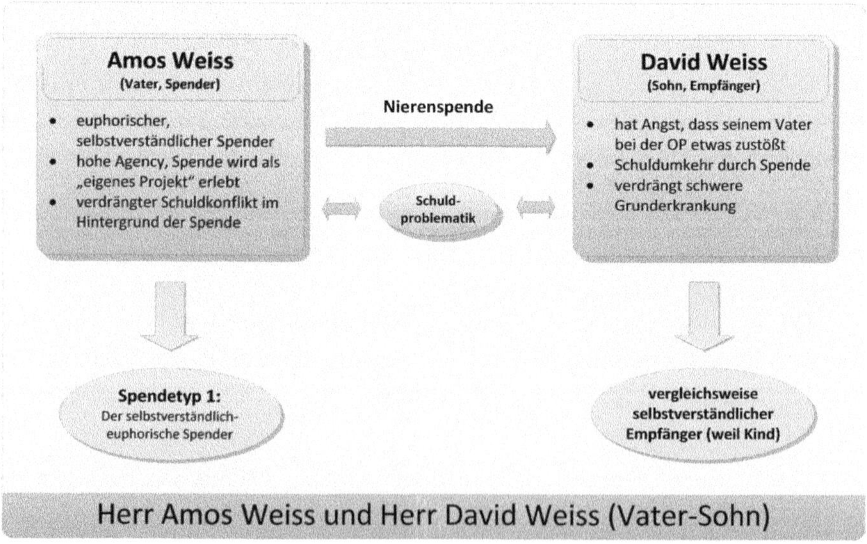

Abbildung 1: Übersicht Herr Amos Weiss und Herr David Weiss

4.1.1 Herr Amos Weiss (potentieller Spender und Vater von David Weiss)

Bei Herrn Weiss handelt es sich um einen zum Interviewzeitpunkt 58 Jahre alten mittelgroßen Mann. Er spricht Deutsch mit einem Akzent, weshalb zu vermuten steht, dass es in seiner Biographie einen Migrationshintergrund gibt. Auch seinen Militärdienst hat er in einem anderen Land geleistet. Leider wurde bei Herrn Weiss und seinem Sohn – den ersten Interviewpartnern dieses Samples – versäumt, am Ende des Interviews nach den biographischen Daten zu fragen. Insofern ist an biographischen Hintergrunddaten nur das bekannt, was Herr Weiss während seines Interviews selbst erzählt. Er lebt mit seiner Familie in einer großen bundesdeutschen Stadt und arbeitet in einem Museum. Nebenbei ist er noch in einem Sportverein engagiert, wo er die Gastronomie betreibt. Herr Weiss ist nach eigenen Angaben „rund um die Uhr“ beschäftigt und schläft an manchen Tagen nur wenige Stunden. Er ist verheiratet und hat neben seinem 24-jährigen nierenkranken Sohn noch eine 21-jährige Tochter. Seine Ehe – obwohl im Interview nicht explizit Thema – wird von Herrn Weiss als nicht besonders gut oder harmonisch beschrieben: Beide Ehepartner würden ihr eigenes Leben leben, und eine Kommunikation zwischen den Eheleuten finde nur noch sehr eingeschränkt statt. Herrn Weiss' Sohn, David, der potentielle Nierenempfänger, leidet seit frühester Kindheit an einem Harnleiterverschluss, der erst erkannt wurde, als die Nieren schon unwiderbringlich geschädigt waren. Zum Interviewzeitpunkt sind die Nierenwerte von David Weiss zwar noch stabil. Es ist jedoch absehbar, dass er in nicht allzu langer Zeit eine neue Niere benötigen wird oder an die Dialyse muss. Um dies zu verhindern, möchte sein Vater ihm eine Niere spenden.

Selbstpositionierungen:

Herr Weiss positioniert sich in seinem Interview als selbstverständlicher, spontaner und unambivalenter Spender „Ohne Wenn und Aber “, der bereit ist, für seine Kinder – in diesem Fall seinen Sohn – jederzeit einzustehen. Die Nierenspende macht er damit zu seiner ureigensten Angelegenheit. Die Betonung, wirklich jederzeit für seinen Sohn dazusein und eine Niere für ihn quasi als „Lebensversicherung“ stets bereit zu halten, findet sich durchgängig im gesamten Interview und wird von ihm gebetsmühlenartig wiederholt, wie die folgenden Zitate deutlich machen sollen:

`Da war'n Kinderklinik. Hh, Da hab ich schon gesagt, also äh wenn er (klopft auf den Tisch) äh mein Sohn eine (klopft erneut) Niere` braucht?, also ich steh zur Verfügung. Da ist(-) kein Wenn und Aber. **(384–387)**[1]

Also das is(-) eine SElbstversTÄNDlichkeit. **(531–532)**

Für mICH war's klA! Wie Amen in der Kirche. **(562)**

Und wenn ich noch Damit(-) noch jemand hElfen kann, Mein= und mein eigenen Sohn - mach ich das selbstverständlich. **(701–702)**

Ich sach selbstverstÄNdlich, dass ich das Mache. **(888)**

Für mIch WAR (-) (klopft auf den Tisch) „DU mACHst das=das ist kein Wenn und ABER mEHr. **(890–891)**

Bei MIR is es kEIN PROblEm. Also ICH(-) stEH daZU und sage IMmer JA(-) zu JEDer Zeit. WENN DU das möchtest und WENn das nicht klAPpen SOLlte, egal WIEso WARum WEShalb? Hast IMMer nOch MEIne NIEre. # I: mhm # Also ich bin IMMER noch für DICH! DA. Also das ist(-) solANge Ich LEBe. Äh das(-) DEIne gesicherte NIERe. Das war's. **(899–904)**

Spendemotivationen und Entscheidungsprozesse

Herr Weiss ist ein gutes Beispiel dafür, wie wichtig es in einer qualitativen Untersuchung sein kann, zwischen unbewussten und bewussten Spendemotiven zu unterscheiden. Auf der bewussten, rationalen Ebene gibt er als seine Spendemotivation an, dass er seinem Sohn den Gang an die Dialyse ersparen möchte:

Ich lass nICHt, dass er an die DIalIse. Das:s (--) hh, # I: mhm # versuch ich auf jEden FAll äh, wenn die MÖ:glichkeit besteht, sO das zu mAchen. Weil ich hab auch gesehen, die Leute, wie die aussehen, mit die Dialyse # I: mhm mhm # so ne PUckel und die sehen AUS, also hh, muss man hier alles aufschnE:Iden, und dann(-) nE will ich ein=w=will ich fir IHN das? Also(--) Ich mÖCHTE das nicht, dass er das HAT. Ja? Und äh der tritt ja och auf auf de Bühne und so weiter und wie sieht'n das AUs, wenn er die Hand? Also n=ne, # I: Mhm # da hab ich gesagt „Mein lIEber SOHn, wenn so weit is=sein sOLL (--) MACHen wa das? **(571–580)**

Außerdem betont er, dass er nicht zusehen könne, wie es seinem Sohn perspektivisch immer schlechter geht. Eine Spende hält er sowieso für eine Selbstverständlichkeit, wie unter anderem die oben angeführten Zitate deutlich machen.

Darin geht seine Spendemotivation jedoch vollständig auf: Im Hintergrund der Spende von Herrn Amos Weiss auf seinen Sohn steht ein zu

1 Bei dieser und den folgenden Zeichenangaben handelt es sich jeweils um die Zeilen im Transkript, denen das Zitat entnommen wurde.

vermutender, unbewusster Schuldkonflikt, der von ihm aber selbst nicht als solcher thematisiert wird: Herr Weiss führt seinen Sohn in der Eingangserzählung als ein Kind ein, bei dem die Ärzte versäumt hätten, rechtzeitig eine richtige Diagnose zu stellen. Deshalb seien seine Nieren nun unwiederbringlich geschädigt. Die Eingangserzählung von Herrn Weiss ist deshalb von so entscheidender Relevanz und lässt an einen unbewussten Schuldkonflikt denken, da hier offensichtliche Widersprüche unaufgelöst nebeneinander stehen gelassen werden. Auf die Frage der Interviewerin, wie es zu der Idee der Spende zwischen beiden gekommen ist, antwortet Herr Weiss:

IP: Eigentlich g:anz äh, ganz äh << lachend> einfach> Ich bin ein Vat=ich bin der Vater von ein KIND (--) der äh leider G:OTTES! sage ich noch mal lEIDER G:OTTES! die Kinderärztin versäumt hat, das R:ichtiges zu untersuchen. # I: Mh # Was mein ich damit? Ich mein damit, äh, eine wunderbare Kinderärztin gewesen, die Frau Doktor A. und äh, sie hatte denn immer, äh sie hatte da wie äh, ich sage einfach wie FabRIK! da drinnen, ja?, die Kinder denn sind rein und raus jekommen und die war immer denn fit und die war (-) wirklich sehr gut. Und mit vier oder fünf hat er angefangen zu sagen ‚AUA AUA'. Im Bauch. # I: Mh # Aber ‚AUA AUA' hat ich nichts reagiert, weil ‚AUA AUA' sagen alle Kinder ‚AUA AUA'. JA? Dann denken die, denn wenn es WEHtut, vielleicht BLÄ:Hungen, oder oder oder. Und das diese ‚AUA AUA' hat nicht mehr aufgehört bis so ungefähr acht oder neun?, ne? [...]

Das heißt die Klappe, die Klappen haben nicht funktioniert. Hätte man das als GANZ kleines Kind (-) mal einfach äh spie' also wirklich also(-) nur einfach durchge' äh mit nem Ultraschall durchgeche' äh durchgesehen wäre alles denn (-). So. War ein ganz kleiner Schnitt. Wär der Junge alles in Ordnung. Ja? (14–62)

In diesem Abschnitt wird das Ringen darum deutlich, in der eigenen Darstellung alles richtig gemacht zu haben. Wenn Herr Weiss nur die Unfähigkeit und Nachlässigkeit der Kinderärztin betont hätte, so würde sich dem Gegenüber womöglich die Frage stellen, wieso bei anhaltenden Beschwerden des Sohnes und einer gleichzeitigen Untätigkeit der Kinderärztin die Eltern nicht einfach eine andere Ärztin aufgesucht oder selbst einen Ultraschall veranlasst haben – zumal wenn in dieser Praxis ein Durchgangsverkehr wie in einer „Fabrik" geherrscht habe. Durch die Betonung der Tatsache, dass die Kinderärztin aber „wunderbar" und „sehr fit und gut" gewesen sei, macht Herr Weiss deutlich, dass er und seine Frau ihr Kind dort in guten Händen gewähnt hätten und sich als Eltern durch die Beschwichtigungen der Ärztin haben beruhigen lassen. Mit dieser Lesart im Hinterkopf erscheinen auch Herrn Weiss' überzeugend vorgetragene Selbstpositionierungen als aufopfernder und stets zur Spende bereiter Vater sinnvoll; denn es geht hier, so könnte man annehmen, ebenso um eine Handlung der Wiedergutmachung: Was damals an Eigeninitiative und Support der Eltern ihrem Sohn gegenüber möglicherweise versäumt worden ist, soll nun durch übergroßes Engagement in Bezug auf die Spende wieder gut gemacht werden.

Die Ärzte ham SchEIße! gebaut und ICH steh mit meine Niere dazu? <<klopft auf den Tisch>> mein Sohn solln mal wieder versU:chen gesund oder # I: Mhm # (-) etwas (-)lÄnger (-) zu halten im Leben. (194–197)

Diese Haltung zeigt sich auch in einer sehr hohen Agency in Bezug auf die Spende, die stellenweise überkompensatorische Züge annimmt, etwa wenn Herr Weiss an zwei Stellen im Interview fantasiert, seinem Sohn nicht nur eine, sondern am liebsten gleich zwei Nieren spenden zu wollen:

Sag ich, „bevor ich Abkratze", sag ich zu ihm, denn kriegst Du auch die zwEIte Niere". Und wenn es geht, ich weiß ja nicht ob das geht, jA? (lachend). „Dann kriegst Du auch die ZWEITE Niere, ne? Sollst Du NOCH mehr gesund sein. (364–367)

Der Professor O. meint zu mir „Äh da stELL'n Sie sich ma vor jetzt, Sie <<*dabei auf den Tisch klopfend*> unterschrEIben> und da geht das nach Amsterdam oder nach Den Hag oder weiß ICH, äh da irgendwo zum Spenderb=bank oder so, (-) und wir ham eine NIEre fir ihn. Sag ich „Naja gUT, dann nEHmen wa die" # I: mh mhm. # Is ja ich=ich bestEH nich druff, dass das wir äh also nun MEIne sEIn soll. # I: mhm # Ich äh wir nEHm das. Also wenn DAS nicht fUnktioniert, da hat er IMmer noch EIne. Das ist kein ProblEM. ODER ich geb' ihm die EIne TROTZdem auf de ANdere Seite. Wenn die MÖglichkeit bestEht, dann hat er zwei zwei Nieren, statt Oben, Und!. # I: mhm # Wenn es mÖGlich ist, wEIß ich nicht. Das(-) müssen die Pro=äh die Doktor. Is das denn überhaupt möglich? # I: hh, Ich # Was meinen Sie denn?
I: Ich glaube nicht. Ich glaube, man << *schmunzelnd* > kricht nur eine Niere…
IP: nicht zwei Nieren, ja?
I: …gespendet und(-) wenn dIE versAgt sozusAgen, eine neue…
IP: Ja, ja?
I: …aber ich….
IP: Also nicht zwEI? Kann man nicht zWEI ge?
I: Ich glaub's wirklich gar nicht=also hab ich noch NIE gehÖrt, aber ich (*lachen*)
IP: Ich SAge bloß, also
I: <<*lachend*> Ja >
IP: Bevor ich die bEIden äh mit im GrAb nehme, kann ich doch jemanden äh damit gut tun. (706–741)

Medizinisch ist es ausgeschlossen, jemandem zwei Nieren zu spenden, und auch die Interviewerin signalisiert durch ihr Lachen, dass sie Herrn Weiss' Überlegungen an dieser Stelle nicht wirklich ernst nimmt. Seine Fantasien über eine Doppelspende sind hier aber als Inszenierung gegenüber der Interviewerin zu verstehen, um die Selbstpositionierung als sehr überzeugter, unambivalenter und spontaner Spender mit einer hohen Spende-Agency noch überzeugender wirken zu lassen.

Herrn Weiss' Spendemotivationen müssen also auf einer manifesten Ebene betrachtet werden, in der es sinnvoll und angebracht erscheint, seinem Sohn in einer Notsituation zu helfen und ihm eine Lebensperspektive zu verschaffen. Auf einer latenten Ebene – so kann vermutet werden – strukturiert ein unbewusster Schuldkonflikt die Spendemotivation mit, was sich einzugestehen aber vermutlich zu schmerzhaft für Herrn Weiss wäre.

Da sich Herr Weiss als selbstverständlicher und unambivalenter Spender positioniert, finden sich entsprechend auch keine Erzählungen über einen Entscheidungsprozess. Ein Entscheidungsprozess würde bedeuten, die eigenen Ambivalenzen sichtbar zu machen und reflektieren zu können, was bei Herrn Weiss nicht der Fall ist.

4.2.2 David Weiss (Empfänger und Sohn von Herrn Weiss)

4.2.2.1 Kurzporträt

Bei David Weiss handelt es sich um den 24-jährigen Sohn von Herrn Weiss. Er ist ein mittelgroßer und schlanker junger Mann. Er lebt in derselben bundesdeutschen Stadt wie sein Vater in einer eigenen kleinen Wohnung. Zum Zeitpunkt des Interviews hat Herr Weiss keinen festen Beruf, sondern ist in verschiedenen Jobs, unter anderem als Darsteller in Fernsehproduktionen, engagiert. Außerdem spielt er in einer Band.

David Weiss macht seinen Eltern für ihr damaliges Verhalten in Bezug auf seine Erkrankung keine Vorwürfe, sondern platziert die Schuldfrage ebenso wie sein Vater bei der damaligen Kinderärztin. Das Interview mit David Weiss ist bedeutend kürzer als das mit seinem Vater und weist einen deutlich geringeren narrativen Gesamtduktus auf. Es ergänzt das Interview von Herrn Amos Weiss um die Sicht des potentiellen Empfängers und Sohnes, steht an einigen Stellen allerdings auch im Widerspruch zu der Erzählung seines Vaters: So wird hier ein stärkeres Engagement der

Mutter in Bezug auf die untätige Kinderärztin geschildert. Ansonsten positioniert Herr Weiss seine Mutter als jemanden, die seine Erkrankung in bemerkenswerter Weise verleugnet. Der im Interview mit Herrn Weiss' Vater aufgezeigte Schuldkonflikt zeigt sich auch im Interview mit David Weiss, allerdings in einer paradoxen Verkehrung: Hier ist er derjenige, der Angst hat, schuldig an seinem Vater zu werden, wenn dieser sich in David Weiss' Fantasie nach der anstehenden Operation nicht genug schont und dadurch möglicherweise Komplikationen erleiden könnte. Außerdem geht Herr Weiss davon aus, dass Menschen durch eine Nierenspende generell krank gemacht werden:

Ich hab nen bisschen Angst davor, dass mein Vater sich nich AUsruht. # I: mhm # Weil er is son hektischer Mensch, der so'n arbeiten muss und(-) und was schaffen muss und (-)so was. # I: mhm mhm # Ähm, da hab ich ein bisschen Schiss vor, dass er, also er muss sich ja drei Monate (h,) hm ausruhen und # I: mhm mhm # auf sich aufpassen, aber das soweit ich=ich ihn kenne, wird er das nicht tun. (174–180)

Ich weiß es nich, es ist halt schon äh, (4 sek). Es ist ja(-) halt schonn so, dass man: M=M=Menschen, die(-) die(-) die dann spenden, dass man sie krank macht. Es is halt(-), ja also was heißt krANK macht? Aber(-) man(-), sie werden operiert, es gibt so viele Menschen, die OH gott, OPERATION. Um GOTTES wILLEN. # I: mhm # h, und äh, ich glaub das(3 sek) ich glaub das äh(-) hält dAvon ganz schön ab irgendwie, also. (529–535)

In dieser Selbstpositionierung ist Herr Weiss also im ungünstigsten Falle derjenige, der schuldig an seinem Vater wird, weil dieser sich seinetwegen einer Operation unterziehen muss und sich womöglich im Anschluss nicht genug schonen wird. Allerdings sind diese Bedenken bei ihm nicht so stark, dass er deswegen der Spende ablehnend gegenübersteht. Er positioniert sich als Sohn im Wissen darum, dass es ein Stück weit „normal" sei, dass Eltern wollen, dass es ihren Kindern gut geht. Dies würde in seiner Vorstellung auch eine Lebendnierenspende miteinschließen. Aus diesem Grund wurde Herr Weiss auch den EmpfängerInnen zugeordnet, die – als Kinder – vergleichsweise selbstverständlich mit diesem Geschenk umgehen und dieses gut annehmen können.

4.3 Herr und Frau Münsterberg

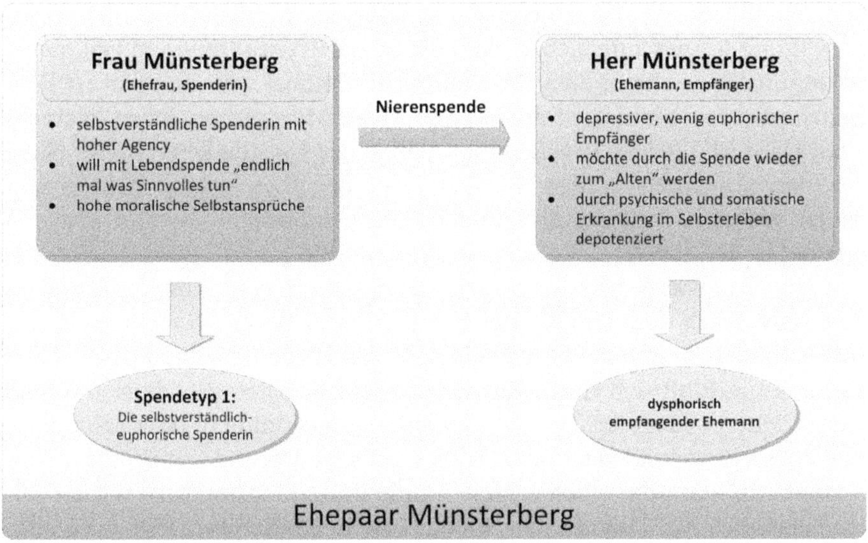

Abbildung 2: Übersicht Ehepaar Münsterberg

4.3.1 Frau Münsterberg: (Spenderin und Ehefrau von Herrn Münsterberg)

4.3.1.1 Kurzporträt

Bei Frau Münsterberg handelt es sich um eine zum Interviewzeitpunkt 55-jährige Frau. Sie hat zunächst in der Verwaltung gelernt und anschließend Betriebswirtschaft studiert. Ihr Studium hat sie aufgrund der Geburt ihrer drei Kinder nicht beendet und war lange als Hausfrau und Erzieherin der gemeinsamen Kinder tätig. In dieser Zeit hat sie ihre Back- und Kochfertigkeiten perfektioniert. Nebenbei war sie in der Kommunalpolitik für eine Partei tätig. Wenige Jahre nach der Wende sind Herr und Frau Münsterberg von einem westdeutschen Bundesland in ein ostdeutsches Bundesland umgezogen. Frau Münsterberg wollte in dem neuen Heimatort ein Café eröffnen und sich damit selbständig machen. Nachdem sie aber aufgefordert worden sei, in ihrem neuen Ort als Bürgermeisterin zu kandidieren und sie diese Wahl überraschend für sich entscheiden konnte, war sie von 1994 bis 2002 Bürgermeisterin dort. Nachdem sie diesen Posten nach einer neuerlichen Wahl dann 2002 verloren hatte, verwirklichte Frau Münsterberg für kurze Zeit ihren lang gehegten Wunsch, in ihrem Wohnort ein Café zu eröffnen. Diese Idee hat sie jedoch nach nur sechs Wochen aus finanziellen Überlegungen heraus und nach sorgfältiger Kosten-Nutzen-Abwägung wieder aufgegeben, weil die Sozialstruktur in ihrem Heimatort so ungünstig erschien, dass ihr Café nicht rentabel war. Seitdem ist Frau Münsterberg wieder Hausfrau. Herr und Frau Münsterberg leben in einem alten Haus, die beiden erwachsenen Söhne der Familie leben in der Nähe der Eltern in einem zweiten Haus, da beide beruflich bislang nicht in dem neuen Wohnort Fuss fassen konnten. Die gemeinsame Tochter lebt und arbeitet in der Schweiz.

Herr Münsterberg ist schon seit vielen Jahren nierenkrank und zudem depressiv. Nach dem Umzug der Familie hat er beruflich nicht mehr zurückgefunden. Durch die Gleichzeitigkeit von körperlicher und psychischer Erkrankung fühlt sich Herr Münsterberg sehr belastet. Aus diesem Grund war schon vor längerer Zeit der Gedanke aufgekommen, dass seine Frau ihm ein Organ spenden könnte. Da dies jedoch aufgrund von Blutgruppeninkompatibilität unmöglich schien, wurde diese Idee zunächst wieder fallen gelassen[2]. Auf Drängen der Tochter, die in der Schweiz lebt, erkundigte sich das Ehepaar Münsterberg bei den ÄrztInnen schließlich doch nach den Möglichkeiten einer Cross-over-Transplantation, und ein junger engagierter Arzt brachte beide dann tatsächlich mit einem anderen Ehepaar in Verbindung, bei dem die Frau ihrem Mann ebenfalls eine Niere spenden wollte, aber nicht konnte. „Über Kreuz“ wurde eine Organspende schließlich möglich. Nun möchten beide Ehefrauen für den jeweils anderen Ehepartner eine Niere spenden.

4.3.1.2 Selbstpositionierungen als Spenderin

Bei Frau Münsterberg dominiert die Selbstpositionierung als engagierte und willige Spenderin, die jedoch zu Beginn dieses Prozesses aufgrund der nicht passenden Blutgruppen zunächst in ihrem Engagement ausgebremst wurde. Erst die Informationen durch die in der Schweiz lebende

2 Mittlerweile sind blutgruppeninkompatible Organspenden medizinisch möglich und werden – gar nicht so selten – durchgeführt. Zum Interviewzeitpunkt war dies noch nicht der Fall bzw. das Verfahren war gerade ganz neu, so dass es für das Ehepaar Münsterberg noch nicht in Frage gekommen ist. Blutgruppeninkompatible Organspenden sind vom Ergebnis her allerdings weniger erfolgreich als Spenden zwischen kompatiblen Blutgruppen.

Tochter über die Möglichkeiten einer Cross-over-Spende sowie das Zusammentreffen mit einem jungen, engagierten Arzt lassen eine Lebendspende für Frau Münsterberg wieder als realistische Möglichkeit erscheinen, die bei ihr „wie'n Korn auf fruchtbaren Boden" fiel, eine entsprechende Agency auslöste und dieses „Projekt" vorantreiben liess. Frau Münsterberg schildert sich selbst in ihrer Erzählung damit in gewisser Weise in einer Vorreiterinnen-Position; denn das Verfahren einer Cross-over-Spende ist in Deutschland nicht stark verbreitet und rechtlich noch umstritten. Somit beschreitet das Ehepaar Münsterberg gemeinsam mit dem jungen, fortschrittlichen Arzt neues Terrain. Dabei achtet Frau Münsterberg in ihrer Selbstpositionierung darauf, sich als jemand zu präsentieren, dem es wichtig ist, dass bei diesem Prozedere alles mit rechten Dingen zugehe und niemand unter Druck gesetzt werde oder gar finanzielle Mittel fließen würden. Zu vermuten steht hier, dass sich Frau Münsterberg nicht zuletzt in dieser Weise als rechtschaffende Patientin positioniert, da das Verfahren einer Überkreuz-Spende streng genommen gegen das Transplantationsgesetz verstößt, das nur Verwandte ersten und zweiten Grades bzw. Personen als SpenderInnen zulässt, die den künftigen EmpfängerInnen in offenkundiger Weise persönlich nahe stehen. Dies ist bei einer zweckgebundenen Konstellation, wie es die Cross-Over-Spende darstellt, zunächst einmal nicht der Fall.

Frau Münsterbergs Selbstpositionierungen als in weiten Teilen erfolgreiche Frau, die ihre Vorstellungen und Wünsche in die Tat umzusetzen weiß, korrespondieren mit ihrem Selbsterleben als engagierte Spenderin mit einer hohen Ich-Agency, die ihr Projekt der Lebendspende, das sie für etwas äußerst Sinnvolles erachtet und welches im besten Falle auch noch von Erfolg gekrönt sein wird, letztendlich gegen viele Widerstände in die Tat umzusetzen weiß. Die eigene Spende wird von Frau Münsterberg dabei nicht als „Opfer" oder wenn, dann nur als ein sehr kleines Opfer betrachtet, das es nach reiflicher Kosten-Nutzen-Abwägung in jedem Falle zu bringen gelte, um zum einen selbst in den Genuss einer besseren Lebensqualität zu gelangen und zum anderen drei weiteren Menschen auf diesem Weg zu helfen. Damit befindet sich Frau Münsterberg in Übereinstimmung mit ihrem Ich-Ideal und ihren eigenen moralischen Norm- und Wertvorstellungen. Sie wird in ihrer Phantasie zum Vorbild für andere.

Als Kontrast zu ihrer Selbstpositionierung wird der eigene Ehemann in der Fremdpositionierung als ein durch seine Erkrankung depotenzierter und zusätzlich noch psychisch belasteter Mensch dargestellt, der den Anforderungen des Alltags und des Familienlebens so gut wie nicht mehr gewachsen ist. Die eigene Potenz und der depotenzierte Ehemann werden von ihr in ironisch-distanzierter Weise beschrieben:

Ähm man=man MERKTe schon so wie' - wir ham damals immer mit äh unsern KINDern so BERGwanderungen gemacht - dass er so in' im GeBIRGe oben und bei ANstrengungen schon SCHWIERig-keiten hatte. Also ich war mit den Kindern immer vorneWEG und ganz OBen und er kam immer son bisschen hintergeKEUCHT. (271–275)

4.3.1.3 Spendemotivationen

Frau Münsterberg begründet ihre Spendemotivation zunächst mit der medizinischen Möglichkeit, einen solchen Eingriff überhaupt durchführen zu können, sowie ihrem Vertrauen in die Medizin und Wissenschaft. Des Weiteren führt Frau Münsterberg an, dass eine solche Erkrankung nie nur einen Patienten alleine, sondern immer auch seine gesamte Familie mitbetreffen würde. Sie argumentiert weniger im Sinne einer Rollenidentitätslogik, nach der sie als Ehefrau zu einer solchen Spende verpflichtet sei, sondern es sind vielmehr selbstbezogene Gründe, die zu Ihrer Entscheidung zu spenden beigetragen hätten. Neben den selbstbezogenen Motiven in Form einer besseren Lebensqualität für sich und ihren Partner sind es letztlich Argumente und Überlegungen der Logik und der Moral, die zu Frau Münsterbergs Spendeentschluss führen: Sie führt an, dass man speziell mit dem Verfahren der Cross-over-Spende in der Lage sei, vier Menschen „ja dann am Ende doch'n stückweit glücklicher zu machen und ihnen auch wieder ne Lebensqualität zu geben'". Außerdem bezieht sie sich stark auf die Aussicht und ihre Fantasie, mit der Lebendnierenspende im Sinne eigener Ideale und Wertvorstellungen zu handeln und nicht nur darüber zu reden:

Dann is doch das, was ich mache wirklich äh ein=eine SINNvolle Sache. Dann äh' und mit dem Wissen, dass es' dass die Ärzte heute schon so GUT äh ihr Handwerk verstehen und ähm das alles dann so ähm mh auch von ErFOLG gekrönt sein kann, wenn alles GUTgeht. Ja, dann hat man wenigstens WIRKlich mal ne gute TAT getan (lacht kurz amüsiert) # I: (ebenfalls) # und REDet nich immer nur drüber. Ich meine, ich find' fand schon immer BLÖDe ähm an=an GREENpeace zu spenden und=und vor der Haustür äh HerbiZIDe zu versprühen # I: mh mh # ja? Oder=Oder n AUTo zu fahren, was=was ÖLflecken hinterlässt # I: mh # äh aufm Parkplatz. Das fand ich schon IMMer behämmert. Und da hat man doch dann wirklich mal was' was äh SINNvolles getan (-). (847–859)

4.3.1.4 Entscheidungsprozesse

Hinsichtlich der Darstellung der eigenen Entscheidungsprozesse ist zunächst zu konstatieren, dass von Frau Münsterberg – trotz hoher narrativer Kompetenz – keine Entscheidungsprozesse berichtet werden; allerdings nicht, weil Frau Münsterberg dazu nicht in der Lage wäre, sondern vermutlich weil ihrem Erleben nach keine solchen stattgefunden haben. Vor dem Hintergrund der Tatsache, dass Frau Münsterberg immer wieder – wenn auch weniger normativ als andere InterviewpartnerInnen – die starke eigene Spendeüberzeugung anführt, darf es nicht verwundern, dass differenzierte Entscheidungsprozesse in ihrem Erleben nicht stattgefunden haben. Stattdessen präsentiert sie sich als sichere Spenderin, deren Entscheidung sich über die Jahre und mit wachsendem Wissen in keiner Weise verändert hat, sondern stabil geblieben ist.

4.3.2 Herr Münsterberg

4.3.2.1 Kurzporträt

Bei Herrn Münsterberg handelt es sich um einen zum Interviewzeitpunkt 58-jährigen mittelgroßen bis kleineren Mann mit graumelliertem Haar und einer unauffälligen äußeren Erscheinung. Herr Münsterberg hat zunächst die mittlere Reife gemacht, dann aber noch die Hochschulreife nachgeholt, Physik studiert und schließlich seinen Abschluss als Diplom-Physiker erreicht. Er hat lange Jahre als Lehrer gearbeitet, zum Interviewzeitpunkt ist er berentet. Während des gesamten Interviews spricht Herr Münsterberg sehr bedächtig und langsam, macht lange Pausen und denkt zwischendurch nach. Der Interviewerin erscheint Herr Münsterberg bedrückt.

4.3.2.2 Selbstpositionierungen als doppelt kranker Patient

Herr Münsterberg positioniert sich selbst als ein bedürftiger, leidender Empfänger, der sich in der unglücklichen Situation befindet, doppelt krank zu sein: körperlich krank durch die zugrunde liegende Autoimmunerkrankung, die seine Niere unwiederbringlich zuerstört hat, und psychisch krank – vermutlich depressiv –, wobei sich beide Zustände auch gegenseitig bedingen. In Bezug auf die anstehende Spende behauptet er von sich selbst, „keine Wahl“ zu haben. Eine Nierenspende sei für ihn die einzige Option, mit der sich sein Zustand dauerhaft bessern könnte. Aus diesem Grund ist Herr Münsterberg auch beinahe der Versuchung erlegen, ein Spendeangebot einer jungen Verwandten anzunehmen, bei dem er jedoch ein ungutes Gefühl gehabt und sich letztendlich verpflichtet gefühlt hätte, eine finanzielle Entlohnung zu zahlen. Auch mit der anvisierten Spende seiner Frau hat Herr Münsterberg anfangs Probleme. Das von ihm empfundene ohnehin große Ungleichgewicht in der Beziehung zu seiner Frau im Hinblick auf das Geben und Nehmen wird sich durch die Spende seiner Frau zweifelsohne noch einmal verstärken. Am „gerechtesten" hätte es Herr Münsterberg gefunden, wenn jemand von seinen Eltern ihm eine Niere hätte spenden können; denn seine Eltern seien ihm – so sein Empfinden – aufgrund ihrer zweifelhaften Erziehungsmethoden in der Kindheit noch einiges schuldig geblieben. Hier hätte sich das Problem von Geben und Nehmen für ihn folglich weniger gestellt.

Zwischenzeitlich hat sich Herr Münsterberg jedoch mit dem Spendeangebot seiner Frau angefreundet und dies trotz bestehender Schuldgefühle und Ängste, ob denn auch alles gut gehen werde, angenommen. Er beruhigt seine Zweifel damit, dass er sich (wie viele andere EmpfängerInnen) in seiner Fantasie an die Stelle der Spenderin setzt und somit einen imaginären Ausgleich erzielt.

4.3.2.3 Fremdpositionierung der Frau und Spenderin

Die Fremdpositionierung seiner Frau durch Herrn Münsterberg imponiert in erster Linie durch eine Auslassung beziehungsweise eine Fehlleistung seinerseits ganz zu Beginn des Interviews: Während sich Frau Münsterberg selbst als engagierte und willige Spenderin positioniert hatte, der es wichtig war, dass sie die Erste gewesen ist, die ihrem Mann dieses Angebot gemacht habe, findet sich bei Herrn Münsterberg zunächst eine ganz andere Reihenfolge, nach der seine Frau erst an vierter Stelle der sich ihm anbietenden SpenderInnen genannt wird:

`Und das war also circa im Jahr zweitausendZWEI=ja=ZWEI ja tausend' zweitausendzwei wurde ich diaLYSEpflichtig. Und ähm (-) naja n=n da wurden erstmal sämtliche VerWANDTen abgeklappert und als ERSTes stellte sich mein VADDer äh zur Verfügung. Der sachte, ja, das würde er MACHEN` (19–23)

`Äh als NÄCHSTes stellte sich denn meine MUTTer zur Verfügung.` (29–30)

`Und äh DANN hat noch mal eine CouSINe von mir' (...) DIE hat sich zur VerFÜGung gestellt, die wollte mir ne NIERe spenden.` (36–40)

Nach dieser Aufzählung von Herrn Münsterberg käme seine Frau erst an vierter Stelle der sich ihm anbietenden SpenderInnen. Dieser Widerspruch gegenüber der Erzählung seiner Frau löst sich erst mit fortschreitender Eingangserzählung auf, als Herr Münsterberg in der Chronologie der Ereignisse die eigene Auslassung des Spendeangebots seiner Frau bemerkt und dies selbst als Fehlleistung, nämlich sein Vergessen, kennzeichnet:

> Und jez hab ich allerdings eine WICHTige Sache zu Anfang verGESSen zu sagen. Und zwar hatte meine Frau natürlich sich AUCH DAmals schon bereit erklärt, auch ne Niere zu spenden, aber dis ging auch wegen der BLUTgruppe nich. (123–126)

Seine Frau wird von Herrn Münsterberg als eine aktive und engagierte Spenderin dargestellt, die eine ausreichende Hartnäckigkeit mitbringt, der Möglichkeit einer Überkreuzspende immer wieder nachzuspüren und die sich auch in dieser Konstellation – als Spenderin für einen fremden Mann nämlich – zur Verfügung stellt, um ihm zu helfen. Die Aktivität und *Agency* verortet Herr Münsterberg dabei eindeutig auf Seiten seiner Frau: Sie ist diejenige, die ihn als kranken Ehemann versorgt, sich um ihn kümmert und ihm Lasten von den Schultern nimmt. Herr Münsterberg lässt dabei eine gewisse Bewunderung, wenn nicht gar Idealisierung seiner Frau gegenüber erkennen, wenn er sich lobend über ihre Fähigkeiten äußert, die – so können wir vermuten – in Kontrast zu seinen eigenen Fähigkeiten stehen. Die Spende seiner Frau sieht Herr Münsterberg als eine „Direktspende" an. Die Beteiligung eines anderen Ehepaares und der Umstand, dass seine Frau einem anderen Mann ihre Niere spenden wird, sei für ihn lediglich ein „formaler Akt", der es ermöglichen werde, dass er selbst auch eine Niere bekomme. Er selbst würde nach der Spende, so seine Fantasie, sehr wohl das Gefühl haben, im übertragenen Sinne die Niere seiner Frau in sich zu tragen.

Die Spendemotivation seiner Frau sieht Herr Münsterberg in ihrem Familiensinn begründet und dem Anspruch, ihm als einer geliebten Person zu helfen. Außerdem – so seine Fantasie – würde sie die Hoffnung hegen, dass er nach einer gelungenen Transplantation wieder zu dem Menschen werde, den sie kenne und der er früher, vor seinen Erkrankungen, gewesen sei.

4.3.3 Psychodynamik dieser Spendekonstellation: orale Kollussion

Die Psychodynamik zwischen Herrn und Frau Münsterberg kann nach Jürg Willi (1975) als eine orale Kollusion zwischen Pflegling und pflegender Person (Mutter) beschrieben werden: Demzufolge möchte der Partner in der Position des Pfleglings – in diesem Falle Herr Münsterberg –

> [...] in der Beziehung passiv seine oralen Bedürfnisse befriedigt haben. Er wünscht, beim Partner aufgehoben zu sein und sich von ihm umsorgen und pflegen zu lassen. Er leidet unter der Angst, der Partner könnte auf längere Sicht in seiner pflegerischen Zuwendung erlahmen. Selbst will er keine spendenden Mutterfunktionen ausüben, weil er wegen frühkindlicher Frustrationen oder Verwöhnung einen Anspruch auf regressives Nachholen oder Wiederholen stellt, aber auch fürchtet, sich dabei ähnlich wie seine ‚schlechte' Mutter zu verhalten (Mutter als internalisiertes schlechtes Objekt). Die für sich selbst abgelehnten Mutterfunktionen werden in idealisierter Weise in den Partner verlegt, der dem Bild einer spendenden Idealmutter zu entsprechen hat (ebd. S. 97–98).

Im Falle von Herrn und Frau Münsterberg ist dies sogar eine ganz real spendende Idealmutter. Wie sehr dieses Muster zutrifft, wird auch dadurch deutlich, dass sich Herr Münsterberg zu Beginn des Interviews eigentlich eine Spende seiner Eltern wünscht, die seinem Erleben nach bei ihm etwas gutzumachen hätten. Seine regressiven und oralen Wünsche sind eigentlich auf die Eltern gerichtet und nicht primär auf seine Frau. Allerdings stand auch diese immer schon in einer Versorgungsposition ihrem Mann gegenüber. Da seine Eltern aber jene Kompensations- und Versorgungsrolle ihm gegenüber nicht einnehmen können, lässt er sich unter diesen „besonderen" Umständen auf eine von ihm als zwiespältig betrachtete orale Versorgungssituation durch seine Frau ein.

Herr Münsterberg schildert sich selbst als jemanden, der einerseits diese Fürsorgetätigkeiten seiner Frau gerne in Anspruch nimmt und sie dafür auch ein Stück weit idealisiert; jedoch gibt es auch die Seite, dass er dadurch in eine Abhängigkeitsposition gerät, seine ständige Dankesverpflichtung ihm zu viel wird und er letztlich dadurch als Mann depotenziert wird. Der Partner in der Pflege- bzw. Mutterposition dagegen sucht nach Willi

> [...] in der Beziehung die Aufgabe, jemanden zu retten, zu pflegen und zu umsorgen. Er steht unter der Angst, der Partner könnte ihn als Pfleger plötzlich nicht mehr benötigen oder ihm die dankbare Anerkennung versagen. Er wehrt ängstlich eigene orale Bedürfnisse und Ansprüche ab. Beide erfahren bei der Partnerwahl einen wesentlichen Selbstwertzuwachs: Der „Pflegling" durch das hohe Maß an Zuwendung, die er erfährt; die „Mutter" durch die pflegerische Aufgabe, die ihr ein klar definiertes Selbstbild vermittelt (a. a. O., S. 98).

Nach Willi entsteht somit ein Interaktionszirkel, bei dem der eine Part (der des Pfleglings) nur so bedürftig sein kann, weil der andere Part (der pflegenden Person) so fürsorglich ist und umgekehrt. In dieser gemeinsamen oralen Fixierung vollziehe der Pflegling eine orale Regression, die pflegende Person eine orale Progression, die interdependent seien (ebd.). Dass Frau Münsterberg starke orale Versorgungswünsche hat, wird auch daran deutlich, dass sie ja eigentlich nach Ort A gekommen ist, um ein Café aufzumachen. Nachdem sie aufgrund von moralischer Selbstverantwortung und realisierten phallischen Wünschen von diesem Konzept abgekommen ist und ihre pflegerischen Tätigkeiten zu Hause für mehr als zehn Jahre eingestellt hat, dekompensiert daheim der Mann zusehends, und der Sohn verfällt zeitweise der Drogen- und Alkoholsucht. Erst nach ihrer Abwahl als Bürgermeisterin kann sich Frau Münsterberg wieder ihren oralen Versorgungsaufgaben widmen, indem sie die Idee des Cafés realisiert und die Bewohner von Ort A fortan – auch wenn leider nur für kurze Dauer – mit selbstgebackenem Kuchen versorgt.

4.4 Frau Meinecke und Herr und Frau Walter

4.4.1 Frau Meinecke (Schwester und 1. Spenderin von Frau Walter)

4.4.1.1 Kurzporträt

Bei Frau Meinecke handelt es sich um eine zum Interviewzeitpunkt 58-jährige Frau. Sie ist das jüngste von insgesamt vier Geschwistern: Die älteren Brüder waren Zwillinge. Ein Zwilling ist bereits im Alter von anderthalb Jahren an einer Mittelohrentzündung und einer anschließenden Sepsis gestorben. Der andere Bruder hat sich im Alter von 28 Jahren das Leben genommen. Er sei – ebenso wie Frau Meinecke – manisch-depressiv gewesen. Knapp 10 Jahre lang war Frau Meinecke verheiratet. Sie war lange als Grundschullehrerin tätig, bis sie aufgrund ihrer psychischen Erkrankung frühzeitig berentet wurde. Frau Meinecke ist trockene Alkoholikerin und leidet unter einer bipolaren Störung, gegen die sie Medikamente einnimmt. Sie ist geschieden und lebt derzeit alleine mit ihrem Hund in einem ruhigen Wohnviertel einer großen bundesdeutschen Stadt. Vor ca. acht Jahren vom Interviewzeitpunkt aus gesehen (1998) hat Frau Meinecke ihrer älteren Schwester Frau Walter eine Niere gespendet.

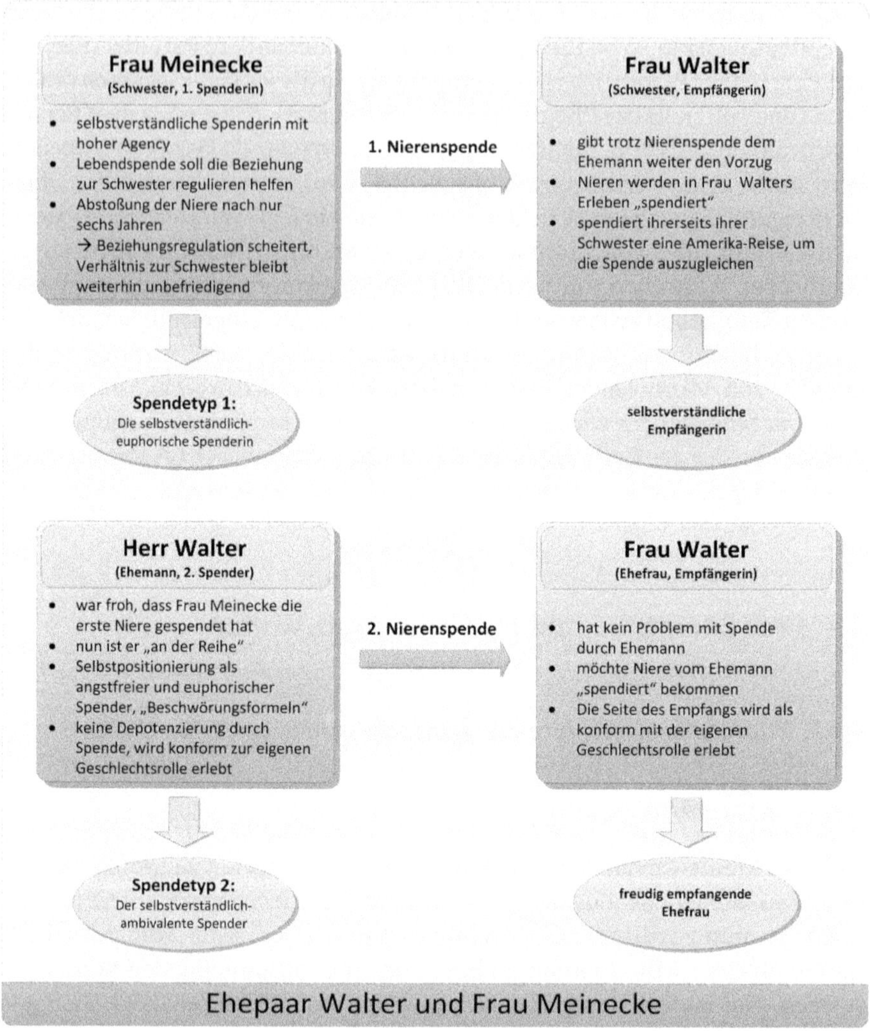

Abbildung 3: Übersicht Ehepaar Walter und Frau Meinecke

Neben Frau Meinecke wäre damals auch der Mann ihrer Schwester, Herr Walter, als Spender in Frage gekommen, jedoch hat Frau Meinecke die Niere gespendet; zum einen, weil dies ihr großer Wunsch gewesen wäre, zum anderen, weil Herr Walter sich zum Thema Organspende nicht mehr geäußert hätte. Nur sechs Jahre nach der Transplantation kommt es nach einer Virusinfektion bei Frau Walter zum Organversagen der Niere und

Frau Walter wird wieder dialysepflichtig. Frau Meinecke macht dieser Verlust sehr zu schaffen, wie sie im Interview erzählt. Sie bittet den zuständigen Professor daraufhin um ein Gespräch, was ihr auch gewährt wird und in dem sie sich „gesehen“ fühlt. Da ihre Schwester nun wieder dialysepflichtig ist, möchte nun in einem zweiten Anlauf deren Ehemann Herr Walter ihr ein Organ spenden.

4.4.1.2 Selbstpositionierungen

Frau Meinecke positioniert sich in diesem Interview als aktive und sehr engagierte bis euphorische Spenderin. Sie wäre diejenige gewesen, die zuallererst die Idee zur Nierenspende entwickelt habe – lange bevor ein solcher Eingriff zu einer Routineoperation in Deutschland wurde. Mit der langen Vorgeschichte der Transplantation reklamiert Frau Meinecke gleichsam eine Art Urheberinanspruch auf die Idee der Lebendnierenspende für ihre Schwester, auch wenn diese Idee, wie sie an anderer Stelle einräumt, ebenfalls ihrem Schwager gekommen wäre. Ihrem Schwager wirft Frau Meinecke vor, vorzeitig und ohne Rücksprache mit ihr aus der ursprünglichen „Spendegemeinschaft“ ausgestiegen zu sein, die von Frau Meinecke zunächst als ein „gemeinsames Projekt“ unter ihrer Führung fantasiert und erhofft wurde. Allerdings – das machen die folgenden Interviewzitate deutlich – wäre Frau Meinecke auch enttäuscht gewesen, wenn es nicht sie gewesen wäre, sondern der Schwager, der der Schwester eine Niere gespendet hätte. Die Idee zur Spende, das reklamiert sie, wäre ihre Idee gewesen:

Also, ich glaub, ich hätte mir (-) dis auch nich ausreden lassen. Ich WOLLTE! (159–160)

Ich wollte ja. Dis=dis spür ich noch wie heute. Ähm, ich wär auch enttäuscht gewesen, wenn er zuerst (-) gespendet hätte # I: (etwas fragend) mhm? # Ja. Wär ich gewesen. (610–612)

IP: Ich möcht SO GERNE was für meine Schwester tun, ja! Das war MEINE IDEE. Und SO LANGE. Also ich hätt's hingenommen, wenn die Werte nicht gestimmt hätten. Bleibt mir ja nischt anderes übrig. (643–645)

Also vielleicht sehe ich da nur mich (-) und ich WILL. Könnte mir auch gar nicht vorstellen, war auch gar nicht so dass er so wollte, er wollte ja erst jetzt. # I: mhm # (5 sek) Also ich denke schon, dass war so mein (-) mein WILLe, ja (653–657)

Ich hab nen starken WILLEN gehabt, ich WOLLTE, ich will nicht, dass sie stirbt (666–667)

Frau Meinecke präsentiert sich hier als eine Spenderin mit einer *starken Ich-Agency*, die ihre Idee der Spende und ihren dringenden Spendewunsch für die Schwester engagiert vorantreibt und schließlich verwirklicht.

Bei Frau Meinecke finden sich interessanterweise zwei auf den ersten Blick widersprüchliche Selbstpositionierungen hinsichtlich des Stellenwerts ihrer Spende und der damit für sie verbundenen Einschränkungen:

Da gibt es zunächst die Selbstpositionierung als selbstverständliche Spenderin, die ihre Spende so darstellt, als wäre es keine großartige Sache gewesen und die sogar noch im Stande ist, die positiven Nebeneffekte der Organentnahme für sich zu erwähnen, nämlich, dass sie nun weniger Medikamente einnehmen müsse als vorher. Mit ihrem Plädoyer für einen selbstverständlicheren Umgang mit der Lebendnierenspende erreicht sie nach außen die Selbstdarstellung als mutige und tapfere Spenderin, die ein moralisches Vorbild für viele andere sein kann.
Diesen Darstellungen der Selbstverständlichkeit folgt einige Seiten später im Transkript die Schilderung des Verlustes ihres Organs und der Bedeutung dieses Verlusts für Frau Meinecke. Nachdem die Interviewerin von Frau Meinecke wissen wollte, ob sie es wieder tun würde, bejaht Frau Meinecke dies stark, schildert aber im Anschluss daran ihr starkes Verlusterleben in plastischen Bildern: Sie spricht von einem „großen Loch“, von einer Unvollständigkeit („Aua, da jetzt da fehlt was, ne“), und sie vergleicht den Verlust ihrer Niere mit dem eines kleinen Fingers.

Und ja ich würde es immer wieder tun aber es geht ja nicht, und (--) ich erzähl viel ich trag viel raus über solche Sachen und weil ich gute Erfahrungen gemacht hab und (-) I: mhm # würde JEDEM anbieten hierherzukommen oder sich mit mir zu treffen ähm über Lebendspende zu reden # I: mhm # und was man dann tun kann für sich und auch SOLLTE, denn es ist ein VerLUST. Es ist wirklich(-)ein(-) VERLUST. Erstmal. # I: mhm # Und das hier ist auch GANZ großes Loch dann. Jetzt nicht mehr. Aber(-) Rein von der mentalen Ebene (-)Bild (-) Au, DA jetzt DA fehlt was, ne? # I: mhm # als wenn mir der kleine Finger fehlen würde, das sehe ich ja auch und SO (-)fühlte ich das. Und DA muss jemand da sein, mit dem man reden kann # I: mhm # denn der Organempfänger wird beJUBELT. GANZ! DOLL, die ERSten ein zwei Wochen bis er geht. Aus'm Krankenhaus. (RÄUspern) Anerkennendes Nicken für den Spender, aber gesprochen wird MEHR mit dem Empfänger. **(874–887)**

Zwar erzählt Frau Meinecke von ihrem Erleben in der Vergangenheit und fügt ein, dass dieses Verlustempfinden heute nicht mehr so sei, aber die drastischen Bilder, die sie wählt, stehen doch konträr zu der oben dargestellten Erzählung der Lebendnierenspende als einer Selbstverständlichkeit. Hier zeigt sich die Konkurrenzebene mit der Schwester, die als Organempfängerin die größere Aufmerksamkeit durch die behandelnden ÄrztInnen erfährt, während sie als Spenderin nur ein „anerkennendes Nicken“ erntet. Dieses Ungleichgewicht in der Beachtung von Spenderin und Empfängerin kritisiert Frau Meinecke und erhält dafür Unterstützung und Zustimmung von der Interviewerin. Dass Frau Meinecke nicht nur in physischer Hinsicht, sondern auch auf psychischer Ebene durch den Eingriff verletzt wurde und sie sich somit als vulnerable Spenderin positioniert, wird in dem Abschnitt sichtbar, in dem sie erzählt, wie das Organ ihrer Schwester nach nur sechs Jahren unerwartet abgestoßen wird und wie viel ihr dieser Verlust – und der fehlende Support in ihrer Trauer – ausgemacht habe. Durch die plastische Beschreibung des Verlustes und ihrer physischen wie psychischen Verletzung beschreibt Frau Meinecke die Lebendorganspende als martialischen Akt, der sie mit einem „Loch im Bauch“ und „ohne kleinen Finger“ zurücklässt. Für dieses Opfer gibt es gerade mal ein anerkennendes Nicken durch die behandelnde ÄrztInnenschaft, die eigentlich nur an der Empfängerin ihr Werk vollendet sehen will. Nach dem Verlust der Niere wird ihr als Spenderin noch nicht einmal die Aufmerksamkeit gezollt, die der Anstand eigentlich geboten hätte. Frau Meinecke erträgt dies aber alles aus der abgeklärten Position einer souveränen Spenderin, die nachsichtig mit unaufmerksamen ÄrztInnen ist und die eigentlich gar nicht möchte, dass um ihre Spende, die ja „nichts Besonderes“ und kein großes „Ding“ sei, so viel Aufhebens gemacht wird. Am Schluss heißt sie dann quasi aus einer Meta-Perspektive gut, dass so etwas wie die Lebendorganspende überhaupt möglich ist und praktiziert wird.

Insgesamt schwankt Frau Meinecke also zwischen der Charakterisierung einer Lebendnierenspende als etwas Einzigartiges und Besonderes auf der einen und der Betonung der Normalität einer Lebendorganspende auf der anderen Seite. In den 80er Jahren, in denen Frau Meinecke ihre Spendeidee entwickelte, war eine Lebendnierenspende ja durchaus noch eine Besonderheit. Es steht zudem zu vermuten, dass Frau Meinecke die Aufmerksamkeit, die sie von ihrer Familie für ihre Spende erfahren hat, nicht nur unangenehm gewesen sein dürfte. Dennoch positioniert sie sich hier im Gestus der Bescheidenheit als jemand, für die diese Handlung völlig selbstverständlich gewesen ist.

4.4.1.3 Beziehung zur Schwester

Das zentrale Thema des Interviews mit Frau Meinecke ist die Beziehung zu ihrer Schwester und der Versuch, die Beziehung zu ihr über die Lebendorganspende zu regulieren.

Frau Meinecke und ihre Schwester verbindet eine sehr ambivalente Beziehung. Es ist auffällig, dass die Fremdbeschreibung der Schwester durch Frau Meinecke zumeist in negativen Termini verläuft. Frau Meinecke charakterisiert ihre Schwester als Person mit egozentrischen Zügen, die weniger um eine Kontaktaufnahme bemüht ist als Frau Meinecke. Zentral ist für Frau Meinecke das Thema, nicht genügend von ihrer Schwester wahrgenommen und beachtet zu werden: Schon als Kind wäre Frau Meinecke ihrer Schwester „lästig" gewesen, weil man auf sie hätte aufpassen müssen. Im Erwachsenenleben herrschte für lange Zeit eine gegenseitige Missbilligung der jeweiligen Lebensverhältnisse. Erst durch die Krebserkrankung der Mutter, ihr gemeinsames Kümmern um sie und lange Gespräche auf dem Weg zum Krankenhaus finden die zwei Schwestern schließlich zusammen und beschließen: „Ja, wir wollen uns nicht verlieren". Die Beziehung zwischen beiden wird aber aus Sicht Frau Meineckes fast ausschließlich durch sie vorangetrieben und energisch verfolgt, nicht durch ihre Schwester. Gleichzeitig vermittelt sich im Interview, wie wichtig der Kontakt zu ihrer Schwester für sie ist und wie schwer ihr eine Abgrenzung gegenüber ihrer Schwester gelingt.

4.4.1.4 Fremdpositionierung der Schwester

Wie oben schon angesprochen, ist die Fremdpositionierung der Schwester durch Frau Meinecke eine fortwährende implizite und explizite Anklage und moralische Disqualifizierung ihrer Schwester: Frau Meinecke charakterisiert ihre Schwester als jemanden, die ganz und gar verschieden von Frau Meinecke ist und die gerne mal ein „Spielchen spielt", um damit eigene Unsicherheiten und Ambivalenzen zu überdecken. Aber diese Eigenschaften, die Frau Meinecke so ungeschönt darzustellen weiß, verhindern nicht, dass sich die Schwestern auf einer anderen Ebene sehr gut verstehen und schöne Gespräche miteinander haben können; nur dass dies durch den Schwager und Frau Walters mangelnde Abgrenzungsfähigkeit in Frau Meineckes Augen viel zu selten geschieht. So stellt diese beispielsweise das Telefon laut, wenn Frau Meinecke anruft, damit ihr Mann mithören könne, was Frau Meinecke sehr ärgert und ihren Exklusivitätsanspruch an die

Schwester unterläuft. Insgesamt positioniert Frau Meinecke ihre Schwester als einen kindlich agierenden, stellenweise naiven bis uneinsichtigen Menschen, dem gegenüber sie fast die Rolle einer älteren Schwester einnimmt, obwohl sie die Jüngere von beiden ist. Es werden keine Episoden berichtet, in denen die Schwester kümmernde oder fürsorgliche Züge gegenüber Frau Meinecke zeigt. Die Rollen der älteren und jüngeren Schwestern scheinen aufgrund der Erkrankung der Schwester seit Jahren vertauscht zu sein.

4.4.1.5 Beziehungsregulation zur Schwester über die Lebendnierenspende als zentrale Spendemotivation

In der Beziehungsregulation zur Schwester und der Umkehrung des von ihr so empfundenen ungleichen Machtverhältnisses kann die eigentliche und zentrale Spendemotivation von Frau Meinecke gesehen werden. Dies wird an vielen Stellen im Interview deutlich, wenn Frau Meinecke schildert, wie sehr das lange vor seiner Realisierung bestehende Spendeangebot die Beziehung der Schwestern zueinander beeinflusst hat.

So berichtet Frau Meinecke ganz zu Beginn des Interviews, fast unmittelbar nach ihrer Eingangserzählung, wie sie ihr Spendeangebot anfangs fast ein ganzes Jahr lang wieder zurückgenommen habe, weil sie in einer Therapiesitzung durch den Kommentar einer Mitpatientin sehr verunsichert worden sei. Diese habe den Gedanken aufgebracht, ihre Schwester würde womöglich ihr Organ gar nicht haben wollen. Die Rücknahme des Spendeangebots trifft Frau Walter sehr, auch wenn diese sich bemüht, sich das nicht allzu sehr anmerken zu lassen. Frau Meinecke spürt damit aber, dass ihr Handeln auf einmal sehr relevant für ihre Schwester ist – ein Umstand, der neu in der Beziehung der beiden ist. Frau Walter ist durch ihre Erkrankung und Frau Meineckes Spendeangebot ein Stück weit in eine Abhängigkeitsposition ihr gegenüber geraten – etwas, das ohne diese Spendekonstellation nicht möglich gewesen wäre.

Durch die sehr frühe Unterbreitung des Spendeangebots zu Beginn der 80er Jahre hat Frau Meinecke eine Situation kreiert, in der sie letztendlich 16 Jahre lang die potentielle Spenderin für ihre Schwester gewesen ist, bevor das Angebot schließlich realisiert wurde. Das Misstrauen der Schwester ihr gegenüber und die Angst, dass sie letztlich doch von ihrem Angebot wieder zurücktreten könnte, ist über all die Jahre konstant geblieben, wie die Schwester ihr postoperativ berichtete.

Der Wunsch von Frau Meinecke, ihrer Schwester durch die Lebendorganspende ein Stück näher zu kommen, möglicherweise auch eine exklusive Zweierbeziehung zu ihr herzustellen zu können und ein „gemeinsames“ Projekt anzugehen, scheitert allerdings. Die schwierige Dynamik zwischen den Schwestern und Frau Meineckes Ringen um Aufmerksamkeit und Anerkennung setzen sich auch im Spendeprozess und danach fort, etwa wenn Frau Meinecke schildert, wie die Suche nach einem geeigneten Krankenhaus vonstatten ging:

Sind wa jegangen und denn ham von ihrer ähm ähm Dialyse äh vom (Name der Krankenhauses) aus mit Ärzten gesprochen, da wurde uns HanHanover und Jena angeboten und meine Schwester ick seh die heute noch vor mir, sie GING vor mir und sachte << die Schwester nachahmend > dann entscheid ich mich für Hannover > sagick sag ma: und ICH?? Ja DU nimmst Deinen Mann, vielleicht (-) nIMMt er mich auch mit, ja? # I: mhm # mich kann keiner besuchen, wie DENKST DU Dir denn dis? << die Schwester wieder leise sprechend nachmachend > ja ich brauch doch die Niere > (--) Also (-) ja! Und dann für MICH jesagt, also dit mach dit mach ick nich. Ich leg mich doch nich inne fremde Stadt # I: (zustimmend) mhm. mhm # mit so na äh gravIERenden Sache und häng dann stundenlang am Telefon um irgendjemanden zu erreichen hier in (Name der Stadt) weil ich keinen Besuch kriegen kann und nich (-) na also dis fand ich enttäuschend. Dis hat mich (--) und dis=da hab ich sie mir dann auch geholt und hab gesagt dis geht, also so geht's nicht. Also WENN dann müssen wa auch die Sache geMEINsam # I: (zustimmend) mhm. mhm # durchsprechen nich hier nen Angebot da sind gute Ärzte und dann fahren wa nach Hannover oder nach Jena dann können wa auch nach Amerika fliegen ja? Dann hab ich wenigstens noch was von (lacht) Aber äh sag ich äh das=das nich! << die Schwester wieder nachmachend >> Ja ja ja und stimmt ja und hast ja recht > und naja und dann ham wa uns in (Name des Krankenhauses) angemeldet und da sind wa also ganz toll aufgenommen worden. Da fühlte ICH MICH gesEHEN (--) und (--) konnte auch meinen Part da (-) loswerden und das war in Ordnung da hab ich mich dann wohlgefühlt # I: mhm # und gesagt Ja! Hier können wa Besuch kriegen, ich leb ja AllEINe, ich kann doch nicht nach nach nach HannOVer gehen, das geht doch nich. Und das war dann auch ganz (-) schnell (-) vergessen. Das war dann auch nicht mehr Thema und (--) es hatte mich gewurmt. (531–560)

Diese szenische Darstellung, die von Frau Meinecke mit den Worten „ich seh die heut noch vor mir“ eingeleitet und dann mit viel direkter Rede und sprachlicher Intonation nachgestellt wird, kann stellvertretend für die Beziehungsdynamik der beiden Schwestern gelesen werden: Schon der Umstand, dass die Schwester voraus eilt und nicht auf Frau Meinecke wartet oder beide gleichberechtigt nebeneinander laufen, deutet als Bild ein Ungleichgewicht an, das Frau Meinecke hier zeichnet. Die Darstellung der Entscheidung ihrer Schwester für eine Klinik in Hannover unter Missachtung jeglicher Lebensumstände der spendewilligen Schwester wird hier von

Frau Meinecke als ein rücksichtsloses und egoistisches Vorgehen kritisiert, das eine Herabsetzung ihrer Person und ihrer anstehenden Gabe bedeutet. Frau Meinecke stellt sich jedoch in ihrer Erzählung nicht als ein bloßes Opfer dar, das von ihrer Schwester schlecht behandelt wird, sondern reklamiert für sich die Position der selbstbewussten und energischen kleinen Schwester, die sehr wohl für ihre Bedürfnisse und ihr gutes Recht einzutreten in der Lage ist. Durch ihre teilweise ironische Kommentierung („Ja du nimmst deinen Mann, vielleicht nimmt er mich auch mit, ja?") macht sie die Unverschämtheit des Verhaltens ihrer Schwester ihr gegenüber erst recht plastisch. Ihre Erzählung charakterisiert die Schwester als einen egoistisch denkenden Menschen, der zwar das Organ der Schwester möchte („ja ich brauch doch die Niere"), der aber Frau Meinecke als Person mit eigenen Bedürfnissen und Wünschen gar nicht anerkennt. Erst durch die Intervention von Frau Meinecke scheint die Schwester zur Räson zu kommen („Ja ja ja und stimmt ja und hast ja recht"), was in Konsequenz dann dazu führt, dass sich Frau Meinecke durchsetzt und sich schließlich auch „gesehen" fühlt. Interessant an der nun folgenden Passage ist, dass hier durch die Lebendorganspende ein lange bestehendes Machtverhältnis zwischen den Schwestern zugunsten Frau Meineckes umgedreht werden kann: Während das kleine Kind, das von der älteren Schwester alleine gelassen wird, nicht im Stande ist, sich dagegen zu wehren, gelingt dies der erwachsenen Frau und potentiellen Organspenderin nun durchaus:

I: Also dass das nicht ne gemeinse Sache ist, sondern…
IP: JA! Ma zu fragen sach ma meine Gute äh wenn Otto ist ja dabei mehr Besuch brauch ich nicht, wie is'n dis bei DIR? Möchtest Du gerne jemanden mitnehmen? Kannst Du FrAGen od da jemand URLAUB machen kann oder so? NE! Und ich bin OFT alleine von ihr gelassen worden. AllEINE! Und diesmal habe ich mich gewehrt. Früher als Kind konnte ich nicht, aber da in der Sache dis:s hätte ich nich gemacht. Ich hätte das NICHT gemACHT. Aber (-) SO (-) kAM es ja gar nicht zu soner ähm ja Eskalation oder so, sie hat sich wieder eingekriegt und ich denke für sie war dis ja auch schwierig, sie mag keine Arztgespräche, sie hat o=wenig Fragen und dann hab ich den Part übernommen und für andere kann ich das gut, für mich weniger. Und ähm und ja und dann haben wir eine gute Lösung gefunden mit der (Name des Krankenhauses), wirklich ne gUTE. (562–576)

Die Wiederholungen in dieser Passage („ich bin oft alleine von ihr gelassen worden. Alleine!"; „dis hätte ich nich gemacht. Ich hätte das nicht gemacht") betonen und unterstreichen die Ungeheuerlichkeiten des Agierens der Schwester einerseits, andererseits aber eben auch Frau Meineckes neu gewonnene Handlungsfähigkeit. Dadurch, dass Frau Meinecke hier in viel wörtlicher Rede aufzeigt, wie ein anständiges und zu erwartendes Verhalten der Schwester hätte aussehen können, begründet und untermauert sie zum einen ihre eigenen Wünsche des Umgangs miteinander als berechtigte und legitime Kontaktwünsche, zum anderen aber disqualifiziert sie das Verhalten ihrer Schwester ihr gegenüber als egozentrisch und inadäquat. Am Ende kann sie sich – mit dem Trumpf der Niere in ihrer Hand – gegenüber der Schwester durchsetzen.

Die Schwierigkeiten in der Aushandlung der Beziehung zwischen den Schwestern gehen auch nach erfolgter Transplantation weiter. So zeigt Frau Walter ihre Dankbarkeit Frau Meinecke gegenüber, indem sie ihr eine Amerikareise finanziert – etwas, das sich Frau Meinecke sonst nicht hätte leisten können. Damit schafft Frau Walter eine Art Ausgleich zur vollzogenen Lebendnierenspende und befreit sich ein Stück weit aus ihrer Dankesschuld. Frau Meinecke wird in Folge erneut durch einen Kommentar einer guten Freundin sehr verunsichert, die ihr vorwirft, sich durch die bezahlte Reise auf eine Form von Organhandel eingelassen zu haben.

Der eben schon angesprochene Wunsch Frau Meineckes, durch die Lebendnierenspende ihrer Schwester auf eine Art ein Stück näher zu kommen und als kleine Schwester gesehen und anerkannt zu werden, hat sich also weder im Vorfeld der Nierenspende noch danach verwirklicht. Auch wenn Frau Meinecke durch die Spende zeitweise eine „besondere Rolle“ innerhalb der Familie einnehmen konnte, so blieb doch auch von ärztlicher Seite die gewünschte Anerkennung direkt nach der Transplantation aus, und das Ungleichgewicht in der Beziehung zu ihrer Schwester stellte sich wieder her, in der Form, dass sich Frau Meinecke zu kurz gekommen fühlt. Frau Meinecke betont zwar im Fortgang des Interviews, dass der Umstand der ungleichen Aufmerksamkeit für Spenderin und Empfängerin für sie völlig in Ordnung war und dass sie jederzeit wieder spenden würde; gleichzeitig ist es erneut das Thema des Nicht-genügend-beachtet-Werdens, das hier wieder auftaucht und bestimmend für Frau Meinecke zu sein scheint. Besonders schlimm ist für sie in diesem Zusammenhang, dass nach dem Verlust des Spenderorgans bei der Schwester sich niemand für ihr psychisches Befinden interessiert:

denn ich hab gemerkt, als die Niere vor äh andert=naja im November vor zwei Jahren rausgenommen werden musste, war dis ganz schön hart für ich. # I: mhm # Ja? # I: Kann ich mir vorstellen # Also ein Teil von mir ist gestorben und bei ihr muss es wieder ersetzt werden. Kein Arzt hat mit mir gesprochen, keiner hat mich eingeladen zu einem Gespräch. ICH hab mir den Professorentermin geholt, weil (--) dis musstich lOSwerden # I: mhm # dass der Spender so Plopp! Runterfiel, ne? „Ach, ne neue Niere, ja, der...? # I: mhm # Ja gut, ne! Und äh Professor mhm mhm mhm (nennt den Namen des Professors dann doch) hat mir jesagt, wissen se, ähm, wenn ne Spende ein zwei Monate alt ist, dann kümmern wir uns sehr wohl um den Spender. Aber nach acht Jahrn vergessen wir's auch. # I: mhm. mhm. # Und das war für mich ne sinnvolle Erklärung. Und (-) hat mich nachher auch in nen Arm genommen und jedrückt und (-) es tat ihm leid. # I: mhm # dass se mich so vergessen haben. Und ähm joa, ein Gespräch hätte gereicht, ja? (162–178)

Aber auch hier positioniert sich Frau Meinecke nicht als hilfloses Opfer, sondern als eine um ihr gutes Recht wissende Patientin, die genug *Agency* besitzt, um sich umgehend einen Termin beim Professor zu holen, mit dem sie ihre Enttäuschung über die Ignorierung ihrer Person und ihrer Befindlichkeit in Bezug auf den Verlust der Niere besprechen möchte. Damit erfolgt für sie eine Wiedergutmachung. Das Bild, das sie dabei zeichnet, vom älteren Professor, der sie als Patientin nach erfolgtem Gespräch und gezeigter Reue seinerseits in den Arm nimmt, erinnert an einen Vater, der seine um Aufmerksamkeit bittende Tochter auf diese Weise zu trösten versucht. In jedem Falle präsentiert sich Frau Meinecke als Patientin, die selbstbewusst genug ist, für die gewünschte Anerkennung zu kämpfen und diese aktiv einzufordern.

Der Umstand, dass Frau Meinecke so darunter leidet, dass ihre gespendete Niere nach sechs Jahren in Folge einer Infektion abgestoßen wird, macht noch einmal die besondere Bedeutung dieser Spende für sie sichtbar. Für Frau Meinecke bedeutet dieser Umstand, dass das Band, das zwischen ihr und ihrer Schwester durch die gespendete Niere bestanden hatte, gekappt ist. Sie thematisiert hier auch nicht pirmär ihr Mitleid ihrer Schwester gegenüber, die nun keine funktionierende Niere mehr besitzt, sondern betont, dass ein Teil von *ihr selbst* gestorben sei. Dies spricht dafür, dass Frau Meinecke ihr Organ in all den Jahren nie wirklich losgelassen hat, sondern es partiell immer ihres geblieben ist, nur eben im Körper ihrer Schwester – etwas, das sie wortwörtlich auch an einer späteren Stelle im Interview so benennt:

Denn es war DOCH (-) meine Niere, die nich die richtigen Werte gebracht hat, es war dOCH (-) meine Niere, die nicht (-) das und das getan hat, als sie noch in ihrem Körper war, auch wenn ich tausendmal gesagt hab, ey, es ist DEIne, ne? # I: mhm # Es bleibt=also bei MIR jedenfalls als Spender ist dis geblIEben, es BLIEB MEIne in Ihrem Körper. Und wenn DIE nich richtig gearbeitet hat, wär's so, als wenn ICH versagt hätte. Bin ICH! Ja? (410–416)

In dieser Textpassage kommt Frau Meinecke allerdings auch ein wechselseitiges Verhältnis zu sprechen: Es ist nicht nur sie, die ihre Niere nicht loslassen konnte, sondern es ist auch ihre Schwester, die ihr Organ nicht als ihr eigenes integrieren konnte. Offenbar hat Frau Walter dem Spendeorgan ähnlich ambivalent gegenübergestanden wie ihrer Schwester. Die Dynamik zwischen beiden bleibt also trotz der Lebendnierenspende bestehen. Es findet kein Enger-Zusammenrücken der Schwestern statt, wie Frau Meinecke es im Vorfeld erhofft und phantasiert haben mag. Im Gegenteil: Die Niere wird nun zum Symbol und zur Verkörperung der defizitären Schwesternbeziehung. Frau Meinecke beschreibt zwar ihre verzweifelte Anstrengung, dieses Organ loszulassen und ihrer Schwester zu signalisieren, dass diese Niere nun *ihre* sei, aber dieses Loslassen misslingt. Ihr als Spenderin sei immer die Verantwortung und eben auch die Bürde geblieben, für das Organ im Körper ihrer Schwester verantwortlich zu sein. Ob Frau Walter ihrer Schwester dies auch genau so signalisiert hat, wissen wir an dieser Stelle nicht. Wichtig ist aber, dass Frau Meinecke es so erlebt hat. Die erhoffte Anerkennung der Schwester durch die Lebendorganspende bleibt also aus, und der Defizitdiskurs der Schwestern scheint sich – auch, aber nicht nur – über die gespendete Niere fortzusetzen. Aber gerade weil sich ihr Wunsch hinter der Spendemotivation nach erfolgter Transplantation nicht erfüllt hat und sich die schwierige Schwesterndynamik über das gespendete Organ eher fortsetzt als abschwächt, ist Frau Meinecke neben aller Trauer um ihr „gestorbenes Organ" auch froh, diese Verantwortung nach sechs Jahren abgeben und den Abstand zu ihrer Schwester durch vermehrte Abgrenzung ihrerseits wieder etwas vergrößern zu können:

Wenn ich hier depressiv durch die Gegend laufe, weil ich sie jeden Tag im Krankenhaus besuche, hh, frische Blumen hole, und mache und tue, weil ich denke, ich muss es, es ist ja wie ein Zwang # I: mhm # Ähm, dis mACH ich jetzt nicht mehr. Also, ich nehm Abstand, ich ruf AN, ich hab sie EINmal jetzt in einer Woche besucht, das rEICht für mich. Und mir jetzt's besser. # I: mhm # Wenn ich nicht alles mitkriege. Wie die Werte sind und wie (Name des Mannes der Schwester) und ich mAG dis auch nich (-) TRAGen. Dis is IHR's jetzt. # I: mhm # Von daher, bin ich dem Verlust mit der Niere auch ein Stück dankbar. Also, ich weiß nicht, ob Sie dis jetzt verstehen, ich bin raus. (400–410)

IP: Ja! Und ich durfte (-) dis alles loslassen # I: mhm # Weil jetzt ist ER. Ob ER so denkt, weiß ich nicht, werde ich auch NIE mit Ihm drüber reden, solche Gespräche führen wir nicht. hh, ähm (--). Ich denke, es war wichtig, obwohl das dramatisch war für mich, war es gut. Im NACHhinein. Nicht INna Situation. (421–425)

In diesem zweiten Zitat spricht Frau Meinecke aus der Position einer souveränen ehemaligen Spenderin, die es geschafft hat, sich mittlerweile etwas von ihrer Schwester zu distanzieren und einen Kontakt zu ihr zu suchen, der nicht belastend für sie ist. Dazu gehört auch, ihre Schwester und deren Mann als ein Paar anzuerkennen, das immer die engere Bindung gegenüber der Schwesternbeziehung haben wird (`Soll'n se machen, die beiden`).

Dass die Nähe-Distanz-Regulation zur Schwester allerdings auch jetzt, zwei Jahre nach dem Verlust der Spenderniere, ein Thema für Frau Meinecke darstellt und die Abgrenzung so einfach, wie es sich Frau Meinecke mit dem Ausruf „ich bin raus“ zu erhoffen scheint, nicht ist, machen die Kommentare im weiteren Verlauf des Interviews deutlich, die als eine Selbstvergewisserung und Selbst-Appellation Frau Meineckes erscheinen, wenn sie ausdrückt, dass es ja nicht ihre Aufgabe sei, auf ihre Schwester aufzupassen – eine Einsicht, deren Umsetzung ihr nach wie vor schwerfällt.

4.4.1.6 Zusammenfassung

Frau Meineckes Fallgeschichte ist insofern von besonderem Interesse, als sie die einzige postoperativ interviewte Spenderin dieses Samples ist und es sich zudem um eine Dreier-Spendekonstellation zwischen ihr, ihrer Schwester und deren Ehemann handelt. Das Interview mit Frau Meinecke zeichnet sich außerdem dadurch aus, dass die Spenderin ungewöhnlich reflektiert ist und ihre Emotionen und Motive sehr anschaulich zu kommunizieren in der Lage ist.

Ihre Spendemotivationen sind ebenso wie bei Herrn Weiss sinnvollerweise in einen bewussten und einen unbewussten Teil zu unterscheiden. Auf der bewussten Ebene wird von ihr – wie bei den meisten SpenderInnen – der Wunsch kommuniziert, einem kranken nahen Angehörigen, in diesem Falle der eigenen Schwester, zu helfen. Darin erschöpft sich jedoch Frau Meineckes Spendemotivation nicht. Ihre Hauptmotivation kann in dem dringenden (unbewussten) Wunsch gesehen werden, die schwierige Beziehung zu ihrer Schwester mit Hilfe der Organspende auf eine bessere und ausgeglichenere Basis zu stellen und damit ein ungleiches Machtgefüge innerhalb der Schwesternbeziehung zu regulieren. Aus der Position der hilflosen und abhängigen kleinen Schwester, die von ihrer älteren Schwester oft alleine gelassen worden ist und die auch als erwachsene Frau von ihr mit Missachtung und Desinteresse behandelt wird, kann sich Frau Meinecke durch die Lebendorganspende ein Stück weit befreien; denn nun ist sie diejenige, die von ihrer Schwester dringend gebraucht wird. Sie muss sich auch nicht mehr alles von ihrer Schwester gefallen lassen, sondern kann die Beziehung zu ihr aktiver und selbstbewusster gestalten. Ihren dringenden Wunsch, von der Schwester „mal gesehen zu werden", kann sie nun nachdrücklicher einfordern, da diese durch die Spendekonstellation von ihr abhängig ist. Mit der intensiveren Beziehung zur Schwester, die sich durch die geplante Spende zwischen beiden realisiert, werden die Probleme jedoch nicht weniger. Im Gegenteil: Die bestehenden Konfliktfelder um Nähe und Distanz, Kontrolle, Macht und Anerkennung werden nun über das Prozedere der Spende ausgetragen, etwa durch Rücknahme des Spendeangebots, Aushandlung der Operationsklinik, der richtigen Form des Umgangs miteinander und der Dankbarkeitsbezeugung wie auch über das Spenderorgan selbst, das in Folge einer schweren Infektion nach nur sechs Jahren versagt. Der Wunsch, mit Hilfe der Organspende in eine souveräne Position gegenüber ihrer Schwester zu gelangen und von ihr dauerhaft anerkannt zu werden, misslingt also. Dieses Misslingen wird aber erst auf den zweiten Blick sichtbar; denn nach außen präsentiert Frau Meinecke ihre Spende als eine Erfolgsgeschichte: Sie war als blutsverwandte Schwester die perfekte Spenderin, die Werte hätten gut gepasst, die Operation ist hervorragend verlaufen, die Niere fing noch auf dem Operationstisch an zu arbeiten. Nur durch den tragischen Umstand der Virusinfektion und der falschen Medikation durch die ÄrztInnen sei die Niere nach sechs Jahren verloren gegangen. Frau Meinecke schildert glaubhaft, dass sie die Spende nicht bereut, sondern es jederzeit wieder tun würde – im Gegenteil, dass sie es sogar schade findet, nicht drei Nieren zu besitzen, so dass sie noch eine weitere spenden könnte. Gerade letzterer Wunsch kann dahingehend gedeutet werden, dass die Beziehungsregulation zur Schwester über die erste Spende eben noch nicht zufriedenstellend für Frau Meinecke verlaufen ist und sie sich insgeheim wünscht, noch einmal spenden zu können.

4.4.2 Frau Walter (Schwester und Ehefrau, Empfängerin)

4.4.2.1 Kurzporträt

Bei Frau Walter handelt es sich um eine zum Interviewzeitpunkt 65-jährige, verheiratete Frau mit einer eher adipösen Figur. Frau Walter leidet seit vielen Jahren unter einer Nierenschwäche (Schrumpfnieren), in deren Folge es schließlich zum Nierenversagen gekommen ist. 1998 hat Frau Walter von ihrer Schwester Frau Meinecke eine Lebendnierenspende bekommen, die ihr sechs Jahre lang ein hohe Lebensqualität ohne Dialyse beschert hat. Diese Niere wurde dann aufgrund einer Virusinfektion abgestoßen. Frau Walter wäre in Folge dieser Infektion fast gestorben, das Organ konnte nicht gerettet werden. So ist Frau Walter nun wieder dialysepflichtig. Zum Interviewzeitpunkt steht eine Zweitspende durch ihren Ehemann Herrn Walter kurz bevor. Frau Walter und ihr Ehemann sind seit 37 Jahren verheiratet, Frau Walter hat lange als Sachbearbeiterin gearbeitet, ist aber wegen ihres Gesundheitszustands schon seit geraumer Zeit berentet.

Das Interview mit Frau Walter weist eher wenige narrative Passagen auf und ist längst nicht so dicht an Themen und Emotionen wie das Interview mit ihrer Schwester Frau Meinecke.

4.4.2.2 Selbstpositionierung als Empfängerin

Frau Walter positioniert sich auf Nachfrage der Interviewerin, wie es damals für sie gewesen sei, das Spendeangebot der Schwester zu erhalten, als unambivalente, glückliche und auch dankbare Empfängerin, die anerkennt, dass es sich hierbei um ein „`geschenktet zweitet Leben`" gehandelt habe, das sechs Jahre „toll" und „wunderschön" gewesen sei. Sie stellt damit ihre eigene Nierentransplantation als eine Erfolgsgeschichte dar. Ihre Schilderung gleicht in diesem Punkt der ihrer Schwester, die begeistert berichtet hatte, wie die Niere schon auf dem Operationstisch zu arbeiten angefangen habe. Aber anders als Frau Meinecke weist Frau Walter diese Erzählung über die Transplantation nicht als ihr eigenes Erleben aus, sondern als einen Bericht der ÄrztInnen; denn auch sie hat die Operation ja nicht bewusst mitbekommen.

Auffällig an der Schilderung von Frau Walter ist, dass sie auf die Frage der Interviewerin nach dem Spende*angebot* und dem Erleben desselben mit einer Erzählung über die erfolgte Transplantation antwortet und damit die *Beziehungsebene* mit ihrer Schwester vermeidet. Zwar berichtet sie, dass sie mit ihrer Schwester zusammen auf der urologischen Abteilung gelegen habe, ansonsten bleibt aber die Rolle und das Erleben ihrer Schwester im Rahmen der Transplantation unterbestimmt.

Interessant an der Selbstpositionierung von Frau Walter ist ihre Wortwahl in Bezug auf die stattgefundene Erst- und noch zu realisierende Zweitspende: Frau Walter bezeichnet sich selbst als jemand, die zunächst von ihrer Schwester und jetzt perspektivisch von ihrem Ehemann eine Niere *spendiert* bekommt:

<Nee> sachtse <also wenn JAR nich anders mehr geht> oder so (-) <und äh it KLAPPT mit unsrer Blutgruppe oder so> – NaTÜRlich hat dit jeklappt, BESTens so, ja? ne? # I: mhm # Dann äh spendIERT sie mir' oder SPENDet sie ne NIERe, ne? Und da hat dit ja dann och prima jeKLAPPT. (93–97)

Und äh und da hat ER dann soFORT jesagt: Also äh wenn wir die gleiche BLUTgruppe ham, dann spendIERT er mir ne Niere. Also (-) ohne Wenn und ABer (-) ne? (245–247)

Die hier in beiden Zitaten auftauchende Formulierung, eine „Niere zu spendieren“ ist aus folgenden Gründen höchst bedeutsam. Es handelt sich bei der Formulierung des „Spendierens“ nämlich nicht bloß um eine geringfügige Veränderung des Verbs „spenden“, sondern mit „Spendieren“ ist eigentlich ein ganz anderer Sachverhalt gemeint: Damit wird nicht eine altruistische Leistung bezeichnet, sondern eine Großzügigkeitsgeste; denn spendieren tut man meist aus höherer Warte, aus einer gönnerhaften Pose, oft aber auch aus einer Elternposition an zahlungsschwache Kinder in einer abhängigen Position. Ein Ehemann mag seiner Frau eventuell eine teure Reise spendieren, in der Regel werden aber eher kleinere Dinge spendiert, wie z.B. ein Getränk oder ein Eis für die Kinder. Die Verwendung des Wortes „Spendieren“ im Zusammenhang mit einer Organspende ist im Alltagsgebrauch dagegen völlig unüblich und stellt eine Neuschöpfung Frau Walters dar. Mit der Formulierung des „Spendierens“ wertet sie eine so große Tat und eine so wertvolle Gabe, wie es eine Organspende darstellt, unbewusst ab und vergleicht sie damit implizit mit anderen (kleineren) Zuwendungen, die man im Alltag spendiert bekommt oder anderen spendiert. Und sie erreicht damit noch etwas anderes: Durch die Herabsetzung des Aktes der Lebendorganspende macht sie diese Gabe – die eigentlich nicht erwidert werden kann und ein Ungleichgewicht im Geben und Nehmen zwischen EmpfängerInnen- und SpenderInnenseite herstellt, vergleichbar und aufwiegbar mit anderen „Geschenken“ – wie etwa der Amerika-Reise, die sie gemeinsam mit ihrem Mann der Schwester im Anschluss an die Nierenspende spendiert. Dadurch entbindet sie sich auf psychodynamischer Ebene von ihrer Schuld und schafft einen Ausgleich, um sich emotional nicht in dauernder Abhängigkeit ihrer Schwester gegenüber fühlen zu müssen.

4.4.3 Herr Walter

4.4.3.1 Kurzporträt

Bei Herrn Walter handelt es sich um einen zum Interviewzeitpunkt 68-jährigen Mann, der mit seiner Frau nach eigenen Angaben über 40 Jahre verheiratet sei. Das Ehepaar Walter ist kinderlos und wohnt zusammen in einem Reihenhaus in einer großen bundesdeutschen Stadt. Herr Walter ist seit gut acht Jahren pensioniert. Vorher hat er als Klempner gearbeitet. Um die Erstspende seiner Frau ist Herr Walter gewissermaßen „herumgekommen", weil sich seine Schwägerin als eine so engagierte Spenderin gezeigt hat, dass er gar nicht mehr in die Position kam, spenden zu müssen. Das hat sich nun mit dem Verlust der ersten Spenderniere geändert. Durch die Erkrankung seiner Frau ist Herr Walter stark belastet und betroffen, so dass die Zweitspende für ihn auch selbstbezogene Spendemotivationen bereithält: Nach einer erfolgreichen Transplantation könnte er mit seiner Frau wieder auf Reisen gehen und das Leben genießen und müsste sich nicht fortwährend der Pflege seiner Frau widmen.

4.4.3.2 Selbstpositionierungen als Spender

In Herrn Walters Selbstpositionierungen als Spender finden sich genau betrachtet zwei gegensätzliche oder zumindest teilweise widersprüchliche Selbstdarstellungen: Zum einen die des zögernden, ambivalenten, zumindest aber nicht euphorischen potentiellen Spenders, der seiner Schwägerin hierbei gerne den Vortritt ließ, und zum anderen die des selbstverständlichen und souveränen, angstfreien Spenders.

Die Erzählungen dieser zwei konträren Selbstdarstellungen sind dabei in zwei unterschiedlichen Zeitepochen angesiedelt: Die Selbstpositionierung Herrn Walters als nicht-euphorischer Spender, der lieber seiner Schwägerin den Vortritt lässt, findet sich in der Erzählung über die erste Spende für Frau Walter. Dieser Spende konnte Herr Walter ausweichen, weil sich seine Schwägerin so engagiert für die Nierenspende eingesetzt und diese aus einem starken Eigeninteresse heraus verfolgt hat – so engagiert, dass sie enttäuscht gewesen wäre, wenn sie nicht hätte spenden können. Über dieses Engagement, so sagt Herr Walter, wäre er damals auch gar nicht unglücklich gewesen:

```
IP: [Naja äh] also et war` et warn so MEHRere Fakten vielleicht,
sa'ma mal so ebnd. ERSTmal, sa'ma, wars auch eine mediZINische Sache
```

I: ja # Und äh na=und=äh vielleicht, sa'ma, dass wir MENSCHen dann <Na wenn wenn DA jemand is, dann brauch ick doch NICH!> oder so ungeFÄHR vielleicht # I: ja mh # Is NICH', ANjenommen ma so, ja? (192–196)

Um sich aber nicht als feige oder zu wenig engagiert darstellen zu müssen, nutzt Herr Walter hier das sprachliche Mittel der Verallgemeinerung und betont, dass es sich bei seinem Handeln um eine allgemeine menschliche Reaktion handeln würde und die meisten anderen Menschen sich in seiner Position wohl ähnlich verhalten hätten.

Dass das große Engagement seiner Schwägerin nicht nur einen entlastenden Effekt für ihn hatte, sondern ihn als Ehemann auch ein Stück „außen vor" gelassen hat, wird in einem späteren Zitat deutlich:

Ebnd ähm na' WIE ebnd die Nie' äh wie det ebnd RAUS war, dass i' also dass meine Frau an die DüaLYSe muss und so. Und äh da hat sich sp' ganz sponTAN meine Sch'Schwägerin ebnd beREIT erklärt <<wiedergebend> Na denn kriegste von MIR die Niere> ja? SO war det, ne? # I: aja # SIE hat sofort jesacht <Kriegste von mir die NIERe> Und DA war ick dann a' erstma außen VOR, ja? (396–402)

Herr Walter – so stellt er es im Fortgang dieser Passage dar – hätte also gegen das große Engagement seiner Schwägerin nur schwerlich eine Chance gehabt und präferierte in dieser Situation den eigenen Rückzug:

Also ebnd sie HAT sich jez so ebnd GLEICH sponTAN (-) erklärt, sie MACHT dit # I: mh # Und da hab ick dann jesacht <Na schön, dann MACH mal> so unjefähr> (409–412)

Damit präsentiert sich Herr Walter – anders als seine Schwägerin Frau Meinecke – dezidiert nicht als jemand, dem die erste Spende für seine Frau aus eigenen Motiven heraus besonders wichtig gewesen wäre oder der um die Position des Spenders mit seiner Schwägerin hätte kämpfen wollen.

Erst jetzt, bei der zweiten Spende, kann und muss sich Herr Walter als souveräner und selbstverständlicher Spender positionieren; denn in gewisser Weise hat er nun auch keine andere Wahl mehr. Herr Walter tut dies, indem er einerseits die Selbstverständlichkeit der Spende betont und zugleich hervorhebt, welche Vorteile eine Lebendnierenspende und der Wegfall der Dialyse seiner Frau auch für ihn bedeuten würde: nämlich eine spürbar höhere Lebensqualität mit der Möglichkeit, wieder unkompliziert auf Reisen zu gehen. Dass Herr Walter um diese Position des souveränen und „besseren" Spenders (im Vergleich zu seiner Schwägerin) ringen muss und seine Ambivalenzen dieser Spende gegenüber nicht artikuliert werden können, wird an den vielen Beschwörungsformeln sichtbar, mit denen er sich selbst versichert, dass bei ihm alles in Ordnung sei und bei der anstehenden Operation ja eigentlich gar nichts schief gehen könne (darauf wird in der Typologie noch näher einzugehen sein).

In seiner von den Umständen nun nahegelegten Selbstpositionierung als selbstverständlicher Spender findet sich entsprechend auch kein Raum für Entscheidungsprozesse.

4.4.4 Psychodynamik der Spendekonstellation Frau Meinecke und Herr und Frau Walter

In der Dynamik zwischen Frau Walter und Herrn Walter findet sich die klassische Konstellation Pfleger-Pflegling nach Jürg Willi (1975, S. 97ff.), bei der der eine Partner in der Position des Pfleglings (hier: Frau Walter) ihre oralen Bedürfnisse befriedigt bekommen und sich vom Partner aufgehoben, umsorgt und verpflegt wissen möchte. Die größte Angst ist dabei, der Partner könne auf längere Sicht entweder selbst erkranken oder in seiner pflegerischen Zuwendung erlahmen, wie Frau Walter es an mehreren Stellen beschreibt.

Herr Walter in der Position des Pflegenden hingegen hat in dieser Beziehung die Aufgabe, seine Frau zu retten, zu pflegen und zu umsorgen und erfährt dabei einen wesentlichen Selbstwertzuwachs im Sinne seiner phallischen Integrität, der nun durch die anstehende Spende noch einmal verstärkt wird.

Gerade weil Herr Walter – wie im Übrigen die anderen spendenden Männer meines Samples auch – nach Überwindung seiner Ängste die anstehende Spende nicht als Kastration erlebt, sondern letztlich als Bestätigung seiner Männlichkeit und Potenz, passt sich die Spende gut in das traditionelle Ehemodell ein, demzufolge der Mann sich in der ernährenden, versorgenden und behütenden Position seiner Frau gegenüber befindet. Auch Frau Walter kommt mit dieser Rollenverteilung offenbar gut zurecht, jedenfalls deutlich besser als beispielsweise Herr Binggeli oder Herr Münsterberg. Darauf wird in Kapitel 7 noch zurückzukommen sein.

Die Dynamik der oben beschriebenen, ungelösten und nach wie vor schwierigen Dreieckskonstellation zwischen Frau Walter, Frau Meinecke und Herrn Walter setzt sich – wie anfangs schon erwähnt – schließlich auf beeindruckende Weise auch während der Interviews und unter Einbeziehung der Interviewerin fort: Zunächst wurden Herr und Frau Walter als

Spenderin und Empfängerin angefragt und um einen Interviewtermin gebeten. Darüber wird im Vorfeld mit Frau Meinecke kommuniziert, die als Erstspenderin und aufgrund der beschriebenen Dynamik natürlich auch ein Interesse daran hat, ihre Sicht auf die abgelaufene Spende zu schildern und auch hier in ihrer Position *gesehen* zu werden. Dieser Wunsch beziehungsweise die Bereitschaft Frau Meineckes zu einem Gespräch wird durch ihre Schwester Frau Walter ganz zu Beginn ihres Interviews der Interviewerin übermittelt, die allerdings über soviel Eigenengagement zunächst verwundert ist und sich unsicher ist, ob Frau Meinecke – als Spenderin, deren Spende schon über acht Jahre zurückliegt – methodisch betrachtet überhaupt in ihr Sample passen würde. Außerdem entsteht bei der Interviewerin kurzzeitig der Verdacht, dass sich Frau Meinecke womöglich nur wegen der angekündigten 50 Euro Aufwandsentschädigung für einen Interviewtermin interessieren könnte. Sie kommuniziert Herrn und Frau Walter am Ende der Interviews, das es zunächst kein Interesse an einem Gespräch mit Frau Walters Schwester gebe. Erst nach einer Rücksprache mit der betreuenden Doktormutter Frau Prof. Dr. Boothe, die die Interviewerin ermuntert, dieses Gespräch doch zu führen, wendet sich die Interviewerin an Frau Meinecke und bittet um ein Gespräch, das sich diese dann – einen Tag zu früh – in ihren Kalender einträgt.

Es stellt sich also auch in der Interviewsituation die Konstellation her, dass Herr und Frau Walter zunächst bevorzugt werden und in den Mittelpunkt des Interesses geraten – und dafür auch noch mit einer Aufwandsentschädigung von zusammen 100 Euro honoriert werden. Die Person hingegen, die Mitte der 80er Jahre die Idee zu dieser Spende entwickelte und die erste Transplantation so couragiert vorangetrieben hat, wird hier zunächst gar nicht beachtet, weil ihre Spende schon zu lange her ist und sie damit die methodischen Kriterien des Forschungsprojekts nicht erfüllt. Auch in dieser Konstellation muss Frau Meinecke erst wieder darum kämpfen beziehungsweise selbst aktiv werden, um von außen „gesehen zu werden“ und ihren Teil zur Geschichte dieser Spendekonstellation beizusteuern.

4.5 Herr Richter und Frau Gladbeck

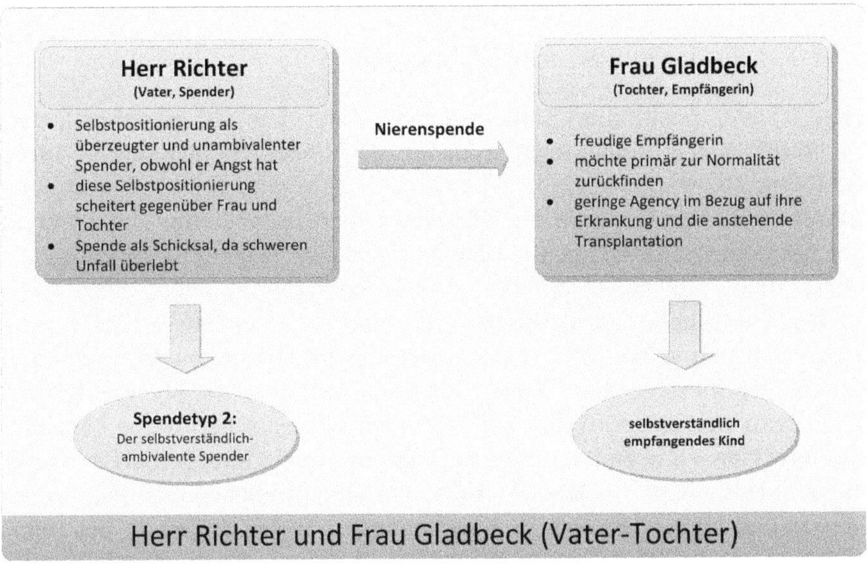

Abbildung 4: Übersicht Herr Richter und Frau Gladbeck

4.5.1 Herr Richter (Vater und Spender)

4.5.1.1 Kurzporträt

Bei Herrn Richter handelt es sich um einen 53-jährigen verheirateten Mann, der zusammen mit seiner Frau in einem von ihm selbst gebauten Haus in einer ländlichen Region lebt. Er ist Vater zweier Töchter, die beide bereits erwachsen und aus dem Haus ausgezogen sind. Die jüngere Tochter ist zum Interviewzeitpunkt 26 Jahre alt, lebt in einer Partnerschaft und hat ein kleines Kind. Die ältere Tochter Melanie Gladbeck – die potentielle Empfängerin – ist 31 Jahre alt, verheiratet und bislang kinderlos. Herr Richter hatte mit Mitte 30 einen sehr schweren Autounfall, den er nur knapp überlebte. Nach diesem Erlebnis habe sich seine Einstellung gegenüber dem Leben verändert, dergestalt, dass er sich nun nicht mehr über Kleinigkeiten aufrege. Herr Richter arbeitet als angestellter Schreiner in einem größeren Betrieb, seine Frau ist Beamtin. Neben Herrn Richter hat sich auch die Mutter von Melanie Gladbeck als Spenderin bereit erklärt. Da sie aber eine andere Blutgruppe besitzt als ihre Tochter, ist sie bereits im Vorfeld als Spenderin ausgeschieden.

4.5.1.2 Selbstpositionierungen als Spender

Herr Richter positioniert sich in seinem Interview als unambivalenter, spontaner und entschlossener Spender, der seiner Tochter, die er innig liebt, eine Niere spenden möchte, so dass diese wieder ein normales Leben führen kann. Den Rahmen des Interviews nutzt er dabei, um sich der eigenen Spendeentschlossenheit zu versichern. Seine Selbstpositionierung als unängstlicher und selbstverständlicher Spender gelingt jedoch nur teilweise, wie die Interaktionen zwischen ihm und der Interviewerin bzw. zwischen ihm und seiner Frau und Tochter zeigen. Die ersten zehn Minuten des Interviews scheint sich Herr Richter unwohl in seiner Haut zu fühlen, was daran sichtbar wird, dass er mehrfach in ironischer Weise versucht, das Interview zu beenden. Fragen der Interviewerin interpretiert er häufig dahingehend, dass sie Zweifel an seiner Spendeentschlossenheit haben könnte und legitimiert sich in argumentativer Weise. Indem er der Interviewerin unterstellt, dass sie – ähnlich wie die eigene Tochter und die eigene Ehefrau – Zweifel an seiner Angstfreiheit und seiner Entschlossenheit haben könnte, kommt er als potentieller Spender in die Position, sich gegen diese „Zweifler“ behaupten zu müssen. Bei der Interviewerin entsteht am Ende des Interviews das Bild von einem Vater, der durch eine Zwangslage (Tochter schwer erkrankt, Ehefrau als Spenderin ausgeschieden) in die Situation kommt, sich als selbstverständlicher und angstfreier Spender für seine Tochter zur Verfügung stellen zu müssen und der darum ringt, sich eine aktive Spendeposition anzueignen. Dass er mit dieser Selbstpositionierung innerhalb der eigenen Familie genauso scheitert wie gegenüber der Interviewerin, zeigen die Kommentare der Tochter und der Ehefrau, die ihm seine vorgetragene Angstfreiheit nicht zu glauben scheinen:

Für MICH is dit ne SelbstverSTÄNDlichkeit. Dass man och so viel drü' drum erZÄHLT oder so. Also ick hab damit <<mit heller Stimme> überHAUPT keine Probleme GAR nicht. Meine Frau sagt immer, dit GIBT et nich> **(55–58)**

IP: Die könn it nich verSTEHN, aber - ick weeß och nich -
I: Was=Was könn' was könn die nich verSTEHN?
IP: [Na warum ich mir keine GeDANKen] mache oder so. Ick sache: Dit is' << leicht genervt <für mich is dit norMAL. Dit würde vielleicht JEDer Vater machen, ick WEIß it nich>, aber ick hab damit keine

ProBLEMe. Melli sagt auch immer <Papa, du verSTELLST dich!> # I: (lacht kurz)# Ick sage <Da KANN man sich nich verSTELLEN> # I: mh # Klar, ick' oder s' man dürfte jetzt och nich so Angst mACHEN und sagen <Ogott, wenn DIS passiert und DIS> (-) # I: mh # Mh (-) Klar DENK ick schon mal dran, also <Naja, HAUPTsache sind die SCHMERZen nich so dolle> oder so aber (-) is alles verGÄNGlich (-) (335–347)

Herr Richter scheint insgesamt weniger als andere potentielle SpenderInnen in der Lage zu sein, sich das Vorhaben der Lebendnierenspende als ein „eigenes Projekt" anzueignen und ähnlich wie beispielsweise Herr Weiss idealistisch zu überhöhen. Er ist im Kampf mit den eigenen Ängsten und Unsicherheiten gefangen. Sprachlich zeigt sich dies in seiner Argumentation gegen die (in seiner Fantasie) von außen an ihn herangetragene Vermutung, mit der Spende ein Problem zu haben. Außerdem beruhigt er sich selbst, indem er in Form von Beschwörungsformeln sich selbst versichert, dass er nach ärztlicher Meinung „gesund" und „fit wie'n Turnschuh" sei und entsprechend bei der Operation eigentlich gar nichts schief gehen könne:

IP: Bin da sehr optiMISTisch und (--) denke dass dit alles in ORDnung geht. Wenn se SO die Arbeit machen, so wie ICH meine Arbeit, denn - die ÄRZTe - dann brauch ick keene Angst habn. (281–284)

IP: Aber ick bin fit wie n TURNschuh, hat man mir (Einatmen, überlegend) naja, geSAGT jedenfalls (-) beSCHEINigt. (618–619)

Zusammen mit der Interviewerin, die ihm in diesem Sinne als Spiegel und Rückversicherung dient, einigt er sich am Schluss des Interviews auf die Darstellungsweise, dass eine „gesunde Angst" im Rahmen einer Lebendorganspende völlig normal sei. Im Gegenteil: Wer diese nicht habe, der sei nicht normal:

HAB damit keine ProBLEMe, GAR nicht. Manche sagen <Ich verDRÄNG it, dat wird noch KOMMen oder. Aber dit is jez schon SO lange her, ich bin schon zum Arzt, von EENem zum ANDern gerannt und # I: mh # PsychoLOGen-Gespräche jehabt und sowat. Denn ham se <Ja, Sie sind FEST entschlossen, die Niere z'> Naja, ick würde doch nich sonst n dreiviertel Jahr von Arzt zu Arzt rennen # I: mh # Denn nachHER zum Schluss sagen <Nee, MACH ick nich> (4s) # I: mh # VielIEICHT wird och n bisschen Angst noch kommen oder' geSUNDe Angst wird JEDer ham (--) Aber dit nich zu ZEIGen (-) Na ick renn ja nun nich rum und JAMMer <O:h> jez und so # I: mh # Denn würd ick dit Kind total verÄNGSTigen # I: mh mh # sowat=t MACH ick och nich. 'Sag ick och nich zu meiner FRAU, dass ick manchmal so überlege: Naja mh (-)
I: Ja ich glaub, das is völlig naTÜRlich
IP: [Weil it] <<zustimmend> Naja!>
I: Mh (---) Was ja nich heißt, dass man dann in=in dem EntSCHLUSS unsicher wird, aber man hat ja

IP: [Nein, so nich]
I: vor JEDem Eingriff Angst
IP: [<<zustimmend> Naja>]
I: oder n bisschen
IP: [Das is ne geSUNDe] Angst, dit hat JEDer! (451–480)

Auch bei Herrn Richter finden sich keine Erzählungen über einen Entscheidungsprozess, denn einen solchen hat es seinem Erleben nach konsequenterweise nicht gegeben, da von der ersten Minute an festgestanden habe, dass er oder seine Frau Melanie eine Niere spenden würden. Auch im Fall von Herrn Richter würde das Berichten beziehungsweise die Bewusstwerdung über mögliche innere Entscheidungsprozesse das Vorhandensein eigener Ambivalenzen gegenüber der Lebendnierenspende bedeuten, was seinem Erleben nach nicht sein darf.

4.5.2 Melanie Gladbeck

4.5.2.1 Kurzporträt

Bei Melanie Gladbeck handelt es sich um eine junge Frau von 31 Jahren, die unter einer IgA-Nephropathie leidet. Dies ist die häufigste Form einer Glomerulonephritis, einer entzündlichen Erkrankung der Nierenkörperchen, bei der sich Immunglobulin A im Zwischengewebe der Nierenkörperchen ansammelt und das Nierengewebe in Folge langsam vernarbt. Seit März 2006 befindet sich Frau Gladbeck an der Dialyse, der Shunt wurde ihr bereits im September 2005 gelegt. Frau Gladbeck ist die älteste Tochter von Herrn und Frau Richter und hat noch eine vier Jahre jüngere Schwester, die in einer festen Partnerschaft lebt und ein kleines Kind hat. Zum Interviewzeitpunkt ist Frau Gladbeck seit fünf Jahren verheiratet und hat keine eigenen Kinder. Sie arbeitet als Bankkauffrau in der nächst größeren Stadt und hat mit 1,5 Stunden pro Wegstrecke einen langen Weg zur Arbeit. Seit zwei Jahren besitzt sie einen großen Hund, mit dem sie gerne lange Spaziergänge unternimmt.

4.5.2.2 Selbstpositionierung

Frau Gladbeck positioniert sich in ihrem Interview als eine Empfängerin mit einer im Vergleich zu anderen PatientInnen eher geringen eigenen Agency hinsichtlich ihrer Erkrankung und ihres eigenen Umgangs damit.

Sie scheint sich oftmals als ein Spielball der ÄrztInnen zu erleben und fühlt sich nicht im Stande, die für sie wichtigen und relevanten Informationen in Bezug auf ihre Grunderkrankung für sich zusammenzutragen. Sie kennt den Namen ihrer Erkrankung und weiß im Groben, worum es sich handelt. Dies reiche ihr aus. Interessant ist, dass Frau Gladbecks Uninformiertheit und ihr vager Umgang mit den vielen, aus ihrer Sicht widersprüchlichen Informationen letzlich dazu führte, dass sie nun seit einem Jahr an der Dialyse ist, obwohl sie sich diese bei vorhandenem Spender tatsächlich hätte ersparen können. Als Patientin positioniert sich Frau Gladbeck insgesamt als recht sorglose und wenig zwanghafte Patientin, die versucht, das Beste aus ihrem Leben zu machen und dieses trotz der bestehenden Beschränkungen zu genießen. Gleichwohl leidet sie unter den mit der Dialyse einhergehenden Einschränkungen und betrauert die derzeitige Nicht-Realisierbarkeit des eigenen Kinderwunsches.

Ihren Vater schildert Frau Gladbeck als einen ängstlichen Menschen und eher unsicheren Spender, der zwar nach außen hin versuche, die Contenance zu wahren, dem das aber nur halbwegs gelingt. Frau Gladbeck gibt offen zu, dass sie – hätte sie die Wahl gehabt – lieber von ihrer Mutter die Niere angenommen hätte, da es ihr aufgrund der „cooleren" Haltung derselben einem solchen Eingriff gegenüber leichter gefallen wäre, von dieser das Spendeangebot anzunehmen. Mit ihrem Vater sei sie nun jedoch durch die vielen Untersuchungen näher zusammengerückt und würde viel Zeit mit ihm verbringen, was die zwei enger zusammengeschweißt habe. Beide haben viel Angst vor dem anstehenden Eingriff, sind aber offensichtlich nicht in der Lage, miteinander darüber zu sprechen. Stattdessen wird gemeinsam verdrängt und positiv nach vorne geschaut.

4.5.3 Spendedynamik zwischen Herrn Richter und Frau Gladbeck

Herr Richter und Frau Gladbeck scheinen sich trotz der oben darstellten Schwierigkeiten auf beiden Seiten in der Konstellation des helfenden Vaters und der bedürftigen Tochter eingerichtet zu haben. Die Spendekonstellation bringt sie als „Vater-Tochter-Team" näher zusammen.

Ein Aspekt bleibt am Transplantationsvorhaben zwischen Herrn Richter und Frau Gladbeck auffällig: Anders als andere Eltern (zum Beispiel Herr Weiss) hat Herr Richter offenbar nicht darauf bestanden, dass seiner Tochter die Dialyse erspart bleibt. In seinem Interview erfahren wir hierüber nichts. Lediglich aus dem Interview mit Frau Gladbeck wird deutlich, dass die uneindeutigen Aussagen der behandelnden ÄrztInnen hinsichtlich des günstigsten Transplantationszeitpunktes dazu geführt haben, dass Frau Gladbeck erst an die Dialyse gekommen sei, bevor eine Lebendnierenspende realisiert werden konnte. Andere Eltern – wie beispielsweise Herr Weiss – versuchen so etwas um jeden Preis zu verhindern. Von Frau Gladbeck erfahren wir, dass der Transplantationstermin aufgrund eines Krankenhausstreiks um mehr als ein halbes Jahr verschoben wurde, womit sich zumindest teilweise die lange Zeit an der Dialyse für Frau Gladbeck trotz geeignetem und spendebereitem Vater erklärt. Das Nichtzustande-Kommen einer zügigen, präemptiven Transplantation an dieser Stelle allein mit Herrn Richters Ambivalenzen begründen zu wollen, wäre wohl eine unzulässige Psychologisierung und kaum haltbar. Auffällig und konträr zu anderen Interviews bleibt aber der Umstand, dass weder Herr Richter noch Frau Gladbeck sich vehement für eine rechtzeitige Transplantation und eine Umgehung der Dialyse eingesetzt haben. Dafür hätte es einer besseren medizinischen Informationslage und vor allem auch einer höheren Agency auf beiden Seiten bedurft. Deren Ausbleiben erscheint vor dem Hintergrund der gemeinsamen Ängste vor der anstehenden Transplantation nicht verwunderlich.

4.6 Frau Binggeli und Herr Binggeli

4.6.1 Frau Binggeli

4.6.1.1 Kurzporträt

Bei Frau Binggeli handelt es sich um eine zum Interviewzeitpunkt 61-jährige Schweizerin, die ihrem Mann eine Niere spenden möchte. Die Ehepartner sind seit 34 Jahren verheiratet, kennen sich sogar noch länger. Sie haben zwei erwachsene Kinder sowie ein kleines Enkelkind. Mit einem weiteren Enkelkind ist die Tochter zum Interviewzeitpunkt schwanger. Frau Binggeli hat zunächst als Primarlehrerin (5 Jahre) und später als heilpädagogische Fachlehrerin (20 Jahre) gearbeitet. Seit einigen Jahren ist sie Hausfrau.

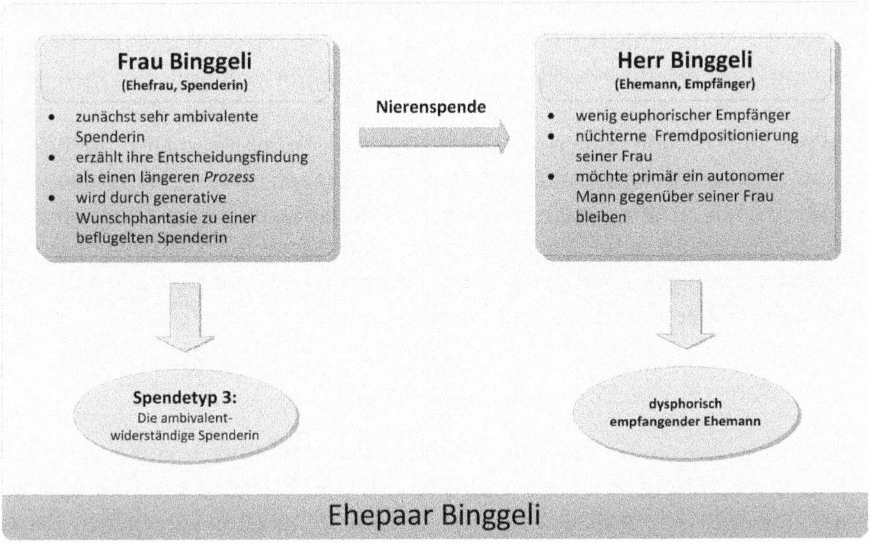

Abbildung 5: Übersicht Ehepaar Binggeli

Frau Binggeli ist die einzige zunächst in ihrem Spendeprozess wirklich offen ambivalente Spenderin meines Samples. Sie erzählt im Interview ihren Weg von der ahnungslosen Ehefrau, die gemeinsam mit ihrem Mann dessen schwere Erkrankung zunächst verdrängt, bis sie mit der Anfrage an sie als mögliche Spenderin konfrontiert wird. Dieser Aussicht steht sie zunächst überhaupt nicht euphorisch gegenüber, der Weg hin zur beflügelten Spenderin entwickelt sich erst nach und nach. Frau Binggeli betont im Interview die schrittweise Entwicklung dieses Prozesses und schildert dabei ihre Aneignung des *Spendeimperativs* und ihre Rolle als spendende Ehefrau darin. Erst eine generative, wunscherfüllende Fantasie ermöglicht es ihr, schließlich zu einer freudigen und überzeugten Spenderin zu werden.

4.6.1.2 Zur Interviewinteraktion

Das Interview mit Frau Binggeli weist insgesamt einen hohen monologischen Gesamtduktus und eine narrative Grundstruktur auf, was durch die vielen „Und dann“-Wendungen sichtbar wird. Immer wieder finden sich lange Erzählpassagen. Die Stimmung zwischen Interviewerin und Probandin ist recht gelöst, was sich am häufigen gemeinsamen Lachen zeigt. Damit erweist sich Frau Binggeli als kompetente Erzählerin, die durch geschicktes

Einsetzen von selbstironischen Kommentaren und anekdotenhaften Erzählungen die Sympathie der Interviewerin zu gewinnen weiß und ihre Erzählung auf diese Weise lebendig hält. Außerdem gibt sich Frau Binggeli große Mühe, auf die Fragen der Interviewerin einzugehen. Das häufige Lachen und die Selbstironie markieren dabei aber auch Brüche und Unsicherheiten in der Identitätsrekonstruktion von Frau Binggeli, wie in der folgenden Analyse noch zu zeigen sein wird. Insgesamt verwendet Frau Binggeli eine sehr bildhafte Sprache. Es finden sich viele Metaphern, allen voran die Weg-Metapher, die zentral für dieses Interview ist und sich wie ein roter Faden durch den gesamten Text zieht.

4.6.1.3 Selbstpositionierungen als Spenderin

Bereits zu Beginn des Interviews – dem sich eine über vier Seiten lange Eingangserzählung anschließt – bezeichnet Frau Binngeli auf die Frage der Interviewerin, wie sich das mit der Spende denn alles so ergeben habe, ihren Weg zur Organspende als eine „ziemlich lange Geschichte“:

`IP: Ja dis is eine (Lachen) # I: (stimmt mit ein) # ziemlich lange Geschichte (lacht).` (13–14)

Damit setzt sie sich deutlich in Kontrast zu vielen anderen SpenderInnen, die häufig zu Beginn schon die „Selbstverständlichkeit“ einer Lebendnierenspende unter Verwandten oder Eheleuten betonen. Ihr Lachen markiert an dieser Stelle einerseits eine anfängliche Unsicherheit der Interviewsituation gegenüber. Andererseits zeigt sich hier bereits ihre Haltung der ironischen Distanz zum Gegenstand – der Lebendnierenspende nämlich –, die sie das gesamte Interview hindurch beibehalten wird. Mit ihrem Lachen distanziert sich Frau Binggeli – ohne es direkt auszusprechen – genau von den SpenderInnen, die auf eine solche Frage sofort die Selbstverständlichkeit einer Lebendorganspende betonen. Bei Frau Binggeli war es hingegen eine „ziemlich lange Geschichte“. Hier war nichts von Anfang an klar und selbstverständlich, wie die weitere Interviewanalyse noch zeigen wird. Frau Binggeli erzählt im Verlauf des Interviews, wie die Erkrankung ihres Mannes schon vor über 30 Jahren im Rahmen einer Vorsorgeuntersuchung vor einem geplanten Auslandseinsatz der Familie bekannt geworden sei und in Folge der Plan eines längeren Auslandsaufenthalts bedauerlicherweise abgesagt werden musste. Die Erkrankung ihres Mannes sei aber über all die folgenden Jahre nie wirklich konkret geworden oder hätte das Familienleben beeinträchtigt. Daher wäre das für beide alles sehr „weit weg" gewesen. Frau Binggeli beschreibt hier einen gemeinsamen Prozess der Verdrängung zusammen mit ihrem Mann in Bezug auf dessen Erkrankung. Aber sie räumt ein, dass es ihr eigentlich hätte bewusst sein müssen, was die Erkrankung ihres Mannes in letzter Konsequenz auch für sie bedeuten könnte:

> Und äh ich wusste IMMer, dass=äh=dass=es=äh dann einmal heißt DiaLYSE oder dass er eben auf die Spen=auf=äh=die Liste kommt und warten muss für eine SPENDer(-)niere. Aber das war mir EFFektiv NIE bewusst, dass das eigentlich äh auch ICH ihm eine Niere spenden KÖNNte. Ich weiß nich, eigentlich hätt ich es <<schmunzelnd> wissen müssen> ich weiß nicht recht (lacht kurz) # I: (stimmt ein) # Man hat's vielleicht auch einfach son bisschen VON sich geschoben. (77–83)

Während andere SpenderInnen an dieser Stelle erzählen, dass sie sich schon lange mit der Möglichkeit einer Lebendnierenspende auseinandergesetzt hätten, verdrängt Frau Binggeli diese Möglichkeit zunächst und geht davon aus, dass ihr Mann entweder an die Dialyse kommen oder ein Spendeorgan von einem/r Postmortalspender/in erhalten werde. In dieser Haltung ist sie ihrem Mann sehr ähnlich, der in Bezug auf seine Erkrankung ebenfalls zunächst recht naiv die neuen medizinisch-technischen Möglichkeiten ausblendet und davon ausgeht, dass eine Transplantation für eine Person seines Alter gar nicht mehr in Frage käme.

Auch an einer späteren Stelle im Interview, als sie von der Interviewerin noch einmal konkret darauf angesprochen wird, erzählt Frau Binggeli von diesem gemeinsamen Verdrängungsprozess und dessen Bedeutung für sie:

> IP: Also (-) ich denke theoRETisch hätte ich das wissen müssen, einfach vom allgemeinen WISSensstand her, dass man das machen kann (267–268)

> Ja aber irgendwie (lacht) # I: mh # haben wir das auch ein bisschen (-) <<schmunzelnd> vielleicht VON UNS geschoben> ich weiß es nicht. (293–295)

Irgendwann lässt sich jedoch dieser Verdrängungsprozess nicht mehr aufrechterhalten: Es zeichnet sich ab, dass Herrn Binggelis Werte konstant schlechter werden. Schließlich eröffnet ihm sein behandelnder Arzt, dass er sich nun entscheiden müsse, ob er in die Richtung einer Transplantation gehen wolle oder ob ihm die ÄrztInnen einen Shunt für die Dialyse setzen sollen. So kommt der *Spendeimperativ*, das heißt, der Zwang, sich in irgendeiner Weise zur Erkrankung ihres Mannes positionieren zu *müssen*, nun ganz direkt auf Frau Binggeli zu. Dies geschieht, indem ihr Mann –

offenbar unwillig oder unfähig seine Frau direkt auf eine mögliche Spende anzusprechen – Informationsmaterialien zur Lebendorganspende mit nach Hause bringt und sie dort demonstrativ zur Lektüre hinlegt:

Und dann ging es, ich weiß nicht, irgendwann (-) Frühling vor einem Jahr, hat er dann einmal die BROschüren gebracht vom Nierenspezialisten. Eine über DiaLYSE und eine vom Verein für äh - es gibt so einen Verein bei der Schweiz für Lebend(-)nierenSPENder # I: mhm mhm # Und äh dann hat er das gebracht und hat gesagt <<wiedergebend> Weißt du> er hat gesagt <man=es könnte auch irgendjemand äh eine Niere SPENDen <mit gespielter Ahnungslosigkeit> aber ich WÜßte gar nicht (IP lacht) # I: (stimmt ein) # WER mir eine Sp=Nieren=Niere SPENDden könnte> Und irgendwann hab ich dann gedacht: Ja jetzt les' ich diese (lacht kurz) Informationen natürlich AUCH (--) Und dann hab ich mich SEHR=ja=das hat mich dann SEHR betroffen gemacht # I: mhm hm # Hab ich gedacht, dass könnte ja DICH SEHR betreffen. Es war dort au=auch=äh=auch äh beschrieben, welche BLUTgruppen zusammenpassen # I: mhm # und ER hat Null und ICH habe Null # I: mhm # Ich bin aber NEGativ und er POSitiv. Dann hab ich wieder gedacht: Ja mit diesem Rhesusfaktor, da # I: mhm # geht das OHNehin nicht. Und äh er konnte dann im Moment auch noch nicht so recht (-) UMgehen damit. Er hat dann nicht gerade eben gesagt <<wiedergebend> Ja (IP lacht) wäre das etwas für DICH?> Er hat ja auch noch zwei Brüder, wobei die recht viel ÄLTer sind und ein Bruder schon' (-) Herzinfarkt gehabt hat # I: mh # und der andere Bruder auch eine Zyste auf der Niere hat. Also irgendwie an die Brüder haben wir dann GAR nicht so gedacht # I: mh # Und das=ich hab dann sehr schnell gedacht, das (-) kÖNnte MICH sehr angehen. (92–115)

In dieser Episode positioniert sich Frau Binggeli als kluge und unterhaltsame Erzählerin, die der Interviewerin in einer lustigen Art und Weise die indirekte Aufforderung zur Spende durch ihren Mann zu erzählen weiß und dadurch die Sympathie der Interviewerin gewinnt: Mit Witz und einer gewissen liebevoll-ironischen Distanz zum eigenen Ehemann, den sie hier in seiner Unbeholfenheit sehr gut durchschaut, erzählt sie, wie dieser unsicher und etwas naiv agierend nicht weiß, wie er seine Frau mit seiner Anfrage konfrontieren soll und ihr stattdessen in abstrakter Form mitteilt, dass ihm theoretisch auch irgendjemand eine Niere spenden könnte, er aber überhaupt nicht wisse, wer dafür in Frage kommen sollte. Frau Binggeli nimmt ihrem Mann diese scheinbare Naivität aber nicht ab, sondern schmunzelt über diesen „Wink mit dem Zaunpfahl", den ihr Mann ihr durch diese Art der Interaktion gibt, anstatt mit ihr das Gespräch zu suchen. Teilweise scheint sie darüber aber auch verärgert; denn offenbar lässt sie sich mit der Lektüre der Informationsbroschüren etwas Zeit, bevor sie sich letztlich entschließt, diese zu lesen. Sie sagt, dass sie *irgendwann* diese Informationen gelesen habe, offenbar aber nicht sofort, nachdem ihr Mann sie ihr hingelegt hat: `Und irgendwann hab ich dann gedacht: Ja jetzt les' ich diese (lacht kurz) Informationen natürlich AUCH`. Die Informationen machen sie dann sehr betroffen, da sie nach der Lektüre realisiert, dass diese Spendemöglichkeit sie doch offensichtlich sehr viel mehr angeht, als ihr bisher bewusst war und lieb sein kann.

Nachdem sich dann herausgestellt hat, dass eine Lebendspende zwischen Frau Binggeli und ihrem Mann von den Blutgruppen her möglich wäre und von ärztlicher Seite grünes Licht für weitere Untersuchungen gegeben wird, merkt Frau Binggeli plötzlich, dass ihr das alles viel zu schnell geht. Offenbar ist da ein selbstläufiger Prozess in Gang gekommen, der ihr zu entgleiten droht:

> `Ja gut, dann gehen wir mal und SCHAUen mal. Und das war für mich IMMer noch so ein bisschen: Ja vielleicht geht's, vielleicht geht's nicht. Und dann äh hab=mussten wir Blut geben und dann war sehr schnell klar von der Blutgruppe her GEHT es # I: mhm # Und äh ich glaub (--) also wie (-) ich's in ErINNerung habe, hat dann nach dieser Blutentnahme, bisschen später, der Nierenarzt uns angerufen. Ja, das geht und jetzt könnten wir WEItermachen und könnten äh die nächsten äh Untersuchungen angehen. Und äh (-) da da hat ich dann einige schlaflose Nächte # I: mhm # und merkte: Nein, so schnell kann ich jetzt das nicht. Und ich spürte ganz stark, jetzt muss ich erstmal mit jemandem sprechen, der das äh geMACHt hat.` (122–132)

Frau Binggeli positioniert sich hier als eine Spenderin, die für sich in Anspruch nimmt, den scheinbar eigendynamischen Weg der Lebendorganspende an dem Punkt anzuhalten, an dem sie merkt, dass sie innerlich noch gar nicht bereit ist, diesen Weg so schnell zu beschreiten. Ihr ist es wichtig, den Fortgang aktiv und selbstwirksam zu gestalten, womit sie eine hohe Selbstwirksamkeit und *Agency* zeigt. Sie wehrt sich gegen die von ärztlicher Seite vorangetriebene Eile und Selbstverständlichkeit des Spendeprozesses. Sie präsentiert sich als Spenderin, die zu ihren Ambivalenzen und Ängsten stehen und nahe an ihren Gefühlen der Unsicherheit und ihrem Bedürfnis nach Rückversicherung agieren kann. Die Art ihrer Erzählung macht deutlich, dass sie sich aus heutiger Sicht immer noch im Einklang mit ihrem damaligen Zögern befindet und dieses richtig und nachvollziehbar findet. Sie hat im Gegensatz zu vielen anderen InterviewpartnerInnen keine Probleme damit, sich ihre Ambivalenzen und Ängste in Bezug auf die anstehenden Untersuchungen einzugestehen und diese zu verbalisieren.

Erst nachdem das Ehepaar Binggeli die Möglichkeit bekommen hat, sich mit einem anderen Ehepaar, bei dem ebenfalls die Frau dem Mann eine Niere gespendet hat, zu treffen und sich auszutauschen, befindet Frau Binggeli:

Und äh nach diesem GeSPRÄCH war ich dann doch sehr beRUHigt # I: mhm # und hab gefunden: Doch, machen wir WEIter. (147–148)

Ihr Weg hin zur Nierenspende bleibt aber einer, der von großer Ambivalenz geprägt ist. Sie als Gesunde muss stellenweise mehr Untersuchungen über sich ergehen lassen als ihr Mann, was ihr Mühe bereitet. Auch ihr Mann scheint zunächst sehr ambivalent in Bezug auf die geplante Spende zu sein; denn er kann Frau Binggeli offenbar so wenig seine Freude über die anstehende Spende vermitteln, dass sie ihn schließlich fragt, ob er ihre Niere überhaupt haben möchte. Sie betont an dieser Stelle, wie wichtig es für sie beide gewesen sei, genügend Zeit für ihre Entscheidung gehabt zu haben:

Joa und dann=aber=dann geht das so SCHRITT für Schritt WEIter, mein Mann war anfangs auch sehr=sehr zuRÜCKhaltend, so dass ich ihn sogar FRAGen musste, ja < lachend > WILLSt du überhaupt meine Niere? > # I: aha # (lacht) Und dann sagte er, ja DOCH eigentlich glaub ich SCHON=so=ja auch noch sehr zuRÜCKhaltend. Das war so ein # I: mhm # richtiger ProZESS und das war sicher auch gut, dass wir genügend Zeit hatten. (166–172)

Der in diesem Zitat beschriebene Weg zur Organspende als ein *Prozess* ist symptomatisch für das gesamte Interview mit Frau Binggeli: Wie oben schon erwähnt, ist hier nichts selbstverständlich oder von anfang an „klar“ gewesen, wie es in vielen anderen SpenderInneninterviews erzählt wird. Frau Binggeli betont in ihrem Interview durchgängig das *Prozesshafte* ihrer **Entscheidungsfindung**:

Joa dann ging das dann bis=bis zum letzten O.K. ja. (176–177)

Für MICH war das ein Prozess. (186)

Äh ja, <<mit leiser brüchiger Stimme> es ist SCHON ein=ich=für mich war das SCHON auch ein> (-) ein ProZESS ja. (519–520)

Als Metapher dient ihr dabei das Bild des Weges, auf dem es Schritt für Schritt vorwärts geht, auf dem vielleicht ein Stolperstein liegt, der wieder zum Umkehren zwingt, der sich insgesamt aber als Einbahnstraße herausstellt, die man dann auch bis zum Ende zu passieren hat:

IP: Joa und dann=aber=dann geht das so SCHRITT für Schritt WEIter. (166–167)

IP: Aber äh dann war für mich schon klar, jetzt sind wir auf diesem WEG! und jetzt GEHen wir diesen Weg! Und wir wussten ja da noch NICHT: Vielleicht ist da auch ein STOLperstein, vielleicht geht es dann aus IRGendeinem Grund DOCH nicht. (324–327)

IP: dann war das für mich eigentlich klar, dass ich jetzt= da=ja=dass das jetzt unser WEG ist auch ja. Ja. (347–348)

IP: Und äh ich denke gerade jetzt auch (-) dieser Weg, den wir miteinander gegangen sind, äh hat uns auch wieder (--) sehr viel näher gebracht. (375–377)

IP: (...) ja und da denk' ich schon, dass=dass wir jetzt SEHR auf dem richtigen Weg sind. (416–417)

IP: (...)aber dann auch wieder=wieder Schritte VORwärts und=und manchmal schon auch ja, ja. (524–525)

IP: Ich denke äh (-) es war schon auch ANerkennung, dass=dass wir diesen Weg GEHen. (597–599)

IP: (...) ja, dann ist das einfach auch der WEG, den man irgendwie vom SCHICKsal beKOMMen hat, dass man DEN dann geht. (636–637)

Frau Binggeli beschreibt in ihrem Interview ihren Entscheidungsfindungsprozess als einen Weg, der nicht gradlinig verläuft, bei dem man als Zuhörer/in aber dennoch in vielen Passagen an eine Einbahnstraße denken muss, in der ein Wenden oder Zurückgehen nicht vorgesehen ist. Auch wenn Frau Binggeli, wie oben ausgeführt, für sich die Position einer Spenderin reklamiert, die an einer entscheidenden Stelle, als ihr der Prozess der medizinischen Evaluierung zu schnell geht, diesen anzuhalten in der Lage ist und gleichsam ein Stoppschild auf diesem Weg installieren kann, bleibt es dennoch ein Weg, auf dem nicht viele Abzweigungen oder Irrwege vorgesehen sind und der – so sieht es die Medizin vor – ziemlich gradlinig verläuft, von kleinen Schritten vor- und rückwärts einmal abgesehen. Aufhalten auf diesem Weg könnten Frau Binggeli nur Stolpersteine in Form von medizinischen Negativ-Befunden, die sie – in Gestalt des Schicksals – als Spenderin ungeeignet erscheinen ließen. Gelegentlich scheint es dabei so, als wäre es Frau Binggeli gar nicht unrecht, wenn ein solcher Stolperstein noch gefunden werden würde, um die Selbstläufigkeit dieses Spendeprozesses noch einmal zu unterbrechen („Vielleicht ist da auch ein STOLperstein, vielleicht geht es dann aus IRGendeinem Grund DOCH nicht").

Mit dieser Erzählung der Entscheidung zur Lebendnierenspende als ein Prozess nimmt Frau Binggeli nicht nur eine Abgrenzung gegenüber anderen allzu euphorischen SpenderInnen vor, sondern entlarvt diese als mediale Inszenierung, indem sie deren scheinbar empfundene Euphorie in Frage stellt:

IP: Für MICH war das ein Prozess=ich=hör=äh=also unterdessen äh wird man natürlich AUF=aufmerksam auf FERNsehsendungen und RADIO-sendungen #I: mh # und plötzlich, Beckmann, da auch, da=da=könnte=man= ja=da=da IST wieder etwas (lacht) da wird man wieder orienTIERT? # I: mh # Oder eben man vertieft sich äh auch nochmals in die Fall-beispiele bei diesen BROschüren und das äh is ja gar recht unter-schiedlich, dass die einen dann SOFORT - also `s wird so DARge-stellt - # I: mh mh # wie wenn das recht SCHNELL äh den Leuten KLAR ist, dass sie das MACHen wollen. (186–194)

Dass Frau Binggeli die Darstellung der SOFORT entschlossenen SpenderInnen für unrealistisch hält, wird daran sichtbar, dass sie diese Schilderung mit dem Einschub – „also s wird so dargestellt“ – kommentiert und damit indirekt anzweifelt. Dem stellt sie selbstbewusst ihren eigenen – ambivalenten und prozesshaften – Weg gegenüber, den sie aus ihrer heutigen Position – der Spenderin nämlich, die sich zu einer Lebendnierenspende entschieden hat, die nun kurz bevorsteht – selbstbewusst und mit einer gewissen Distanz betrachten kann. Auch in einer weiteren Passage im späteren Verlauf des Interviews positioniert sich Frau Binggeli dezidiert als *nicht euphorische* Spenderin, wenn sie sagt:

Obschon's mir ja AUCH nicht ganz # I: mh # wie ich erzählt habe, AUCH nicht so (-) also ich bin jetzt AUCH nicht hin, hab gesagt <<mit gespielter Entschlossenheit> Oh! SO SUPer jetzt! # I: (lacht) # Ähm, das ist WIRKlich juHUI, da kann ich jetzt dir HELFen> so äh, das war dann ja auch=ja=AUCH nich F=SO der Fall. (718–723)

Mit dem Stilmittel der Ironie übt sie hier erneut Kritik an der Darstellung dieser euphorischen SpenderInnen: Indem sie überspitzt darstellt, was sie nach dem gesellschaftlichen Druck *hätte sein sollen*, aber nicht gewesen ist – eine euphorische Spenderin nämlich, die „SUPER“ ausruft, weil sie ihrem Mann ein Organ spenden darf – karikiert sie diese gesellschaftliche Erwartungshaltung an potentielle OrganspenderInnen und grenzt sich explizit gegen eine solche Darstellung ab.

Auch die immer wieder betonte Freiwilligkeit einer Lebendorganspende wird von Frau Binggeli in Zweifel gezogen und kritisiert:

I: Mhm mhm. (-) Und=und war das für Sie dann auch wie so'ne (-) indirekte AUFforderung? Oder (-) wie ham' Sie das erlebt?
IP: Ja # I: mh # das hab ich dann schon auch so erlebt, ja ja. # I: mh # Es wurde dann immer sehr beTONT, es ist FREIwillig # I: mh # steht ja überALL. Und äh (-) als wir dann aber wussten, dass äh von der BLUTgruppe her, dass es GEHT (--) da konnte man mir SCHON sagen, es ist FREIwillig, aber irgendwie (-) # I: mh # war es für mich dann äh naTÜRlich=mit dem VerSTAND sagt' ich schon, es ist

freiwillig und jeder=sagt=jeder Arzt sagt <<wiedergebend> Sie können jederzeit wieder zurücktreten # I: mh mh # Sie können noch vor der NarKOSE sagen: Jetzt will ich nicht. Aber=äh=wenn Sie dann mal in Narkose sind, dann (IP lacht) dann machen wir VORwärts (lacht)> (303–315)

Was hier nicht aussgesprochen wird und in Andeutungen verbleibt, ist der von mir weiter unten noch ausführlicher beschriebene *Spendeimperativ*: der Zwang hinter der Freiwilligkeit beziehungsweise die unauflösliche Verwobenheit von Zwang und Freiwilligkeit im Rahmen der Lebendorganspende. Formal und vor allem juristisch handelt es sich dabei um eine altruistische, freiwillige Handlung. Innerpsychisch – und dies wird an der Erzählung von Frau Binggeli an dieser Stelle sehr deutlich – sieht es jedoch mitunter ganz anders aus: Angehörige haben oft gar keine andere Wahl, als zu spenden. Wenn es von der medizinischen Seite her möglich ist, steht einem solchen Eingriff nichts mehr im Wege, und es gibt für nahe Angehörige keine vernünftigen Gründe mehr (außer ihrer Angst), *nicht* zu spenden.

Neben dem Spendeimperativ wird in Frau Binggelis Interview noch etwas sichtbar, das eng mit diesem Imperativ zur Spende verbunden ist: die **Identitätslogik**, nach der eine Spende aus der jeweiligen Identitätsposition (also *als* Ehefrau, Mutter,Vater *etc.*) heraus begründet wird. Interessanterweise begegnet Frau Binggeli die Identitätslogik zunächst vor allem in der Form, dass andere Verwandte ihrem Mann eine Niere anbieten und ihr dann in Konsequenz bewusst wird, dass es ja eigentlich an ihr als Ehefrau wäre, diese Spende an ihren Mann zu übernehmen: Zunächst ist da der Sohn der Familie, der, nachdem er von dem Spendevorhaben der Eltern erfahren hat, anbietet, dass ja auch er dem Vater eine Niere hätte spenden können:

Es war es dann auch sehr EINdrücklich, dass unser SOHN dann eigentlich auch noch gesagt hat: Weißt du, auch ICH hätte ja dem Vater eine Niere spenden können (-) # I: mhm # Und für mich war das aber eigentlich klar, dass=äh=dass=ich=äh unsern Kindern=also er ist einundDREIssig # I: mhm # wir haben noch einen Tochter, die ist DREIunddreissig, hat aber ein kleines KIND # I: mhm # ist wieder in ErWARTung, hat FaMILie und viele PFLICHTen so und äh ja. Das war für mich dann eigentlich KLAR, dass ich die Kinder nicht belasten wollte damit. Ich hab dann auch gesagt, beHALT' du jetzt nur deine Nieren noch. Man=weiß=ja=also=es=soll KEINe Erbkrankheit sein von meinem Mann, aber ob vielleicht doch ein bisschen eine SCHWÄCHe da ist (-) bei den NIERen weiß man ja doch nicht recht # I: mh # Also sein älterer Bruder hat ja DOCH auch eine Zyste auf der EINen Niere. Joa=eben=ich hätt' jetzt das NICHT wollen, dass mein Sohn da - abgesehen davon, dass er am Ende des Studiums war und mitten in der Diplomarbeit # I: mh mh # und (lacht) und=äh=joa. (194–210)

In dieser Textpassage wird deutlich, dass Frau Binggeli eine solche Spende ihres Sohnes ablehnt und lieber selbst das „Opfer" der Nierenspende auf sich nimmt – als Ehefrau. Gegenüber einer Schwägerin wird die Abgrenzung von Frau Binggelis Seite noch expliziter: Hier verweist sie selbst darauf, dass *sie* die Ehefrau ist, die mit ihrem Mann bereits eine lange Ehe geführt hat und dies darum der Weg sei, den sie weiter mit ihm zusammen zu beschreiten habe:

IP: Also als wir dann schon auf dem WEG waren, war die eine Schwägerin - ich weiß aber nicht immer, was für eine BLUTgruppe das sie hat - die=hat=die=ist doch AUCH schon siebzig jetzt # I: mh # Hat gesagt, sie hätte sich das noch überlegt, ob sie dem Schwager eine Niere spenden würde (-). Aber da waren wir schon auf dem Weg und ich bin seine EHEfrau # I: mh # Und (lacht) wir haben (lacht) eine=schon=eine LANGe Ehe geführt, was ja nicht selbstverSTÄNDlich ist # I: nee # (lacht) in der heutigen Zeit und ich denke: Ja (---) wir haben GUTe Tage gehabt # I: mh # und manchmal auch SCHWIERigere Zeiten und=aber (-) im Großen Ganzen ja doch eine GUTe Zeit gehabt und äh, dann war das für mich eigentlich klar, dass ich jetzt=da=ja=dass das jetzt unser WEG ist auch ja. Ja. (337–348)

In diesem Zitat wird von ihr nicht allein ihre Position als Ehefrau als Grund für ihre Spende angeführt, sondern auch die gemeinsame langjährige Ehe, die insgesamt als „gute Zeit" beschrieben wird und die den Beziehungsaspekt in der Spendemotivation hervorhebt.

In ihrer Identitätsposition als *Ehefrau* wird Frau Binggeli dagegen ganz explizit von ihren Freundinnen angesprochen und an ihre „Verpflichtungen" und Rollenaufgaben im Rahmen einer Ehe erinnert:

IP: [Und DANN eben auch] meine=ich=habe etwa DREI gute Freundinnen # I: aha # die haben mich auch SEHR begleitet, haben dann auch gesagt so eben - das hab ich glaub ich beGONNen zu erzählen # I: mh mh # bin dann ABgeschweift - gerade EINe Freundin, die hat dann nach einer Weile geSAGT <<wiedergebend> WEIßT du, ich glaub ich würde's AUCH machen # I: mhm # für meinen MANN> Und äh die andere Freundin dann AUCH (-) die hat AUCH gesagt <Ja, ich denke, das ist (-) wenn du EHefrau bist, dann ist das ganz NORmal, dass du das MACHst> # I: mhm # Ja (-) und hat gesagt <DOCH, ich denke, ich würde das AUCH so machen> Das=irgendwie (-) wenn man schon so LANGe verbunden ist # I: ja ja # dann denk ich, ja, dann ist das einfach auch der WEG, den man irgendwie vom SCHICKsal beKOMMen hat, dass man DEN dann geht. (626–637)

Dass Identitätspositionen also nie geschlechtsneutral sind und immer bestimmten moralischen Norm- und Wertvorstellungen unterliegen, wird ausführlicher in Kapitel 7 diskutiert werden.

Interessant an Frau Binggelis Interview ist weiterhin, dass sie die Kommentare von anderen bezüglich ihrer Spende nie im Sinne eines applaudierenden Publikums darstellt, in dessen Beifall sie sich sonnt (wie es in anderen SpenderInnen-Erzählungen gelegentlich zu finden ist), sondern dass die Kommentare der anderen meist für sich stehen und in ihrer Vielfältigkeit mitunter die eigene Ambivalenz von Frau Binggeli widerspiegeln:

Das war dann auch noch INTeressant manchmal die ReakTIONen zu hören von
I: Wie waren die?
IP: Von <<wiedergebend> Oh, das ist ja WUNDerbar, dass du deinem Mann HELfen kannst> # I: mh # bis >Oh my God> eine ehemalige Engländerin. Oder <<ungläubig> WILLST du das wirklich> # I: mh # und so, ja so. Oder eine=eine hat gesagt <Ach, DAS ist jetzt aber interessant> # I: aha # So (lacht) sehr verschieden auch ja # I: mh # Und DANN merkt' ich wieder, jetzt BRAUCH ich keine Komment=dann war's wieder eine Weile, dass ich fand, ja jetzt, die Leute, die es WISSen müssen, WISSen es # I: mh # und die anderen äh brauch ich jetzt AUCH nicht mehr ungedingt groß weiter was sagen. **(568–581)**

In diesem Zitat nutzt Frau Binggeli nicht – wie viele andere SpenderInnen, etwa Herr Richter – die Negativ-Reaktionen beziehungsweise die Sorgen der anderen dazu, sich als überzeugte Spenderin zu positionieren (die sie ja auch zu Beginn gar nicht war), sondern sie hält die sich aus diesen unterschiedlichen Reaktionen ergebende Spannung aus und besinnt sich in Folge auf sich selbst. Sie muss nicht in die eine oder andere Richtung Partei ergreifen.

Neben der Ambivalenz und dezidierten *Nicht*-Euphorie als Spenderin erscheint Frau Binggelis Positionierung als vulnerable, also als zu verletzende und verletzliche Spenderin zentral. So spricht Frau Binggeli über ihr Unbehagen, sich „stechen" lassen zu müssen (sie meint hiermit das Verabreichen einer Spritze):

Ich bin auch eine PerSON, die lässt sich nicht gerne STECHen so. **(656–657)**

Auch die Vorstellung, sich ein gesundes Organ entfernen lassen zu müssen, führt bei Frau Binggeli zu negativen Gefühlen. Sie berichtet von der Angst, „bald nichts mehr" in ihrem Bauch drin zu haben und erneut etwas Symmetrisches zu verlieren:

Am Anfang sah ich auch eher, was ich verLIERe, dass ich jetzt sag=ja=ei=etwas HERgebe # I: mhm # von meinem KÖRPer, etwas GeSUNDes. Und ich hab ja schon die GeBÄRmutter nicht mehr. Und in diesem äh Zusammenhang hat man auch den BLINDdarm gleich entfernt # I: mhm # Und äh da hab=ei=erstmal auch gedacht, ja dann hab ich dann bald <<lachend> NICHTS mehr in meinem Bauch drin # I: (lacht auch) # Obschon, was ja stimmt aber=äh=so=bisschen=ja=äh=hat mir> doch ein bisschen und so etwas ganz EIGenartiges. Ich=ich habe ein sehr schlechtes AUGe. Ich sehe nur mit einem Auge GUT # I: mh # Und das empfind ich manchmal schon auch'n bisschen als eine EINseitigkeit also ich (-) kann=ich=habe im Alltag keine NACHteile davon, aber irgendwie (-) machte mir das am Anfang noch ein bisschen zu SCHAFFen, dass ich dann NOCHmals etwas Symmetrisches verLIERE # I: mh # Etwas ganz EIGenartiges so (-). (378–391)

Der Verlust, den Frau Binggeli hier beschreibt, die fantasierte Depotenzierung und die Leere im Bauch lassen den/die Leser/in an den Verlust von Leben denken. Tatsächlich rückt Frau Binggeli an einer späteren Stelle im Interview die Lebendorganspende in die Nähe einer Abtreibung, wenn sie auch keinen direkten Vergleich vornimmt:

man hört so viel von dieser SPITZenmedizin und dass da so schwierige Entscheide äh auf einen zukommen, auch mit=mit der Abtreibung bei schwangeren Frauen und so. Und äh irgendwie (-) PLÖTZlich merkt man: Aha, jetzt betrifft ja dich eine=so=eine # I: mh # graVIERende Frage so eine große Frage betrifft jetzt dich perSÖNlich. (542–547)

Der hier beschriebene Verlust ist also in Frau Binggelis Erleben beträchtlich, so dass sie ihn zunächst mit einem Verlust von Leben gleichsetzt. Als eine andere Spenderin die Nephrektomie mit einer Blinddarmentfernung vergleicht, grenzt sich Frau Binggeli gegen diesen Vergleich ab und betont, dass es bei einer Nierenspende ihrem Erleben nach schon um mehr gehe:

Ich HOFFE natürlich SCHON, dass es äh GUTgeht # I: mh # und dass ich nicht nachher WIRKlich unter RÜCKenschmerzen leide. Ich denke dann manchmal schon, ja, wenn dann da etwas WENiger ist, da in der Nähe des RÜCKens, SPÜRT man das irgendwie, dass da=oder spürt man das NICHT? # I: mh # Eben diese Frage, uns=das EHEpaar, das uns ja dann # I: mh # erZÄHLT hat. Die sagt, sie spüre überHAUPT nichts, das sei für sie wie VORher. Sie hat auch so ein bisschen LOCKer gesagt <<wiedergebend> Ja das war=ICH denke dass is' so, wie wenn man den BLINDdarm rausnehmen muss> # I: mh mh # (lacht) Also ICH denke es ist schon MEHR. (684–693)

Frau Binggeli positioniert sich also in ihrem Interview als eine Spenderin, auf die eine nicht unerhebliche Verletzung, der Verlust eines wichtigen Organs, zukommen wird – und die diesen Verlust nicht durch einen Vergleich mit einer Blinddarmoperation heruntergespielt wissen möchte.

Interessant ist nun im weiteren Verlauf, wie Frau Binggeli erzählerisch die Wendung von der sehr ambivalenten zur überzeugten Spenderin vollzieht; denn als solche nimmt sie ja an dieser Studie als Probandin teil: Zum Zeitpunkt des Interviews ist sie bereits psychologisch evaluiert und fest zur Organspende entschlossen. Frau Binggeli erzählt ihren Weg von der ambivalenten zur euphorischen Spenderin, indem sie sich mit einer wunscherfüllenden Fantasie über ihre Ambivalenzen hinweghilft: Indem sie sich direkt im Anschluss an die weiter oben genannte Verlusterzählung ins Gedächtnis ruft, dass ihre Niere ja nicht verloren sei, sondern bei ihrem Mann weiterlebt, macht sie aus einer Katastrophenimagination eine Erfüllungssituation, in der sie ein geliebtes Objekt (nämlich ihren Mann) phallisch so restituiert, dass er durch ihre Spende in die Lage versetzt wird, wieder seine geliebten hohen Berge erklimmen zu können:

Und äh dann kam aber dann AUCH ähm sehr schnell: Diese Niere ist ja nicht verLORen, die lebt ja WEITer, also ich HOFFe natürlich # I: mhm mhm # dass das Ganze geLINGT und die=die darf WEITERleben, bei meinem MANN. Und äh auf einer Wanderung im letzten Herbst, da=waren=wir=da=hat ich ja all die Untersuche noch nicht im=im Unispital. Da war's ein wunderbarer Herbsttag und wir waren da in den Bergen und da hat=mein=Mann=der=sieht dann immer schon wieder nächste BERGtouren, und dann sagt er <<wiedergebend> Oh auf diesem Berg war ich auch noch nie< Und der war sehr steil, und ich dachte: Oh da möcht' ich GAR nicht hoch (lacht) # I: (stimmt ein) # Und dann musst' ich plötzlich so lachen und hab gesagt: WEIßt du, dann kann meine N=NIERe dort MITgehen und ich <<lachend> brauch' nicht hochzugehen> # I: (stimmt ein) # Da ging das da auf einmal=so=auch=äh mit huMORvollen äh (lacht) Gedanken. (391–404)

In dieser fast anekdotenhaften Schilderung präsentiert sich Frau Binggeli abermals als gewitzte und reflektierte Erzählerin, die mit Charme und einem Stück Selbstironie aus ihren anfänglichen Verlustängsten in Bezug auf ihre Niere nun eine Erfolgsgeschichte strickt und die positiven Aspekte dieser Spende zu sehen in der Lage ist. Sie verlässt hier aktiv die Opferrolle einer unfreiwillig zur Spende genötigten Ehefrau und wird zur phallisch-ausgestatteten und ihren Mann phallisch ausstattenden Ehefrau, die diesen mit ihrer gespendeten Niere auf seine hohen Berge ziehen lässt und sich selbst dabei entspannt zurücklehnen kann. Neben der hier angedeuteten weiblichen Penetration – die im nächsten Zitat noch einmal expliziter von Frau Binggeli auf eine erzählerische Weise dargestellt wird – ist es auch der Wunsch nach einer größeren Verbundenheit, die sich durch die Organspende für die Eheleute herstellen soll:

IP: Und äh (-) vorgestern haben wir das schöne Wetter auch noch ausgenützt und sind wandern gegangen, das ist ja auch eine sehr große gemeinsame=also=ich geh einfach nicht so=so STRENG in Berge wie er aber=äh die Bergwanderungen machen mir SEHR viel Freude mit ihm. Und äh da ging er so vor mir den Weg und äh da dacht' ich – und es war so wunderbare Landschaft – und dann dacht=kam mir plötzlich der Gedanke <<mit leiser Stimme> Von jetzt an trägt er immer ein STück von MIR IN sich> # I: mhm # <<lächelnd> Und das fand ich SO etwas Schönes plötzlich auch> Das äh (-) ja und da denk' ich schon, dass=dass wir jetzt SEHR auf dem richtigen Weg sind (...). **(408–417)**

Frau Binggeli ist also zum Zeitpunkt des Interviews mit sich und ihrer Entscheidung zur Spende im Reinen und hat sich aus der Position der wenig euphorischen und ambivalenten Spenderin hin zu einer euphorischen Spenderin gewandelt.

4.6.2 Herr Binggeli

4.6.2.1 Kurzporträt und Interviewdynamik

Herr Binggeli ist zum Interviewzeitpunkt 63 Jahre alt. Mit seiner Frau, der zukünftigen Spenderin, ist er seit über 34 Jahren verheiratet. Sie haben zwei gemeinsame Kinder, eine Tochter und einen Sohn (Jg. 1974 und 1976). Herr Binggeli hat ein Studium absolviert und dann als Biologe gearbeitet. Mittlerweile ist er pensioniert. Er besitzt einen eigenen Wald mit einer Hütte darin und ist ein passionierter Bergwanderer.

Seine Grunderkrankung ist eine sogenannte Glomerulonephritis. Der Spende seiner Frau steht Herr Binggeli zunächst wenig euphorisch gegenüber. Mittlerweile hat er sich aber mit dem Gedanken an die Spende angefreundet, vor allem mit der Autonomie, die er dadurch zurückgewinnen wird.

Das Interview mit Herrn Binggeli gestaltete sich insgesamt recht kurz. Nach einer langen Eingangserzählung, wie es zu der Spendesituation zwischen ihm und seiner Frau gekommen wäre, findet Herr Binggeli nicht mehr zum Erzählen zurück. Es entwickelt sich stattdessen ein Frage-Antwort-Teil mit der Interviewerin. Herr Binggeli ist in seiner Erzählung deutlich weniger offen und reflektiert als seine Frau. Das Interview gerät des Öfteren ins Stocken, und die Gesprächsatmosphäre ist weniger entspannt und gelöst.

4.6.2.2 Selbstpositionierung als Empfänger

Herr Binggeli positioniert sich in seinem Interview als ein zwar williger, ingesamt aber wenig euphorischer Empfänger: Anders als seine Frau spricht er nicht von Liebe zu ihr, sondern betont das gegenseitige „Sich-Lassen“ nach 30 Jahren Ehe. In seiner Selbstdarstellung ist ihm die Positionierung als autonomer Mann wichtig, der er durch die Lebendorganspende bleiben möchte. Bei Herrn Binggeli finden sich keine Schilderungen der Ehe als Team oder über gemeinsame Entscheidungsprozesse, sondern sein Erleben wird konsequent aus der Position des autonomen Mannes heraus geschildert, der die Einsamkeit der Berge und seines Waldes sucht und der in seiner Lebensweise in keiner Form von seiner Frau oder Familie abhängig ist. Diese autonome Position wird nun durch seine Erkrankung in einem nicht unwesentlichen Maße bedroht. Als Retterin kommt in dieser Situation nur seine Frau in Frage, zu der er aber dadurch in eine Abhängigkeitsposition gerät. Vor dem Hintergrund seiner Selbstpositionierung als autonomer Mann wird dies von ihm als konflikthaft erlebt, was seine wenig euphorische Grundhaltung der Spende gegenüber und die nüchterne Schilderung seiner Ehefrau erklären dürfte.

4.6.3 Psychodynamik der Spendesituation zwischen Frau Binggeli und Herrn Binggeli

Auffällig in den beiden Erzählungen von Herrn und Frau Binggeli ist, dass Frau Binggeli deutlich liebevoller über ihren Mann und die gemeinsame Beziehung spricht als er. Trotz ihrer anfänglichen Widerstände ist sie diejenige, die inzwischen der Spende mit Zuversicht und sogar ein wenig Freude entgegenblicken kann und sich eine gemeinsame, harmonische Zukunft mit ihrem Mann ausmalt, während er seine Freude nur sehr verhalten zeigt und eher die rationalen Argumente der Spende betont. Frau Binggeli spricht davon, wie sehr es sie freut, dass ihr Mann nach vollzogener Spende von nun an immer ein Stück von ihr in sich tragen wird und scheint durch diese Fantasie geradezu beflügelt zu werden. Außerdem fühlt sie sich in ihrer Person seit dem Entschluss zur Spende von ihrem Mann liebevoller behandelt und mehr mitbedacht als früher und nimmt ihm seine verhaltene Art ihr gegenüber nicht übel. Sie wisse, dass es ihm schwerfalle, seine Gefühle ihr gegenüber adäquat auszudrücken, besonders im Hinblick auf die Spende. Herr Binggeli dagegen spricht von einer „normalen Ehe“, davon, dass sie sich gegenseitig „lassen“ würden und nicht mehr so verliebt oder übermäßig eng aneinander gebunden seien wie zu Beginn der Partnerschaft. Diese unterschiedlichen Beschreibungen des Beziehungserlebens sind bemerkenswert und begründungswert, jedenfalls soweit sie den Prozess der Lebendorganspende umfassen; denn allein der Umstand, dass in Beziehungen unterschiedlich stark geliebt wird, soll hier nicht zum Thema gemacht werden. Ich halte die Konstellation zwischen Herrn und Frau Binggeli insofern für nicht untypisch im Vorfeld einer Lebendorganspende, weil sie zusammen mit dem Ehepaar Münsterberg (s. o.) eine Paarkonstellation darstellen, bei der die Frau dem Mann spendet und dieser distanziert beziehungsweise dysphorisch reagiert. Ich werde auf diesen Aspekt im Folgenden noch einmal zu sprechen kommen. In jedem Fall wird an der jeweiligen Fremdpositionierung deutlich, dass Frau Binggeli durch den Prozess der Lebendorganspende an Mut und Durchsetzungskraft gewinnt und sich für sie durch die Aussicht, eine Lebendorganspenderin zu werden, ihre Potenz steigert, während dieselbe von Herrn Binggeli dadurch abnimmt, dass er künftig nur durch eine Prothetisierung[3] in Form der Niere seiner Frau in der Lage sein wird, seinen autonomen Status in der Beziehung aufrechtzuerhalten. Während Frau Binggeli ihrem Mann gegenüber sehr deutlich durchblicken lässt, dass sie als Schenkende mit ihrer Niere ein kostbares Gut zu geben hat, positioniert sich Herr Binggeli dezidiert nicht im Diskurs der Dankbarkeit ihr gegenüber. Vielmehr betont er, dass er von sich aus nie um eine Spende gebeten hätte.

Insofern kann an dieser Stelle gefragt werden, ob die von Herrn Binggeli hier gezeigten auffälligen Distanzierungsmaßnahmen seiner Frau gegenüber nicht vielleicht Positionierungsbewegungen sind, die hier zwar auf eine spezifische Beziehungskonstellation verweisen, womöglich aber auch mit der Situation von männlichen Organspendeempfängern als solchen insgesamt zu tun haben, die eine Organspende durch ihre Ehefrau erhalten. Denn seine im Interview sichtbar werdende Distanzierung seiner Frau gegenüber sowie sein Beharren und stetiges Wiederholen seiner Autonomie könnten auch als Angst verstanden werden, durch die Spende zum Kind seiner Frau zu werden und genau damit seinen unabhängigen Status zu verlieren. So gesehen stellt sich eine Lebendorganspende als zweischneidige Angelegenheit für ihn dar: Der ungleich größeren Abhängigkeit von der Dialyse und seinem Autonomieverlust kann Herr Binggeli zwar entgehen, dafür treten aber an anderer Stelle – nämlich in der Beziehung zu seiner Frau – neue Abhängigkeiten und somit auch Ängste auf.

3 Vgl. zu diesem Thema weiterführend Decker 2004.

4.7 Frau Konstantin und Frau Meyer-Konstantin

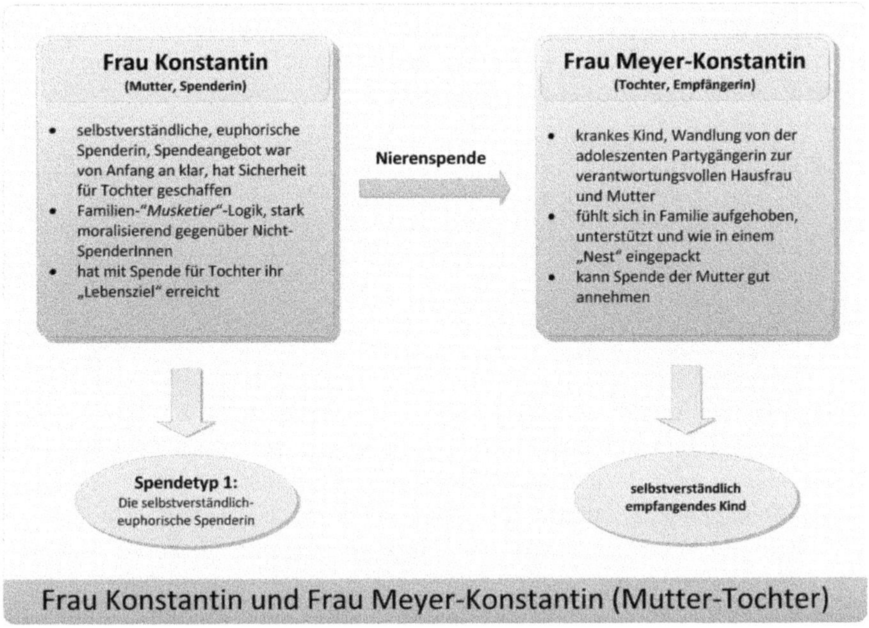

Abbildung 6: Übersicht Frau Konstantin und Frau Meyer-Konstantin

4.7.1 Frau Konstantin

4.7.1.1 Kurzporträt

Frau Konstantin ist zum Interviewzeitpunkt 52 Jahre alt. Sie lebt mit ihrem Mann in einem kleinen Schweizer Bergdorf mitten in einer Ski- und Wanderregion. Frau Konstantin möchte ihrer 26-jährigen Tochter Mathilde, die seit ihrer Geburt unter Zystennieren leidet, eine Niere spenden. Frau Konstantin ist seit 27 Jahren verheiratet und hat außer Mathilde noch einen 24-jährigen Sohn. Sie hat die neunte Klasse und dann zunächst eine dreijährige Berufsausbildung als Bäckerin absolviert. Seit 12 Jahren ist sie mit einer halben Stelle als Turnlehrerin beim Kinderturnen tätig. Nebenbei verdient sie noch Geld als Putzfrau. Die Familie besitzt ein schönes Haus in einem Schweizer Bergdorf und scheint keine finanziellen Probleme zu haben.

4.7.1.2 Selbstpositionierung als Spenderin

Bei Frau Konstantin dominiert die *Selbstpositionierung als euphorische und selbstverständliche Spenderin*, die ihrer Tochter von Beginn an, also bereits in deren Kindheit, zusicherte, dass sie stets für sie da sein und ihr entsprechend eine Niere spenden werde. An ihrer Entscheidung zur Spende habe es nie irgendwelche Zweifel gegeben:

Und überHAUPT, dann bist äh' wär dann MEINe Entscheidung eigentlich schon vor zehn, fünfzehn Jahren' ZEHN Jahren möcht ich sagen, als das zum ersten Mal richtig (-) nein mehr als zehn Jahren - als das zum ersten Mal richtig beWUSST wurde, sie braucht ne NIERe # I: mhm # war da MEINe Entscheidung GANZ sponTAN und ohne sich groß zu überLEGen, dass sie da für MICH von Anfang an selbstverSTÄNDlich. Dass wenn MEINe Niere passt, dass ich DIE meiner TOCHTer geben werde. Und das OHNE zu ÜberLEGen # I: mhm # Äh es gab für mich keine WENN und ABers. NIE! (43–52)

Mit der Darstellung eines Entschlusses zur Spende ohne „Wenn und Aber" positioniert sich Frau Konstantin als jemand, bei der kein Abwägungsprozess und ergo *kein Entscheidungsprozess* im Hinblick auf die geplante Lebendnierenspende stattgefunden habe, sondern als jemand, für den die Entscheidung zur Spende von Anbeginn an eindeutig gewesen sei. Frau Konstantin erzählt an einer weiteren Stelle, dass sie sogar größere Nachteile oder Einschränkungen für sich selbst in Kauf genommen hätte, um die Spende durchzuführen und dass ihre Entscheidung auch vor so einem Hintergrund keinesfalls anders ausgefallen wäre:

IP: Nein, aber sonst ist es so, JA, für MICH war da NIE ein ZWEIFel. Oder ich hab mich NIE' eigentlich auch in a-ORT haben die mir das gefragt, oder? Äh=gesagt für MICH' ich hab' ich hab eigentlich mich auch NIE informIERT, was sind' gibt's überhaupt NACHteile für mich? Auch wenn die mir geSAGT hätten <Sie müssen aber NACHher da' da' einmal pro Woche SPRITZen oder äh TabLETTen nehmen oder äh oder vielleicht da auf DAS und DAS verZICHTen oder so> Ich denke, ich hätte mich nicht ANDers entschieden # I: mh mh # Das war für mich selbstverSTÄNDlich. (153–162)

IP: also ich kann' ich' also' es waren' es war nie die Frage war NIE da: MACH ichs oder mach ichs NICH # I: mhm # DIE Frage war nie da. (561–563)

Dominierend in Frau Konstantins Selbstpositionierung als Spenderin ist die Betonung einer hohen *Agency*, und zwar als Mutter und als Spenderin: Die Erkrankung der Tochter sei von der Familie viele Jahre gut „im Griff" gehabt worden und die Entscheidungsfindung sei allein die ihre gewesen:

IP: [Also] im Prinzip hat mich das nich groß das interessiert, was die andern DENKen (lacht) Es war meine EntSCHEIDung und die hab ich DURCHgezogen und die ZIEH ich durch. (865–867)

Die Selbstpositionierung als selbstverständliche und engagierte Spenderin hängt dabei eng mit der Selbstpositionierung als vorbildliche Mutter zusammen, die alles für ihre Kinder tun würde. Durch die Betonung, dass die Tochter sich immer hundertprozentig auf sie verlassen könne, wird die Selbstverständlichkeit ihres Spendeentschlusses untermauert und aus ihrer Rolle als verlässliche und gute Mutter hergeleitet. Mit einer solchen Positionierung hat Frau Konstantin ihrer Tochter ein vergleichsweise sorgenfreies Leben ermöglicht und ihr die Selbstsicherheit und Zuversicht geben können, dass alles gut gehen werde. Ihre Tochter habe sich so sehr auf sie verlassen, dass ihr vor dieser großen Verantwortung manchmal Angst und Bange geworden sei, da natürlich auch die Möglichkeit bestanden hätte, dass sie aus medizinischen Gründen nicht als Spenderin geeignet sei. Frau Konstantin betont, dass sie mit einer erfolgreichen Spende ihr Lebensziel erreicht hätte und sich hinterher guten Gewissens auch einmal um sich selbst kümmern dürfte:

Und äh irgendWIE ist das für mich - ich weiß nich, vielleicht ist das jetzt BLÖDe gesagt - aber irgendwie ist das für mich jetzt' ich hab jetzt letzthin mal zu meinem MANN gesagt Schau mal (atmet tief ein) wenn DAS da noch KLAPPT, wenn das jetzt wirklich KLAPPT, dass das GUT auskommt das wo ich eigentlich überZEUGT bin # I: mhm # dass das auch gut auskommt. Dann nachher hab ich DAS gemacht äh dann hab ich eigentlich mein LebensZIEL irgendwie ei=nich=erscha=nich=ist=äh JA, hab ich erREICHT> # I: mhm mhm # oder? (-) Dann nachher schau ich nur noch für MICH, nachher äh LEB ich noch, oder? Die nächsten' geNIEß ich wirklich Sachen, wo ich heu' ja, wenn man FamILie hat, viel auch als Frau sagen muss <Ach nein, GEH du nur, ich äh MACHe, ich BLEIBe> # I: mhm mhm # und so. Und das war auch bei UNS mit zwei KINDern. (107–121)

Damit positioniert sich Frau Konstantin als eine Frau, die das traditionelle Rollenmodell lebt, wonach sie sich primär für die Kinder und den Haushalt zuständig fühlt, während ihr Mann eine größere Freiheit und Unabhängigkeit von der Familie genießen darf.

Neben der Selbstpositionierung als Mutter, die für ihre Kinder ohne Wenn und Aber einsteht, ist bei Frau Konstantin das Motiv der Selbstdarstellung als *Mutter einer heilen Familie* sehr ausgeprägt – einer Familie, bei der alle füreinander einstehen und aufgrund einer gemeinsamen Wertebasis handeln würden, derzufolge die Familie das Wichtigste sei. Auch ihr

Sohn, der Bruder von Mathilde, wird in diese Musketier-Logik ("einer für alle, alle für einen") miteinbezogen und es bleibt unklar, wie er selbst eigentlich zu der Idee einer Lebendnierenspende für seine Schwester steht. Er erscheint hier tatsächlich als „restliche Garantie" und perspektivisches „Ersatzteillager" für seine Schwester:

Über den JUNior haben wir auch gesprochen # I: mh # Äh Anfangs OHNe ihm, einfach nur mit dem Arzt. Und der Arzt und wir, wir waren alle äh der gleichen Meinung: Der ist zu JUNG # I: mh # (-) BeVOR wir den G. da REINbeziehen, also muss es der Mathilde sehr SCHLECHT gehen # I: mh # Sonst äh' ja, das würden wir erst im letzten MoMENT machen (-) Aus verSCHIEDensten Gründen. Ja, das er noch so JUNG ist. Dass er so SPORT treibt, dass man weiß ja NIE, dass irgendwas passIERT und äh vielleicht, nicht? Ja, man' auf jeden Fall würde der (Name des Sohnes) als allerLETZTes zu' in FRAGe kommen. Und der Arzt sagt ja AUCH immer: Man weiß ja nie. Der (Name des Sohnes) soll auch als GaranTIE # I: mh # ein bisschen dablei' als äh restliche GaranTIE dableiben. Wenn äh die Mathilde irgendwie' eben ja mal in zwanzig JAHRen TATsächlich wieder noch mal ne NIERe braucht, ne? (690–704)

Diese Überlegungen einer innerfamiliären „SpenderInnen-Reihenfolge" finden sich häufig in Familien, in denen die Kinder die EmpfängerInnen und zudem noch sehr jung sind, so dass klar ist, dass sie in 15- 20 Jahren vermutlich ein nächstes Spendeorgan benötigen werden. Frau Konstantins Sohn macht zwar deutlich, dass er sich als Extremsportler derzeit nur im Notfall mit der Perspektive auf eine Lebendnierenspende beschäftigen würde, agiert aber andererseits im Sinne der familiären Logik und Verantwortungsübernahme, indem er seiner Mutter signalisiert: "Im Notfall bin ich für Euch da"!

Vor dem Hintergrund ihrer *Positionierungen als selbstverständliche, unambivalente und engangierte Spenderin* verwundert es nicht, dass sich im Interview mit Frau Konstantin kaum Hinweise auf die anstehende Verletzung beziehungsweise die eigene Vulnerabilität finden. Im Gegenteil: Frau Konstantin positioniert sich als eine Spenderin, der die anstehende Verletzung nichts ausmachen und die das fehlende Organ vermutlich noch nicht einmal bemerken wird:

Ich werde da nicht <<lachend> Großes merken> (923)

Diese Haltung als *nicht-vulnerable Spenderin* passt zu Frau Konstantins sonstigen Selbstpositionierungen als burschikose, wenig zimperliche Frau, die sich ohne Zögern auch als postmortale Organspenderin zu Verfügung stellen würde.

Ihrer Selbstpositionierung als fest entschlossene Spenderin für ihre Tochter steht die Fremdpositinierung ihres Ehemannes als zögerlicher und deswegen ungeeigneter Spender gegenüber:

Nur (.) eben äh jetzt was im VorAUS geht, das ist jetzt MEINe Sache gewesen # I: [Mh ja ja]# Und ich bin da äh' ja ich HÄTTe auch gar nicht irgendwie ZUgelassen, dass mein Mann jetzt als ERSTes sich da (-) # I: mhm # äh unters=äh' also ich hatte einfach das Gefühl' Vielleicht auch, weil äh mein MANN sich in dem' der Beziehung also nicht so sponTAN # I: mhm mhm # zum Ganzen bezeichnet wie ICH, oder? # I: mhm # Als ICH das geHÖRT habe (-) und i' also als es mir wirklich beWUSST wurde: Jetzt in den NÄCHSTen Jahren müssen wir dran GLAUBen, also irgendetwas muss geSCHEHen # I: mh # dann=dann kam das einfach so RAUS. Und äh (-) der Arzt sagt <Ja äh, Frau Konstantin, wissen Sie eigentlich, was Sie da SAGen? (-) Das ist äh äh' das ist ne WICHTige Auss' ne WICHTige Aussage> Sag ich <Ähhpphh wieso WICHTig? Das ist doch selbstverSTÄNDlich!, oder was?> # I: mh # < Wechsel ins Schweizerdeutsche > Und d=so isch das eigentli' eigentli auch gBLIEBe! # I: mh # (-) Und äh für mein MANN, wenn man den dann später gefragt HÄTTe und wenn äh äh es soweit gekommen WÄRe (-) dann wär er GANZ bestimmt AUCH gegangen. Nur irgendwie NICHT SO sponTAN und nicht so selbstverSTÄNDlich wie ICH. Das heißt nicht irgendwie, dass er das nicht' aber er=äh=er er hättes wahrscheinlich zwei-, dreimal drüber SCHLAFen müssen und sich überlegen # I: mh # Er wär vielleicht eher DER gewesen, wo vielleicht gefragt hätte <Aber ist denn das NACHher äh für MICH dann auch GAR kein Pro'> oder so # I: mh mhm # Er hätte sich' Vielleicht auch, weil er sich NIE mit dem richtig intensiv beSCHÄFTigt hat, oder? Weil, das ihm eigentlich vom ANfang an war - wenns GEHT - ist das definiTIV, dass ICH das mache. Und das kam vom MIR aus und nicht von meiner FamILie aus. (723–754)

Hier greifen Selbst- und Fremdpositionierungen ineinander: Dem zögernden Ehemann wird die eigene Entschlossenheit und Klarheit als spendende Mutter gegenübergestellt und diese damit hervorgehoben. Den unentschlossenen Ehemann, der mit seinem Zögern nicht ganz in die von ihr beschworene Familienlogik der gegenseitigen Verantwortungsübernahme zu passen scheint, entlastet sie ein Stück weit mit einer zirkulären Argumentation: Sie ist so entschlossen, weil er so zögerlich ist, andererseits ist er so zögerlich, weil sie so entschlossen ist. Damit positioniert sich Frau Konstantin erneut als Spenderin mit einer sehr hohen Ich-Agency, die gar nicht zugelassen hätte, dass ihr Mann sich als erster zu einer Spende für seine Tochter bereiterklärt hätte. Die eigene emotionale Involviertheit wird an dieser Stelle dadurch sichtbar, dass Frau Konstantin unvermittelt ins Schweizerdeutsche wechselt.

4.7.2 Frau Meyer-Konstantin

4.7.2.1 Kurzporträt

Bei Frau Meyer-Konstantin handelt es sich um eine zum Interviewzeitpunkt 26-jährige junge Frau, die von ihrer Mutter eine Niere gespendet bekommen soll. Seit ihrer Kindheit leidet sie unter Zystennieren, konnte ihre Nierenfunktion aber dank guter medikamentöser Einstellung bislang stabil halten. Frau Meyer-Konstantin ist seit zwei Jahren verheiratet und hat eine dreijährige Tochter namens Franzi. Die Schule hat sie bis zur neunten Klasse absolviert und ist derzeit zu Hause, um sich um ihre Tochter zu kümmern. Als berufliche Tätigkeit gibt sie Spielgruppenleiterin an.

Frau Meyer-Konstantin spricht ebenso wie ihre Mutter relativ schnell und ausschweifend. Ihre Erzählungen sind lebendig gestaltet. Sehr oft verwendet sie die direkte Rede, um wiederzugeben, wer, was und in welcher Weise gesagt hat. Im Interviewverlauf schildert sie zunächst ihre durch ihre Erkrankung vergleichsweise wenig beeinträchtigte Kindheit, über der behütend das frühzeitig geäußerte Spendeangebot ihrer Mutter stand, sowie ihre gute Einbettung und Versorgung innerhalb der Familie. Sie erzählt eine „Coming of Age"-Geschichte ihrer eigenen Sozialisation mit einer kurzen Zeit von wilden Partys und dem Aufbegehren gegen vernünftige Ernährung und gesundheitsbewusstes Verhalten, die jedoch mit ihrer Beziehung und der bald darauf folgenden Schwangerschaft und Geburt ihrer Tochter endet. Von da an positioniert sich Frau Meyer-Konstantin als gute Hausfrau und verantwortungsvolle Mutter.

4.7.2.2 Selbstpositionierung als Empfängerin

Frau Meyer-Konstantin spiegelt und bestätigt mit ihrer Selbstpositionierung als angstfreie, optimistische und fröhliche Empfängerin die Schilderung ihrer Mutter, die ihr durch ihre selbstverständliche und von Beginn an offerierte Spendebereitschaft diese Sicherheit im Aufwachsen geben konnte. Sie positioniert sich als jemand, für die immer klar gewesen sei, dass ihr im Notfall jemand aus ihrer Familie – an erster Stelle ihre Mutter – helfen und für sie da sein werde. Aus diesem Grund habe ihr die Erkrankung während ihrer Jugend auch nicht allzu viel Sorgen bereitet. Sich selbst positioniert Frau Meyer-Konstantin in diesen Schilderungen als naive bis gutgläubige, vor allem aber optimistische junge Frau und Patientin, die – durch ihre starke und gesunde Mutter im Hintergrund – den kommenden Ereignissen gelassen entgegenblicken konnte:

IP: (...)und ich wusste EIGentlich: Also die groben Tests, das klappt mit der MAMa. Da=muss=ich=ehrlich=eigentlich=auch=sagen, ich hab mir eigentlich nie groß GeDANKen' also Gedanken' SORGen gemacht. **(31–34)**

IP: Von dem her war das für mich eigentl' immer so eigentlich (-) das SICHerste' oder das KonSTANTeste an der ganzen Sache # I: mhm mhm # Weil ich eigentlich von ANfang an über DAS THEMa NIE Sorgen machen musste. Ich hatte nie das Gefühl: Och, jez muss' jez bin ich auf einer WARTeliste. Jetzt geht das Ewigkeiten bis ich ne NIERe kriege. Oder: O mein Gott, oder ge' dauerts ein JAHR? Dauerts drei MONate? Dauerts ZEHN Jahre? # I: mh mh # Ich hatte das Gefühl NIE. Drum is für MICH eigentlich das ganze Thema(--) eigentlich in dem Sinn' SCHON wichtig, aber ich hab mir dadrüber eigentlich die Sorgen nie mir machen müssen, weil ichs' ich hab immer sie im HINTergrund gehabt. **(39–49)**

IP: Ich denke immer: Ja, also ne NIERe KRIEG ich ja. Und den REST pack ich mit' pack ich ja SOwieso. Ich schluck ja JETZT schon irgendwie seit sechzehn HANDvoll Medikamente # I: mh # und hab nicht EINe NEBenwirkung. Nicht ei' nicht' auf nicht EINe reagier ich irgendwie KOMisch. Also dann werd ich wohl noch den Rest AUCH noch schaffen, weil das WICHTIGSTe eine neue NIERe. Die hab ich ja. Also. **(69–75)**

Das Wissen um die Spendebereitschaft der Mutter sowie das gute, sie umgebende soziale Netz geben Frau Meyer-Konstantin das nötige Selbstvertrauen in die eigenen Kräfte und Fähigkeiten, das sie braucht, um der anstehenden Transplantation und deren Folgen sowie ihrer gesamten Zukunft optimistisch entgegenzublicken.

Diese positiv-optimistische Grundhaltung zusammen mit einem guten Teil Fatalismus sind Einstellungen, die Frau Meyer-Konstantin in ihrer Kindheit bereits von ihrer Mutter vorgelebt worden sind und die dazu führen, dass Frau Meyer-Konstatin auch heute noch entsprechend unbesorgt mit ihrer Erkrankung umgehen kann:

Also äh schon mi' wo ich so wa' alt=war=wie=meine=kleine TOCHTer. Also wenns irgendwie MedikaMENTe gab oder wenn irgendwas NEUes dazu kam, das ist einfach in eine SPARTe abgelegt worden: Sparte KRANKheit, den Rest beTRIFFTS ja nicht. <<Mutter wiedergebend> Du nimm deine MedikaMENTe, wenn du die geschluckt hast, kannst ja MACHen und lassen, was se WILL> Ich hatte keine EINschränkung, darum' das ergibt für mich so: Meine Krankheit ist ne SPARTe, aber mein LEBen und meine FaMILie ist ganz etwas ANDeres. **(98–106)**

Indem Frau Meyer-Konstantin ihre Krankheit in eine „Sparte“ ablegt, die mit ihrem restlichen Leben nichts zu tun hat, spaltet sie die dramatischen

Auswirkungen einer drohenden Niereninsuffizienz ab; denn ohne ein Spendeorgan würde sie zu einer Dialysepatientin werden und müsste ihr Leben von Grund auf umstellen. Frau Meyer-Konstantin positioniert sich dagegen als eine Empfängerin, der das Ergebnis der Organspende als solcher zunächst einmal gar nicht so wichtig ist, sondern der es primär um das Gefühl geht zu wissen, dass jemand aus ihrer Familie etwas so Großartiges für sie tut. Eine solche Selbstpositionierung ist – so meine Annahme – nur vor dem Hintergrund eines noch so geringen Leidensdrucks möglich, dass das Ergebnis der geplanten Transplantation als „Sahnehäubchen" einer primären Beziehungsinteraktion erlebt werden kann:

Also von DEM her, dass ich also einfach denke (-) auch wenns NICHT klappen würde, wird sich nichts ÄNDern, weil für mich gehts ja nicht in dem Sinn um das: KLAPPTS oder klappts NICHT, sondern um einfach das Gefühl, zu WISSen dass auch wenns NICHT klappt, hat sie's verSUCHT # I: mh # Sie hats' MIR zuliebe hat sie's verSUCHT und sich die NarKOSE und alles AUF sich genommen. Und schon DAS ist für mich eigentlich geNUG. Obs funktionIERT oder N=NICHT, ist dann einfach nur noch ein PLUSpunkt. Weil ich denke, einfach schon=schon den SCHRITT zu machen, find ich - also UNabhängig davon, ob sie meine MUTTer ist oder nicht - Jeder, der das MACHT und sich einfach jetzt mal sich SELBer fragt=also müsse' Also ich bin SELBer auch sehr egoISTisch, aber die' alle anderen in dieser Gesellschaft sind sonscht SCHON so egoistisch, dass ich denke: Wenn jemand schon FREIwillig sowas TUT, find ich, dann ist das' das ErGEBnis dann schlusseigentlich nur noch die SAHNe drauf. Obs dann funktionIERT oder NICHT # I: mh mh # Weil äh ja, sie ist ja nicht verPFLICHTet dazu. (327–343)

Zu vermuten steht, dass Frau Meyer-Konstantin sich hier vor allem deswegen in dieser Weise positionieren kann, weil sie noch nicht an der Dialyse ist und tatsächlich – wie ihre Mutter ihr gelegentlich vorwirft und sie auch selbst einräumt – in Bezug auf ihre Krankheit ein Stück weit verleugnend und naiv agiert. PatientInnen an der Dialyse wünschen eine Spende häufig sehnlichst herbei, weil sie in der Regel sehr unter ihr leiden und nicht mehr die Möglichkeit haben, ein halbwegs normales Leben zu führen. Ein solches Leben als sorgende Hausfrau und Mutter wäre Frau Meyer-Konstantin an der Dialyse so gut wie unmöglich. Nur durch ihre derzeitige Position als Patientin, der es körperlich noch vergleichsweise gut geht und die eben noch nicht dialysepflichtig ist, kann Frau Meyer-Konstantin es sich leisten, die Transplantation lediglich als einen „Pluspunkt" in ihrem Leben zu sehen, aber nicht als eine notwendige Behandlungsmaßnahme aufgrund ihrer schweren Erkrankung.

In Bezug auf die anstehende Nierenspende ihrer Mutter positioniert sie sich als jemand, die eine solche Spende durchaus wertzuschätzen weiß und die nach außen hin betont, dass ein solches Handeln nicht selbstverständlich und ihre Mutter zu diesem Schritt auch nicht verpflichtet sei. Der Aspekt, dass ihre Mutter diese Spende freiwillig mache und sie sie darum nicht gebeten habe, scheint für Frau Meyer-Konstantin eine Entlastung darzustellen:

IP: SICHer werd ich irgendwie' werd ich DANKbar sein und FROH sein, dass sie m' das Geschenk mir jetzt MACHT. In dem Sinn dass ich da jetzt nicht irgendwie SUCHen müsste. Nur auf der ANDeren Seite, denk ich ähm, sie machts ja FREIwillig, hab sie ja nicht drum geBETen. (314–318)

Der Umstand, dass das Spendeangebot freiwillig von ihrer Mutter kam und sie darum nicht hat nachsuchen müssen, scheint es Frau Meyer-Konstantin leichter zu machen, die Spende als Gabe oder als „Geschenk" anzunehmen. Interessanterweise fügt sie dann aber bereits im nächsten Satz an, dass sie um dieses Geschenk, wenn es denn nicht freiwillig gekommen wäre, womöglich selbst gebeten hätte, was den Status eines Geschenkes damit gewissermaßen wieder unterläuft:

Also das heißt wenn sie sich' ich hätt sie sicher drum geBETen, wenn Sie es nicht geMACHT hätt, aber dass das für uns immer so selbstverSTÄNDlich ist. (318–320)

In dieser Erwartungshaltung gegenüber ihrer Mutter begibt sie sich in Widerspruch zu der oben dargestellten Würdigung des Handelns ihrer Mutter als nicht selbstverständlich. Auch in einem weiteren Zitat erwähnt Frau Meyer-Konstantin ganz explizit, dass sie enttäuscht gewesen wäre, wenn ihre Mutter ihr das Angebot der Lebendnierenspende nicht gemacht hätte:

Also ICH muss vielleicht auch sagen, ich wäre vielleicht auch enttÄUSCHT gewesen, JETZT im NACHhinein # I: mh # DAzumal war ich zu JUNG, aber wenn sie's NICHT gemacht hätte, also ich KENN sie nicht anders # I: mhm mhm # Sie würde VORher nackt rumlaufen, bevor jemand ANDers nal' nackt rumlaufen würde. Drum, also, JETZT, im NACHhinein, mit sechsundzwanzig, muss=ich=sagen: Also ich wäre enttäuscht gewesen, wenns nicht so geWESen wär. DAzumal war das für mich: Okay, meine Mutter ist meine MUTTer. Also wenn sie das machen will, soll sie's MACHEN # I: mh mh # Also in DEM Sinn. (208–216)

Frau Meyer-Konstantin spricht hier offen über ihre Erwartungshaltung ihrer Mutter gegenüber, auch wenn sie nicht von einem „Recht" auf eine Niere spricht, sondern es ihr sehr wohl bewusst ist, dass ihre Mutter zu diesem Schritt nicht verpflichtet ist. Dennoch argumentiert Frau Meyer-

Konstantin im Sinne eines Spendeimperativs, der in einer impliziten moralischen Verpflichtung einer Mutter gegenüber ihrer Tochter besteht. Dies wird auch deutlich an folgendem Zitat, in dem Frau Meyer-Konstantin in Antwort auf die Frage der Interviewerin, warum wohl so viele Menschen niemanden finden würden, der für sie ein Organ spenden möchte, auf genau diesen Imperativ rekurriert. Sie antwortet hier sprachlich zwar in der allgemeinen Form, diskutiert den abstrakten Fall aber am Beispiel ihrer eigenen Familie und setzt sich selbst in die Position einer hypothetischen Spenderin:

I: Ich mein' auch wirklich gar nich jez' FREMDe Spenden sind ja immer noch sehr SELTen. Aber es gibt ja VIELe so auf den DiaLYSe-stationen, die ham ja AUCH FaMILie und irgendwie findet sich da ja anscheinend KEINer
IP: DAS versteh ich nich! DAS versteh ich nicht. Also we'
I: Das is'
IP: [Also wenn] du keine Familien HAST, O.K. # I: mh # dann HAST du keine. Aber äh DAS versteh ich nicht. Also ausgenommen einer ist jetzt KRANK oder HAT irgendwas und aus DIESen Gründen kann er NICHT # I: mh mh # spenden. Also ICH finde: Wenn MEIN äh SCHEIßegal! welchen in der Familie' ob=das meine MUTTer, meine SCHWIEGermutter oder WER ist - unabhängig von meiner GeSCHICHTe - Wenn ICH irgendwo in meiner Familie jemand HABe und ich kann ihm HELFen und mir FEHLT nichts, und ich sag aus IRGendeinem Grund NEIN' Also es GIBT' für mich # I: mh # gibts kein plausIBLen Grund in einer FaMILie Nein zu sagen, wenn du eigentlich' Ausgenommen du bist geSUND und dir FEHLT nich # I: mh # und die Tests wären POSitiv, dann versteh ich das NICHT # I: mh # Weil DANN, find ich das hat nicht mehr mit Angst zu tun, dann bist du'n FEIGling. Also ICH we' wenn ich jez WIRKlich wüsst' ma=wenn meine SCH' wenn irgendwie (-) irgendwo in der Nähe jemand WÄRe und der' die Mutter von der äh würde PASSen und aus irgendeinem GRUND gibt das ihr' äh der TOCHTer, dem SOHN, dem MANN oder irgendJEMandem die NIERe nicht - oder WAS es dann halt einfach IST - MÜSSTes die mir das also exTREM gut erklären könnten, den GRUND, wieSO. Und wenn sie mir SAGen würden <Ich habe Angst dass was SCHIEF geht> dann würd ich das also' könnt ich das nicht akzeptIERen. Weil DAS ist für mich, mit meiner EINstellung als' vom optiMISTisch' also vom' vom DENKen her, würde=müsst=ich=einfach=sagen <Dann bist du ein FEIGling> (721–752)

Auch wenn Frau Meyer-Konstantin hier einen hypothetischen Fall anhand von spendeunwilligen Personen diskutiert, die ihr ihre Haltung „exTREM gut erklären" müssten, so wird hier doch auch implizit eine Aussage über die eigene Mutter und deren Position als Spenderin mit getroffen. Frau Meyer-Konstantin positioniert sich hier als potentielle Empfängerin, für die eine Lebendorganspende innerhalb der eigenen Familien auf eine Art selbstverständlich ist. Dieser – sicher nicht bewusst vorgenommene – Akt sprachlicher Positionierung ist insofern interessant, als Frau Meyer-Konstantin sich damit aus der Position der potentiellen Empfängerin in die Position einer potentiellen Spenderin setzt, die jeder/m aus ihrer Familie eine Niere spenden würde und die aus dieser Position heraus andere NichtspenderInnen entsprechend verurteilen und als „Feiglinge" titulieren darf. Damit erreicht sie zweierlei: Sie rechtfertigt implizit die Spende ihrer Mutter ihr gegenüber als eben doch „selbstverständlich", was für sie als Empfängerin eine Entlastung von Schuld bedeutet. Andererseits zeigt sie sich als Tochter, die das Norm- und Wertesystem ihrer Mutter und die damit verbundene gegenseitige familiäre Verantwortung internalisiert hat und aus dieser Position heraus agiert. Ist eine solche Spende innerhalb einer Familie hingegen nicht selbstverständlich oder findet man als Person niemanden, der oder die einem zu spenden bereit ist, so müsse man sich in Frau Meyer-Konstantins Augen fragen, ob man nicht etwas falsch gemacht habe:

IP: In einer FaMILie viellei' also ICH' # I: mh mh # SO bin i AUFge-wachsen. Für das HAT man ne Familie. Man hält zuSAMMen, wenn man MÜHe hat. Wenn man ProBLEMe hat, ist man DA füreinander. Also wenn die FaMILie dir nicht hilft, dann musst' EBen (Hand schlägt auf Tisch) FREMDe, dann hilft dir NIEmand wenn du schreist. Ja aber DANN ist es doch wirklich SCHEIße. Wenn du nich mal deine FaMILie hast, dann hast du IRGendwas FALSCH gemacht, MEINer Meinung nach. (774–780)

Kommt die Familie umgekehrt ihrer moralischen Verpflichtung zu helfen nicht nach, so sei damit das Vertrauen verspielt und die Grundlage jedes guten familiären Verhältnisses zerstört:

IP: Oder IRG' also # I: mh mh # JA, also vielleicht mü=üss' wirklich zu verpf' also in einer FaMILie find ich: Ja # I: mh # Wenn halt NICH Familie vorhanden ist, hab ich eh immer so ein bisschen das Gefühl, dass es halt einfach SCHON so is: Ich KENN den ja nich. Aber wenn man den ja auch noch KENNT # I: mh # Ich könnte dem NACHher, wenn dann alles wieder GUT ist, dem nie mehr mieder in die AUGen schaun. Irgendwie wär das Vertrauen WEG <Ja SCHEIße! Wenns mir SCHLECHT geht, bist du ja gar nicht DA! Jetzt musst du AUCH nich mehr kommen!> Also so in DEM Sinn. (791–799)

In Bezug auf die Spendekonstellation zwischen ihrer Mutter und ihr benennt Frau Meyer-Konstantin dieselbe spezifische Mutter-Tochter-Generationen-Verantwortung, auf die schon ihre Mutter in ihrem Interview Bezug genommen hatte und die sich aus der besonderen Verbindung zwischen Mutter und Tochter ergebe: Jede Mutter sei auch ein Stück weit *verpflichtet,* sich um ihre Tochter zu kümmern und dafür zu sorgen, dass es ihr gut gehe, zumindest solange diese noch klein ist. Da sie selbst Mutter ist, hat sie selbst natürlich auch diese Verantwortung ihrer Tochter gegenüber und ist damit in einer bedürftigeren Position ihrer eigenen Mutter gegenüber, als sie dies vielleicht ohne eigenes Kind wäre:

Und vielleICHT kann man's so ein bisschen sehn, dass es faMILi' faMILiärisch – also einfach von der FaMILie her – Ich bin auch verpflichtet, meine TOCHTer (haut m.d. Hand auf Tisch) großzuziehen. Ich bin auch verpflichtet, zu sehen, dass es ihr GUT geht und dass sie irgendwie gut geDEIHT und GROß wird. Also irgendwo isch des SCHON ein Verpflichtung. Vor allem wenns jez um diese Verbindung geht. **(781–786)**

Mit der geplanten Nierenspende kommt Frau Konstantin damit gewissermaßen ihrer generationalen Verpflichtung Frau Meyer-Konstantin gegenüber nach, indem sie ihre Tochter in die Position versetzt, wieder ganz Mutter sein und sich um ihre kleine Tochter kümmern zu können.

Frau Meyer-Konstantin schildert im weiteren Interviewverlauf, wie umsorgt und „eingepackt" sie sich in ihrer Familie und der dort herrschenden gegenseitigen Fürsorge und Verantwortungsbereitschaft fühlt und dass ihr vor diesem Hintergrund doch eigentlich gar nichts Schlimmes passieren könne:

Also mh # I: mh mh # ich bin so unterSTÜTZT von allen. Von meiner MUTTer, von meinem VATer, mein BRUDer ist ReSERVe da. Äh=ich hab die ganze Verwandtschaft von meinem MANN, wo sich alle testen lassen würden, wenn irgendwas SCHIEFgehen würde. Ich bin so EINgepackt, dass ich einfach irgendwo schon # I: [Toll, ja]# vom das Gefühl her: <<Schmunzelnd> Mir kann fast nichts passIERen # I: mh mh # Also ja, weil ich einfach von überall – CouSInen, TANTen, ONKeln, mein SCHWIEGerpapa, meine SchwiegerMUTTer, meine SCHWÄGerin, alle – <Hey, wenns nicht KLAPPT, sag! Wir KOMMen, wir MACHen die Tests! Wir FINDen ne Lösung!> Also mir wird halt vieles auch ABgenommen # I: mh mh # Ich bin ja gar nicht allEIN. Ich kann meine M' Tochter drei Wochen mit gutem Gewissen zu meiner SCHWIEGermutter schicken. Ich' Ich hab so viele Sorgen, wo ich mir VORstellen können, dass die vielleicht andere MA' HABen müssen # I: mh mh # HAB ich nicht. Si' Mir wird alles WEGgenommen, also irgendwie. Drum GEHTS mir vielleicht auch so gut. **(142–157)**

Wenn ich ne Woche äh irgendwie KRANK bin, kommt MEINe Mutter, hilft mir, mein VATer, mein BRUDer' Es ist halt SCHON ein GUTes Gefühl. Und vor=a=vor weil ich halt einfach all die Leute um mich um ha' RUM habe, kann vielleicht auch nicht das Gefühl von <Oh, es könnte was passIERen> KOMMen. Weil ich weiß, auch WENN was passiert, bin ich in guten HÄNDen. Irgendjemand passt auf meine TOCHTer auf, irgendjemand kümmert sich uf mei' um mein MANN. Meine MUTTer ist da. Mein VATer ist da # I: mh # Das gibt mir einfach ein gutes GeFÜHL, das vielleicht auch ein bisschen' für VIELe zu LOCKer zu sehen. **(168–177)**

Die Positionierung als Kranke, die Frau Meyer-Konstantin hier vornimmt, ist eine, die dadurch charakterisiert ist, dass sie sich in ihrer Familie so gut aufgehoben und umsorgt fühlt, dass es für sie möglich wird, ihr Leben in einer angesichts ihrer schweren Grunderkrankung erstaunlichen Sorglosigkeit zu verbringen und zuversichtlich und optimistisch in die Zukunft zu schauen. Einzig die Formulierung, dass ihr alles „weggenommen" werde – gemeint ist hier vermutlich „abgenommen" – irritiert etwas und lässt die Frage aufkommen, ob Frau Meyer-Konstantin mitunter nicht auch zu viel abgenommen wird.

In Bezug auf die weitere „Familienreihenfolge" bei einer möglichen zweiten Spende zeigt sich Frau Meyer-Konstantin erneut in der oben bereits angesprochen Melange, dass sie um die Nicht-Selbstverständlichkeit einer Spende – in diesem Falle die perspektivische ihres Bruders – sehr wohl weiß, dennoch aber irgendwie davon ausgeht, dass eine solche Spende innerhalb ihrer Familie doch selbstverständlich sei:

I: Wenn das jetzt aus irgend'nem Grund NICHT geklappt hätte m=mit Ihrer MUTTer, wenn sie nicht hätte spenden KÖNNen

IP: [<<Schmunzelnd> Dann wär der NÄCHSTe] in der Familie geKOMMen

I: Und das wär dann WER gewesen?

IP: Wahrscheinlich mein VATer. Weil die sagen ja: Zwanzig Jahre MAXimum so'ne NIERe. Fünfzehn, zwanzig Jahr. Ja, was BIN ich dann? VIERzig. Dann brauch ich WIEDer eine

I: [Und wie wär das']

IP: Dann käm mein BRUDer dran, darum weil mein BRUDer kommt erst als ReSERVe, fürs ALTer. Das ist eben' is schon so gePLANT. Es

I: [Es gibt] schon eine REIHenfolge

IP: <<Lächelnd> Ja-a eben. Und drum is das alles so ein bisschen ein SPIEL> Also das heißt, es ist immer alles ein bisschen auch huMORvoll gestaltet, oder?=äh' # I: mhm # Wenn ich mein Bruder TREFFe, sag ich immer <PASS auf dich AUF!> <<Leise> Er KIFFT ab und zu mal einen> Ist ja so ein ganzen ChaOT # I: mhm mhm # <Sie' PASS auf dich auf, ich BRAUCH dich dann noch!> < Was denn?> <<Scherzhaft> Joa, wenn ich dann' wenn' in zwanzig JAHRe, dann wieder ne NEUe bring> <<Ich bin doch nicht dein ErSATZteillager> sag ich: DOCH! So=äh' is ä KLEIN' Es ist alles so kleine StichelEIen, wo's einfach zeigen: Es wird irgendwo ERNST genommen, aber wir heulen uns jetzt nicht die Augen aus Oh mein GOTT. So in dem Sinn. # I: mh mh mh # Nur ich WEIß irgendwie=wenn die ANDere den Geist AUFgibt - ich hoffe, die hält sehr LANGe - aber hab ich dann immer noch mein BRUDer. Irgendwie ist das immer so das Gefühl: Es kann ja fast nichts SCHIEFgehen # I: mh # Auch wenn das mit meiner MUTTer nicht klappt, hab ich ja mein BRUDer oder mein VAter. Mein Bruder nehmen sie einfach JETZT noch nicht, weil

I: Weil er noch JUNG is

IP: [WER in zwanzig is'] # I: mh # Wer' In zwanzig JAHRen weiß niemand, ob meine Mutter oder mein VATer noch DA ist. Da nützt es `nichts, die Niere von meinem VA' äh BRUDer zu nehmen. Drum die pa' behalten wir für SPÄTer.` (366–407)

In dieser Passage beeindruckt, wie selbstverständlich Frau Meyer-Konstantin in ihrer Phantasie über die Niere ihres Bruders verfügt, ohne sich darüber Gedanken zu machen, wie er sich möglicherweise dabei fühlen muss. Die ÄrztInnen werden in diesem Sinne ebenfalls als AgentInnen ihrer Gesundheit positioniert, die die Niere ihres Bruders jetzt zwar noch nicht nehmen würden, weil es noch eine bessere, sinnvollere Lösung für den Augenblick gebe, aber dessen Niere – überspitzt formuliert – bei ihrem Bruder gut aufgehoben sei, bis diese dann ihren Weg und ihre Bestimmung als Spenderniere zu Frau Meyer-Konstantin findet. Auch wenn der Bruder die ihm von der Familie und hier ganz explizit von Frau Meyer-Konstantin zugewiesene Fremdpositionierung als „Ersatzteillager" zurückweist, wird sie ihm doch von verschiedenen Seiten – seiner Mutter, seiner Schwester, den ÄrztInnen – zugewiesen, wenn auch auf die Zukunft verschoben.

Zusammenfassend lässt sich sagen, dass für Frau Meyer-Konstantin ein Schwanken zwischen der eingenommenen Position der Selbstverständlichkeit einer Lebendnierenspende innerhalb der Familie und der Anerkennung der Nicht-Selbstverständlichkeit einer solchen Lebendorganspende charakteristisch ist, wobei von ihrem Gefühlserleben her die erste Position zu überwiegen scheint.

4.8 Die Brüder Rütikamp

Bei den Brüdern Rütikamp handelt es sich um zwei junge Männer, zum Interviewzeitpunkt 34 und 40 Jahre alt. Der jüngere Bruder Marius Rütikamp möchte für seinen älteren Bruder Stefan Rütikamp eine Niere spenden. Das Spezifische an dieser Spendekonstellation ist, dass es neben Stefan noch einen weiteren Bruder Bertold gibt, der genau wie Stefan Rütikamp an der gleichen vererbten Nierenerkrankung leidet. Marius Rütikamp als jüngster Bruder ist also der einzig Gesunde in dieser Konstellation. Er käme demnach theoretisch als Spender für beide Brüder in Frage. Nun benötigt der mittlere Bruder, Stefan, zuerst eine Niere, was innerhalb der Familie zu zahlreichen Diskussionen geführt hat.

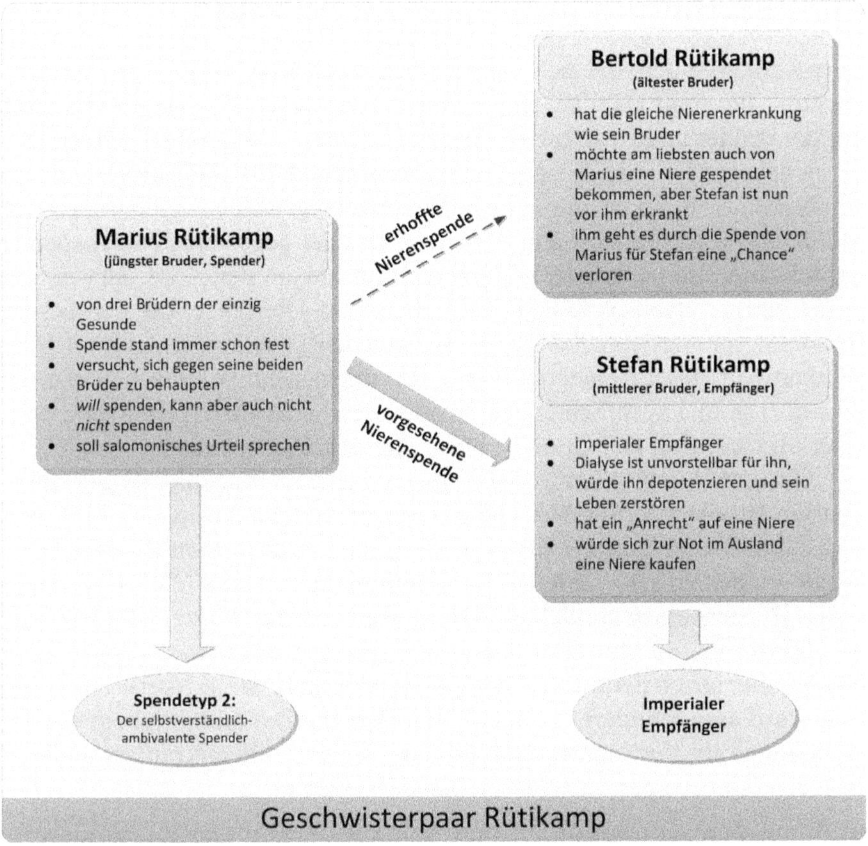

Abbildung 7: Übersicht Geschwisterpaar Rütikamp

4.8.1 Marius Rütikamp (34 Jahre) (potentieller Spender)

4.8.1.1 Kurzporträt

Herr Marius Rütikamp ist ein 34 jähriger junger Mann aus einer größeren Schweizer Stadt, der bei einem Versicherungsunternehmen angestellt ist. Er ist der jüngste von drei Brüdern. Die Mutter war ebenfalls nierenkrank, wurde 1991 transplantiert, starb aber kurze Zeit später an einer Sepsis. Der Vater ist im Jahr 2000 gestorben. Herr Rütikamp lebt in einer festen Beziehung und hat keine Kinder.

4.8.1.2 Selbstpositionierung als zukünftiger Organspender

Herr Rütikamp befindet sich von der familiären Konstellation her in einer Position, die man als eine ohne „Wahl“ bezeichnen könnte: Er hat zwei kranke Brüder und ist selbst als einziger von der Erbkrankheit seiner Mutter nicht betroffen. Aus diesem Grund scheint er dafür prädestiniert, einem von beiden Brüdern bei drohendem Nierenversagen eine Niere zu spenden. Mit dem Wissen, dass die Entscheidung für oder gegen eine Nierenspende irgendwann einmal unwiderruflich auf ihn zukommen wird, lebt er seit zwölf Jahren, also seit seinem 22. Lebensjahr. Die Frage, die bei diesem Interview im Vordergrund stand, ist, welchen Handlungsspielraum Herr Rütikamp in dieser Konstellation für sich selbst sieht: Fühlt er sich in einer Zwangslage und verpflichtenden Position seinen Brüdern gegenüber, oder ist er im Gegenteil froh über die Hilfe, die er anbieten kann?

Obwohl Herr Rütikamp sich selbst als einen belesenen und gut informierten Bruder und Spender charakterisiert, berichtet er gleichwohl, von dem schnellen Verlauf der Erkrankung seines zweitältesten Bruders überrascht worden zu sein. Er habe eher damit gerechnet, dass die Erkrankung seines Bruders einen ähnlichen Verlauf wie bei seiner Mutter nehmen würde, die mit ca. 50 von dem Nierenversagen betroffen war. Nun ist sein Bruder aber schon deutlich früher – nämlich mit 40 Jahren – erkrankt, und Herr Rütikamp schildert in seinem Interview die Zwangsläufigkeit, mit der er sich nun als Verwandter und Bruder von zwei nierenkranken anderen Brüdern mit der Spendefrage auseinandersetzen muss:

> Für mich war KLAR, ähm ich muss mich auch unterSUCHen lassen # I: mh # Hab ich genau die GLEICHe Krankheit? Es ist eine ERBkrankheit. Ähm es hat sich gezeigt - also ich war da auch noch zu JUNG, ich war ACHTzehn, musste noch ein bisschen WARTen - mit äh zweiundzwanzig hab ich mich unterSUCHen lassen. Festge-stellt so wie es AUSsieht ähm hab ich diese Erbkrankheit NICHT. Meine beiden ANDern Brüder haben diesselbe Krankheit. Ja und dann war für mich KLAR, irgendwann wird der Moment KOMMen (--) (Lachen) # I: (stimmt ein) # < dass einer meiner Brüder ähm'> dass es ihm SCHLECHT geht und ich mit dieser Frage dann direkt konfrontIERT werde: Was mach ich WENN' wenn es soweit IST, dass eben eine DiaLYSe bevorsteht? (28–39)

Durch den frühen Tod der Mutter werden die Brüder also gewissermaßen zu einer Schicksalsgemeinschaft, die unauflösbar miteinander verbunden sind durch ihre jeweilige Krankheit beziehungsweise Gesundheit. Das Lachen an der Stelle, an der Herr Rütikamp von dieser Zwangsläufigkeit berichtet, mit der er im Falle einer terminalen Niereninsuffizienz von seinen

Brüdern kontaktiert werden würde, markiert hier eine ironische Distanz, mit der er implizit signalisiert, dass er sich ein Stück weit auch über die makabre „Absurdität“ seiner Situation bewusst ist. Selbst gesund, ist Herr Rütikamp Teil dieser Schicksalsgemeinschaft aufgrund der verwandtschaftlichen und emotionalen Nähe zu seinen Brüdern, deren Krankheitsverläufe ihn nun ganz unmittelbar mitbetreffen.

Im Interview mit Herrn Rütikamp nimmt die Schilderung seines strukturierten Vorgehens beim Fällen diverser Entscheidungen einen großen Raum ein. Anders als andere Spender, die sofort von einer „Bauchentscheidung“ und einem Spendeentschluss „ohne Wenn und Aber“ berichten, stellt Herr Rütikamp seinen Weg zur Spende als eine Abfolge von vielen Fragen – persönlichen und medizinischen – dar, die zunächst geklärt werden müssen:

Und äh das war die erste Frage: Bin ich rein mediZINisch überhaupt in der Lage, meine Niere zu SPENDen. Bevor man sich die ganzen AN-Deren Überlegungen machen muss äh das war die ERSTe Frage. Und ich hab mich dann eigentlich eine Woche SPÄTer gleich beim Nephrologen unterSUCHen lassen. Der hat mal das O.K. GEBen und dann kam die zweite Phase für mich, und jetzt: Ich habe ZWEI Brüder, die sind BEIDe' haben beide die gleiche äh ERBkrankheit # I: mh # Ähm was mach ich JETZT? Ich kann nur eine Niere SPENDen. (59–66)

Herr Rütikamp begründet dieses strukturierte Vorgehen damit, dass er nicht jemandem Hoffnung auf eine Nierenspende machen möchte, solange er nicht sicher wisse, dass seine Niere geeignet und er zu einer Spende in der Lage sei. Seine Position als einzig gesunder von zwei kranken Brüdern bringt Herrn Rütikamp in eine objektiv schwierige Situation; denn sein Anspruch ist es, eine gerechte Entscheidung zu treffen und nicht einen seiner Brüder zu bevorzugen. *Dass* er spenden wird, habe allerdings nie zur Disposition gestanden, wie er berichtet, nur eben die Frage, *wem* von seinen beiden Brüdern. Diese Frage und der Anspruch an sich selbst, eine möglichst gerechte Entscheidung zu treffen, bei dem er nicht einen seiner Brüder bevorzugt, löst bei Herrn Rütikamp einen schwierigen Prozess der **Entscheidungsfindung** aus, die er an gut begründeten Kriterien festmachen möchte:

Ich habe ZWEI Brüder, die sind BEIDe' haben beide die gleiche äh ERBkrankheit # I: mh # Ähm was mach ich JETZT? Ich kann nur eine Niere SPENDen (-) Und ähm ging dann in die FERien, hab mir das ganze überLEGT und bin dann zum Schluss gekommen, dass die DRING-lichkeit eigentlich das Kriterim ist, was es entSCHEIDet. Es ist nicht: der eine hat Familie, der andere hat KEINe Familie, sondern ähm: WENN ich helfen kann, dann DIESer Person, welche zuerst diesen NOTfall oder # I: mh # diese äh diese KRANKheit beKOMMT. Hab aber gleichzeitig auch mit meinem ANDeren Bruder dann gesprochen und ihn natürlich auch konfrontIERT, äh wie sieht das bei DIR aus? Wie lange geht das bei DIR noch? Darf ich DEINe Werte sehen. Hab mir auch DORT Zeit genommen, etwa DREI Stunden, und mit ihm über dieses Thema geSPROCHen. Er hat mir SEINe Werte gezeigt, auch die Werte meiner MUTTer, als sie diese Abkl' also beVOR sie diese Transplantion gemacht hat. Und äh hab mit ihm darüber gesprochen, welche Kriterien sollt ich dann ANwenden? # I: mh # Wem DARF ich spenden? (64–80)

Herr Rütikamp positioniert sich hier als ein potentieller Spender, der es am liebsten allen recht machen würde: seinen zwei Brüdern und seinem Gewissen. Dabei verhält er sich auch taktisch klug; denn er bezieht seinen ältesten Bruder, der ja noch nicht vom Nierenversagen betroffen ist, aktiv mit in die Entscheidungsfindung ein und stellt damit sicher, dass dieser die gemeinsam getroffene Entscheidung später auch mittragen und gutheißen kann. Dieser Prozess der Entscheidungsfindung und der Umstand, dass es eine gerechte Entscheidung werden soll, führt bei Familie Rütikamp dazu, dass sich schließlich alle zu einem Familiengespräch zusammenfinden, bei dem Herr Rütikamp seine Anwältin und sein Bruder seine Psychologin mitbringen und an dessen Ende eine einvernehmliche Lösung steht. Diese Konstellation des Familiengesprächs kann als symptomatisch für die Spendekonstellation der Brüder Rütikamp betrachtet werden, in der es weniger darum geht, über Gefühle zu sprechen, sondern das Vorgehen möglichst gerecht und fair für alle Beteiligten auszuhandeln. Herrn Rütikamp selbst kommt in dieser Konstellation die Aufgabe zu, ein salomonisches Urteil zu sprechen, welches alle betroffenen Parteien befriedigt.

Wie eng das Erleben der eigenen Handlungsfähigkeit auch an einen „Zwang, helfen zu müssen" gekoppelt ist, kann am Interview mit Herrn Rütikamp eindrucksvoll nachvollzogen werden. Vor dem Hintergrund der von Herrn Rütikamp selbst geschilderten „Selbstverständlichkeit" seiner Spende (also bei mir stand nie die' zur Diskussion DASS ich eine Niere spende, sondern WENN es dann soweit ist, WEM), ist es interessant zu erfahren, an welchen Punkten Herr Rütikamp für sich in diesem Spendeprozess eine Handlungsmacht erkennen kann und wie er diese gegenüber seinen Brüdern behauptet. Herrn Rütikamps Agency bewegt sich dabei in einem Schwanken zwischen aktiven und passiven Momenten. In Bezug auf die anstehenden *Entscheidungsprozesse* wird deutlich, dass er dabei einerseits seine Brüder miteinbezieht:

Gut, äh dann eben (lacht kurz) hab ich diese Diskussion mit meinem ÄLTesten Bruder eben - er ist drei Jahre ÄLTer als Stephan - geführt # I: mh # und äh wir haben uns geeinigt, dass das die beste VariANTe ist, die DRINGlichkeit entscheidet und nicht ANDere Kriterien, also FaMILie oder NICHT Familie, oder wer SCHAUT besser zu sich, wer macht mehr SPORT, oder (lacht kurz) # I: (lacht kurz) # oder wer erNÄRHT sich gesünder. Also was soll man da für Kriterien ANwenden? (89–96)

Andererseits wird deutlich, dass er selbst sich in diesem Gefüge als derjenige erlebt, der die Definitionsmacht über sein Handeln besitzt, der sich schon lange mit diesem Thema auseinandergesetzt hat (auch ohne das Wissen der Brüder) und der für sich reklamiert, die Entscheidungen auf dem Weg der Spende selbst getroffen zu haben. Gegenüber seinem Bruder positioniert er sich als jemand, auf dessen Niere sein Bruder Stefan keinen „Anspruch" hat und grenzt sich damit von den imperialen Ansprüchen seines Bruders hinsichtlich seiner Niere ab:

Es war SCHON eher so dass ICH mich immer mit diesem Thema beFASST habe, weil ich ja wusste dass ICH der geSUNDe bin # I: mh mh # dass ich diese Krankheit NICHT habe, die anderen beiden NICHT. Ähm ich hab dann mir MEHR Überlegung dazu gemacht als sie sich überhaupt VORgestellt # I: mh # hatten. Und hab dann ihnen auch klar aufgezeigt, also dem Stephan <Du hast zwar je' du beNÖTigst diese Niere, aber du hast keinen ANspruch darauf einfach SO # I: mh # Mein ANDerer Bruder hat genau den gleichen Anspruch> (132–140)

Interessant ist in diesem Zusammenhang, dass er die Abgrenzung gegenüber dem Bruder, als jemand, auf dessen Organ kein „Anspruch" erhoben werden kann, im nächsten Satz gleich wieder relativiert, indem er betont, dass sein anderer Bruder Bertold genau den gleichen Anspruch auf sein Organ habe. Damit positioniert sich Herr Rütikamp als jemand innerhalb der Familie, auf dessen Organe sehr wohl Ansprüche geltend gemacht werden können, deren Umsetzung dann lediglich zu einer Gerechtigkeitsfrage werden. Im Fortgang dieses Abschnittes wird die enge Verstrickung und Verwobenheit von Agency im Sinne einer Handlungsfähigkeit auf der einen und einem Zwang zur Handlung auf der anderen Seite deutlich:

Aber ähm nach zwei Wochen nach dem Untersuch beim ERSTen Nephrologen, war für mich dann KLAR, ich muss jetzt HANDeln. Also ich kann nicht ZEIT' ich kann nicht Zeit verstreichen lassen und die Probleme lösen sich dann SELBer # I: mh # Also ich muss mich entSCHEIDen: Mach ich das jetzt direkt für Stephan oder wart ich noch bis Bertold soweit ist und dann hab ich mich entSCHIEDen. (140–145)

Herr Rütikamp eignet sich diesen Spendeimperativ aktiv an, indem er ihn für sich positiv wendet und seine Handlungsfähigkeit betont (`und dann hab ich mich entSCHIEDen`). Er hat also einerseits die Freiheit, sich zu entscheiden und die Hoheit über die Abfolge seiner Entscheidungsprozesse. Aber er kann eben auch nicht *nicht* handeln und sich *nicht* zu der Erkrankung seines Bruders verhalten. Die Möglichkeit, helfen zu können, entlässt ihn einerseits aus einer ohnmächtigen Position, wie er sie als Jugendlicher bei der Erkrankung seiner Mutter miterleben musste, und setzt ihn nun stattdessen in die Position eines handlungsfähigen Angehörigen, der helfen möchte und helfen kann. Aber die Kehrseite dieses Verhältnisses wird von Herrn Rütikamp auch benannt, indem er rhetorisch fragt, wieso man nicht helfen sollte, wenn man doch helfen *kann*. Dies impliziert, dass man nicht gut *nicht* helfen kann in einer Situation wie der seinigen. Dennoch grenzt sich Herr Rütikamp gegen die von der Interviewerin hier etwas provokant aufgeworfene Frage nach einer impliziten Verpflichtung ab und positioniert sich als autonom entscheidender Spender:

I: äh also sozusagen: Ham=Ham Sie ne WAHL? Also quasi ähm is das äh' oder wie=wie WAR das damals für Sie als Sie erfahren haben, dass Sie zwei kranke BRÜDer haben äh, denen Sie theoretisch durch so ne Spende HELFen können? Das bringt ja auch sozusagen eigentlich sowas wie ne unausgesprochene VerPFLICHTung, oder? S'mh' ham Sie das erLEBT`
IP: Also ich würd jetzt nicht VerPFLICHTung sagen eben. Bei MIR ist es vielleicht ANDers, also bei UNS ist es spezIELL. Unsere MUTTer hatte dasselbe, ich hab sehr viel Leid geSEHN. Also weiß nich ähm` # I: mh # als kleiner JUNGe, man weiß nicht was die MUTTer hat. Sie LEIDet, sie weiß selber nicht was sie hat, oder? - das war neunzehnFÜNFundachtzig oder so # I: mh # - wusste man noch nicht genau (-) was IST da # I: mh # KRÄMPFe, MÜDigkeit und ähm. S'ist keine VerPFLICHTung für mich. Es ist mehr ein' eine HILFe, die ich ANbieten kann, ich kann ja SONST nichts machen, oder? Ich kann Ihnen sagen, Sie sollen sich gesund erNÄHREN, gut viel beWEGen # I: mh # EntSPANNung suchen, aber ich kann ja sonst NICHTS machen # I: mh # Und, s'klar, WENN ich so ein DING da habe, so'n fahrende äh' ein ErSATZteillager, <<lachend> da hab ich jetzt ein Stück, das weiterhelfen kann, dann ist das nicht die VerPFLICHTung, sondern ich MÖCHTe das. Ich möchte HELFen # I: mh # Ich KANN helfen, wieso dann NICHT? (-) (165–187)

Die Ironie und das eigene Lachen über die Bezeichnung, ein „fahrendes Ersatzteillager" zu sein, markiert in dieser Passage erneut eine innere Distanz und möglicherweise eine selbst nicht eingestandene Kritik und Problemsicht auf die Konstellation, in der er sich mit seinen zwei kranken Brüdern befindet.

Herr Rütikamp schildert in seinem Interview also eine Interdependenz von Zwang und Spendeimperativ auf der einen und Freiwilligkeit und Handlungsfähigkeit auf der anderen Seite. Indem er sich durch eine dreimalige Betonung der empfundenen Nicht-Verpflichtung zur Spende klar von der Frage der Interviewerin nach einem möglichen Verpflichtungsgefühl distanziert, hält er das eigene Selbstbild vom autonom und frei entscheidenden Spender aufrecht, der nicht von irgendwelchen äußeren Zwängen unter Druck gesetzt wird. Im Gegenteil, er hebt hier die Freiwilligkeit seiner Entscheidung besonders hervor. Indem er jedoch auf das Leid abhebt, das er damals bei seiner Mutter miterlebt hat und das er nun auch bei seinen Brüdern wahrnimmt, schildert er eine innerpsychische Zwangssituation; denn vom Leid eines nahen Angehörigen kann man sich in der Regel schlecht distanzieren, und es erwächst der Wunsch, helfen zu wollen. Anders als bei Angehörigen von Krebspatienten ist Herr Rütikamp allerdings tatsächlich in der Lage zu helfen. Durch den medizinisch-technischen Fortschritt ist eine Lebendnierenspende möglich und naheliegend, und das macht ihn als gesunden Bruder fast zu einem „fahrenden Ersatzteillager“. Die Ironie, mit der er selbst seine Situation hier kommentiert, macht deutlich, dass er diesen Umstand nicht bruchlos als nur gut oder positiv anerkennen kann, sondern sich seiner speziellen Lage durchaus bewusst ist. Die im Anschluss an diese ironische Bemerkung nochmalige Verneinung des Pflichtgefühls zeigt das Tabu, über die Kehrseite der Handlungsfähigkeit und der Freiwilligkeit bei der Lebendorganspende – nämlich den Zwang und das Pflichtgefühl – wirklich frei sprechen zu können. Herr Rütikamp begegnet dem Spendeimperativ, indem er ihn sich aktiv aneignet und die positiven Aspekte desselben hervorhebt, nämlich seine Handlungsfähigkeit. Einige Zeilen weiter fügt er noch an:

`Aber ich denke, wenn man so NAHe ist, dann (-) WILL man helfen. Also ich kann mir das anders nicht VORstellen.` (201–203)

Der Imperativ zur Spende ist also etwas, dass sich dezidiert und fast ausschließlich in nahen Beziehungen herstellt. Sie sind die Voraussetzung dafür, dass sich dieses innere Pflichtgefühl und das Gefühl des Helfen-Wollens aufgrund der engen persönlichen Verbundenheit überhaupt herstellen und damit ihre Zwangslogik entfalten können.

4.8.1.3 Entscheidungsprozesse

Im Hinblick auf die Forschungsfrage nach den Entscheidungsprozessen lässt sich – auch aus dem oben Dargestellten – Folgendes zusammenfassen: Herr Rütikamp gehört nicht zu den SpenderInnen, die betonen, dass es bei ihnen überhaupt keinen Entscheidungsprozess gegeben habe und eine Spende für sie völlig klar und selbstverständlich gewesen sei. Im Gegenteil: Es finden sich viele Schilderungen über die verschiedenen Schritte der Entscheidungsfindung inklusive der Beteiligung mehrerer Akteure. Herr Rütikamps Erzählung über den eigenen Entscheidungsprozess ist zum einen charakterisiert durch ein Schwanken und die Betonung der Handlungsfähigkeit und Entscheidungsmacht auf seiner Seite und einen impliziten Selbstverständlichkeitsdiskurs auf der anderen Seite, demzufolge die Entscheidung zur Spende selbst nie wirklich zur Disposition gestanden hat. Außerdem wird die eigene Entscheidung anhand objektiver, vernünftiger Kriterien gefällt, was Herrn Rütikamp von dem Druck, eine eigene, gerechte Entscheidung fällen zu müssen, auch wieder ein Stück weit entlastet. Die Entscheidungsprozesse selbst werden als sehr strukturierte, nach einem klaren Muster ablaufende Prozesse beschrieben und nicht etwa als eine Bauchentscheidung.

4.8.1.4 Spendemotivationen

Herr Rütikamps Spendemotivationen werden nur an wenigen Stellen explizit von ihm genannt und erschließen sich eher kontextabhängig aus dem Gesagten. Ein zentrales Motiv kann sicherlich in dem (Mit-)Erleben der Krankheit seiner Mutter und ihrem frühen Tod gesehen werden, der bei ihm den Wunsch nach einer Vermeidung eines ähnlichen Schicksals für seinen Bruder hervorgebracht hat. Mit der geplanten Nierenspende wird zwar der frühe Tod der Mutter und die eigene Hilflosigkeit nicht ungeschehen gemacht, aber die Nierenspende gestattet Herrn Rütikamp, sich als aktiv handelnden und helfenden Angehörigen erleben zu können.

Eine weitere Spendemotivation liegt in seiner identitätslogischen Positionierung als Bruder und enger Verwandter begründet, wobei Herr Rütikamp weniger auf die bindende Macht einer Blutsverwandtschaft abhebt, sondern vielmehr die Beziehungsebene zu seinem Bruder betont, die er als „super“ und „total offen“ charakterisiert. Er und sein Bruder hätten keine Geheimnisse und wüssten alles voneinander.

4.8.2 Herr Stefan Rütikamp (Bruder und Empfänger)

4.8.2.1 Kurzporträt

Bei Herrn Stefan Rütikamp handelt es sich um einen 40-jährigen Mann, der in einer großen Schweizer Stadt lebt. Er hat eine volle Stelle im Kunst- und Kulturbereich und ist zum Interviewzeitpunkt gerade dabei, seine Dissertation abzuschliessen. Herr Rütikamp lebt in keiner festen Beziehung und hat auch keine Kinder. Stefan Rütikamp leidet ebenso wie sein älterer Bruder Bertold unter einer angeborenen Nierenerkrankung, die irgendwann zum Organversagen führen wird. An derselben Erkrankung ist auch seine Mutter verstorben. Zum Interviewzeitpunkt sind Herrn Rütikamps Werte bereits so schlecht, dass sein behandelnder Arzt ihm angeraten hat, einen Shunt setzen zu lassen oder eine Lebendspende vorzubereiten. Aus diesem Grund hat Herr Rütikamp seinen jüngeren – und einzig gesunden – Bruder Marius gefragt, ob dieser bereit wäre, ihm eine Niere zu spenden.

4.8.2.2 Selbtpositionierung als Empfänger

Stefan Rütikamp beginnt seine Erzählung mit einer dramatischen Schilderung, welchen Einbruch der Beginn einer Dialyse für ihn bedeuten würde und wie dabei sein gesamter bisheriger Lebensentwurf wie ein Traum zerplatzen würde. Er spricht von einem Zug, der am Rollen und nun langsam am Endbahnhof angekommen ist, und einer Wand, die auf ihn zukommt. Auf dem Treppchen des Erfolgs befinde er sich derzeit fast ganz oben, seine Dissertation steht kurz vor dem Abschluss, in der Schweiz ist er ein anerkannter Kunst- und Kulturexperte. Für seine Tätigkeit müsse er viel reisen, was er an der Dialyse nicht könne, was bedeuten würde, dass er seine Stelle aufgeben müsste. Diese Stelle und seine Funktion im Schweizer Kunst- und Kulturbereich sei aber „sein Leben". Wenn er an die Dialyse müsste, würde für ihne „eine Welt zusammenbrechen". Auch im Hinblick auf die Suche nach einer möglichen Partnerin und womöglich sogar eine Familiengründung würde die Dialyse seine Chancen deutlich verschlechtern. Indem Herr Rütikamp seine Lage in eindrücklichen Metaphern und mit entsprechender Dramatik schildert, positioniert er sich also als ein sehr bedürftiger Empfänger, für den der komplette Ausfall seiner Nieren und der Beginn der Dialyse das Ende seines derzeitigen Lebensentwurfes bedeuten würde:

Und das ist mir so' wie eine WAND # I: mh # ist mir da entGEGengekommen. Ich habe' nein, ALLes bricht zuSAMMEn. Also mein mh=äh' es ist wie ein Traum, der kaPUTT geht, oder. (85–87)

Die Dialyse, das ist der Schluss, den Herr Rütikamp aus seinen Überlegungen zieht, sei keine lebenswerte Alternative, sondern ein Problem, welches es zu lösen gelte, womit Herr Rütikamp eine hohe Agency in Bezug auf die Behandlung seiner Erkrankung an den Tag legt, wie weiter unten noch zu zeigen sein wird. Die beste Behandlungsmöglichkeit wäre dabei für ihn eine Nierenspende von seinem jüngsten Bruder Marius. Dieser kann aber nur einem Bruder eine Niere spenden – entweder ihm oder Berthold – weswegen sich entsprechend ein Konkurrenzverhältnis zwischen den beiden älteren Brüdern in Bezug auf die – ihrer Ansicht nach ihnen beiden zustehende – Niere des jüngsten Bruders entwickelt. Stefan Rütikamp entscheidet diesen Kampf für sich und weist seinen Bruder trotz dessen Status als Erstgeborener hier klar in die Schranken.

IP: ICH habe ganz OFFen gesprochen. Ich habe auch gesagt <Schau, wenn DU der erste gewesen wärest, hätt ich es AUCH akzeptieren müssen> # I: mh # S'war ja' S'wäre eigentlich die GLEICHe SituatION. Es hat hier niemand das Recht des Älteren oder irgendwie des ERSTgeboren # I: mh # oder WEIß-ich-was. Also ich mein, das ist einfach jetzt> (Einatmen) # I: (kurzes Lachen) # NaTÜRlich, es gibt so quasi dieses VOR' # I: <<schmunzelnd> ja-a> # dieses VORzeichen. Der=Der=Der ERSTgeborene hat' # I: (Räuspern) # hat so quasi das VORrecht. Aber jetzt in DIESem Fall trifft das jetzt leider nicht ZU, oder. NaTÜRlich, ich weiß SCHON, w=was in seinem Kopf natürlich funktionIERT. Er sagt sich natürlich <<Bruder> Ja-a, mir geht eine CHANCe verloren, oder. Weil die CHANCe auf eine LEBendspende innerhalb der FaMILie'> Mit # I: mh # dem gleichen BLUT ist die ÜberLEBenschance der Niere' ist ja natürlich viel HÖHer, oder # I: mh # Also das RIsiko der Abstoßung ist KLEIner # I: mh # Und das is natürlich KLAR. Wenn Sie das Optimum beKOMMen, dann ist es eben das OPTimum. Und wenn Sie's NICHT bekommen, dann gi' ist's eben schon die ZWEITbeste Lösung, oder. Und das versteh ich natürlich SCHON # I: mh # Die=Die beste ist dann, Sie kriegen eine TOTenspende, und die VIERTbeste ist, Sie gehen an die DiaLYSe, oder. (333–352)

Außerdem positioniert er sich als ein potentieller Empfänger, der durchaus daran interessiert ist, das „Optimum" zu erhalten – und das besteht nun einmal in Form einer Lebendnierenspende.

Die Abhängigkeit und Bedürftigkeit, in die er durch seine Erkrankung gerät, machen Herrn Rütikamp allerdings zu schaffen, und er berichtet von seiner Schwierigkeit, mit dem Anliegen einer möglichen Nierenspende an seinen Bruder herantreten zu müssen:

IP: (...) es war dann ein bisschen komisches GeFÜHL, ja auch an ihn ja=na' heRANzutreten, zu sagen <JETZT ist der ZEITpunkt da # I: mh mh # Jetzt BRÄUCHTe ich eine> oder. Und das ist natürlich SCHWIERig, oder. Also für mich auch schwierig, weil ich mö' ich bin NICHT der Mensch, der jemanden zu IRGendetwas verPFLICHTen möchte. (129–134)

Damit positioniert sich Herr Rütikamp als ein Empfänger, der nicht gerne andere Menschen durch sein Anliegen unter Druck setzen möchte. Zentraler scheint aber die Abhängigkeit von seinem Bruder, in die er durch diese Spendekonstellation und seine Position als zukünftiger Empfänger darin gerät und die ihn massiv zu stören scheint:

IP: Weil man ist dann so irgendwie VÖLLig abhängig, oder. (321)

IP: Also es WAR sehr schwierig # I: mh # Also=so es is wirklich schwierig dann irgendwie zu sagen <Ja jetzt ich BRAUCHe äh DICH> quasi so, oder # I: mh # Das wirklich SCHWIERig, ja, oder. (664–666)

Hier werden bereits erste Unterschiede zu den Eltern-Kind-Spenden sichtbar, wo in diesem Punkt eine viel größere Selbstverständlichkeit auf beiden Seiten herrscht. Seinen Bruder Marius charakterisiert Herr Rütikamp dabei zudem noch als einen etwas wackeligen Kandidaten, bei dem er bis zum Schluss nicht wisse, ob er denn wirklich sein Spendevorhaben realisieren werde. Er habe schon in der Vergangenheit des Öfteren Dinge zugesagt und sie dann später nicht gehalten. Wirklich sicher könne er sich erst sein, wenn er mit seiner neuen Niere das Krankenhaus verlasse. Aus diesem Grund sinnt Herr Rütikamp auch nach Alternativen für den Fall, dass es sich sein Bruder doch noch einmal anders überlegen sollte. Dabei offenbart er eine hohe Ich-Agency in Bezug auf die Behandlung seiner Erkrankung:

Also es gibt viele KonseQUENZen für mich, oder. Und ich bin auch=da noch sehr REIsefreudig, das kommt noch daZU, oder. Und ALLes zuSAMMen, das hat für MICH eigentlich dann so quasi in der Konsequenz erGEBen: Ich könnte das für mich NICHT, an die DiaLYSe. Also ich muss irgendeine LÖSung suchen äh, wie ich dem irgendwie AUSweichen kann, oder. Oder wie ich irgendwie äh=äh' wie ich das LÖSen kann, oder. (111–117)

Diese Lösung besteht für ihn klar in der Möglichkeit, ins Ausland zu fahren – etwa nach Brasilien oder Thailand – und dort käuflich eine Niere zu erwerben. Herr Rütikamp bemüht sich im Gespräch, deutlich werden zu lassen, dass er sich nicht auf „irgendeinen illegalen Organhandel“ einlassen würde, de facto beschreibt er aber genau diese in Deutschland und der Schweiz verbotene Praxis:

IP: Also ICH hätte dann nach THAIland fliegen müssen # I: mh # oder nach BraSILien, und hätte dann dort die Operation machen müssen. Ähm hätte dann natürlich alles selber beZAHLT und so weiter. Also das wäre dann quasi' # I: mh # Ja, is natürlich nicht das Gleiche. Wenn Sie in der SCHWEIZ operiert werden, bezahlt die KRANKenkasse # I: mh # Aber für MICH ist das eigentlich nachher schon' Also wenn es NIEmanden gäbe in der SCHWEIZ, wäre das sicher die nächste # I: mh # StatION gewesen. Weil ich weiß, ich MÖCHTe eine' ich möchte eine' eine NIERe' eine NierenSPENDe, oder. Ich möchte nicht an die DiaLYSe.(...) (715–728)

IP: [Na] es gibt' es gibt natürlich dort äh Listen von LEBendspenden und die bekommen natürlich dann Geld für diese' ihre Spenden (lacht kurz)# I: [Ja] # Also es ist äh' es ist' ich hätt SICHer nicht irgendeinen illegalen OrGANhandel eingewilligt. Das sicher nicht. Also wenn ich jetzt das geMACHT hätte, oder, hätt ich gesagt: Ich möchte die Person KENNenlernen und # I: mh mh # 'n offenes GeSPRÄCH führen und' Und ich meine, die=mh' die Person muss auch alle TESTS machen und so weiter # I: mh # Weil es nützt ja NICHTS, wenn Sie dann nachher eine Niere mit HepaTITis in sich tragen, oder # I: mh # Oder mir von einer HIV-infizierten PerSON, oder. (737–754)

Mit dieser Haltung positioniert sich Herr Rütikamp neben seiner Bedürftigkeit auch als ein im Grunde imperialer und selbstverständlicher Empfänger, der von einem Anrecht auf eine Niere ausgeht und eine solche Spende in jedem Falle realisiert wissen möchte. Dafür ist er auch bereit, ungewöhnliche, wenn nicht gar illegale Wege zu beschreiten. Er grenzt sich zwar hier explizit von „irgendeinem illegalen Organhandel" ab; allerdings gibt es in der Praxis diese Trennung zwischen illegalem und legalem Organhandel nicht. Nach deutschem und schweizerischem Recht ist jeder Organhandel illegal und Menschen, die ins Ausland fahren und dort eine Niere käuflich erwerben, machen sich des Organhandels schuldig. Herr Rütikamp positioniert sich hier als als Person, der das Wohl der spendenden Person ebenfalls am Herzen liegt und der nicht einfach nur jemandem sein Organ rauben möchte. Andererseits würde das von ihm anvisierte „offene Gespräch" primär seiner Sicherheit dienen und dafür sorgen, dass die gegen Bezahlung spendende Person „alle möglichen Tests" durchlaufen müsste, damit er sichergehen könne, nicht eine mit Hepatitis oder HIV verseuchte Niere zu erwerben.

Neben diesem imperialen Gestus, mit dem sich Herr Rütikamp hier als selbstverständlicher Empfänger positioniert resp. als ein nierenkranker Patient, dem eine neue Niere zusteht und der ein Recht darauf zu haben meint, da ein Leben an der Dialyse eine unzumutbare Belastung für ihn darstellen würde, findet sich im Interview auch noch die Selbstpositionierung als dankbarer und moralischer Empfänger, der in einer vergleichbaren Position anderen ebenfalls ein Organ gespendet hätte. Dankbar zeigt sich Herr Rütikamp, indem er die geplante Nierenspende seines Bruders als ein Geschenk würdigt:

Es ist wie ein GeSCHENK, oder. Ich beTRACHte es auch als Geschenk. Es ist nicht eine SELBSTverständlichkeit, sondern es ist' wirklich, ich betrachte es als GeSCHENK. S'ist wie ein zweites LEBen # I: mh mh # Ich werde ihm auch meine DissertatION widmen, das hab ich ihm SCHON gesagt # I: mhm # Weil ich finde, das ist wie eine' ja das verdient eine' eine WÜRDigung, oder. (584–589)

Mit der „Würdigung", die er seinen Überlegungen zufolge vornehmen möchte, positioniert sich Herr Rütikamp jedoch nicht im Gestus dankbarer Bescheidenheit, sondern die Dankesgeste wird aus der überlegenen Position des Wissenschaftlers vorgenommen, der seinem Bruder seine Dissertation widmen möchte. Auch das folgende Zitat macht deutlich, dass Herr Rütikamp zunächst in der Logik des Tausches oder zumindest des Ausgleichs denkt, wenn er auf seine Dankbarkeit und das Verhältnis zu seinem Bruder nach vollzogener Nierenspende zu sprechen kommt:

I: Ja ich=ich äh ph' ich weiß' Ich meine, ich habe mir AUCH überlegt # I: (kurzes Lachen) # <<Schmunzelnd> Ja, soll ich ihm nich irgendwie GELD (lacht) anbieten, oder, oder was> Oder wa' was KANN ich' was KANN ich ihm dann geben, oder. Und ich weiß AUCH nicht, was ich ihm noch geben KANN, oder. Ich kann ihm eine FaMILie sein, das kann ich. Ich kann ihm ein guter BRUDer sein, das kann ich # I: mhm mhm # Ähm (-) äh=v=äh viel mehr KANN ich nicht, oder. (884–850)

Herr Rütikamp bemerkt hier allerdings selbst, dass die Kategorien des Tausches im Rahmen einer Lebendnierenspende nur bedingt funktionieren. Er beschließt daraufhin, seinem Bruder zumindest ein guter Bruder, also eine *Familie* sein zu wollen.

Zu seiner Selbstpositionierung als Empfänger gehört auch die Selbstcharakterisierung als jemand, der anderen Menschen ebenfalls ein Organ gespendet hätte, wenn er denn in die Lage dazu gekommen wäre, beziehungsweise dies auch prinzipiell zu tun bereit ist, was er durch den Besitz eines Organspendeausweises dokumentiert:

Ich hä' ich ka' ich habe letztes Mal auch geSAGT: Ich ka=äh' also ich würde ja auch AUCH spenden # I: mh # Ich habe sogar ein SPENDer-ausweis. Ich habe ein geMACHT. Weil ich genau weiß, dass je' ICH AUCH ein Empfänger bin, aber wenn ich ein UNfall habe, dann könn sie die AUGen nehmen und was weiß ich, was sie alles geBRAUCHen können, oder. Also ich stelle mich eben AUCH zur VerFÜGung.

> Ich bin nicht so, dass ich sage: Ich bin nur Empfänger, aber ich dann NICHT, oder> # I: mh # Sondern ICH habe ein SPENDerausweis, der ist hier in meiner BRIEFtasche drin, oder? Und denn' wenn' wenn etwas passiert, ein UNfall oder so, dann können Sie mir die Organe entNEHMen, oder. Das hab ich=ich # I: mh # Ich HABe ein Spenderausweis, und das hab ich immer geSAGT, oder. Dass er auch weiß, dass es mir AUCH ernst ist. Also für mich ist das noch WICH-Tiger. Und ich' ich meine, wenn ich geSUND wäre, ich würde ihm sofort ein Niere SPENDen. Also es wäre' für MICH wäre's absolut kein THEMa # I: mh mh # oder. Ich hätte auch keine Angst, also AB-solut nicht (-) Ja DAzu bin ich eben genug verRÜCKT, oder # I: (lacht kurz) # Also das ist irgendwie, da bin ich verRÜCKT # I: mh # Da hab ich keine äh ANGST oder irgendwie sowas. Wenn ich jetzt sehe, dass hier eine PerSON das braucht, dann würd ich das GEBen, fertig. Ohne DiskussION. Das würd ich SOfort machen und nicht mehr lange' (-). **(850–871)**

In dieser Selbstcharakterisierung beschreibt sich Herr Rütikamp als ein altruistischer Mensch, der jederzeit, ohne lange zu überlegen, für einen anderen Menschen ein Organ spenden würde. Mit dieser Positionierung richtet er sich einerseits an die zuhörende Interviewerin, andererseits aber auch an seinen Bruder, demgegenüber er ebenfalls erwähnt habe, dass er einen Organspenderausweis besitzt, damit dieser auch weiß, dass es ihm „ernst" ist und er nicht nur „Empfänger" sein möchte. Implizit stellt sich Herr Rütikamp durch diese Selbstpositionierung ein Stück weit auch als der „bessere" (wenngleich auch verhinderte) Spender im Kontrast zu seinem Bruder dar; denn dieser zögert zunächst ja ein wenig und möchte sich erst nach verschiedenen Seiten hin absichern, bevor er seinem Bruder eine Spendezusage macht, während Herr Rütikamp seinem Bruder „sofort" eine Niere gespendet hätte und dies für ihn „absolut kein Thema" gewesen wäre. Außerdem habe er – anders als sein Bruder – „keine Angst, also absolut nicht", weil er „ genug verrückt" dazu sei. Das Wort „verrückt" wird hier von ihm indes nicht in einem negativen Sinne verwendet, sondern steht für „altruistisch genug", „cool genug" oder „selbstlos genug", wie das Zitat deutlich macht, nur dass er mit diesem Wort ein allzu großes Selbstlob umgeht und seine prinzipielle übergroße Hilfsbereitschaft damit womöglich sogar als *zu* selbstlos kritisiert. Wenn eine Person Hilfe braucht, dann überlege Herr Rütikamp nicht lange, sondern leiste Hilfe um jeden Preis. Diese Selbstpositionierung als ebenfalls potientielle SpenderInnen, die sich in die Lage der real Spendenden hineinversetzen und zu dem Schluss kommen, dass sie selbst nicht anders handeln würden, findet sich bei vielen anderen EmpfängerInnen in ähnlicher Weise, was an anderer Stelle noch zu erörtern sein wird.

4.8.3 Zusammenfassung und Psychodynamik zwischen den Brüdern Rütikamp

Aus psychodynamischer Sicht bleibt festzuhalten, dass es zwischen den Brüdern Rütikamp zu einer Kollision der jeweiligen Wunschthemen kommt: Beide möchten ein steuerndes Objekt sein, Herr Stefan Rütikamp, der sich plötzlich in einer für ihn ungewohnten hilflosen Position wiederfindet, und Herr Marius Rütikamp, dessen Schicksal als Organspender im Prinzip zwar schon vor Jahren feststand, der in dieser Situation aber dennoch um Autonomie und freie Entscheidungsfähigkeit kämpft. Exemplarisch für die Konfrontation der unterschiedlichen Interessen der drei Brüder dürfte die Begegnung mit Anwalt und Psychologin in größerer Runde stehen, bei der die Details der anstehenden Lebendspende zwischen Marius und Stefan Rütikamp mit dem dritten Bruder Berthold besprochen wurden, bis alle Beteiligten angaben, mit dieser Lösung gut leben zu können.

Stefan und Marius Rütikamp lassen in ihren Interviews beide großen Respekt voreinander und eine gegenseitige Wertschätzung erkennen. Dennoch bleibt die Differenz, dass jeder von Ihnen primär seine Interessen gegenüber dem jeweils anderen durchsetzen und für sich die vor dem Hintergrund der Problemlage beste Lösung erreichen möchte. Stefan Rütikamp ist es zudem wichtig, gegenüber der Interviewerin zu betonen, dass er im Falle eines Rückzugs seines Bruders nicht ausschließlich auf diesen angewiesen sei und sich von seinem Vorhaben, eine neue Niere zu bekommen, nicht abbringen lassen werde – auch wenn er dafür nach Thailand oder Brasilien fliegen und sich illegal eine Niere organisieren müsste. Im Interview mit Marius Rütikamp wird leider nicht ausreichend deutlich, ob diesem die Entschlossenheit seines Bruders, eine neue Niere zu bekommen, überhaupt bewusst ist; denn Marius Rütikamp gibt an, dass seinem Bruder im Falle seines Ausscheidens gar nichts anderes übrig bliebe, als sich an die Dialyse zu begeben, auch wenn er es nicht gerne täte. Auch wenn beide eine gegenseitige Wertschätzung füreinander erkennen lassen und sich auf Seiten von Stefan Rütikamp Ansätze finden, seinen Bruder als ein loyales Alter Ego zu imaginieren, so bleibt doch der Eindruck, dass es hier nicht die gewachsene Beziehung zwischen zwei sich sehr zugetanen Menschen ist, die der Spendebeziehung zugrunde liegt, sondern vielmehr eine Art „Stammesmoral", nach der der eine Bruder für den anderen einzutreten hat. Die Abhängigkeit, die dadurch entsteht, führt auf Seiten von Stefan Rütikamp zu tiefem Unbehagen. Auch Marius Rütikamp scheint sich zunächst davon überfordert zu fühlen, ein solch „salomonisches Urteil" zwischen seinen zwei spendebedürftigen Brüdern sprechen und den einen dabei bevorzugen zu sollen.

4.9 Frau Hinzig und Herr Hinzig

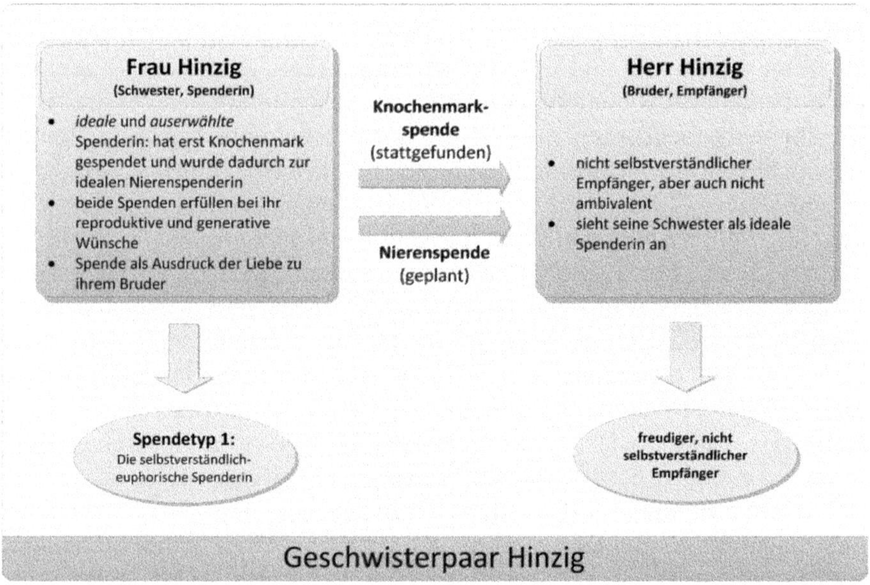

Abbildung 8: Übersicht Geschwisterpaar Hinzig

4.9.1 Frau Hinzig

4.9.1.1 Kurzporträt

Bei Frau Hinzig handelt es sich um eine 42-jährige Frau, die ihrem Bruder eine Niere spenden möchte. Vor fünf Jahren hat Frau Hinzig ihrem Bruder, der an einer erblich bedingten Immunschwäche-Krankheit leidet, bereits Knochenmark gespendet.

Frau Hinzig ist nicht verheiratet, lebt aber in einer Partnerschaft. Sie arbeitet als Krankenpflegerin und wohnt zusammen mit ihrem Mann in einem eigenen Haus in einem kleinen Schweizer Ort.

In ihrem Interview erzählt sie zunächst davon, wie sie als jüngste Schwester zur geeignetsten Knochenmarkspenderin für ihren kranken Bruder ausgewählt worden sei und wie sie zuvor schon in ihrem Innern gespürt habe, dass sie diejenige wäre, die ihm Knochenmark spenden könne. Dass diese Spende so gut gelang und es ihrem Bruder daraufhin so gut geht, dass er mit seiner Partnerin zusammen ein Kind bekommt und Vater wird, erfüllt Frau Hinzig mit großer Freude und lässt sie ihren eigenen bis dahin unerfüllten Kinderwunsch vergessen. Als sich abzeichnet, dass die Nieren von Herrn Hinzig durch die chemotherapeutische Behandlung irreversibel geschädigt wurden, ist Frau Hinzig sofort bereit, ihrem Bruder auch noch eine Niere zu spenden, da sie zudem durch die Knochenmarkspende für ihn zur perfekten Spenderin geworden ist.

4.9.1.2 Selbstpositionierung als Spenderin

Der Umstand, dass Frau Hinzig ihrem Bruder vor fünf Jahren Knochenmark gespendet hat, macht sie von einer medizinischen Warte aus betrachtet tatsächlich zur idealen Nierenspenderin: Dadurch, dass bei einer Knochenmarktransplantation das komplette Immunsystem eines kranken Patienten zerstört und durch das gesunde Immunsystem einer Knochenmarkspenderin ersetzt wird, besitzen die Geschwister Hinzig nun sozusagen dasselbe Immunsystem. Dieser Umstand ist deswegen so relevant, weil das größte und bisher immer noch ungelöste Problem im Rahmen einer jeden Transplantation, wie oben dargestellt, das Immunsystem ist. Nur wenn zwei Menschen, wie zum Beispiel eineiige Zwillinge, ein identisches Immunsystem besitzen, kommt es nicht zu den zwangsläufigen Abstoßungsreaktionen, die immer noch das größte Problem im Rahmen der Transplantationsmedizin darstellen. Im Falle von Herrn und Frau Hinzig ist nun die seltene Konstellation eingetreten, dass zwei Geschwister durch eine Knochenmarkspende dasselbe Immunsystem besitzen. Die behandelnden ÄrztInnen hegen daher die berechtigte Hoffung, dass Herr Hinzig dauerhaft ohne Immunsuppression mit dem Organ seiner Schwester leben könnte. Aus diesem Grund fragen die ÄrztInnen auch verständlicherweise zuerst Frau Hinzig als Spenderin an, die damit zu der idealen Nierenspenderin für ihren Bruder geworden ist. Interessant vor diesem Hintergrund ist, dass Frau Hinzig, die erst durch die Knochenmarkspende in diese Position geriet, sich aber bereits im Vorfeld der Knochenmarkspende als „auserwählte" Spenderin imaginierte, die intuitiv fühlte, die „Richtige" zu sein, die ihrem Bruder diese wertvolle Gabe schenken und ihm damit das Leben retten konnte:

Äh und DANN hat's geheißen, ja die EINzige Chance, dass er überLEBen kann, wäre eine KNOCHenmarkspende # I: mhm # Dann hatten ihm natürlich PAAR Geschwister von ihm grad gesagt <Ja, wir GEHEN das ma' äh die Untersuchung MACHEN> # I: mhm # Und irgendwie im tiefsten INNern hab ich immer gespürt: Ja ich bin dieJENige # I: mhm # die es ihm GEBen kann, also das KNOCHenmark
I: Das ja interessANT. Aha
IP: Im=m TIEFsten INNern hab ich das geSPÜRT. (61–71)

Dieses „Wissen" wird von Frau Hinzig intuitiv begründet: Wenn man „tief im Innern" – so Frau Hinzig – etwas spürt, kann es eigentlich nicht falsch sein und erweist sich später meist als das richtige „Bauchgefühl". Als es im Krankenhaus nämlich zu einer Verwechselung zwischen ihr und einer Schwester kommt und es heißt, dass sie nicht spenden könnte, mochte Frau Hinzig das zunächst nicht glauben, weil dies eben ihrem inneren Bauchgefühl so stark widersprach. Ihr Gefühl gibt ihr dann schließlich recht; die Verwechslung stellte sich als ein Fehler der ÄrztInnen heraus. Mehr noch: Die ÄrztInnen befinden Frau Hinzig aufgrund verschiedener medizinischer Indikationen nun als die eigentlich geeignetste Spenderin, da sie noch nicht zu alt und zudem kinderlos sei, was beides aus medizinischer Sicht Vorteile darstellt.

In Frau Hinzigs Erzählung und Selbstpositionierung als Spenderin finden sich beide Motive: das des „Auserwähltseins" aus einer rein utilitaristischen Perspektive (wer ist der/die geeignetste SpenderIn aus Sicht der ÄrztInnen?), aber auch das Motiv des „Auserwähltseins" im Sinne von Schicksal oder Fügung:

IP: [Ja sie konnten] AUSlesen, oder? Sie konnten dort dazumal auslesen, wer ist der GÜNSTigste von denen. Sie hatten äh NICH alle Geschwister untersucht, wir sind dreizehn KINDer
I: DREIzehn
IP: Ja. Und sie haben NICHT alle untersucht, oder? Und äh von den FÜNF, wo sie untersucht haben - na die UnterSUCHungen sind sehr TEUer. Man musste ja schauen, sind wir TRÄGer von der ERbkrankheit. Die Mädchen sind ja die TRÄGer # I: ja # Und dann musste DAS noch angeschaut werden, oder? # I: mh # - Und von fünf kamen drei in FRAGe. Wieviel GIBT'S das? # I: mh # Es' es ist einfach ähm' es muss so SEIN, sag ich manchmal # I: ja ja # Weil ANDere äh ham AUCH große Familien und suchen KNOCHenmark und KEINer # I: ja mh # kommt in Frage. Ich hab das vo' letzte äh' vor kurzem WIEDer gehört # I: mh mh # Sie suchen verzweifelt nach KaNOCHenmark und (-) finden NIEmand. In der Familie kommt niemand vo' äh is NIEmand geeignet, oder? # I: mh # Und wo's um die NIERe ga' äh ging, haben sie natürlich MICH angefragt und ni' gar keine ANDere Geschwistn, weil er das KNOCHenmark hat, oder? (188–207)

Ihre Beteuerung, „es muss so SEIN“ gibt ihrem Tun und Handeln einen höheren Sinn und wird von ihr im Sinne des Motivs des „Auserwähltseins“ auch an einer anderen Stelle im Interview noch einmal aufgegriffen:

IP: [Mh-mh. Nein, das war für mich GLA'] GLEICH klar # I: mhm # Ich habe dann auch geSAGT: Ja äh d' dann WEIß ich wenigs' - es hat ja ALLes einen Grund, das ganze LEBen # I: mhm # wieso wir HIER sind und alles. Sag ICH. Das sind meine GeDANKen - hab ich gesagt: Jetzt weiß ich wenigstens auch, wieso ich HIER bin # I: mhm # Dass ich IHM helfen kann. Weil ich habe mich MANCHmal gefragt als Kind: Ja wieso bin ich noch HIER?, oder?, als ZWÖLFTes. Denn wenn Sie so in eine große FaMILie aufwachsen und vielleicht das gewisse ETwas ähm von den Eltern NICHT bekommen # I: mhm # - mit dreizehn Kinder ist das auch SCHWIERig äh - aber ja, wenn man äh' das hab ich mich als TEENager schon manchmal gefragt: Für was haben die mich noch auf die WELT gestellt? <<Untermauernd> Ja. Ja> Und HEUTe sag ich einfach: Ja, ich WEIß, wenn ge' ich weiß, wieso als ich noch geKOMMen bin, ja? (-) S'mussste äh' ich musste einfach <<lächelnd> AUCH hier sein> S'vielleicht für Sie KOMisch (542–556)

Frau Hinzig schildert sich selbst hier als ein ungeliebtes Kind, das von ihren Eltern nicht die Aufmerksamkeit bekommen habe, die ihr eigentlich zugestanden hätte beziehungsweise der nicht in ausreichendem Maße vermittelt worden wäre, wie schön es sei, dass sie auf der Welt wäre. Ihre kindliche und adoleszente Sinnsuche wird mit der Knochenmark- und nun noch mit der Lebendnierenspende beantwortet; denn nun findet sie eine sinnvolle Antwort: Ihre Bestimmung, auf der Welt zu sein – als Spenderin und Lebensretterin für ihren Bruder – wird sichtbar und fühlbar für sie.

Das Moment der Fügung und des Schicksals wird auch gegen die etwaigen Befürchtungen des Bruders angeführt und gibt ihr als Spenderin die entsprechende Sicherheit und Willenskraft:

IP: Er hatte MEHR Mühe als ich. Für mich war sofort klar: Er bekommt die. Und ER hat' er=äh' er hatte WAHNsinnig Mühe zum Sagen < Ja, und DU? Wo bleibst DU' wenn DIR etwas passiert?> # I: mh # Dann hab ich gesagt: Ja, das sei SCHI=SCHICKsal. Das kann man nicht ÄNDern. Wenn es SO sein muss, dann muss es dann so SEIN. (669–673)

Indem Frau Hinzig ihre Spende als ihre ureigenste Bestimmung und eine Fügung des Schicksals darstellt, bekommt ihr Leben einen Sinn, und mit der entsprechenden Gelassenheit kann sie auch auf die Ängste und Sorgen ihres Bruders reagieren.

Die Besonderheit und Einzigartigkeit ihrer Spendekonstellation wird Frau Hinzig und ihrem Bruder auch durch die behandelnden ÄrztInnen widergespiegelt, die die Seltenheit ihres „Falles“ hervorheben. Vor dem

Hintergrund der medizinischen Sensation, die sie abgeben würde, bekommt die Selbstpositionierung als auserwählte, ideale und quasi vom Schicksal so bestimmte Spenderin zusätzliche Glaubwürdigkeit.

Neben der Selbstpositionierung als ideale und auserwählte Spenderin positioniert sich Frau Hinzig in diesem Interview als eine Frau, zu deren Lebensplanung eigentlich Kinder gehört hätten. Sie sei immer davon ausgegangen, dass sie einmal Kinder haben werde – im Gegensatz zu ihrem Bruder, von dem sie aufgrund seiner Diagnose angenommen habe, dass eine Familiengründung bei ihm schwierig werden würde. Auch hätten ihr Bruder und sie schon vor vielen Jahren darüber gesprochen, dass er einmal der Pate eines ihrer Kinder werden würde, womit sie ihre jeweilige Lebensplanung in der Fantasie durchgespielt und sich dabei gegenseitig bestimmte Rollen zugewiesen haben. Nun ist aber alles ganz anders gekommen: Ihr Bruder ist derjenige, der ein Kind hat, während sie selbst kinderlos ist:

IP: Weil ich wollte, d' ihm unbedingt jetzt auch eine NIERe GEBen. Weil er wurd ja im Dezember noch VA' LETZTes Jahr VATer # I: mh # Ja, weil äh es is für mich etwas BeSONDeres. Ich habe immer gedacht, ja ICH sei die, die Kinder hat. Und jetzt ist es aber UMgekehrt # I: <<schmunzelnd> mhm> # Jetzt hat DER die Kinder und ich KEINe. Ja, s'halt' musste so SEIN, oder? # I: Äh' mhm-mhm # Ja früher haben wir immer gesagt: Ja, wenn ich mal KINDer habe, dann werd' wird er PATe von meinen # I: ah o.k. # KIN' off meinem ersten KIND, oder? Und wir haben ja nie geDACHT, dass er eigentlich DER ist, der einmal Kinder hat. Weil er hatte NICHT so eine gute DiagNOSe # I: mh # von seiner' Ur' wie SAGT man' URsprungkraft # I: [GRUNDerkrankung]# GRUNDerkrankung ja # I: mh # ja. Und von DEM her äh war das für mich eine RiesenFREUDe, wo ich gehört habe, dass er VATer wird # I: mh # Da hab ich gesagt: Ja, dann ist's für mich erLEDigt. Äh dann werden meine Gene DORT weiterleben ein wenig. (126–144)

Den Umstand, dass nun alles ganz anders gekommen ist, berichtet Frau Hinzig hier aber nicht mit einem Bedauern. Im Gegenteil, sie erzählt von ihrer „Riesenfreude", als sie erfahren habe, dass ihr Bruder ein Kind bekommt. Sie positioniert sich damit als Schwester, die so eng mit ihrem Bruder verbunden ist, dass es für sie genauso schön sei, dass ihr Bruder an ihrer statt ein Kind bekommt und Vater wird. Dadurch, dass ihr Bruder ihr komplettes Immunsystem mit den regenerativen Zellen besitzt, erwächst bei Frau Hinzig die Fantasie, ihre Gene würden nun – zumindest zu einem Teil – in dem neugeborenen Kind weiterleben. Sie wäre damit ihren generativen Pflichten nachgekommen, so dass sie diese Aufgabe oder dieses Projekt als „erledigt" ansehen könne.

Wie sehr Frau Hinzig die Fähigkeit und den Willen ihres Bruders, ein Kind zu zeugen, mit ihrer Knochenmarkspende assoziiert, wird auch in folgender Passage deutlich, in der die Interviewerin noch einmal auf das Thema der Weitergabe von Leben durch eine Organspende zu sprechen kommt:

I: Und Sie sachten vorhin AUCH, dass ähm - fand ich AUCH n spannenden Gedanken - dass Sie das' dass das für Sie auch wie'n' ja 'n schöner GeDANKe is, zu wissen: Wa=Weil Sie selber KEINe Kinder haben, dass so äh das 'n Stück 'ne WEITergabe is, wenn Sie doch 'n Organ geben. Also dass (-) Ihre
IP: [Das war beim] KNOCHenmark so. Er ist ja jetzt HIER, der Kleine
I: Ja. AchSO=SO, Sie meinten, dass es DAmals schon ähm
IP: [Ja. Ja.] Ja, dra=darum hatt ich # I: mh # äh' Ich hatte eine riesige FREUDe, wo ich das geHÖRT habe, dass sie SCHWANGer ist. Weil ich habe nicht erwartet, dass sie ein KIND wollen # I: mhm # Aber ihm gings dann so GUT (-) Eben SEHR sehr gut und äh von DEM her haben sie sich entschieden, ein KIND zu haben. Aber sie haben das nicht erZÄHLT, weil sie haben ja nicht gewusst, ob es GEHT # I: mh # Äh we' schon wegen der CH=CH=CHEMo, die er hat # I: ja ja # Ham' ham sie gesagt: Ja, wenns von NaTUR aus geht (-) ja, dann SCHON und sonst NICHT, dass' sie hätten da nicht äh auf mediZINische Art ein Kind geZEUGT # I: mh mh # Das wollten sie schon NICHT. Und ich find das SUPer. (473–493)

Der Umstand, dass es Frau Hinzigs Bruder nach der Knochenmarkspende so gut (oder sogar „sehr sehr gut") geht, macht es überhaupt erst möglich, dass Herr Hinzig und seine Frau über eine Familienplanung nachdenken und es darauf ankommen lassen, ob sie Nachwuchs bekommen können oder nicht. Die chemotherapeutische Behandlung hatte dies zumindest fraglich werden lassen. Hier kehrt dann auch der oben schon beschriebene Gedanke von Fügung und Schicksal wieder, denn Herr Hinzig und seine Frau wollten nur ein Kind haben, wenn sie es auch auf natürlichem Weg bekommen konnten, also wenn es „von Natur aus geht", wie Frau Hinzig berichtet.

Ob Frau Hinzig mit ihrer Entscheidung, keine Kinder bekommen zu haben, im Reinen ist oder ob es nicht auf einer unbewussten Ebene bezüglich dieses Punktes eventuelle Neidgefühle dem Bruder gegenüber gibt, kann aus dem Interview nicht geschlossen werden. Frau Hinzig präsentiert sich auf Nachfrage der Interviewerin als jemand, deren Kinderwunsch abgeschlossen sei, die dies allerdings mit ihrem jetzigen Alter begründet und nicht darüber Auskunft gibt, ob dies auch vorher für sie kein Thema gewesen sei. Wie oben schon erwähnt, haben Kinder zu einem früheren Zeitpunkt aber einmal zu ihrer Lebensplanung dazugehört.

Frau Hinzig positioniert sich in ihrem Interview an vielen Stellen als selbstverständliche und engagierte Nierenspenderin, für die es „logisch" und klar gewesen sei, dass ihr Bruder von ihr eine Niere bekommt und die darüber nicht lange hätte nachdenken müssen:

IP: Weil ich wollte, d' ihm unbedingt jetzt auch eine NIERe GEBen. (126–127)

IP: Und ich hab ihn äh AUCH' Für mich war das KLAR: Wenn das GEHT, MACH ich das. (422–423)

IP: [Ich habe] schon ge' ER hatte ja schon schlechte Werte bei der KNOCHenmarktransplantation. Und ich habe DORT schon gesagt so: Ja, wenn du dann eine NIERe brauchst, kannste' EINe kann ich dir GEBen # I: (lacht leise) # Das hab ich eigentlich DORT schon gesagt. (523–526)

IP: Aber wo er gesagt hat, ja, es gehe ihm sehr SCHLECHT, hab ich gesagt: Du, ich GEBe dir eine NIERe, wenn ich KANN, dann GEb ich dir eine. S'gi' gar keine DiskussION. Viele hatten' andere hatten BeDENKen, im Geschäft oder so. Aber ich habe gesagt: Ja phh, wenn ich KANN, dann MACHE ichs # I: mh # Dann muss ich da gar nicht lange studIERen. (531–536)

IP: Er hatte MEHR Mühe als ich. Für mich war sofort klar: Er bekommt die. (669–670)

Ihre Spendemotivation stößt dabei nicht überall auf Zustimmung oder Bewunderung, wie es viele andere SpenderInnen schildern. Frau Hinzig muss ihre Entscheidung vielmehr sogar gegenüber ihrem – von ihr als Autorität anerkannten – Urologen verteidigen, der sie in ihrem Spendeentschluss nicht etwa unterstützt oder ermutigt, sondern stattdessen hervorhebt, dass er im Hinblick auf seine Verantwortung als Familienvater nicht bereit wäre, eine Niere zu spenden. Damit weist der Arzt aber implizit auf eine im Rahmen der Lebendnierenspende prinzipiell gegebene Gefährdung des/der Spenders/in hin. Frau Hinzig scheint diese – vergleichsweise unsensible – Intervention ihres Urologen indes nicht zu verunsichern, im Gegenteil: Die Zweifel ihres Urologen scheinen ihren Spendeentschluss und ihre Motivation eher noch zu unterstützen im Sinne eines, wie sie es ausdrückt, jetzt „erst recht"!

Gegen Ende des Interviews macht Frau Hinzig noch einmal deutlich, dass es für sie schon hätte heißen müssen, eine solche Spende höchstwahrscheinlich nicht zu überleben, um sie von ihrem Spendeentschluss abzubringen:

IP: [Nein, das einzige] ist äh BLUTdruck, der äh meistens erhöht ist # I: mh # nach der SPENDe (-) Habe die Studie zum Teil AUCH gelesen, ja # I: mh # weils mich schon interessIERT hat. Aber eigentlich erst, nachdem schon für mich klar war, dass er eine beKOMMT. Also das hätte für mich schon HEIßen müssen, ja, dass ich dann das NICHT überlebe. Aber für MICH ist dann auch ei' die Frage: Wieso äh' Ja, wenn Sie jetzt - BLÖDsinn - aber wenn Sie jetzt ein HERZ spenden, wissen Sie: Dann bin ich TOT, der andere LEBT. So ist das ja bei eine Niere NICHT (-). **(811–819)**

Neben allem Engagement und der Darstellung ihres dringenden Spendewunsches ist es Frau Hinzig dennoch möglich, sich auch als eine Spenderin zu präsentieren, die durch die Erstspende des Knochenmarks in einem nicht unerheblichen Maße verletzt wurde – einem Eingriff, der ihrem Erleben nach mit viel Stress und großen Schmerzen einhergegangen sei. Frau Hinzig positioniert sich damit als Spenderin, die im Nachhinein nichts beschönigen und die die Knochenmarkspende nicht als Kleinigkeit oder Lapalie abtun und relativieren muss, sondern die deutlich die Einschränkungen und Nachteile dieses Verfahrens für sie als Spenderin benennen kann, einschließlich dessen, was ihr durch diese Spende auch an Leid zugefügt wurde.

Allerdings ist es ihr in diesem Zusammenhang wichtig, dass ihre Tat beziehungsweise sie selbst hierbei nicht als ein „Opfer" angesehen wird, wie es die anschließende Frage der Interviewerin nahelegt, sondern sie immer noch die autonome Spenderin ist, die entscheiden kann, wem sie eine Niere spenden möchte und wem nicht. Und Frau Hinzig betont, dass es ihr sehr wichtig sei, zu der empfangenden Person eine gute Beziehung zu haben, allein schon um im Anschluss an die Spende sehen zu können, wie jemand mit ihrem gespendeten Organ umgeht:

I: Mh (-) Aber=is=schon=n' ja, schon 'n OPFer, was man da (-) <<murmelnd> ??>

IP: <<zögernd> J=J=Ja> also ICH habe das nicht als Opfer angeschaut eigentlich. ÜberHAUPT ni. Aber wenn ich das für ein FREMDer'# I: mh # wäre das ein OPFer wahrscheinlich. Ich gäbe=äh auch keine NIERe für=äh einem' eine FREMDperson # I: mh # Das tät ich NICHT machen. Aber äh - FREMD - # I: mhm # 'das meine FREUNDin wäre und ich könnte ihr so das LEBen erleichtern, tät ich das AUCH machen # I: mh # Aber ICH muss zu d' dem Menschen eine sehr gute BeZIEHung haben # I: mhm # Sonst könnt ich das NICHT. Ich weiß ja nicht, wie GEHT der dann mit meinem Organ UM. **(446–457)**

Vor dem Hintergrund der Entbehrungen, die Frau Hinzig im Rahmen ihrer zwei Spenden auf sich genommen hat beziehungsweise in Begriff ist auf sich zu nehmen, positioniert sie sich als tapfere Spenderin, die das Prozedere im Vorfeld der Nierentransplantation als „nicht schlimm" erlebt, der aber dennoch der im Rahmen einer solchen Untersuchungssituation entstehende Druck zu schaffen macht. Mit der Angst, dass bei diesen Untersuchungen etwas Negatives herauskommen könnte, meint Frau Hinzig sicherlich zweierlei: Die Angst davor, aus irgendeinem gesundheitlichen Grund doch nicht spenden und damit nicht erneut die Position der idealen und auserwählten Spenderin einnehmen zu können, sowie ganz real die Angst davor, selbst nicht gesund zu sein und eine Erkrankung zu haben, von der man bislang noch gar nichts wusste.

Entscheidungsprozesse werden von Frau Hinzig nicht wirklich berichtet. Darin ähnelt sie vielen anderen SpenderInnen, bei denen ein starker Selbstverständlichkeitsdiskurs herrscht; denn wenn eine Spende immer schon klar und selbstverständlich ist, so muss über diese auch nicht nachgedacht werden. Frau Hinzig nennt lediglich Bedingungen, unter denen sie nicht oder nur eingeschränkt gespendet hätte: Wäre sie selbst durch eine Spende an Leib und Leben bedroht, hätte sie sich das wohl gut überlegen müssen, wie sie sagt. Auch für anonyme EmpfängerInnen würde sie nicht spenden, sie müsse zu der oder zu demjenigen eine gute Beziehung haben, wie sie betont.

Die Spende für ihren Bruder wird von ihr jedoch als eine intuitive, spontane und selbstverständliche Entscheidung dargestellt, über die sie nicht lange nachzusinnen brauchte.

4.9.2 Herr Gunther Hinzig

4.9.2.1 Kurzporträt

Bei Herrn Hinzig handelt es sich um einen 40-jährigen Mann, der zusammen mit seiner Familie in einem kleinen Dorf lebt. Er ist seit drei Jahren verheiratet und Vater eines zehn Monate alten Sohnes.

Herr Hinzig hat die Sekundarschule abgeschlossen und ist als Hauswart tätig. Seine Grunderkrankung ist eine septische Granumatulose, bei der die Funktion der weißen Blutkörperchen gestört ist und in deren Folge das Immunsystem stark herabgesetzt ist. Aus diesem Grund war Herr Hinzig in seiner Kindheit sowie seinem späteren Erwachsenenleben ständig krank. Als Kind wäre dies besonders bedrohlich für ihn gewesen, weil er zusammen mit seinen zwölf Geschwistern in einem Haus ohne fließendes Wasser aufgewachsen sei, in dem die hygienischen Verhältnisse dürftig gewesen wären. Da der Vater zu wenig verdient habe, wären die sieben jüngsten Geschwister praktisch im Heim aufgewachsen, hätten aber die

Wochenenden und die Urlaube zu Hause bei den Eltern verbracht. Herr Hinzig sei an den Wochenenden allerdings oft bei einer Pflegefamilie gewesen, weil er sich jedesmal, wenn er zu Hause gewesen sei, einen Infekt geholt habe. Aus diesem Grund habe er auch als Jüngstes der 13 Geschwister den schlechtesten Kontakt zu seiner Mutter. Herr Hinzig verurteilt seine Heimunterbringung im Nachhinein nicht, sondern denkt, dass er und seine Geschwister es gut gehabt haben, obwohl er die Situation seiner Familie damals mit denen der Jenischen Familien vergleicht, denen ebenfalls die Kinder entzogen und in Heimen untergebracht worden seien und die teilweise später dafür Entschädigungszahlungen erhalten haben[4].

Herr Hinzig erzählt in seinem Interview, wie er sich im Jahr 2001 entschieden habe, eine Knochenmarktransplantation durchführen zu lassen und wie zu diesem Zweck fünf seiner zwölf Geschwister auf ihre Eignung getestet worden seien. Seine Schwester Karin sei schließlich als geeignetste Knochenmarkspenderin von den Geschwistern ausgewählt worden. Mit der jetzt anstehenden Nierenspende durch seine Schwester tue sich Herr Hinzig schwerer als mit der damaligen Knochenmarkspende, weil seiner Schwester dadurch dauerhaft ein Organ fehlen würde. Herr Hinzig denkt nicht, dass sich die Beziehung zu seiner Schwester durch die Nierenspende noch einmal intensivieren könne, da sie ohnehin schon sehr eng sei.

4.9.2.2 Selbstpositionierung als Empfänger

Herr Hinzig positioniert sich in seinem Interview als ein nicht-selbstverständlicher Empfänger. Einen Spende-Automatismus oder eine „Selbstverständlichkeits-Rhetorik" finden sich bei ihm nicht. Herr Hinzig erzählt, dass es ihm damals leichter gefallen sei, die Knochenmarkspende von seiner Schwester anzunehmen als jetzt die Nierenspende, da es bei einer Knochenmarkspende keine Langzeitfolgen für die Spenderin gäbe, bei einer Nierenspende aber dauerhaft ein Organ fehlen würde. Herr Hinzig positioniert sich damit als ein potentieller Empfänger, der sich Sorgen um das Wohlergehen seiner Schwester und zukünftigen Nierenspenderin macht und der sich mit Themen wie möglichen Schuldgefühlen oder einem

4 Jenische sind Angehörige marginalisierter ärmerer Gesellschaftschichten, die aufgrund ihrer Ausgegrenztheit traditionell durchs Land zogen bzw. sich in Daueremigration befanden. Die Schweizer Behörden haben sich in den Jahren 1920 bis 1970 bei diesen Familien in vielen Fällen der Kindesentziehung schuldig gemacht.

schlechten Gewissen im Falle einer postoperativen Erkrankung der Spenderin bereits auseinandergesetzt hat. Zudem präsentiert sich Herr Hinzig als einer der wenigen Empfänger, für den es aufgrund dieser Überlegungen eben *auch* einen Entscheidungsprozess in Hinsicht auf die Frage gegeben habe, ob er sich denn überhaupt vorstellen könnte, die Nierenspende seiner Schwester anzunehmen. Letztlich sei es seine Schwester gewesen, die ihn habe überzeugen können, eben weil sie selbst so „überzeugend" gewesen sei – zusammen mit einem rationalen ärztlichen Argument, demzufolge das Risiko, genau an der verbleibenden Niere zu erkranken, statistisch betrachtet gleich hoch sei wie mit zwei Nieren.

Auf die Frage der Interviewerin, wie es denn für ihn sei, von seiner Schwester so viel anzunehmen und nun einer zweiten Spende von ein und derselben Person entgegenzusehen, positioniert sich Herr Hinzig als ein Empfänger, der damit grundsätzlich keine großen Probleme hat, sondern sogar in der Lage ist, zusammen mit seiner Schwester die ironische Seite dieser Spendekonstellation zu betrachten:

I: Wie=Wie ähm IST das für Sie, dass Sie sozusagen von' von der EINen Schwester jetzt ZWEI' ZWEI Sachen' OrGANe bekommen? Oder ist das
IP: [KEIN Problem] Eigentlich NICHT
I: Mh mh
IP: Nein (---)
I: So
IP: Wir haben einfach gesagt <Jetzt ist DEINe F=FERTig. Das Ersatzteillager ist aufge'aufgeBRAUCHT>
I: <<amüsiert> O.k.>
IP: <<lachend> Ja> (lacht kurz) Ja # I: mhm # (-) Nein, sie sagt AUCH äh, wenn jetzt zum Beispiel äh die LEBer # I: mh # das Problem gewesen wäre, hätte sie MEHR Probleme gehabt # I: mh mh # Weil dort das Risiko auch viel GRÖßer sei. (510–530)

Indem Herr Hinzig in diesem Zitat seine Schwester zu Wort kommen lässt, die der vergleichsweise harmlosen Nierenspende die weit schwerwiegendere Leberlebendspende gegenüberstellt, relativiert sich auch für Herrn Hinzig die Dimension der Spende. Er positioniert sich als jemand, der sich zwar Gedanken und Sorgen um seine Schwester macht und mit dieser offen über die Bedeutung der Spende spricht, gleichwohl aber diese Gabe annehmen kann, weil seine Schwester in seinen Augen damit ein verantwortbares Risiko eingeht.

Die Selbstpositionierung seiner Schwester als ideale Spenderin wird im Interview mit Herrn Hinzig von ihm gespiegelt, und zwar nicht nur aufgrund medizinischer Kriterien, sondern da seine Schwester auch diejenige mit der richtigen Einstellung und dem größten Engagement gewesen sei:

IP: (...) und Karin wurde dann ausgewählt, weil sie war die JÜNGSTe (-) hatte noch kein KIND und hatte auch eine Infektionserkrankung nich geHABT. Ein' glaub s'eine VIRuserkrankung # I: mhm # wo sie auch nich positiv war. Und von der EINstellung # I: mhm # war SIE die, die immer gesagt hat <Ich WILL>. (33–37)

IP: Ja das ist so eigentlich äh ineinANDergewachsen, würd ich sagen. Und äh SIE war natürlich schon dort die treibende Kraft von DEM her, dass SIE gesagt hat <Ich WILL>. (740–742)

IP: Ja zuERST hab ich natürlich SCHON angefragt, ob sie äh sich testen lassen WÜRDE # I: ja mh # Aber als das klar war, dass sie als mögliche Spenderin in FRAGe käme, hat sie immer gesagt <Und ich WILL> # I: mhm # <Ich bin die GeEIGnete>. (750–753)

Dadurch dass Frau Hinzig sich gegenüber ihrem Bruder als „die geeignete“ Spenderin positioniert, wird sie in seinen Augen zur idealen Spenderin und treibenden Kraft, die ihm Selbstsicherheit gibt, ihn – wie weiter unten noch zu zeigen sein wird – von seinen Schuldgefühlen befreit und ihn letztlich durch ihre Überzeugungskraft zur Nierentransplantation überredet. Obwohl Frau Hinzig durch die Knochenmarktransplantation zur idealen Nierenspenderin für ihren Bruder geworden ist, gibt es auf Seiten Herrn Hinzigs aber keine Erwähnung dahingehend, dass diese Nierenspende nun für ihn „logisch“ gewesen sei wie für Frau Hinzig. Herr Hinzig berichtet vielmehr davon, dass sich bei ihm – als sich herausstellte, dass durch die chemotherapeutische Behandlung seine Nieren irreparabel geschädigt seien – erneut die Frage einer weiteren Behandlungsmöglichkeit aufkam und seine Schwester sich dann von sich aus als Spenderin angeboten habe.

4.9.3 Zusammenfassung und Psychodynamik der Spendekonstellation zwischen Herrn Hinzig und Frau Hinzig

Die Analyse der Selbst- und Fremdpositionierungen konnte zeigen, dass sich Frau Hinzig in Bezug auf diese Knochenmarkspende als auserwählte und ideale Spenderin positioniert, deren Spendewillen von Beginn an da war und deren Leben durch die Spende(n) erst wirklich einen tieferen Sinn bekommen hat. In diesem Sinne sieht Frau Hinzig es als ihre Bestimmung beziehungsweise ihr Schicksal an, ihrem Bruder zum Weiterleben zu verhelfen. Dies sei für sie ein Umstand, der quasi vorbestimmt sei und den man nicht ändern könne. Die nun anstehende zweite Spende folgt ihrer Ansicht nach logisch aus der ersten, wird von ihr aber stärker mit dem Umstand begründet, dass ihr Bruder nun Vater geworden sei und seine

Vaterpflichten erfüllen müsse, was an der Dialyse nur schwerlich ginge. Herr Hinzig spiegelt in seinem Interview die Darstellung seiner Schwester als idealer Spenderin wider, wobei er dies weniger mit Blick auf Schicksal und Fügung tut, wie Frau Hinzig es darstellt, sondern stärker mit ihrer Agency begründet, ihrem Engagement und ihrer positiven Energie. Er selbst positioniert sich als Empfänger, der achtsam und sorgsam und keinesfalls fordernd oder selbstverständlich mit den Spendeangeboten seiner Schwester umgeht.

Psychodynamisch betrachtet rückt Frau Hinzig ihrem Bruder durch die Spende sehr viel näher, als das üblicherweise in Geschwisterbeziehungen möglich ist. Sie wird damit zur besonderen Schwester unter den anderen acht Schwestern und konstituiert und festigt damit ihre Position als engste Schwester, die diejenige sei, „die es ihm geben" könne (das zum Überleben notwendige Knochenmark). Ihr eigenes Leben, vom dem sie sich früher oft gefragt habe, wieso sie eigentlich auf der Welt sei, bekommt durch die Spende für ihren Bruder einen tieferen Sinn: Gerade weil ihr Leben anders verlaufen ist, als Frau Hinzig sich dies ursprünglich einmal vorgestellt hatte. Sie berichtet, dass sie immer gedacht habe, dass sie einmal diejenige sein würde, die Kinder hat, und nicht ihr Bruder, dessen Ausgangsdiagnose nicht so gut gewesen sei. Nun hat ihr Bruder mit ihrer Hilfe die schwere Erkrankung besiegt und ist sogar noch Vater geworden. Die Zeugung dieses Kindes war dem Empfinden von Frau Hinzig nach nur aufgrund ihrer Spende möglich. In ihrer Fantasie leben ihre Gene nun teilweise in ihrem kleinen Neffen weiter, dessen Patin sie ist. Zudem hat sie durch die jetzt anstehende Nierenspende die Möglichkeit, dieses unerhoffte Familienglück ihres Bruders weiter zu erhalten und zum Entfalten zu bringen und als Patin und engste Vertraute ihres Bruders sogar selbst einen Anteil daran zu haben. Mögliche eigene Pläne hinsichtlich einer Familiengründung betrachtet sie damit als „erledigt". Frau Hinzig positioniert sich auch ein Stück weit erleichtert über den von ihr so formulierten Umstand, damit nun nicht mehr selbst anfangen zu müssen. Ihren psychischen Benefit zieht sie also aus der Tatsache, ihrem geliebten Bruder helfen und dessen Leben so mitgestalten zu können, wie es ihren eigenen Wünschen stellenweise entsprochen hätte.

4.10 Herr Carlsson und Frau Wittig

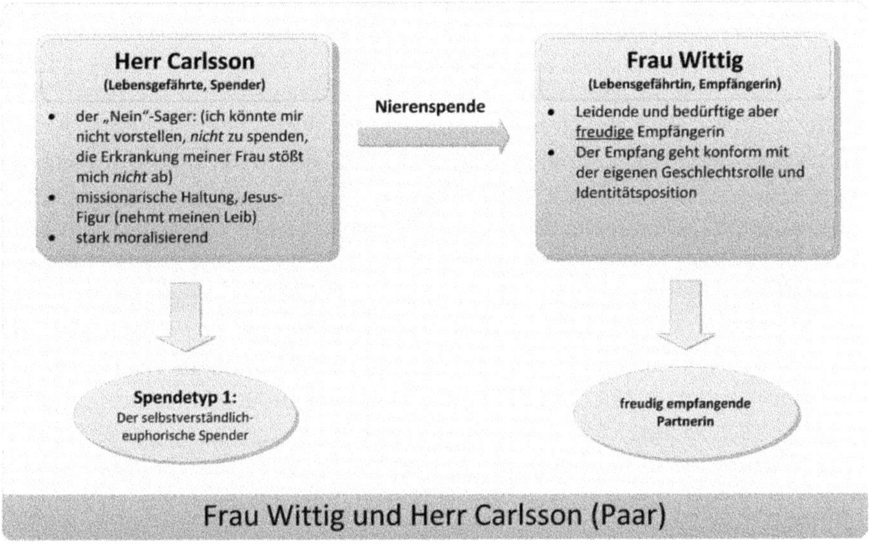

Abbildung 9: Übersicht Frau Wittig und Herr Carlsson

4.10.1 Michael Carlsson

4.10.1.1 Kurzporträt

Bei Herrn Carlsson handelt es sich um einen 58-jährigen Mann, der ursprünglich aus Norwegen stammt, aber seit mehr als 30 Jahren in der Schweiz lebt. Er spricht fließend Schweizerdeutsch und Hochdeutsch mit leicht norwegischem Akzent. Bei zwei emotional aufwühlenden Erzählpassagen wechselt er ins Schweizerdeutsche.

Herr Carlsson ist in Norwegen aufgewachsen, hat dort die Schule besucht, eine Lehre als Klempner absolviert und anschließend sechs Jahre beim Berufsmilitär verbracht. 1970 habe er seine erste Frau, eine Schweizerin, bei deren Urlaub in Norwegen kennengelernt. Ihre Großmutter sei Norwegerin gewesen, und sie habe auch ein bisschen Norwegisch gesprochen. Sie hätten sich verliebt, und drei Monate später wäre sie zu ihm nach Norwegen gezogen. Innerhalb von zwei Jahren hätten sie geheiratet. 1975 sei der gemeinsame Sohn geboren worden. 1978 habe sich die Familie entschlossen, zusammen in die Schweiz zu gehen. Obwohl Herr Carlsson recht schnell eine Stelle als Klempner finden konnte, wäre doch der bürokratische Aufwand, in der Schweiz dauerhaft bleiben zu können, sehr groß gewesen. Inzwischen fühlt sich Herr Carlsson ganz wie ein Schweizer. Er glaube nicht, dass er noch in Norwegen leben könnte. Ihm werde häufig gesagt, dass er schweizerischer sei als viele gebürtige SchweizerInnen. Vor knapp zehn Jahren habe Herr Carlsson Ursula Wittig während eines Krankenhausaufenthaltes kennengelernt. Er habe sich aufgrund eines Bandscheibenvorfalles in eine Klinik begeben müssen, und Frau Wittig wäre dort seine Pflegerin gewesen. Insgesamt habe er einen ganzen Monat lang im Krankenhaus verbracht. Während dieser Zeit habe er silberne Hochzeit und Geburtstag gehabt, aber seine damalige Frau hätte ihn nicht ein einziges Mal im Krankenhaus besucht. Stattdessen wäre sie in die Ferien gefahren. Er wäre sehr einsam im Krankenhaus gewesen und habe viel Zeit zum Nachdenken gehabt. Letztendlich sei er zu dem Schluss gekommen, dass seine Ehe schon lange zerrüttet gewesen sei. Herr Carlsson legt ebenso wie Frau Wittig großen Wert darauf, zu betonen, dass während seines Spitalaufenthaltes zwischen beiden „nix gelaufen“ sei und sich die Beziehung erst hinterher entwickelt habe. Es folgte eine neun Jahre dauernde Scheidung und ein „Rosenkrieg“ mit seiner Frau, die die Scheidung boykottiert und sich mit ihm über Geldangelegenheiten gestritten habe. Sie sei bis vor das Bundesgericht gezogen, wo sie dann schließlich unterlag. Nun erst sei er frei, seine jetzige Partnerin Frau Wittig zu heiraten. Über den jahrelangen Streit mit seiner Frau sei auch sein Verhältnis zu seinem Sohn zerbrochen, wie Herr Carlsson berichtet. Dieser habe sich illoyal ihm gegenüber verhalten und ein ihm geschenktes Haus – das aus dem Scheidungsvermögen herausgehalten werden sollte – an seine Frau zurück geschenkt. Dies habe Herrn Carlsson sehr wehgetan. Kürzlich habe er einen erneuten Kontaktversuch zu seinem Sohn unternommen und um einen Neuanfang gebeten. Dieses Bemühen habe jedoch abermals in einer Eskalation geendet, und nun habe Herr Carlsson beschlossen, den Kontakt zum Sohn einzustellen. In der Familie seiner jetzigen Partnerin habe er mit den vielen jungen Neffen und Nichten eine tolle Ersatzfamilie gefunden.

4.10.1.2 Selbstpositionierung als Spender

Als potentieller Nierenspender seiner Frau positioniert sich Herr Carlsson als fest entschlossener, unambivalenter und spontaner Spender. In der Darstellung seines spontanen und selbstverständlichen Spendeentschlusses bewegt sich Herr Carlsson dabei klar in der Logik des Selbstverständlichkeitsdiskurses, wonach das eigene Handeln und der Entschluss zur Spende als normal und ganz selbstverständlich dargestellt werden:

IP: Und=Und da bin ich der MEINung, dass=dass=dass'also ich bin vielleicht da ANDers als ANDere Leute, weil für mich wär das' is das ganz norMAL. Wenn ich irgendjemand HELFen kann - äh speziell jetzt meine PARTnerin - dann ist das für mich keine FRAGe!Also ich habe nicht lange darüber studIERen müssen äh` Natürlich am ANfang haben wir uns ja mit dem Problematik NICHT auseinandergesetzt, weil das ja noch funktionIERT hat # I: mh mhm # aber dann im NACHhinein, wo's dann äh plötzlich SCHLECHTer wurde, äh hab ich dann SOfort gesagt <Also wenn irgendetwas passIERT, i=ich möchte mich gern unterSUCHen lassen, weil das wär für KEINe FRAGe, ob i dann ein Organ SPENDe' spenden könnte, wenn' wenn's möglich WÄR> # I: mhm # Und äh das ist dann soweit' vo=vor einem Jahr isses dann eigentlich passIERT, dass=dass die Nier, die sie transplantIERT bekommen hat, also ausgeSETZT hat. Und da hab ich soFORT gesagt <Also ich (-) will mich jetzt TESTen lassen, ob das überhaupt MÖGlich ist, dass ich eventuell eben in FRAGe kommt als Spender>. (52–69)

Interessant an dieser Passage ist, dass Herr Carlsson die Selbstverständlichkeit seines Handelns selbst wieder ein Stück weit in Frage stellt, indem er einschiebt, dass er in diesem Punkt – nämlich dass eine Nierenspende für ihn „ganz normal" sei – anders als andere Leute sei. Damit reklamiert Herr Carlsson für sich unter dem Deckmantel der „Normalität" doch einen Sonderstatus, den er aus dem Vergleich mit imaginären Anderen heranzieht. Auffallend in seinem Interview und an seiner Darstellung der eigenen Person als potentieller Spender weiterhin sind eine Reihe von „Negativ-Formulierungen": Herr Carlsson begründet und schildert nicht primär seine Spendemotivationen, sondern er stellt umgekehrt die Frage, warum er diesen Schritt denn *nicht* machen sollte und betont dabei, dass ihm der Gedanke, *nicht* zu spenden, nie gekommen sei und ihm abwegig erscheine:

IP: Äh (-) für mich ischt die Gedanke NICHT gekomm: Das mach ich NICHT. (73–43)

IP: Also das Gedanke isch mir NIE gekommen, dass ich' dass' nicht würde MACHen # I: mh # Auch im VORgespräch ist das ja erwähnt äh, man kann jederzeit äh STOPP sagen # I: ja # und sagen: Ich mach das NICHT. Also das=das' das wär' das liegt' das ist für mich komplett ABwegig! Also das kommt gar nicht in FRAGe! (80–85)

IP: aber=aber für mich kommt das' als stellt sich überhaupt nit die Frage. Wieso soll ich das NICHT machen? (160–162)

IP: Wieso soll ich das NICHT machen? (244–245)

`IP: Was bei mir nie die FRAGe' auch nie die FRAGe war, ob i das macha DEM würde NIT machen.` (816–817)

Mit diesen Formulierungen, die eine der Grundfragen dieses Forschungsprojektes betreffen – nämlich: aus welchen Motiven und Motivationslagen heraus erklären sich Menschen bereit, anderen ein Organ zu spenden? – dreht Herr Carlsson die Frage nach der Spendemotivation gleichsam um und stellt sich selbst die Gegenfrage: Warum soll ich *nicht* spenden? Wieso soll ich das *nicht* tun? Damit thematisiert Herr Carlsson ein zentrales Thema dieser Studie und spricht indirekt den sogenannten *Spendeimperativ* an: Wenn man nämlich einer nahen Angehörigen oder engen Person sehr verbunden ist und diese krank wird, dann entsteht auf Seiten der Angehörigen ein Imperativ zu helfen. Wenn außerdem, wie bei der Nierenspende, die medizinisch-technischen Möglichkeiten so gut und so weit fortgeschritten sind und es für den Angehörigen nur ein kleines Opfer und ein kalkulierbares Risiko bedeutet, eine Niere zu spenden, mit der aber im gleichen Zuge dieser nahen Person ganz entscheidend geholfen werden kann, dann gibt es keinen vernünftigen Grund mehr, *nicht* zu spenden. Damit kehrt sich dann Frage nach den Gründen für eine Spende um, und stattdessen fragt sich Herr Carlsson: „*Wieso soll ich das nicht machen*“? Hinsichtlich des Spendeimperativs, der sich in diesen Formulierungen zeigt, könnte auch vermutet werden, dass nur in dieser Form der *Verneinung* bestimmte, für Herrn Carlsson tabuisierte Inhalte ansprechbar werden: *Er hat nie daran gedacht, dass er nicht spenden könnte; er hat nie gedacht, dass die Krankheit seiner Frau ihn abstößt, etc....* Aber was, wenn doch? Diese Möglichkeiten scheinen für ihn auf einer bewussten Ebene nicht denkbar und nicht aussprechbar zu sein; sie können sich nur in der Verneinung zeigen, womit hier allerdings nicht behauptet werden soll, dass Herr Carlsson *in Wirklichkeit* gar nicht spenden möchte. Es zeigt aber, dass der Spendeimperativ von Herrn Carlsson offenbar als so dominant erlebt wird, dass mögliche Ambivalenzen gar nicht erst ins Bewusstsein rücken dürfen, sondern sofort der inneren Zensur unterliegen.

Der Spendeimperativ äußert sich bei Herrn Carlsson im Interview noch an diversen anderen Stellen. Die zugrunde liegende Logik lautet hier in den Worten von Herrn Carlsson:

`IP: Also wenn ich sie HELFen kann, dann=dann=dann MACH ich das.`

Das bedeutet, dass Herr Carlsson sich in seiner Selbstpositionierung als ein Mensch darstellt, der anderen gerne hilft (s.u.), mehr noch, dass es in einer solchen Situation eigentlich gar keine andere Handlungsoption für ihn gibt. Die medizinisch-technischen Möglichkeiten sind real da und können nicht gut *nicht* genutzt und zum Einsatz gebracht werden:

IP: Wenn es nicht anders GEHT, isses in ORDNung. Aber=Aber heute haben wir ja die Möglichkeit, in Form von Spenden, sei es vom' vom TOTe oder vom LEBende, dass man das Leben für den BeTrOFFene viel EINfacher, viel LÄNGer gestalten kann, wenn man sich zur Verfügung stellt, sagt: Doch, das # I: mh mh # MACH ich. Nich nur wegen der NIERe. Wir haben Bekannte, die hat den RÜCKenmark äh gesp' gespendet bekommen, und das funktionIERT auch. Also das is' Und derjenige, die=die=die geSPENDet hat, also führt ein ganz normales LEBen # I: mh # Und da find ich, sollte man das alles demgegenüber viel viel mehr OFFen sein, und ni' nicht nur immer an sich SELBer denken. (182–193)

Die Einschränkungen, die der oder die Empänger/in heutzutage bei einer Lebendnierenspende in Kauf nehmen muss, sind für Herrn Carlsson keine ernst zu nehmenden Gegenargumente. Medizinisch sei ein solcher Eingriff durchaus verantwortbar; das Leben könne hinterher genauso weitergehen wie vorher. In einer von ihm in viel direkter Rede wiedergegebenen Diskussion zwischen ihm und seinen Arbeitskollegen wird das Wirken des Spendeimperativs erneut sichtbar:

IP: [Äh] Also EINige hat's SOfort gesagt <Das, glaub ich, könnt ich NICHT> # I: mhm # Und eigentlich bin ich nicht NÄHer im Moment auf das Problem EINgetreten, aber ich habe ein=einfach gesagt Ja, waRUM nicht? Also äh ich meine: Ich habe ja ZWEI! - also jetzt geht es spezifisch um NIERenspende - und da hab ich gesagt Ich habe zwei NIERen, und=und das isch überhaupt medizinisch kein ProBLEM: Eine Niere z' entFERNe, die andere Niere übernimmt voll und ganz Funktion von ANDerer # I: mh # und ich führ ein ganz normales LEBen ohne BeEINträchtigung' Beeinträchtigung NACHher. Wieso soll ich das NICHT machen? # I: mh # <Ja, wege der OperatION und so> Sag=ich <Ja phh,(Hände auf Schenkel) ich bin schon ein paar Mal JETZT operiert äh äh # I: mh # und=und=und ich habe WIRKlich KEINE ANGST und da passIERT, denn es tut ja auch nicht mehr WEH. Und heute gebt' gibt' geht das SO SCHNELL, also das sind ja nur wenige Tage im=im=im SpiTAL! Da geht man wieder nach HAUSe und=und=und dann HAT sich's, ja?> (235–251)

In dieser szenisch wiedergegebenen Diskussion über die Vor- und Nachteile einer Lebendnierenspende nimmt Herr Carlsson in einer erzählerisch sehr geschickten Form gleichsam viele Selbst- und Fremdpositionierungen als Spender vor: Die zweifelnden und Bedenken und Besorgnis vortragenden Arbeitskollegen sind diejenigen, bei denen die Angst vor der Operation sichtbar und ausgesprochen werden darf, während Herr Carlsson sich selbst als derjenige positioniert, der „wirklich keine Angst“ hat und die zweifelnden Kollegen anhand guter Argumente und seines medizinischen Grundwissens zu überzeugen versucht. Auch moralisch ist er dabei auf der integeren Seite, der anderen an dieser Stelle vorlebt, wie ein altruistisches Handeln aussehen kann.

Die besondere und spezifische Situation als Angehöriger einer kranken Person, in diesem Fall als Mann einer kranken Frau, wird von Herrn Carlsson im folgenden Zitat in aller Deutlichkeit geschildert und macht sichtbar, dass es für die Angehörigen eigentlich gar keine Möglichkeit gibt, sich *nicht* mit dem Thema Transplantation und Nierenspende zu beschäftigen. Die eigene Involviertheit in die Erkrankung des/der anderen im täglichen Leben begründet das eigene Handeln:

> IP: Ich bin Situa' äh in der Siuation: Ich HABe eine kranke FRAU. Wir LEBen mit das ProBLEM. Setzt sich dann auch VIEL # I: mh # intensiver mit dem Problem auseinANDer als ein komplett AUßenstehender # I: mh mh # Und da bin ich überZEUGT, dass=dass=dass wenn man das wirklich TÄGLich SPÜRT, wird man auch ganz anders # I: mh # drüber DENK' äh NACHDENKen. (261–266)

Die PatientInnen in meiner Studie sind – so die These – als Angehörige in gewisser Hinsicht alle dem Spendeimperativ und dem daraus entstehenden Dilemma zwischen subtilem Zwang und Freiwilligkeit ausgesetzt. Interessant ist dabei jedoch immer der individuelle Umgang damit: Wird der Spendeimperativ verleugnet, wird die zwiespältige Situation bemerkt und kritisiert wie bei Frau Binggeli, oder wird sich der Imperativ euphorisch angeeignet? Bei Herrn Carlsson ist Letzteres der Fall. Das moralische Dilemma und der Handlungsdruck, in den Angehörige von niereninsuffizienten PatientInnen geraten, wird bei ihm umgedeutet und der Imperativ sich euphorisch angeeignet, wie die folgende Sequenz deutlich macht:

> IP: Also wenn ich sie HELFen kann, dann=dann=dann MACH ich das. Und=Und ich FREUe mich riesig drauf, wenn das endlich soWEIT ist # I: mhm # JA! # I: Ja? mh # Das=Das' Und=Und ich bin auch überZEUGT, dass es auch funktionIERT. Also wir sind BEIDe optiMISTisch. (74–78)

Auch wenn Herr Carlsson in seiner Außendarstellung durchaus überzeugend wirkt, so mutet doch der Ausspruch, dass er sich auf eine Operation, bei der ihm ein wichtiges Organ entnommen und die sicherlich – zumindest für einige Tage – erst einmal Narbenschmerzen verursachen wird, „riesig“ freut, merkwürdig an. Vor dem Hintergrund des angenommenen Diktums, wonach diese Form der Selbstverletzung von niemandem aktiv gewollt werden kann, ist anzunehmen, dass es sich hierbei um eine Rationalisierung beziehungsweise Verleugnung handelt, die der häufiger schon erwähnten *Reduktion kognitiver Dissonanzen* nach Festinger (1978) dient. Vor dem Hintergrund des Anspruchs ans eigene Ich-Ideal und dem starken Wunsch, seiner Frau zu helfen, wird der Akt der Lebendspende euphorisch besetzt und positiv umgedeutet. Bei Herrn Carlsson geht das soweit, dass er im Verlauf des Interviews mehrmals seinen missionarischen Eifer zeigt und sich zum Beispiel der Klinik als Ansprechpartner für eine verstärkte Öffentlichkeitsarbeit im Bereich der Organspende anbietet. Außerdem findet sich – ähnlich wie bei anderen euphorischen SpenderInnen in diesem Sample, bei denen ein starker Selbstverständlichkeitsdiskurs propagiert wird – eine moralische Verurteilung von Nicht-SpenderInnen, die der eigenen Selbstverständlichkeit und Entschlossenheit gegenübergestellt werden:

IP: Und LÄNGer schon mehr fänd i das (-) SCHLIMM, dass nicht mehr Leute sich zur VerFÜGung stellen für=für=für=für solche äh Trans' so SPENDe # I: mh # Äh sei es als LEBend - noch mehr als' als über den TOD hinaus. Weil (Einatmen) wenn man STIRBT, ja dann is' dann is die Seele FORT. Das is ja nur die leere HÜLLe, die DORT liegt und=und da gibt es MÖGlichkeite so viel Menschen zu HELFen # I: mh # Vor allem auch KINDer heute. Also ich meine vom ALTer her spielt das eigentlich KEINe Rolle mehr' vom Organ her. Man kann ja im hohen Alter AUCH noch spenden. **(85–94)**

Gerade der Verweis auf den Umstand, dass man (bedürftigen) Kindern heute mit einer Organspende helfen könnte, hat hier die Funktion, das egoistische Handeln vieler Menschen zu brandmarken und als unethisches Handeln zu kritisieren.

Bei Herrn Carlsson geht die Empörung über die große Anzahl von NichtspenderInnen in der Lebend- als auch in der Postmortalspende so weit, dass er, wie gerade gesagt, bereit ist, für das Universitätsspital mehr Öffentlichkeitsarbeit in dieser Richtung zu betreiben und andere Menschen von der Wichtigkeit der Organspende zu überzeugen:

IP: Also äh ich habe mal erWÄHNT' äh ich bin im GeSPRÄCH im=im=im=im UNI-Spital, dass ich auch bereit wär, mehr ÖFFentlichkeitsarbeit darüber zu beTREIBen. Weil äh, ich find das wirklich SCHADe, dass das, ich glaube, das' das liegt auch in der InformatION # I: mhm # STÜCKweit is das' is das es informatives ProBLEM. Äh länger schon mehr bringt man das jetzt im FERNsehen, vom=vom=vom Sp' vom SPENDer her # I: mhm # Sei es vom TOTen oder vom LEBenden äh (-) STÜCKweit glaub i, dass es vom=vom=vom GLAUBe her mit dem TOD irgendetwas zu tun hat # I: mhm # Und da bin ich der Meinung, dass man viel viel mehr ÖFFentlichkeitsARbeit in dem Bereich betreiben MÜSSTe. Weil, ich bin einfach' also ich bin der MEINung und find das eigentlich SCHLIMM, dass sich Leute - oder vor allem FaMILie=n=äh= ANgehörige oder was' was auch IMMer - sagen: Nein, das möchte ich NICHT # I: mhm # Weil wenn man TOT ist, is man TOT. Das is eine leere HÜLLe. Und da bin ich der MEINung: Lieber irgendetwas mit dem Hülle etwas SchlAUes anfangen, statt einfach das verBRENNen und dann isses WEG, oder. Es gibt die Leute, die=äh' <Ich möchte nur beERDigt'> Aber was passiert? Die leere HÜLLe wird von den WÜRMern gefressen und=dann=und=dann # I: mh # äh=äh' Das is einfach' Das ist das, was ich nicht verSTEH. Wieso dass man sich dagegen WEHRen kann # I: mh # We=Wenn man TOT ist, is=is=is=ist man TOT # I: mhm # und der KÖRPer is ja nur äh das GeSTALT. Das ist' Funktioniert NIX mehr # I: mh # Aber man könnte ja etwas geBRAUCHen. (105–130)

Die drastischen Bilder, derer sich Herr Carlsson hier bedient, machen das Ungleichgewicht, das im Rahmen der Organspende aus seiner Sicht herrscht, sichtbar: auf der einen Seite die bedürftigen Personen und Kinder, die sterben, weil ihnen niemand ein Organ spendet, und auf der anderen Seite der von Würmern zerfressene und in der Erde verfaulende Körper, der bloß noch eine leere Hülle darstellt, anstatt ihn noch zu etwas Sinnvollem zu gebrauchen.

Die moralische Ereiferung von Herrn Carlsson und sein missionarischer Impetus ziehen sich dabei durch das gesamte Interview. Auf interessante Weise sind dabei Selbst- und Fremdpositionierungen ineinander verwoben. Die eigene Selbstdarstellung wird hier teilweise von ihm, teilweise von den bewundernden Kollegen vorgenommen, die Herrn Carlsson spiegeln, dass sein Handeln eben doch nicht so selbstverständlich und normal sei und sie ihrerseits nicht unbedingt ebenso an seiner Stelle handeln würden.

Herr Carlsson bleibt jedoch nicht bei diesem – von außen an ihn herangetragenen – Lob stehen, das in dieser stilistischen Form auch noch das inoffizielle Verbot des Selbstlobes geschickt zu umgehen weiß, sondern positioniert sich auch hier seinen Kollegen gegenüber in der Rolle des Missionars, der bei seinen ihn lobenden Kollegen zunächst eine Gewissensprüfung durchführt und nach dem Vorhandensein eines Spendeausweises fragt. Er selbst geht hier wiederum mit gutem Vorbild voran und berichtet, einen Spendeausweis schon besessen zu haben, bevor er seine Frau kennengelernt habe. Und auch hier findet sich – um dem moralischen Anliegen Nachdruck zu verleihen – wieder der Rekurs auf die kranken Kinder, denen man so leicht helfen könnte, wenn man nur seine Einstellung verändern würde.

IP: [äh] LEIDer. Und drum bin ich der MEINung, dass man im Bereich vom=vom vom TOTenspende VIEL viel mehr machen MÜSSTe. Also wirklich AUFklärungsarbeit. Und ich hab das ja geMERKT, jetzt in meinem KollEGenkreis und=und=und' und BeKANNTe <Ja? Und waRUM' und wie'> Die findet das TOLL. Und=dann=und=dann hab ich gesagt <Ja, aber hat=hau=habt ihr überhaupt ein SPENDeausweis?> Das hab ich schon bevor ich meine Frau äh=äh geKANNT hab # I: achso, aha # hab=i=hab=ich mich SCHON über das Ganze GeDANKen gemacht und habe' # I: aja # und habe gesagt: Im Fall einen UNfalltodesch oder=oder sonst irgend, da hab ich ein=ein=ein' ein=ein=ein SPENDeausweis bei mir getragen # I: ah # Hab mich auch regisTRIERen lassen # I: mhm mh # und' Wirklich aus der Überzeugung, das sind auch mit Kinder, kranke KINDer, was man heunt' HEUTe in der Forschung alles äh - sei's ein bisschen NETZhaut vom=vom AUGe äh oder sonst irgendwas - also # I: mh # Wenn man nicht di' mehr DA ist äh: NIMM doch! Also äh es ist irgendwie eine EINstellung. (214–230)

Herrn Carlssons moralische Anklagen gegenüber den NichtspenderInnen enden in einem bitteren Fazit über die heutige Gesellschaft, in der jeder sich selbst am nächsten sei und in der andere und ihr Wohlergehen kaum mehr für jemanden von Interesse wären:

IP: Ich find das einfach (-) äh' ob das in (-) unserer heutigen GeSELLschaft: Jeder ist sich SELBer am NÄCHSCHTen # I: mh # Und=Und=Und schottet sich AB, sagt: Mit dem will ich nichts zu TUN hat, wenn ich geschund bin, dann is es mir geNUG, und alles ANDere interessIERT mich nicht. (274–279)

Aber Herr Carlsson befindet sich nicht nur in der Position des Anklägers und Missionars, sondern er geht eben wirklich – wie schon an den Beispielen oben gezeigt, mit gutem Vorbild voran. Innerhalb der eigenen Familie, so seine Einschätzung, hätte er auch nicht länger überlegt als bei seiner jetzigen Partnerin:

IP: Also INNerhalb von der FaMILie würd=ich=würd=ich nich ZWEImal überlegen. Also wenn=wenn mein BRUDer oder mein Schwester fragen WÜRDe - äh jetzt HAB ich dann nur noch EINe nachher - # I: mh # wenn= wenn das pass' aber wenn sie' wenn die Situation entstehen WÜRDe, ich glaub ich hätte genau GLEICH reagiert. Also (-), ja. (296–301)

Auch gegenüber seinem Arbeitgeber muss Herr Carlsson in Bezug auf die anstehende Lebendnierenspende zunächst noch für etwas soziales Verständnis werben. Dabei präsentiert er sich erneut als entschlossener und selbstverständlicher Spender, der notfalls auch bereit ist, seinen Job für diese Spende zu opfern, sollte er tatsächlich vor diese Wahl gestellt werden:

IP: Ich habe natürlich AUCH bei meinem Arbeitsgeber um ein bisschen soziale Verständnis # I: mhm mhm # werben MÜSSen. Äh wobei wenn Sie gesagt hätte, das akzeptiert sie NIT, hätt ich das' hätt ich gesagt <Na dann könn Sie mir KÜNDgen> Das wär mir dann GLEICH.

`Da wär ich sowiet' soWEIT gegangen, dass ich auch gesagt # I: mhm # habe: Isch (.) opfer mein JOB (.) für (.) mein PARTnerin # I: mhm # Hätt=ich geMACHT (-) Also das wär mi' da=mir=dann AUCH gleich. Also das is mir MEHR wert, dass es mein PARTnerin oder meine FRAU wieder BESSer geht, als dass ich mein Job beHALTe.` **(787–797)**

Herrn Carlssons Entschlossenheit und seine moralische Vorbildposition zahlen sich aus: Er muss nicht seinen Job aufgeben, sondern er erntet nach seinem energischen und entschlossenen Auftreten sogar Bewunderung und Lob:

`IP: Abert äh ich hab=Ihnen einfach geSAGT <Ich hab mich dazu entSCHLOSSen. Meine Frau muss ein NIER haben. Und wenn=es' wenn=es geht, dass ich ihr eine SPENDen kann, dann MACH i das. Und ich habe dann eine Ausfall von etwa zwei bis drei MONate, Sie=sind schon VORinformiert, und wenn Sie das NICHT akzeptieren, ja DANN (-) könn Sie mir KÜNDigen # I: mh # das wär mir dann eGAL>`
`I: Ham Sie auch so auch so DEUTlich gesagt, ja?`
`IP: HAB ich dann so deutlich gesagt, ja # I: mh mh # (-) Abert äh sie haben das verSTANDen. Und auch gesagt, finden sie TOLL.` **(887–898)**

Die am Schluss gestellte, allgemeine Frage der Interviewerin, wieso wohl Frauen häufiger zu einer Lebendspende bereit seien als Männer, nutzt Herr Carlsson für sich, um weitere Selbstpositionierungen – hier in Abgrenzung zur Mehrheit der anderen Männer – vorzunehmen. Während die Mehrheit der Männer „Jammerlappen" seien, die Angst vor medizinischen Eingriffen haben, wird die eigene Partnerin in Kontrast dazu als „wahnsinnig stark" beschrieben. Er selbst – als Mann – würde unter ähnlichen Bedingungen wohl erheblich mehr jammern, so seine eigene Einschätzung. Allerdings fügt Herr Carlsson – dann in Abgrenzung gegenüber den anderen, ängstlichen Männern – kurze Zeit später an, dass er dagegen überhaupt keine Angst vor der anstehenden Operation habe und anders als die meisten, die eine „höllische Angst" vor dem Zahnarzt hätten, dort recht entspannt hingehen und sich behandeln lassen würde:

`IP: Aber Männer sind doch schon m' hab ich jetzt AUCH das GEfühl, Männer sind viel mehr WEHliedig # I: mhm # Also mehr ANGSCHT für=für EINgriffe, mehr Angscht für f' äh=äh wenn's SCHMERZen gibt und-und-und' Das sind JAMMerlappe # I: mh (lacht) mh # Ja, also' Ich merk das bei meiner FRAU jetzt. Also äh (-) sie ist wahnsinnig STARK # I: mh mh # Weiß nit, ob=ob=ob ich das SO würd' so gut würd TRÄGe' ich würd=würd vermutlich MEHR jammern und=und=und phh, ja. Ich glaube schon, dass Frauen, was DAS anbelangt stärker sind als MANNer # I: mh # (-) Oder die MEISTen # I: Mh # also ich, ICH habe KEINe Angst, also das is äh - waRUM weiß ich AUCH nich - aber ich habe auch kein'`

I: [Ja=Si' Ja Sie ham VORerfahrungen und]
IP: Ich habe kein Angst beim ZAHNarzt. Ich=Ich sitze # I: mh #' Die meisten haben ja ein höllische Angst für'n ZAHNarzt. Also ich gehe zum ZAHNarzt und wenn er etwas MACHen muss, mach ich den MUND auf, ja es tut ein bisschen WEH, aber=aber wenn ich den Finger EINklemm, tut es mich AUCH weh, also äh (--) Nein, das stört mich eigentlich NICHT, zum ZAHNarzt gehen. (759–779)

Hier wird dann wiederum eine Abgrenzung gegenüber anderen jammernden und ängstlichen Männern vollzogen und eine Selbstpositionierung als nicht ängstlicher und souveräner Mann vorgenommen.

Wie bei vielen anderen SpenderInnen, bei denen der Selbstverständlichkeitsdiskurs und das aktive Aneignen des Spendeimperativs sehr hoch sind, findet sich auch bei Herrn Carlsson keine Erzählung über einen *Entscheidungsprozess*. An Stelle eines solchen wird die Selbstverständlichkeit der Spende gesetzt. Die Entscheidung zur Spende hat für Herrn Carlsson von Anfang an festgestanden und wird von ihm lediglich in der schon oben besprochenen Negativ-Formulierung präsentiert.

4.10.2 Frau Ursula Wittig (Lebenspartnerin und Empfängerin)

4.10.2.1 Kurzporträt

Bei Frau Wittig handelt es sich um eine 46-jährige Frau, die seit ihrem 16. Lebensjahr unter Diabetes leidet. Aufgrund dieser Erkrankung seien ihre Nieren irgendwann unwiederbringlich geschädigt gewesen, so dass 1996 die erste Nierentransplantation durch eine Leichenspende nötig geworden sei, die nach nur einem halben Jahr auf der Warteliste erfolgte. Zum Zeitpunkt des Interviews, also gute zehn Jahre später, ist Frau Wittig wieder dialysepflichtig geworden, was allerdings nicht aus ihrem, sondern aus dem Interview mit ihrem Partner, Herrn Carlsson, hervorgeht. Dieser möchte ihr nun eine Niere spenden. Als Termin für die Operation ist Mitte März 2008 anvisiert (das Interview wurde im Dezember 2007 geführt).

Frau Wittig ist als jüngste von insgesamt sechs Geschwistern bei ihren Eltern auf einem Bauernhof aufgewachsen. Sie sei ein „Nesthocker“ gewesen. Im Alter von 16 Jahren hat Frau Wittig zunächst eine Ausbildung in einem Friseursalon begonnen, bis sie sich dann entschieden habe, in den Pflegebereich zu gehen. Sie arbeitet seit nunmehr 30 Jahren in demselben Krankenhaus in einer großen Schweizer Stadt als Krankenpflegerin.

4.10.2.2 Selbstpositionierung als Empfängerin

Frau Wittig positioniert sich in ihrem Interview als Patientin und Kranke, die eine Leidensgeschichte hinter sich hat:

`IP: (…) ich habe eine rechte LEIDensgeschichte hinter mir.` (106–107)

Dabei ist wichtig, dass sie sich ebenso wie Herr Münsterberg als doppelt krank begreift: Aufgrund ihres jahrelangen Diabetes und ihres Nierenversagens inklusive der bereits vollzogenen Erstspende versteht sie sich als jemand mit einer körperlichen Leidensgeschichte, zudem nimmt sie seit über zehn Jahren Antidepressiva ein und hat Angst, ohne diese Tabletten psychisch zu dekompensieren.

In ihrer Position als Empfängerin dagegen positioniert sich Frau Wittig – ganz anders als Herr Münsterberg – als sehr freudige und zuversichtliche Empfängerin, bei der die anstehende Spende keine Schuldgefühle auszulösen scheint, sondern die dieses Spendeangebot „wunderbar" findet:

Oder vielleicht' ich glaube VORher hatte er schon einmal etwas gesagt <D'i' wenn es irgendein' einmal soweit KOMMen möge, dann beKOMMST du eine von mir> Er hat das' einfach das so geSAGT # I: mhm # (-) Ja, is natürlich wunderBAR so.
(586–589)

Frau Wittig hat nicht nur anders als Herr Münsterberg keine Schuldgefühle hinsichtlich der anstehenden Nierenspende, sondern im Gegenteil, durch diese Handlung wird in ihrem Erleben die enge und innige Verbundenheit zu ihrem Lebenspartner Herrn Carlsson betont. Eine Ablehnung seiner Spende hätte ihren Partner in Frau Wittigs Vorstellung sogar stark verletzt:

I: Und ist das für Sie eher LEICHT gewesen, das anzunehmen? Also mussten Sie' mussten Sie überLEGen ne längere Zeit: WILL ich das oder will ich das NICHT? Oder war das für Sie auch KLAR, dass Sie das WOLLen, ähm jez ne Spende von ihm? Wie war das für SIE?
IP: Es war einfach nur SCHÖN (--) Wenn ich' Wenn ich jez NEIN gesagt hätte, hätt ihn doch verLETZT! <Nein, und so na'> (-) Also wir haben uns # I: mh # schon sehr viel darüber geSPROCHen. Immer wieder, und wieder und WIEDer. Das ist wie so RANgewachsen irgendwie. **(641–649)**

Der realen Verletzung durch die anstehende Lebendnierenspende setzt Frau Wittig hier die fantasierte Verletzung durch eine Zurückweisung seiner Niere entgegen, womit sie sich sozusagen für das kleinere Übel entscheidet und sich selbst innerpsychisch entlastet. Somit bewahrt sie ihren Partner durch die Annahme seines Spendeangebots vor einer (womöglich größeren?) psychischen Verletzung. Zudem berichtet sie hier über einen gemeinsamen Entscheidungsprozess mit ihrem Mann in Form von langen Gesprächen. Auch wenn diese Schilderung etwas konträr zu der zunächst von ihr, viel stärker aber noch von Herrn Carlsson dargestellten spontanen und sofortigen Entscheidungsfindung steht, so wird doch deutlich, dass es für beide durch die langen Gespräche ein *Prozess* gewesen ist („sehr viel drüber gesprochen. Immer wieder und wieder und wieder“), der dazu geführt habe, dass die Idee der Spende bei beiden gewachsen sei.

Mit der vollzogenen Nierenspende – so die Fantasie von Frau Wittig – gehören sie und ihr Mann dann „richtig“ zusammen:

I: Wie IS für Sie so die Vorstellung dass ähm' ja, er ihnen das GEBen wird, oder Sie dann auch sein OrGAN in sich tragen werden? Das is ja noch mal was ANDeres, als jez vielleicht von ner LEICHen-spende wie's
IP: [SCHÖN]
I: wie's VORher war
IP: [Dann] gehören wir richtig zuSAMMen. Und wir werden dann auch HEIRaten, im neunten MAI # I: mh # Das ganze noch beSIEGeln (lacht) # I: (lacht kurz) # Also wir wollten eigentlich auch SONST heiraten # I: mh # aber äh (Einatmen) ja (Ausatmen) <<Schmunzelnd> Wir sagen jetzt, die Nieren müss' die NIERen müssen zuSAMMenbleiben. (591–604)

Für Frau Wittig hat die anstehende Nierenspende also neben den positiven Aspekten hinsichtlich ihrer Gesundheit und Lebensqualität auch eine tiefer gehende Bedeutung auf der Beziehungsebene, nämlich die der Festigung des Zusammengehörigkeitsgefühls. Das „Ganze“, nämlich die Spende und die damit verbundene Blutsverwandtschaft, so könnte man sagen, soll in ihrer Vorstellung mit einer Heirat „besiegelt“ werden. Beide zusammen, Frau Wittig und Herr Carlsson, scheinen die gemeinsame Fantasie zu haben, dass seine herausgetrennte und nunmehr ihrem Körper zugeteilte Niere durch den Bund der Ehe sozusagen wieder vereinigt werden und auf diese Weise „zusammenbleiben“ sollen.

4.10.3 Zusammenfassung und Beziehungsdynamik zwischen Frau Wittig und Herrn Carlsson

Herr Carlsson positioniert sich in seinem Interview als ein euphorischer, selbstverständlicher und sehr entschlossener Spender. Er erzählt in der Logik des Selbstverständlichkeitsdiskurses und des Spendeimperativs, den er sich euphorisch und umwertend aneignet und sich konsequenterweise

„riesig“ auf die bevorstehende Organentnahme freut. Seine Spendemotivation liegt neben den rationalen Motiven einer besseren Lebensqualität für beide in der tiefen Liebe begründet, die er seiner Frau gegenüber empfindet, und dem engen Verhältnis, das beide zueinander haben. Die Interviewsituation nutzt er für eine Selbstinszenierung als rettender Engel seiner Frau, der einen Teil seines eigenen Leibes hergibt und opfert („nimm doch!“), um ihr zu helfen und der auch andere gerne von den positiven Aspekten der Lebend- als auch der Postmortalspende überzeugen und in diesem Sinne missionarisch tätig sein möchte.

Frau Wittig präsentiert sich in ihrem Interview als eine leidende und durch ihren körperlichen Zustand sehr eingeschränkte Patientin, die neben ihrem körperlichen Leiden aufgrund einer psychischen Erkrankung zusätzlich sehr belastet ist und seit vielen Jahren Psychopharmaka einnimmt. Auch sie erzählt die Geschichte der großen Liebe zwischen ihr und Herrn Carlsson, die mit der anstehenden Nierenspende und schließlich der Heirat noch besiegelt werden soll. Mit der Spende durch Herr Carlsson hat sie aus diesem Grund auch weniger Probleme als andere EmpfängerInnen und ist damit eine der vorbehaltlosesten und freudigsten EmpfängerInnen dieses Samples.

Frau Wittig und Herr Carlsson haben sich – trotz der Konstellation, bei der eine/r krank und eine/r gesund ist – nicht übermäßig stark in eine Pfleger-Pflegling Kollussion begeben, wie das bei anderen Paaren dieser Untersuchungsgruppe der Fall war, sondern wechseln sich in ihren versorgenden und pflegenden Rollen über die Jahre und je nach Zustand ab.

5. Empirischer Teil II: Typenbildung

Damit die Falldarstellungen aus dem vorherigen Kapitel nicht auf Einzelfallebene verbleiben, soll nun in diesem Kapitel eine Typenbildung für die SpenderInnen vorgenommen werden. Auch für die EmpfängerInnen wurde eine Typenbildung angestrebt, jedoch zeigte das empirische Material, dass eine solche nicht möglich ist, ohne dem Material Gewalt anzutun oder künstlich Empfänger-Typen zu kreieren, die nicht materialgestützt sind. Stattdessen wurde nach Ähnlichkeiten in den EmpfängerInnen-Positionen (EhepartnerInnen, Kinder, Geschwister) gesucht. Dieses Vorgehen wird in den folgenden Abschnitten erläutert. Eine Typenbildung hat den Vorteil, dass damit die Ergebnisse verallgemeinert werden können und Vergleiche sowie Kontrastierungen zwischen den Spende-Typen möglich werden. Bevor die gefundenen Typen dargestellt werden, soll zunächst der Typusbegriff etwas näher erläutert werden.

5.1 Der Typusbegriff

Kelle und Kluge (2010) kritisieren in ihrem grundlegenden Methodenbuch zur Typenbildung, dass die verwendete Terminologie in der Methodenliteratur sehr uneinheitlich hinsichtlich zentraler Konzepte wie „Typus", „Merkmal", „Kategorie", „Merkmalsraum" oder „Dimension" sei und es aufgrund dessen immer wieder zu Missverständnissen und Konfusionen komme (ebd., S. 83). Nach Kelle und Kluge nimmt der Typusbegriff seit dem Ende des 19. Jahrhunderts eine zunehmend wichtigere Rolle innerhalb der Sozialwissenschaften ein (ebd.). Vor allem Max Weber (1988 und 1972) habe mit seinem Begriff des *Idealtypus* einen für die soziologische Theoriebildung wichtigen Begriff geprägt. Ein Idealtypus steht nach Kelle und Kluge „zwischen Empirie und Theorie, er bezieht sich auf reale empirische Phänomene, beschreibt sie aber nicht einfach, sondern übersteigert einige ihrer Merkmale, um zu einem Modell sozialer Wirklichkeit zu gelangen" (ebd.).

Uta Gerhardt (2001) hat der Geschichte des Idealtypusdenkens eine eigene Untersuchung gewidmet, in der sie diese Denkfigur, die ihrer Ansicht nach erkenntnistheoretisch die einzige explizit nicht-positivistische Begründung der Soziologie leistet, unter anderem bei Georg Simmel, Alfred Schütz oder Talcott Parsons nachzeichnet. In einer früheren medizinsoziologischen Studie hatte Gerhardt bereits das Webersche Idealtypenkonstrukt verwendet, um die Rehabilitation von männlichen Patienten mit chronischer Niereninsuffizienz sowie das Zusammenspiel von Männern und Frauen in Familien mit chronisch kranken Patienten zu untersuchen und zu generalisierenden Aussagen über die verschiedenen Behandlungs- und Berufsverläufe innerhalb der Familienrehabilitation zu gelangen (Gerhardt 1986).

Ich beziehe mich im Folgenden in Anlehnung an Gerhardt auf einen Typusbegriff, mit dessen Hilfe „eine Übersicht über Ähnlichkeiten und Divergenzen (Paradoxien) im Fallmaterial gewonnen" werden kann, „sowohl auf Einzelfallebene wie über ein Gesamt zahlreicher Fälle" (ebd., S. 91). Eine Typologie ist dabei nach Kelle und Kluge „immer das Ergebnis eines Gruppierungsprozesses, bei dem ein Objektbereich anhand eines oder mehrerer Merkmale in Gruppen bzw. in Typen eingeteilt wird [...], so dass sich die Elemente innerhalb eines Typus möglichst ähnlich sind (*interne Homogenität* auf der ‚Ebene des Typus') und sich die Typen voneinander möglichst stark unterscheiden (*externe Homogenität* auf der ‚Ebene der Typologie')" (Kelle und Kluge 2010, S. 85, *Hervorh.* i.O.). Angelehnt an dieses Vorgehen, das ich weiter oben bereits im Methodenkapitel beschrieben habe, wurde auf der Ebene der Einzelfälle eine Typenbildung hinsichtlich der Selbstpositionierungen der InterviewpartnerInnen vorgenommen. Die Forschungsfrage: *Wie positionieren sich die LebendnierenspenderInnen kurz vor der anstehenden Operation?* hat dabei drei Haupttypen von Selbstpositionierungen der SpenderInnen hervorgebracht, die in diesem Kapitel näher ausgeführt werden sollen. Bei den EmpfängerInnen ergab das Fallmaterial dagegen keine Basis für eine fundierte Typenbildung durch interne beziehungsweise externe Homogenität auf Typen- bzw. auf Typologie-Ebene. Hier sind lediglich Charakteristika von bestimmten EmpfängerInnen-Positionen zu beschreiben.

5.2 Übersicht über die gefundenen Typen

Typ 1: Die selbstverständlich-euphorischen SpenderInnen mit hoher Spende-Agency
Subtypen:
a) die moralisierenden SpenderInnen;
b) die beziehungsorientierten SpenderInnen;
c) der „Nein-Sager";

Typ 2: Die selbstverständlich-ambivalenten Spender, die „keine Wahl" haben

Typ 3: Die ambivalent-widerständige Spenderin

Selbstpositionierung als SpenderIn		*Werden Entscheidungsprozesse berichtet?*	
Typ	*Beschreibung*	*Ja*	*Nein*
Typ 1	Die Spende wird als selbstverständlich betrachtet; es findet sich vielfach eine euphorische Grundhaltung der Spende gegenüber; Entscheidungsprozesse werden kaum berichtet; es wird häufig moralisierend und normativ argumentiert; es herrscht durchgängig eine hohe Agency in Bezug auf die Spende.	Frau Meinecke	Frau Konstantin Frau Münsterberg Frau Hinzig Herr Carlsson Herr Weiss
Typ 2	Die Spender propagieren zwar die Selbstverständlichkeit der Spende, sind aber zugleich unsicher, ambivalent und teilweise ängstlich in Bezug auf die Spende; emotional befinden sie sich in einer Zwangssituation; sie haben keine andere Wahl, als zu spenden; die eigene Vulnerabilität und Ängstlichkeit wird nicht offen thematisiert.	Herr Rütikamp	Herr Walter Herr Richter
Typ 3	Die Spende wird als nicht selbstverständlich angesehen; es herrscht eine große Ambivalenz und ein Unwillen gegenüber der Lebendspende; der Weg zur überzeugten Spenderin ist ein längerer Prozess.	Frau Binggeli	

Tabelle 1: Übersicht Spendetypen

5.3 Die selbstverständlich-euphorischen SpenderInnen mit hoher Spende-Agency (Typ 1)

Diesem Typus wurden zugeordnet:

- Frau Meinecke
- Frau Konstantin
- Frau Münsterberg
- Frau Hinzig
- Herr Carlsson
- Herr Weiss

Der Typus des euphorischen Spenders/der euphorischen Spenderin stellt die größte SpenderInnen-Gruppe dar und ist dadurch gekennzeichnet, dass sich diese SpenderInnen als sehr engagierte und selbstverständliche SpenderInnen charakterisieren, die über ihre Entscheidung zur Spende eigentlich nie nachdenken mussten, weil sie sich entweder „spontan" entschieden hätten oder eine Spende von Anfang an immer „klar" gewesen sei. Die Dimension des „*Selbstverständlichkeitsdiskurses*", wie ich die Betonung der Selbstverständlichkeit einer Nierenspende genannt habe, hat sich genau aus diesen Selbstpositionierungen, also aus der Analyse dieses Spendetyps ergeben: Im Folgenden werden die zu diesem Spende-Typ gehörenden Erzählweisen und Argumentationsmuster miteinander verglichen und die Ähnlichkeiten der jeweiligen Selbstpositionierungen als SpenderInnen aufgezeigt. Da eine ausführliche Einzelfallbesprechung und Auswertung in Kapitel 4 bereits vorliegt, verzichtet dieses Kapitel auf eine erneute Vorstellung der Einzelfälle und verweist an vielen Stellen auf das Kapitel 4. Lediglich die für diesen Spendetyp relevanten Zitate der Interviewten belegen die Vergleiche und die gefundenen Ähnlichkeiten beziehungsweise Differenzen.

5.3.1 Die Darstellung der Selbstverständlichkeit der Spende: der „Selbstverständlichkeitsdiskurs"

Auch wenn die Darstellung der Selbstverständlichkeit bei den befragten SpenderInnen naturgemäß variiert, so lassen sich doch allgemeine Charakteristika dieses „Selbstverständlichkeitsdiskurses" erkennen: Es herrscht bei den Spendenden dabei das Bemühen vor, die eigene Spende als etwas Selbst-Evidentes darzustellen, das eigentlich keiner großen Erwähnung bedarf. Anstelle des Wortes „selbstverständlich“ werden auch die Wörter „normal“, „klar“ oder „natürlich“ gebraucht. Die SpenderInnen betonen, dass ihre Spendeentscheidung spontan gekommen sei und sie an dem Entschluss selbst nie gezweifelt hätten. Ambivalenzen und Entscheidungsprozesse berichten die meisten dieser „selbstverständlichen“ SpenderInnen so gut wie gar nicht. Eine Ausnahme stellt hier lediglich die postoperativ befragte Frau Meinecke dar. Andere Personen, für die eine solche Spende nicht selbstverständlich ist, unterziehen diese SpenderInnen oft einer strengen moralischen Bewertung. Im Folgenden sind für jede(n) zu diesem Typ gehörende(n) Spender/in charakteristische Zitate aufgelistet:

HERR WEISS:

Bei Herrn Weiss findet sich dieser „Selbstverständlichkeitsdiskurs“ in sehr ausgeprägter Form:

> Also das is(-) eine SElbstversTÄNDlichkeit. (Herr Weiss 531–532)

> Für mICH war's klA! Wie Amen in der Kirche. (Herr Weiss, 562)

> Und wenn ich noch Damit(-) noch jemand hElfen kann, Mein= und mein eigenen Sohn - mach ich das selbstverständlich (Herr Weiss, 701–702)

> Ich sach selbstverstÄNdlich, dass ich Mache. (Herr Weiss 888)

> Für mIch WAR (-) (klopft auf den Tisch) „DU mACHst das=das ist kein Wenn und ABER mEHr (Herr Weiss 890–891)

FRAU KONSTANTIN:

Auch Frau Konstantin betont kontinuierlich, wie selbstverständlich und normal die Spende für sie gewesen sei:

> war da MEINe Entscheidung GANZ sponTAN und ohne sich groß zu überLEGen, dass sie da für MICH von Anfang an selbstverSTÄNDlich. (Frau Konstantin, 47–49)

> Äh es gab für mich keine WENN und ABers. NIE! (Frau Konstantin 51–52)

> JA, für MICH war da NIE ein ZWEIFel. (Frau Konstantin 153–154)

> Das war für mich selbstverSTÄNDlich. (Frau Konstantin 161–162)

> Frage war NIE da: MACH ichs oder mach ichs NICH # I: mhm # DIE Frage war nie da. (Frau Konstantin 562–563)

> es ist einfach selbstverSTÄNDlich, dass die Mama das MACHT (Frau Konstantin 642–643)

> Auf jeden Fall äh wars KLAR, dass wenn meine Niere PASST, dass ICH diejenige werde sein. (Frau Konstantin 676–678)

> Ähhpphh wieso WICHTig? Das ist doch selbstverSTÄNDlich! (Frau Konstantin 739–740)

> das find ich ganz norMAL, dass' nach MIR' nach meiner Meinung würde das doch jede MUTTer für sein Kind machen (-) oder? (Frau Konstantin 882–884)

FRAU MEINECKE:

Frau Meinecke, die ebenfalls den selbstverständlichen und euphorischen SpenderInnen zugeordnet wurde, unterscheidet sich, wie bereits erwähnt, insofern von den anderen SpenderInnen, als sie die einzige Person in dem Sample ist, die postoperativ befragt wurde und deshalb auch einen anderen Blickwinkel auf ihre eigene Spende hat. Außerdem hat sie ihr Spendeangebot – das sie schon 15 Jahre vor der tatsächlich durchgeführten Spende ausgesprochen hat – zwischenzeitlich für ein ganzes Jahr zurückgezogen, weil eine Gruppentherapiesitzung sie in ihrer Spendemotivation verunsicherte. Dies ist vor dem Hintergrund ihrer Fallbesprechung (s.o.) jedoch kein Kriterium, sie nicht der Gruppe der selbstverständlichen SpenderInnen zuzuordnen, weil ihre Selbstpositionierungen ansonsten sehr genau in diesen Spendetypus hineinpassen, wie die weiteren Ausführungen zeigen sollen. Ihre Ambivalenzen bezogen sich zudem nicht auf die Spende an sich, sondern liegen in ihrer schwierigen Beziehung zu ihrer Schwester begründet. Die Haltung der Selbstverständlichkeit der Spende (zusammen mit einer hohen Spende-Agency) war von Beginn an bei Frau Meinecke vorhanden:

> Und dis war für mich ganz selbstverständlich und ganz ok und (-) is es bis heute (-) in Ordnung. (Frau Meinecke 16–18)

> Naja, dis is in unserem Falle eigentlich ganz klar, also meine Bereitschaft, denke ich, war an erster Stelle. (Frau Meinecke 131–132)

> Also, ich glaub, ich hätte mir (-) dis auch nich ausreden lassen. Ich WOLLTE! (Frau Meinecke 159–160)

> Ne, für mich war's klar (Frau Meinecke 515)

> Du (-) kEINe FRAge, ich MÖCHTE. (Frau Meinecke 619)

> Also vielleicht sehe ich da nur mich (-) und ich WILL. (Frau Meinecke 653–654)

> Also ich denke schon, dass war so mein (-) mein WILLe, ja (Frau Meinecke 656–657)

Ich hab nen starken WILLEN gehabt, ich WOLLTE, ich will nicht, dass sie stirbt (Frau Meinecke 666–667)

und ich bin für mich immer wieder klargeworden, dass ich das wILL. (Frau Meinecke 738–739)

Herr Carlsson:

Bei Herrn Carlsson findet sich ebenfalls eine Besonderheit, dergestalt, dass er den Selbstverständlichkeitsdiskurs nur in einer Negativ-Formulierung (in einer rhetorischen Frage nämlich) verwendet: Er fragt sich, wieso er denn *nicht* spenden sollte. Diese häufig bei ihm zu findende Negierung ist zwar auffällig, sie jedoch an dieser Stelle einzig als Ambivalenz gegenüber der Spende zu interpretieren, erscheint nicht zulässig, zumal sich Herr Carlsson ansonsten in seinem Interview durchgängig als geradezu euphorischer und sehr engagierter Spender präsentiert. Wie bereits in der Fallbesprechung erläutert, zeigt sich an solchen Stellen – so meine These – vielmehr der Spendeimperativ, der mit dem Selbstverständlichkeitsdiskurs häufig Hand in Hand geht und der es so schwierig macht, eine Nicht-Spende überhaupt zu denken. Auch Herrn Carlssons starke Betonung der sofortigen Spendeentscheidung untermauert die Haltung der Selbstverständlichkeit der Spende bei ihm:

für mich wär das' is das ganz norMAL. Wenn ich irgendjemand HELFen kann - äh speziell jetzt meine PARTnerin - dann ist das für mich keine FRAGe! (Herr Carlsson 54–56)

Und da hab ich soFORT gesagt <Also ich (-) will mich jetzt TESTen lassen (Herr Carlsson 66–67)

Äh (-) für mich ischt die Gedanke NICHT gekomm: Das mach ich NICHT. (Herr Carlsson 73–74)

Also wenn ich sie HELFen kann, dann=dann=dann MACH ich das. (Herr Carlsson 74–75)

Also das Gedanke isch mir NIE gekommen, dass ich' dass' nicht würde MACHen # I: mh # Auch im VORgespräch ist das ja erwähnt äh, man kann jederzeit äh STOPP sagen # I: ja # und sagen: Ich mach das NICHT. Also das=das' das wär' das liegt' das ist für mich komplett ABwegig! Also das kommt gar nicht in FRAGe! (Herr Carlsson 80–85)

aber=aber für mich kommt das' als stellt sich überhaupt nit die Frage. Wieso soll ich das NICHT machen? (Herr Carlsson 160–162)

Und wenn ich sie mit eine HILFT, dass sie s=äh s'Leben besser bewältigen KANN und=und phh die Dialyse wieder in die Ecke stellen kann, ja dann isses natürlich für MICH und für uns

> `BEIDe natürlich ja, ein Gottes Segen und so.` (Herr Carlsson 163–167)

> `Wieso soll ich das NICHT machen?` (Herr Carlsson 244–245)

> `Was bei mir nie die FRAGe' auch nie die FRAGe war, ob i das macha DEM würde NIT machen` (Herr Carlsson 816–817)

FRAU HINZIG:

Auch Frau Hinzig positioniert sich als selbstverständliche und engagierte Nierenspenderin, für die es nicht nur logisch und klar gewesen sei, dass ihr Bruder von ihr eine Niere bekommt:

> `Dann hab ich gesagt: Ja für mich war das von Anfang an KLAR, dass ich das MACHe für ihn.` (Frau Hinzig 106–107)

> `Weil ich wollte, d' ihm unbedingt jetzt auch eine NIERe GEBen.` (Frau Hinzig 126–127)

> `Und ich hab ihn äh AUCH' Für mich war das KLAR: Wenn das GEHT, MACH ich das` (Frau Hinzig 422–423)

> `IP: [Ich habe] schon ge' ER hatte ja schon schlechte Werte bei der KNOCHenmarktransplantation. Und ich habe DORT schon gesagt so: Ja, wenn du dann eine NIERe brauchst, kannste' EINe kann ich dir GEBen # I: (lacht leise) # Das hab ich eigentlich DORT schon gesagt` (Frau Hinzig 523–526)

> `Aber wo er gesagt hat, ja, es gehe ihm sehr SCHLECHT, hab ich gesagt: Du, ich GEBe dir eine NIERe, wenn ich KANN, dann GEb ich dir eine. S'gi' gar keine DiskussION.` (Frau Hinzig 531–534)

> `I: Er hatte MEHR Mühe als ich. Für mich war sofort klar: Er bekommt die.` (Frau Hinzig 669–670)

FRAU MÜNSTERBERG:

Frau Münsterberg wurde ebenfalls den selbstverständlichen und euphorischen SpenderInnen zugeordnet, auch wenn sich der Jargon der Selbstverständlichkeit bei ihr nicht in derselben Ausprägung findet wie etwa bei Frau Konstantin oder Herrn Weiss. Aber die Spende war auch für sie immer „klar“. Sie war die Erste, die ihrem Mann ein Spendeangebot unterbreitet hat, und sie legt eine große Agency an den Tag, um diese Spende auch zu realisieren. Sie geht an das *Projekt* Lebendorganspende rationaler heran als zum Beispiel Herr Carlsson, der in der Spende eine Liebeshandlung gegenüber seiner Frau erkennt und sich *riesig* darauf freut. Dennoch lässt Frau Münsterberg klar erkennen, dass es sich bei der Lebendspende um ein Projekt handelt, das sie positiv und energisch für sich besetzt hat, von dem sie sich einen eigenen Benefit verspricht und demgegenüber sie nie ambivalent gewesen sei, was sie für eine Zuordnung in diesen SpenderInnen-Typ prädestiniert.

> Ähm im Grunde genommen, wie'n' wie'n Korn auf fruchtbaren BO-Den, sag ich mal. Dass er sachte <Na vielleicht gibts ja da auch die Möglichkeit, ne LEBendspende bei son ner CrossOVer-Tranplantation> Und DA hab ich soFORT eingehakt <Na KLAR! Das' das isses doch> (Frau Münsterberg 658–662)

> Bei mir war das KLAR. Äh ich=ich WOLLTe spenden und HÄTTe auch gespendet (Frau Münsterberg 700–701)

> ich hätte auch DAmals wirklich OHNe zu ZÖGern und ohne zu FRA-Gen groß ähm, geSPENDet. Ich hab auch nie geWACKelt, GAR nich. (Frau Münsterberg 714–715)

5.3.2 Die hohe Spende-Agency

Neben der propagierten Selbstverständlichkeit und eigenen Ambivalenz-Freiheit ist es die hohe Agency in Bezug auf die Realisation der Spende, die den Spende-Typ 1 charakterisiert: Die Lebendnierenspende wird von den SpenderInnen als eigenes „Projekt" angesehen, das es zu realisieren gilt (Herr Weiss, Frau Konstantin, Frau Meinecke, Frau Münsterberg). Häufig wenden sich die SpenderInnen sogar von sich aus an die ÄrztInnen und treiben die Transplantation engagiert voran, wie etwa Frau Münsterberg und Frau Meinecke: So positioniert sich Frau Münsterberg selbst in einer Vorreiterinnen-Rolle auf dem Gebiet der Crossover-Transplantation, indem sie diese Möglichkeit einem jungen, engagierten Arzt mit dem Hinweis unterbreitet, dass es ja nicht sein könne, dass Deutschland auf diesem Gebiet „so rückständig" sei:

> IP: Also ähm als mein Mann an die äh DiaLYSE kam - das war so ungefähr vor vier JAHRn - hab ich schon MAL den Versuch äh unternommen, ihm äh ne NIERe zu spenden # I: mhm # Zu der ZEIT war das aber aufgrund unser unterschiedlichen BLUTgruppen äh nich MÖGlich. (Frau Münsterberg 19–23)

> äh ergab sich im Verlaufe dieses GeSPRÄCHS dann DOCH die Möglichkeit, eine ÜberKREUZspende zu machen. Das wurde von uns auch direkt ANgesprochen # I: mhm # Auch aufgrund unserer Erfahrung aus der SCHWEIZ' oder unsrer InformatIONen aus der Schweiz. Und er war da auch gar nich ABgeneigt und sachte: Ja also äh das=das würde er geNAUso sehen wie wir. Dass das eigentlich äh allerhöchste Zeit is, dass hier in Deutschland sowas auch ähm geMACHT wird. (Frau Münsterberg 73–80)

> Ähm da ham wir drüber geredet, da hab ich äh ihm ANgeboten, dass ähm - ich war eigentlich auch die ERSTe, die ihm das angeboten hat - dass ich ihm ne NIERe spenden würde.
>
> (Frau Münsterberg 620–622)

Auch FRAU MEINECKE betont nachdrücklich, dass *sie* diese Lebendspende vorangetrieben habe und nicht die ÄrztInnen und dass es *ihre* Idee der Lebendnierenspende gewesen sei, die sie auch gegenüber ihrem Schwager zu verteidigen wusste:

> Und als es dann soweit war und sie mich nochmal gefragt hat und ich dis auch mitbekommen habe und wir dis auch fossiert haben, dass es endlich in die Wege geleitet wird und es wurde NICHt von den Ärzten vorgeschlagen # I: mhm # dis war auf Unserem Mist gewachsen hh, ja kam das dann in die Gänge und äh nach einem Jahr Vorbereitungszeit - (...) wurde (-) operiert.
>
> (Frau Meinecke 9–16)
>
> Das war MEINE IDEE. Und SO LANGE. (Frau Meinecke 643–644)
>
> IP: Also, ich glaub dis fing an, 68 war der Bernard mit der (-) Herztransplantation # I: Ja! # Und das fand ich SO Abartig: ein HERZ zu plantantieren=äh=Umzupflanzen. Und DA hab mich dann schon für interessiert und, ja ich weiß nicht, ich hab's gelEsen und im FERNsehen gehört und äh und hab auch erzählt, dass meine Schwester krank ist und dann wurden äh wurde eben äh Lebendspende ähm ja, erwÄHNT und äh # I: mhm # Und ähm dann war das, das war so ne Idee, die eben schon ganz ganz lange dA war. (Frau Meinecke 72–79)
>
> Also, ich glaub, ich hätte mir (-) dis auch nich ausreden lassen. Ich WOLLTE! (Frau Meinecke 159–160)
>
> Also Verantwortung, ähm, da ich für MICH bestimme, dass ich die Verantworung liegt bei MIR, hh ähm, es bot sich einfach auch AN, dass dass er als GeSUNDer(-) außen bleibt # I: mhm # und ihr dann in den nächsten Wochen und sie auch im Krankenhaus begleiten kann. (Frau Meinecke 151–155)
>
> Ich wollte ja. Dis=dis spür ich noch wie heute. Ähm, ich wär auch enttäuscht gewesen, wenn er zuerst (-) gespendet hätte # I: (etwas fragend) mhm? # Ja. Wär ich gewesen.
>
> (Frau Meinecke 610–612)
>
> IP: Ich möcht SO GERNE was für meine Schwester tun, ja! Das war MEINE IDEE. Und SO LANGE. Also ich hätt's hingenommen, wenn die Werte nicht gestimmt hätten. Bleibt mir ja nischt anderes übrig.
>
> (Frau Meinecke 643–645)
>
> Also vielleicht sehe ich da nur mich (-) und ich WILL. Könnte mir auch gar nicht vorstellen, war auch gar nicht so dass er so wollte, er wollte ja erst jetzt. # I: mhm # (5 sek) Also ich denke schon, dass war so mein (-) mein WILLe, ja
>
> (Frau Meinecke 653–657)

> Ich hab nen starken WILLEN gehabt, ich WOLLTE, ich will nicht, dass sie stirbt (Frau Meinecke 666–667)

Bei HERRN WEISS findet sich ebenfalls eine starke Ich-Agency, die sich auf die Realisation der Spende richtet. Auch wenn eine hohe Agency bei Herrn Weiss prinzipiell zu seinen Persönlichkeitseigenschaften zählen dürfte (wie bei den anderen SpenderInnen des Typs 1 vermutlich auch), so interessiert diese hier vor allem im Hinblick auf die geplante Lebendnierenspende. Die Metapher des „In-den-Griff-Kriegens" ist bei Herrn Weiss dafür symptomatisch: Probleme sind dafür da, in den Griff gekriegt und gelöst zu werden. Was die ÄrztInnen seiner Ansicht nach fahrlässig versäumt haben, muss Herr Weiss nun allein „in den Griff bekommen" und mit seiner Niere dafür einstehen:

> Die linke Niere ist noch so klein und die rechte Niere arbeite:t (-) ich hOffe (-)wenn GOtt wILL (-)noch bisschen lÄnger bis ich denn alles noch bisschen in GRIFF kriege hier alles (Herr Weiss 111–113)

> Ein Arzt hat die Aufgabe nen Menschen=nen MenschlEben zu retten und nicht äh daHINzuziehen oder dahINzuschieben, ja? Das ist natirlich nicht der SINN die Sache, ne? Dann brauch ich kein ARZT. De kann ich allEINe machen. Da kann ich mir och selber(-) äh weiß ich äh operieren, oder so. Sie sEHen so, ne? (Herr Weiss 410–415)

> Die Ärzte ham SchEIße! gebaut und ICH steh mit meine Niere dazu? <<klopft auf den Tisch>> mein Sohn solln mal wieder versU:chen gesund oder #I: Mhm #(-) etwas (-)lÄnger (-) zu halten im Leben.(--) (Herr Weiss 194–276)

> Für mIch WAR (-) (klopft auf den Tisch) „DU mACHst das=das ist kein Wenn und ABER mEHr. (Herr Weiss 890–891)

> MEINE SACHE. ICH mache es, WEIL ICH DAS WILL! Ich w=wenn meine Frau sagt „Mensch, bist DU verrückt, warum machst Du dAs, oder äh, „MENsch, KLASSE" Es is=s=es=s Nur gesA:gt, also äh, InteressIErt mich nIcht? (-) MICH interessiert, was ICH mACHe. Fakt ist, ich (klopft dabei auf den Tisch) WILL ES! (-) Alles andere is(-) um mich herum is (Herr Weiss 469–474)

> Ich sage nur „Ich mAChe dAS, und Schluß." # I: mhm # Was er dENkt, ist(-) ist seine Sache. ICH! MACHE DAS und denn Schluss. (Herr Weiss 909–910)

Auch HERR CARLSSON positioniert sich mit einer hohen Agency in Bezug auf die Spende: Nachdem er sich (ohne zu überlegen) für eine Lebendnierenspende entschieden habe, habe er anschließend sofort die nötigen weiteren Untersuchungsschritte eingeleitet und sich weitergehend medizinisch informiert:

> Und äh das ist dann soweit' vo=vor einem Jahr isses dann eigentlich passIERT, dass=dass die Nier, die sie transplantIERT bekommen hat, also ausgeSETZT hat. Und da hab ich soFORT gesagt <Also ich (-) will mich jetzt TESTen lassen, ob das überhaupt MÖGlich ist, dass ich eventuell eben in FRAGe kommt als Spender
> (Herr Carlsson 64–69)

> Also wenn ich sie HELFen kann, dann=dann=dann MACH ich das.
> (Herr Carlsson 74–75)

> Ja dann setzt man sich natürlich mit die ganze äh ProbleMATik äh (--) - wie soll ich SAGen? - man lebt dann hinEIN in das GANZe # I: mhm # Und=Und=Und informIERT sich dann auch über das GANZe. Wie das' Wie das funktionIERT, wie' wieso KOMMT das und-und-und (Herr Carlsson 41–45)

> Also wenn ich sie HELFen kann, dann=dann=dann MACH ich das. Und=Und ich FREUe mich riesig drauf, wenn das endlich soWEIT ist # I: mhm # JA! (Herr Carlsson 74–76)

FRAU KONSTANTIN betont von Anfang an ihre hohe *Agency* als Mutter und als Spenderin: zunächst dahingehend, dass die Familie die Erkrankung der Tochter viele Jahre gut „im Griff" gehabt habe, später dann in der Darstellung der eigenen Entscheidungsfindung, die nur die ihre gewesen sei und in die sie sich nicht von außen habe hineinreden lassen:

> Und äh eigentlich ham wir das dann bis sie so ungefähr sechzehn Jahre alt war sehr gut im GRIFF gehabt. Die hatte MedikaMENTe # I: mh # zu Hause. Jedesmal, wenn Sie ein bisschen geHUSTet hat oder' ja manchmal ein bisschen viel auf die ToilETTe musste, wegen=n der BLASe # I: mh # dann ham wir die MedikaMENTe gegeben und so hatten wir EIGentlich das gut im GRIFF.
> (Frau Konstantin 18–25)

> IP: Und ich bin da äh' ja ich HÄTTe auch gar nicht irgendwie ZUgelassen, dass mein Mann jetzt als ERSTes sich da (-) # I: mhm # äh unters=äh' also ich hatte einfach das Gefühl' Vielleicht auch, weil äh mein MANN sich in dem' der Beziehung also nicht so sponTAN # I: mhm mhm # zum Ganzen bezeichnet wie ICH, oder? # I: mhm # Als ICH das geHÖRT habe (-) und i' also als es mir wirklich beWUSST wurde: Jetzt in den NÄCHSTen Jahren müssen wir dran GLAUBen, also irgendetwas muss geSCHEHen # I: mh # dann=dann kam das einfach so RAUS.
> (Frau Konstantin 728–736)

> wenns GEHT - ist das definiTIV, dass ICH das mache. Und das kam vom MIR aus und nicht von meiner FamILie aus
> (Frau Konstantin 752–754)

> Es war meine EntSCHEIDung und die hab ich DURCHgezogen und die ZIEH ich durch. (Frau Konstantin 866–667)

Bei Frau Konstantin wird dabei eine Verantwortungsübernahme sichtbar im Sinne eines „Familienprojekts“: Die Erkrankung der Tochter stellt die Familie vor eine zu lösende Aufgabe, die gemeinsam angegangen werden muss. Aufgrund der schleichenden Entwicklung der Krankheit habe die Familie genug Zeit gehabt, sich Gedanken zu machen, Informationen einzuholen und weitere Schritte zu planen:

> Aber äh, je ÄLTer sie wurde, desto MEHR wurde uns klar, irgendetwas muss geMACHT werden. Aus DEM Grund, dass' Mädchen sonst n' eines Tages an der DiaLYSe liegt # I: mh mh mh # ne? Und wir hatten zum guten Glück viele Jahre ZEIT, um das Ganze zu überlegen und uns das mit dem ABzugeben und zu RealisIERen, was da f=uns' auf uns überhaupt ZUkommt. (Frau Konstantin 33–38)

> I: Und dass äh LEBendspende, dass man sowas überhaupt MACHen kann, das wussten sie auch schon VORher? Oder das hat man sie
> IP: Ja (-) Jaja!
> I: VORher schon gehört
> IP: [Ja] das hab ich schon' Und zwar äh' das hab ich schon äh' eigentlich äh phh ich möchte sagen, seit ZWANZig Jahren # I: mh # hab ich das immer wieder beFOLGT, auch im FERNsehen und und # I: mh # medizinische Sendungen und das mich sehr interessIERT dafür auch, wie das GEHT und so. (Frau Konstantin 520–531)

Bei Frau Hinzig verhält es sich mit der Agency etwas anders als bei den anderen SpenderInnen des Typs 1; denn bei ihr findet sich die Erzählung der auserwählten, besonderen Spenderin, die auf die Welt geschickt wurde, um ihrem Bruder zu helfen (siehe Fallbesprechung und Kapitel 6 zu den Wunschthemen). Damit befindet sie sich zunächst in der passiven Rolle, wenn sie von den ÄrztInnen auserwählt und um eine Spende gebeten wird. Dennoch wird auch bei ihr eine hohe Agency in Bezug auf die Spende und ihre Spendemotivation sichtbar:

> Das ist eigentlich der GRUND, wieso ich sofort JA gesagt hab. Weil ich ihn nicht verLIERen möchte. Weil ich möchte, dass er ein angenehmes LEBen weiter führen kann. So ein geSUNDes in ANführungszeichen # I: mh mh # Weil er hat noch NICHT viele Jahre gesund verlebt. Eigentlich sehr WENIGe # I: mhm # Ja und wir ham auch eine sehr gute BeZIEHung zusammen. Ja und das ist schon der' eigentlich der HAUPTgrund, dass ich SOfort gesagt habe, dass er eine NIERe bekommt (Frau Hinzig 26–33)

> Dann hab ich gesagt: Ja für mich war das von Anfang an KLAR, dass ich das MACHe für ihn. (Frau Hinzig 106–107)

> Weil ich wollte, d' ihm unbedingt jetzt auch eine NIERe GEBen. (Frau Hinzig 126–127)

Wichtig erscheint bei Frau Hinzig die Erkenntins, dass sie in einer Situation, in der Angehörige schwer kranker Personen normalerweise hilflos sind, tatsächlich in der Lage ist, ihrem Bruder zu helfen, ihm möglicherweise sogar ganz real das Leben zu verlängern, was eine enorme Handlungsmächtigkeit darstellt:

> Obwohl mir ist beWUSST, dass ICH oder ER einmal' ja, das ist ja der logische LEBenslauf, dass einer von uns GEHen muss. Oder BEIDe. Irg' Aber wir wissen ja nicht, WER zuERST # I: mh mh # Spielt auch keine ROLLe, weil phh' weil man das nicht beEINflussen kann. DOCH, ich kanns beeinflussen, indem ich ihm eine Niere GEBe und ho' HOFFen kann, dass das für ihn noch einmal ebenso zwanzig JAHRe ein anständiges' – bis dreissig Jahre – ein anständiges Leben BIETen kann # I: mh mh # Joa.
>
> (Frau Hinzig 702–710)

Eng gekoppelt mit der hohen Spende-Agency ist bei Typ 1 die Verantwortungsübernahme für die Krankheit eines nahen Familienmitglieds und damit das Kreieren eines eigenen Projekts „Lebendnierenspende". In allen Fällen gibt es dabei auch einen persönlichen Benefit für die SpenderInnen, der allerdings – je nach Familienkonstellation und Hintergrund – sehr verschieden gestaltet sein kann.

So betont FRAU MÜNSTERBERG, dass sie als Ehefrau durch die Belastungen der Dialyse ihres Mannes auch selbst direkt betroffen sei und ihre Lebensqualität dadurch deutliche Einschränkungen erfahren habe. Sie sei nicht bereit, diese dauerhaft in Kauf zu nehmen. Damit bekommt ihre Spende nicht nur altruistische, sondern auch selbstbezogene Motive. Sie positioniert sich damit als eine Spenderin, die nicht nur für ihren Mann spendet, sondern mit dieser Spende auch etwas für sich selbst tut:

> Und DAS is sone Sache äh, die betrifft die ganze FamILie und insbesondere natürlich MICH. Weil wir VORher immer sehr GERNe und' und sehr beGEISTert eigentlich auch weggefahren sind # I: mh # und=und uns SACHen angeschaut habe. Und das is halt auch gar nich mehr MÖGlich. Und das bedauer ich SEHR, und wenn ich daran DENKe, dass das jetzt bis an mein Lebensende so WEITergehen sollte, dann wär ich damit NICH <<schmunzelnd> einverstanden> (lacht kurz) # I: ja ja # Würde mich also WIRKlich ähm' würde also auch MEINe Lebensqualität doch SEHR herabsetzen. Und wenn man verHEIratet ist, möchte man Dinge gerne geMEINsam tun
>
> (Frau Münsterberg 181–190)

Die Spende geht für Frau Münsterberg zudem sehr gut konform mit ihrem eigenen Norm- und Wertesystem und gibt ihr das Gefühl, etwas „wirklich Sinnvolles" zu tun – in einem Projekt, bei dem die Erfolgstendenz dazu sehr hoch ist (anders zum Beispiel als in der Politik, wo sie sich vorher engagiert hatte):

> Gut äh, das is sicherlich sehr SINNvoll, was ich mache. Weil LEBenspenden is ein' eine ähm' eine ErFOLGstendenz oder=oder ein ErFOLG von=von über achtzig Prozent auf alle FÄLLe so ähm äh zu verZEICHNen. Dann is doch das, was ich mache wirklich äh ein=eine SINNvolle Sache. (Frau Münsterberg 845–849)

FRAU KONSTANTIN berichtet, dass sie mit dieser Spende, sollte sie wie erhofft verlaufen, ihr Lebensziel erreicht habe und sich fortan entspannt zurücklehnen könne.

> ich hab jetzt letzthin mal zu meinem MANN gesagt Schau mal (atmet tief ein) wenn DAS da noch KLAPPT, wenn das jetzt wirklich KLAPPT, dass das GUT auskommt das wo ich eigentlich überZEUGT bin # I: mhm # dass das auch gut auskommt. Dann nachher hab ich DAS gemacht äh dann hab ich eigentlich mein LebensZIEL irgendwie ei=nich=erscha=nich=ist=äh JA, hab ich erREICHT>
> (Frau Konstantin 109–115)

Auch gibt sie an einer anderen Stelle deutlich zu erkennen, dass sie das Gefühl hat, diese Spende in erster Linie für sich zu machen und erst in zweiter Linie für ihre Tochter:

> Das mach ich für MICH, naTÜRlich auch für meine TOCHTer, aber im Speziellen für MICH (Frau Konstantin 897–898)

Auch bei HERRN WEISS ist deutlich erkennbar, dass er die Spende aus eigenem Antrieb heraus realisiert wissen möchte: Bei ihm steht ein nicht verarbeiteter Schuldkonflikt im Hintergrund des Nierenversagens seines Sohnes. Eine Lebendspende würde dahingehend ein Stück Ausgleich schaffen: Herr Weiss könnte sich selbst beweisen, dass er ein Vater ist, der immer für seinen Sohn da und jederzeit bereit ist, ihm ein Organ abzugeben. Aus diesem Grund wird auch für Herrn Weiss die Lebendnierenspende zu seinem ganz persönlichen „Projekt", das er mit einer hohen Spendemotivation verfolgt und das umzusetzen er fest entschlossen ist:

> NICHTS! von(-)äh Materialien werden mich offhalten, mein Sohn die Niere zu geben. (Herr Weiss 329–330)

> Fakt ist, ich (klopft dabei auf den Tisch) WILL ES!
> (Herr Weiss 473)

5.3.3 Die euphorische Grundhaltung

Die SpenderInnen-Interviews zeigen allesamt den interessanten Befund, dass die SpenderInnen durch eine positive, manchmal sogar euphorische Grundhaltung der Nierenspende gegenüber auffallen und sich darin zum Teil sehr von den EmpfängerInnen unterscheiden. Dies mag verschiedene Gründe haben, wie weiter unten für die Seite des Empfangs noch näher ausgeführt werden wird. Bei den Spendenden ist diese Euphorie beziehungsweise die positive Grundstimmung der anstehenden Lebendnierenspende gegenüber eine zentrale Voraussetzung dafür, eigene Ambivalenzen überwinden zu können oder diese gar nicht erst aufkommen zu lassen. Wenn ein Eingriff in Form einer Verletzung der eigenen Person, die in dieser Form erst einmal niemand für sich wollen kann, zu einem idealisierten und energisch vorangetriebenen Projekt gemacht wird, dann fällt die innere Zustimmung zu dieser Form der Selbstverletzung leichter. Bei vielen SpenderInnen findet sich im Rahmen der Vorbereitungen für die Lebendnierenspende eine Annäherung ihres Selbstbildes an ihr Idealbild: Frau Münsterberg, Frau Konstantin und Herr Carlsson etwa handeln mit dieser Spende genau ihren eigenen moralischen Norm- und Wertvorstellungen gemäß und übererfüllen diese sogar. Dies, zusammen mit dem realen Benefit, den vor allem die EhepartnerInnen von der Spende haben, führt dann – idealtypisch betrachtet – zu der sehr euphorischen Aussage von Herrn Carlsson:

> `Und=Und ich FREUe mich riesig drauf, wenn das endlich soWEIT ist # I: mhm # JA!` (Herr Carlsson 75–76)

Auch wenn sich eine solche euphorische Grundhaltung der Organspende selbstverständlich nicht durchgehend in ähnlich ausgeprägter Form wie bei Herrn Carlsson findet, so kann eine positive Grundstimmung doch als ein weiteres Charakteristikum dieses Spende-Typs benannt werden. Alle SpenderInnen des Typs 1 strahlen mit ihrer engagierten, zuversichtlichen und damit weitestgehend angstfreien Grundhaltung, ihrer Sicherheit und Überzeugtheit eine bejahende bis euphorische Grundhaltung gegenüber der Spende aus, die – wie im Falle von Herrn und Frau Hinzig – auch ambivalente EmpfängerInnen zu überzeugen vermag.

5.3.4 Die umjubelten SpenderInnen: Zwischen Besonderheit und Normalität

Interessant ist, dass sich trotz der zahlreichen Schilderungen der Selbstverständlichkeit der Spende die Selbstpositionierungen des selbstverständlich-euphorischen Spendetyps zwischen einer Betonung der Besonderheit der eigenen Spende auf der einen und einer betonten Selbstverständlichkeit bzw. Normalität der Spende auf der anderen Seite bewegen. Charakteristisch ist dabei das Schwanken zwischen beiden Positionen. Frau Meinecke, Herr Weiss, Frau Konstantin und Herr Carlsson etwa weisen an vielen Stellen implizit auf die Besonderheit der eigenen Leistung hin, indem sie Reaktionen von Familienmitgliedern oder ArbeitskollegInnen hinsichtlich der geplanten Transplantation wiedergeben. Sprachlich inszenieren sie dies durch eine metaphorische Bühne, auf der sie von anderen Personen beklatscht und bejubelt werden, die damit gleichsam ihre besondere Rolle als spendende Personen herausstreichen:

Bei FRAU MEINECKE ist es die eigene Familie, die sie in eine besondere Rolle hebt:

> Und (-) bin dadurch auch in eine - was ich gar nicht SO wollte - in so'ne beSONDere Rolle reingeschlüpft als Schwester
>
> (Frau Meinecke 160–162)

> Und ich bin aber wiegesagt auch froh, dass dieses Besondere inna=inna FaMILIE zu sein, die die hat gespendet dis=dis wird auch vergessen und das ist gut. Dis ist eigentlich ist es selbstverständlich jemandem zu helfen, so! Ja.
>
> (Frau Meinecke 922–925)

FRAU KONSTANTIN wird von ihren Freundinnen für ihr mutiges Verhalten gelobt:

> Ich hatte ja' und e=eben äh=äh wenn man mit äh' mit GANZ guten Freundinnen drüber redet, dann ist das' dann ist das SCHON so, die sagen <Das is ne gute SACHe, das machst du RICHTig und äh wir stehen HINTer dir und wenn du irgendwas BRAUCHST oder wenn irgendwas IST, dann sind wir DA und so> Das ist klar. Aber SONST das allgemeine Blabla, das hat mich nie interessIERT # I: mh mh # Und interessiert mich NOCH nicht. Das ist da' das ÜBliche <<übertrieben ehrfürchtig> Boah! finde das SUPer und Woa! dass du das MACHST> und so # I: (lacht kurz amüsiert) # Da muss ich nur sagen <<IP selbst> Ja phh # I: mh # halt <<Andere wiedergebend> Joaa, ich weiß nich, ob ICH das kö'> <<IP selbst> Also' also EBen, reden wir über etwas ANDres!> Das ist eigentlich OBerflächlich und äh ja (-) ich finde das nicht <SU-

> Per> dass ich das MACHe. Das find ich überhaupt nichts außer-ORDen' das find ich ganz norMAL, dass' nach MIR' nach meiner Meinung würde das doch jede MUTTer für sein Kind machen (-) oder? Wenn das GEHen würde. (Frau Konstantin 867–884)

Bei HERRN WEISS sind es die Arbeitskollegen, die sich teilweise skeptisch, im Übrigen aber doch lobend-anerkennend äußern:

> Weil auf der ARBeit dann wieder ich bin ja denn(-) ich bin ein OrGANspEnder. Ich bin ein ErSATZteilMENsch jetzt geWORden und(-) wir machen so JUX und so sag ich, aber(-) es kommt nicht NEGativ „ME:Nsch, klASSE! Junge, mensch, wenn DU das..." also ALLe(-) WIRKlich(-) HEben MICH sogar, ja? alle(-) MITarbeiter und so da und da ist natürlich also (-) „GANZ TOLL" „Das ist GANZ GANZ TOLL" es ähm (--). Manche sagen ma=manche werden mir de wahrscheinlich nicht sagen „Bescheuert und so. Und es sterben so viel MEnschen und da kann man doch gleich ma ne NIEre rausschneiden und denn da REINpflanzen, ja? Ähm Das ist nicht so einfAch. Nicht jede Niere funktioniert # I: Ja, mhm # gut so, ja? (Herr Weiss, 910–921)

Diese Allegorie der Bühne, auf der das eigene mutige Verhalten von anderen Personen beklatscht und bejubelt wird, ist deshalb eine so gelungene erzählerische Leistung, weil damit das gesellschaftlich geltende Verbot des Selbstlobes umgangen werden kann. Es sind die anderen, die der eigenen Person Beifall zollen. Aber noch etwas anderes wird durch diese Selbstpositionierung mittels Fremdpositionierung erreicht: Die eigene – bei Typ 1 besonders verpönte und nicht eingestandene – Angst sowie mögliche Unsicherheiten gegenüber der Lebendnierenspende können auf diesem Weg unbewusst thematisiert werden, sind es doch immer die anderen, die mögliche Zweifel oder ein Unbehagen gegenüber der Lebendspende äußern. Die SpenderInnen gelangen somit in die komfortable Lage, diese Vorbehalte gegenüber einer Organspende widerlegen und den anderen ausreden zu können, um sich auf diese Weise erneut als unambivalente und überzeugte SpenderInnen zu positionieren:

> [Äh] Also EINige hat's SOfort gesagt <Das, glaub ich, könnt ich NICHT> # I: mhm # Und eigentlich bin ich nicht NÄHer im Moment auf das Problem EINgetreten, aber ich habe ein=einfach gesagt Ja, waRUM nicht? Also äh ich meine: Ich habe ja ZWEI! - also jetzt geht es spezifisch um NIERenspende - und da hab ich gesagt Ich habe zwei NIERen, und=und das isch überhaupt medizinisch kein ProBLEM: Eine Niere z' entFERNe, die andere Niere übernimmt voll und ganz Funktion von ANDerer # I: mh # und ich führ ein ganz normales LEBen ohne BeEINträchtigung' Beeinträchtigung NACHher. Wieso soll ich das NICHT machen? # I: mh

<Ja, wege der OperatION und so> Sag=ich <Ja phh,(Hände auf Schenkel) ich bin schon ein paar Mal JETZT operiert äh äh # I: mh # und=und=und ich habe WIRKlich KEINE ANGST und da passIERT, denn es tut ja auch nicht mehr WEH. Und heute gebt' gibt' geht das SO SCHNELL, also das sind ja nur wenige Tage im=im=im SpiTAL! Da geht man wieder nach HAUSe und=und=und dann HAT sich's, ja?> Andere hat gesagt <<leise, ehrfurchtsvoll> Ooh, ja> Darüber haben sie sich NIE vorher GeDANKen gemacht. Und ich find das wirklich TOLL. Und' Und das Eco jetzt' je näher das' der TerMIN sich NÄHert, also=ei' ist die ReaktiON <Also das find ich WIRKlich also> die klopfen fast einem auf'n SCHULTer, sagen, das finden Sie dann TOLL # I: mh # und=und <Das ist doch SCHÖN> und' <Ja, WIRKlich>

(Herr Carlsson 235–258)

Viele hatten' andere hatten BeDENKen, im Geschäft oder so. Aber ich habe gesagt: Ja phh, wenn ich KANN, dann MACHE ichs # I: mh # Dann muss ich da gar nicht lange studIERen

(Frau Hinzig 534–536)

I: Er hatte MEHR Mühe als ich. Für mich war sofort klar: Er bekommt die. (Frau Hinzig 669–670)

Bei Frau Hinzig ist es im weiteren Interviewverlauf sogar der eigene Urologe, dem gegenüber sie ihre Spendemotivation und -entschlossenheit verteidigen muss. Dieser ermutigt oder unterstützt sie nicht etwa in ihrem Spendewillen, sondern hebt im Gegenteil hervor, dass er selbst im Hinblick auf seine Verantwortung als Familienvater nicht spenden würde. Frau Hinzig lässt sich dadurch jedoch nicht verunsichern, sondern nutzt diese Gelegenheit, sich erneut als willige Spenderin zu positionieren:

I: Mh. War=da' war das ne VerUNsicherung für Sie? Also dass er IP: [Nein, überHAUPT nicht] Eher: Erst RECHT! DOCH, ich mach es. Bin überzeugt, dass das GUT kommt - wenn ich kompatibel bin - # I: mh # Ja. Das war überhaupt nicht äh' mh-mh (-) Ich hab mich geWUNDert # I: mh # dass er SO denkt

(Frau Hinzig 764–784)

5.3.5 Die moralisch überlegenen, missionarischen SpenderInnen

Ein weiteres gemeinsames Merkmal des Spendetyps 1 sind die hohen moralischen Wertmaßstäbe, die an die eigene Person, das eigene Verhalten, aber auch das Verhalten anderer Menschen angelegt werden. Die Spendenden eignen sich dabei den Imperativ zur Spende vollkommen an. Eine Organspende wird unter einem moralischen Gesichtspunkt als das einzig richtige Handeln dargestellt. Nicht-SpenderInnen werden von den SpenderInnen häufig einer strengen moralischen Bewertung unterzogen. Ihnen wird mit Unverständnis begegnet. Die SpenderInnen selbst können dagegen sicher sein, gemäß den eigenen moralischen Norm- und Wertvorstellungen zu handeln und sich damit ihrem eigenen „Ich-Ideal" anzunähern.

> Und ich bin darüber hinaus auch ohnehin der Ansicht, dass man also wenn=wenn wenns GEHT ähm Organe SPENDen sollte.
>
> (Frau Münsterberg 723–725)

> Ja, dann hat man wenigstens WIRKlich mal ne gute TAT getan (lacht kurz amüsiert) # I: (ebenfalls) # und REDet nich immer nur drüber. Ich meine, ich find' fand schon immer BLÖDe ähm an=an GREENpeace zu spenden und=und vor der Haustür äh Herbi-ZIDe zu versprühen # I: mh mh # ja? Oder=Oder n AUTo zu fahren, was=was ÖLflecken hinterlässt # I: mh # äh aufm Parkplatz. Das fand ich schon IMMer behämmert. Und da hat man doch dann wirklich mal was' was äh SINNvolles getan
>
> (Frau Münsterberg 852–859)

> Und da find ich, sollte man das alles demgegenüber viel viel mehr OFFen sein, und ni' nicht nur immer an sich SELBer denken
>
> (Herr Carlsson, 191–193)

Bei FRAU KONSTANTIN findet sich diese moralische Empörung, als sie an einer Stelle von der Interviewerin gefragt wird, welche Bedeutung die Rücktrittsregel für sie habe: Frau Konstantin reagiert darauf entrüstet, so, als habe ihr die Interviewerin unterstellen wollen, sie könnte in ihrem Spendevorhaben jemals gezögert haben. Aber auch für andere zögernde oder ambivalente SpenderInnen hat Frau Konstantin kein Verständnis:

> Drum, entweder isch ma das HUNDertprozentig SICHer, und das' das muss nach MIR'n Meinig nach mir'n meinig für soebes gibt's keine BeDENKzeit. Das muss KO. Zack (Hand schlägt auf Tisch) (-) JaWOHL # I: mhm # Weil ich mir da' darüber GeDANKen machen müs' muss, dann bin ich die falsche PerSON (-) find ICH (---)
>
> (Frau Konstantin 988–993)

Mit der Abqualifizierung von unsicheren und ambivalenten SpenderInnen liefert Frau Konstantin zugleich eine normative Beschreibung, wie das Verhalten eines/r „richtigen" und entschlossenen Spenders/Spenderin aussehen sollte. Ähnlich wie Herr Carlsson äußert Frau Konstantin missionarische Impulse, wenn sie erzählt, dass sie an Stelle der ÄrztInnen sofort bereit wäre, zu den betroffenen Familien gehen und dort nach möglichen SpenderInnen zu fragen:

> Wenn ich jetzt als Arzt irgendwie ein MÄDchen oder ein JUNGe' oder ein junger MANN oder ein junge FRAU äh hätte und die hät-

te noch FamILie (-) ja verdammt noch mal Entschuldigung, aber dann müsste man bei denen ANklopfen und sagen <Hey # I: mh # was ist LOS?> (Frau Konstantin 1103–1107)

Diese missionarische Haltung ist typisch für die SpenderInnen des Typs 1; denn damit positionieren sich die Erzählenden abermals als gute SpenderInnen mit einer heilen Familie, innerhalb derer jede/r für den/die andere(n) einsteht und in der hohe moralische und familiäre Werte herrschen.

Auch bei Herrn Weiss findet sich die Abqualifizierung und moralische Verurteilung von Eltern, die sich nicht vorstellen können, ihren Kindern eine Niere zu spenden:

DIE eltern, die DAS mAchen (-) versteh ich nicht. DIE versteh ich WIRklich nicht. Die sagen: bei MIR NIcht, hab'n ANGSt von=von wat? (Herr Weiss 762–764)

Auch bei Herrn Carlsson findet sich diese Darstellung der eigenen moralischen Überlegenheit und des missionarischen Eifers, allerdings in Bezug auf die Postmortalspende:

Es gibt die Leute, die=äh' <Ich möchte nur beERDigt'> Aber was passiert? Die leere HÜLLe wird von den WÜRMern gefressen und=dann=und=dann # I: mh # äh=äh' Das is einfach' Das ist das, was ich nicht verSTEH. Wieso dass man sich dagegen WEHRen kann # I: mh # We=Wenn man TOT ist, is=is=is=ist man TOT # I: mhm # und der KÖRPer is ja nur äh das GeSTALT. Das ist' Funktioniert NIX mehr # I: mh # Aber man könnte ja etwas geBRAUCHen. (Herr Carlsson 123–130)

Und drum bin ich der MEINung, dass man im Bereich vom=vom vom TOTenspende VIEL viel mehr machen MÜSSTe. Also wirklich AUFklärungsarbeit. Und ich hab das ja geMERKT, jetzt in meinem KollEGenkreis und=und=und' und BeKANNTe <Ja? Und waRUM' und wie'> Die findet das TOLL. Und=dann=und=dann hab ich gesagt <Ja, aber hat=hau=habt ihr überhaupt ein SPENDeausweis?> Das hab ich schon bevor ich meine Frau äh=äh geKANNT hab # I: achso, aha # hab=i=hab=ich mich SCHON über das Ganze GeDANKen gemacht und habe' # I: aja # und habe gesagt: Im Fall einen UNfalltodesch oder=oder sonst irgend, da hab ich ein=ein=ein' ein=ein=ein SPENDeausweis bei mir getragen # I: ah # Hab mich auch regisTRIERen lassen # I: mhm mh # und' Wirklich aus der Überzeugung, das sind auch mit Kinder, kranke KINDer, was man heunt' HEUTe in der Forschung alles äh - sei's ein bisschen NETZhaut vom=vom AUGe äh oder sonst irgendwas - also # I: mh # Wenn man nicht di' mehr DA ist äh: NIMM doch! Also äh es ist irgendwie eine EINstellung. (Herr Carlsson 214–230)

Missionarischer Eifer und das Bedürfnis, das selbst Erfahrene weiterzutragen, wird auch im Interview mit FRAU MEINECKE sichtbar, wenn auch das Moralisieren gegenüber den Nicht-SpenderInnen hier fehlt:

> ich erzähl viel ich trag viel raus über solche Sache und weil ich gute Erfahrungen gemacht hab # I: mhm # und würde JEDEM anbieten hierherzukommen oder sich mit mir zu treffen über Lebendspende zu reden **(Frau Meinecke 875–878)**

Lediglich FRAU HINZIG stellt sich nicht als moralisch überlegene Person dar und zeigt auch nicht allzu starken missionarischen Eifer. Das jedoch erscheint angesichts von Frau Hinzigs Selbstpositionierung als „ideale" und „auserwählte" Spenderin auch nicht verwunderlich. Dies sind schließlich Maßstäbe, die nicht an jede(n) angelegt werden können. Auch herrscht bei Frau Hinzig ein weniger starker „Selbstverständlichkeitsdiskurs" als bei den anderen SpenderInnen dieses Typs. Obwohl sie die Spende(n) zwischen sich und ihrem Bruder als „klar" und „logisch" bezeichnet, betont Frau Hinzig nicht, dass die Spende selbstverständlich für sie gewesen sei. Sie hebt sogar einschränkend hervor, dass eine gute Beziehung für sie die Grundlage einer solchen Spende sein müsse und dass sie beispielsweise für Menschen, die ihr nicht nahe stehen würden, so etwas nicht tun würde.

5.3.6 Abwehr von Verunsicherungen

Interessant an dem Typus der „selbstverständlichen SpenderInnen" ist nun allerdings, dass die zwei Personen, die diesen Selbstverständlichkeitsdiskurs am vehementesten vertreten, am empfindlichsten auf ein – von ihnen so wahrgenommenes – Hinterfragen dieser Selbstverständlichkeit beziehungsweise auf die Frage nach möglichen eigenen Ambivalenzen oder Diskussionsprozessen bezüglich der Spende reagieren. Eine solche aversive Abwehrhaltung findet sich im Interview mit Herrn Weiss und Frau Konstantin. Bei HERRN WEISS wird dies vor allem in einem sich verändernden und gereizter werdenden Tonfall spürbar, der im Transkript allerdings nur bedingt nachvollzogen werden kann. Was an dieser Stelle aber deutlich wird, ist sein Unwille, seine Spendemotivation oder sein Vorhaben hinterfragen zu lassen. Das „Reden, reden, reden" würde an der Tatsache nichts ändern, dass er für seinen Sohn da sei:

> I: (…)Oder hatt'n Sie ma Phasen, wo Sie(-) eher mal ambivalEnt! wAren?

IP: Also ich muss Ihnen ernst=EHrlich sagen, also äh mit diese Gedanken habe ich überHAUPT nicht gespIElt. # I: Mhm # Für mICH war's klA! Wie Amen in der Kirche. Für mein Sohn hIlfe braucht, steh ich DA! (--) Dis war schon(-) also von ANfang an, also dA: (-) äh ich hab auch UNgerne drüber gesprOchen(-) und äh(-) Ich hab bloß mein Sohn gesagt „WENN(-) so wEIt is(-), steh ich DA!" Jetzt(-) also (--) wie soll ich sagen? Was wir jetzt reden, reden reden reden, wir können reden von mir wir können versuchen ALles zu erzählen, zu mAchen zu tUn h, aber, wir kommen auf'n glEIchen Nenner(-) und das is (--) ICH BIN FÜR Ihn DA! # I: Mh mhm # Egal wie, egal wo, egal wAnn. Wenn er braucht (klopft auf den Tisch), steh ich auf die Matte. **(Herr Weiss 557–571)**

Bei FRAU KONSTANTIN geht die Empörung so weit, dass sie sich auch sprachlich hörbar niederschlägt: Während sie bisher Hochdeutsch gesprochen hat, wechselt Frau Konstantin bei der Frage der Interviewerin nach der Bedeutung der Rücktrittsregel ins Schweizerdeutsche. Offenbar interpretiert sie die Frage dahingehend, ob ein Rücktritt auch für sie denkbar wäre oder in Frage kommen würde. Auf die sich ihrer Ansicht nach hinter dieser Frage verbergende andere Frage nach einer möglichen eigenen Ambivalenz oder Unsicherheit reagiert auch Frau Konstantin sehr impulsiv und fast ärgerlich, indem sie ein solches eigenes Ansinnen negiert und sich im Folgenden (wie oben bereits ausführlicher dargestellt) moralisch empört über zögerliche oder unsichere Spender äußert:

I: Mh mh mh (-) Es gibt ja trotz aller ähm SICHerheit auch' oder ÜberZEUGung ähm, die sie schildern, trotzdem diese GRUNDregel, dass man jederzeit' also auch BIS man sozusagen fast auf den OP-Tisch liecht, von der Spende zuRÜCKtreten kann # IP: [Ja]# Ähm, was beDEUTet das Ihnen, dass es diese Regel gibt? Oder bed' was beDEUTet es Ihnen überHAUPT was oder sagen Sie

IP: Noi (Anm.: ab hier in Schweizerdeutsch)# I:[(lacht)]# Das bedütet' das bedütet mir GAR nüt. NEIN! das bedütet mir überHAUPT nüt. Nein, das werd ich GANZ sicher nit machen (--) Das=das=das=sch (-) Also

I: [Ich meinte] auch mehr so' nicht, obs Sies MACHen, sondern ähm=m=m ja das es' das sowas' dass das GUT ist, sowas zu wissen, dass man ähm

IP: [Ja] ich finde das NIT. Also sicher nit bis im letzten MOMENT. Weil ich denke mir, wenn IRGendjemand dann sich entSCHEIDet für' für das SPEND # I: mh # (-) denn söllt ihm das beWUSST zi # I: mh # (-) MINDeschtens ä halbs Jahr VORher, söllte das dem a so beWUSST zi, dass er das MACHT, dass ma do nit NEI seit. Weil wenn EINer' ich denkes' ich denke wenn EINer mit der Unsicherheit goht # I: mh # <AU,MACH ichs, oder mach ichs NIT. Oder au äh SÖLL ich oder was warum> Also den find ich, isch das die falsche PerSON # I: mh # (-) So so FRAGe. Also ich denke, as wär doch d'SCHLIMMSCHTe, wo passIERe chönnt' wär

> doch, wenn ICH jez ä NIERe spende und nachher irgendwie es mir goats a vielleicht nit so GUOT. Und wenn ich denn NACHher zu miner Tochter würd' an enem Tag, wo wir Striet hättet würd ich zu ihr säge <Boach, du, ich und das-und-das> Ja und das dank DEM, dass ich dem dass ich DIR da die NIERe gespendet hab. Ich finde, das isch ja a Kata' das wär ja ä KataschTROPHe # I: mh mh # oder? Wenn IRGendeswann jemand soebes müsstest säge, oder? # I: ja mh mh # Drum, entweder isch ma das HUNDertprozentig SICHer, und das' das muss nach MIR'n Meinig nach mir'n meinig für soebes gibt's keine BeDENKzeit. Das muss KO. Zack (Hand schlägt auf Tisch) (-) JaWOHL # I: mhm # Weil ich mir da' darüber GeDANKen machen müs' muss, dann bin ich die falsche PerSON (-) find ICH (---) (Frau Konstantin 949–993)

In beiden Fällen hat die Interviewerin offenbar im Erleben von Herrn Weiss und Frau Konstantin deren Positionierung als selbstverständlich-unambivalente SpenderInnen in Frage gestellt und ihnen mögliche eigene Ambivalenzen unterstellt. Dies löst in beiden Fällen Ärger und emotionale Beteiligung aus, was noch einmal die These untermauert, dass bei diesem selbstverständlichen-unambivalenten Typus Ambivalenzen am wenigstens thematisierbar und dem eigenen Ich zugänglich sind.

5.3.7 Zusammenfassung

Der selbstverständlich-euphorische Spende-Typ stellt den Idealtypus einer spendenden Person dar, wie er gesellschaftlich (in den Medien, von den Ethikkommissionen, den begutachtenden Personen und den ÄrztInnen) gewünscht wird: unambivalent, überzeugt, höchst engagiert, so gut wie angstfrei und stellenweise geradezu euphorisch in Bezug auf die Spende. Bei einer solchen Selbstpositionierung fällt eine Zustimmung zur Spende von allen Seiten leicht. Die Spendenden vermitteln an keiner Stelle, dass ihnen mit der Organentnahme etwas Negatives angetan wird. Die Spende stellt im Gegenteil ihr innerstes Anliegen dar. Entscheidungsprozesse werden von diesem SpenderInnen-Typ nicht berichtet. Das liegt zum einen daran, dass Entscheidungsprozesse dem eigenen Erleben nach tatsächlich nicht stattgefunden haben; denn wenn eine Spende „selbstverständlich" und „sofort klar" war, muss man sich auch nicht entscheiden. Zum anderen widerspricht ein Entscheidungsprozess ganz entschieden dem Selbstverständlichkeitsdiskurs und dem herrschenden Spendeimperativ und offenbart Ambivalenzen, die es nach dem Selbstbild der meisten selbstverständlich-euphorischen SpenderInnen gar nicht geben darf. Eine Ausnahme stellt hier lediglich Frau Meinecke dar, die – retrospektiv – von der Rücknahme ihres Spendeangebots sowie ihres Wiederangebots gegenüber ihrer Schwester sehr reflektiert berichtet.

5.3.8 Subtypen

Die Ausdifferenzierung des Spende-Typs 1 hat gezeigt, dass es sich bei diesem zahlenmässig größten Typ als sinnvoll erweisen kann, noch einmal in weitere Subtypen zu unterteilen. Typ 1 weist zwar insgesamt eine große Homogenität auf (andernfalls könnte er auch keinen „Typ" darstellen). Aber es fanden sich Unterschiede in dem Ausmaß, in welchem die befragten SpenderInnen moralisierend argumentierten oder sich stattdessen stärker beziehungsorientiert zeigten. Außerdem fand sich bei einem Spender – Herrn Carlsson (in Ansätzen auch bei Frau Konstantin) – das Phänomen der „logischen Umkehrung" oder anders gesagt: das Phänomen des „Nein-Sagers", das hier nicht unkommentiert bleiben soll und in Form eines Subtyps Berücksichtigung findet. Insgesamt ergaben sich drei Subtypen des Spendetyps 1, die im Folgenden erläutert werden.

Subtypen des Spendetyps 1		
A: Die moralisierenden SpenderInnen	B: Der moralisierende „Nein-Sager"	C: Die beziehungs-orientierten SpenderInnen
Frau Konstantin Frau Münsterberg Herr Weiss	Herr Carlsson	Frau Hinzig Frau Meinecke

Tabelle 2: Subtypen des Spendetyps 1

Aufgrund der umfangreichen Zitate sowohl in den Fallbesprechungen als auch in der Beschreibung des Spendetyps 1 enthält der folgende Abschnitt keine Zitatbelege, sondern erläutert die Subtypen lediglich summarisch: FRAU MÜNSTERBERG, FRAU KONSTANTIN und HERR WEISS, die den *Subtyp A* bilden, argumentieren, wie oben gezeigt, allesamt sehr moralisch in Hinblick auf die eigene Spende und zeigen ein Unverständnis gegenüber Nicht-SpenderInnen. Diese werden von ihnen eines moralisch verwerflichen Verhaltens bezichtigt, und einem solchen Handeln wird mit Unverständnis begegnet. Vor allem Frau Konstantin ist in ihrer Verurteilung sehr normativ und rigide und schlägt sogar vor, zu den betroffenen Familien zu gehen und diese nachdrücklich zu einer Spende aufzufordern. Die eigene Spendehandlung wird damit von den SpenderInnen des Subtyps 1 als moralisch einwandfreies und gebotenes Handeln ausgezeichnet, das den Kriterien der Mitmenschlichkeit und Fürsorglichkeit entspricht und aus Sicht dieser SpenderInnen einen Imperativ darstellen sollte.

HERR CARLSSON – der den *Subtyp B* darstellt – argumentiert zwar in ähnlicher Weise, wenn nicht in einigen Punkten sogar noch stärker moralisierend, wenn er auf die kranken Kinder – den Inbegriff der Unschuld und Bedürftigkeit – rekurriert, denen mit einer Organspende geholfen werden könnte. Außerdem richtet er seine moralischen Anklagen nicht nur an Nicht-SpenderInnen in der Lebendorganspende, sondern auch an Menschen, die noch keinen Organspendeausweis besitzen und somit nicht bereit sind, als PostmortalspenderInnen zur Verfügung zu stehen. Bei Herrn Carlsson findet sich jedoch – und dies ist die eigentliche Legitimation, ihn zu einem eigenen Subtyp zu machen – das interessante Phänomen des *Nein-Sagers*: Wie oben bereits ausgeführt, drückt er nicht allein seine Überzeugung dahingehend aus, dass eine solche Spende selbstverständlich sein sollte beziehungsweise für ihn gewesen ist, sondern er geht noch einen Schritt weiter und fragt in vielen sprachlichen Variationen, wieso er eigentlich *nicht* spenden sollte (s. o.).

Auch in vorangegangenen Studien wurde von einem solchen Phänomen des *Nein-Sagens* im Rahmen der Lebendorganspende berichtet. Lennerling et al. (2003) fanden bei den von ihnen befragten SpenderInnen eine ähnliche Argumentation vor, bei der die Spendemotivation durch ein *logisches Motiv* begründet wurde. Dieser Logik zufolge argumentierten die nein-sagenden SpenderInnen, dass man genauso gut mit nur einer Niere leben könne und es deshalb keine Gründe gäbe, *nicht* zu spenden. Ich selbst plädiere dafür, stärker die psychologische Seite und die Funktion einer solchen Form der Negation zu untersuchen, anstatt den SpenderInnen ein logisches Denken zu attestieren. Anders formuliert: Die Logik der Spende, die hier evident wird, ist die Logik des *Spendeimperativs*, der genau darin besteht, dass es keine guten Gründe mehr gibt, in eine Lebendnierenspende nicht einzuwilligen. Es ist diese Logik, die sich die Betroffenen zu eigen machen. Dies geschieht aber nicht – so die These – unambivalent, sondern die verdrängten und vom Unbewussten (und der Gesellschaft) verpönten Bedenken gegen eine Spende zeigen sich vielmehr in Form dieser Verneinung. Mehr noch: Sie können sich *nur* in dieser Form der Verneinung zeigen. Alles spricht für eine Spende, ich kann eigentlich nicht *nicht* spenden, wieso sollte ich dann *nicht* spenden? Psychoanalytisch interpretiert scheint hier zugleich die Fantasie einer Nicht-Spende auf und kann in der Negation formuliert werden: *Ich habe nie daran gedacht, dass mich die Erkrankung der Frau abstoßen könnte. Ich habe nie daran gedacht, nicht spenden zu können. Nicht zu spenden käme mir nie in den Sinn, warum soll ich das nicht machen?* usw. Diese Gedanken, die sich hinter der Negation verbergen, sind eigentlich nicht vorstellbar, soziale Sanktionen, moralische Verwerfung und unabsehbare Auswirkungen für die Beziehungsgestaltung zur empfangenden Person wären die Folge. So betrachtet hat das Nein-Sagen hier eine ähnliche Funktion wie die Nach-außen-Verlagerung von Ambivalenzen in den Bekanntenkreis: Verpönte Gedanken können auf diese Weise thematisiert werden. Freud hat auf das Phänomen der Verneinung in seinem gleichnamigen Text bereits 1925 hingewiesen:

> Ein verdrängter Vorstellungs- oder Gedankeninhalt kann also zum Bewusstsein durchdringen, unter der Bedingung, dass er sich verneinen läßt. Die Verneinung ist eine Art, das Verdrängte zur Kenntnis zu nehmen, eigentlich schon eine Aufhebung der Verdrängung, aber freilich keine Annahme des Verdrängten. Man sieht, wie sich hier die intellektuelle Funktion vom affektiven Vorgang scheidet. Mit Hilfe der Verneinung wird nur die eine Folge des Verdrängungsvorganges rückgängig gemacht, dass dessen Vorstellungsinhalt nicht zum Bewußtsein gelangt. Es resultiert daraus eine Art von intellektueller Annahme des Verdrängten bei Fortbestand des Wesentlichen an der Verdrängung (Freud 1925, S. 12).

Wird also das Nein-Sagen allein im Sinne eines logischen Spendemotivs interpretiert beziehungsweise nur die positive Affirmation des Spendewillens betrachtet, so geht dies an der subjektiven und psychologischen Dimension dieser Negativ-Äußerungen vorbei.

Schließlich bleiben noch zwei Fälle, bei denen sich eine derart starke moralisierende Einbettung der eigenen Spende *nicht* findet und die damit den *Subtyp C* des Spendetyps 1 bilden: Die beziehungsorientierten Spenderinnen FRAU HINZIG und FRAU MEINECKE. Bei beiden finden sich keine Abqualifizierungen von Nicht-SpenderInnen, und die Begründungen für die eigene Spende werden nicht in einen größeren gesellschaftlich- moralischen Kontext gestellt, sondern fokussieren sich stattdessen auf die Beziehungsgestaltung zwischen Spenderin und Empfänger/in: Im Falle von Frau Hinzig auf die starke Verbundenheit mit ihrem Bruder und die auf Liebe basierende Geschwisterbeziehung, die ihre Spende eigenlogisch begründet, und im Falle von Frau Meinecke der Wunsch nach Regulation und Umstrukturierung der schwierigen Beziehung zu ihrer Schwester. Die beziehungsorientierten Spendemotive – so scheint es – überlagern offenbar allgemeinere moralische Spendebegründungen und machen diese überflüssig. Darüber hinaus aber erfüllen diese beiden Spenderinnen alle Kriterien des Spendetyps 1.

5.4 Die selbstverständlich-ambivalenten Spender, die „keine Wahl" haben

Diesem Spende-Typ wurden zugeordnet:

- Herr Rütikamp
- Herr Richter
- Herr Walter

Dieser Spende-Typ ist dadurch charakterisiert, dass die Spende von den Spendern zwar konform mit der gesellschaftlichen Norm und dem herrschenden Spendeimperativ als „selbstverständlich" bezeichnet und dargestellt wird, dass aber im Gegensatz zum Typ 1 bei allen Spendern die eigene Vulnerabilität beziehungsweise Ängstlichkeit gegenüber der Spende im Interview sichtbar und wahrnehmbar wird. Dies wird jedoch nicht offen kommuniziert, sondern scheint nur implizit im Interview auf. Für die Interviewten scheint es schwer, ihre Ängste und Ambivalenzen wahrzunehmen und in das eigene Selbstbild zu integrieren. Zudem befinden sich die Spender dieses Typs allesamt in der Situation, eigentlich gar keine Alternative zu der Spende zu haben und handeln damit aus einer Zwangssituation heraus. Denn außer ihnen steht kein/e andere/r Spender/in zur Verfügung: Herr Rütikamp ist der einzig Gesunde unter zwei kranken Brüdern, Herr Walter hatte schon damals bei der Erstspende seiner Frau seine Schwägerin „vorgelassen" und ist nun selbst gewissermaßen „an der Reihe", und Herrn Richters Frau, die Mutter seiner Tochter, kommt für eine Spende nicht in Frage. So gesehen sind alle Spender dieses Typs in der Position, spenden zu *müssen.* Es ist anzunehmen, dass sie dies nicht tun würden, wenn es noch weitere euphorische SpenderInnen neben ihnen gäbe (wie dies sichtbar am Fallbeispiel von Herrn Walter wurde). Der Spendeimperativ und die Aufforderung zur Spende gilt zwar für alle SpenderInnen, jedoch geht der Spendetyp 2 mit diesem anders um als der Typ 1. Der äußere Zwang und die eigene Unsicherheit werden hier besonders sichtbar, weil innere Umwertung der anstehenden Spende zum eigenen „Projekt" nicht annähernd so gut gelingt wie bei Typ 1.

5.4.1 Die Selbstverständlich-ambivalenten Spender

Auch wenn beim Typ 2 die *Selbstverständlichkeit* der Spende zwar stellenweise ähnlich wie beim Typ 1 betont wird, so ist der Selbstverständlichkeitsdiskurs bei den Spendern des Typs 2 doch ein wenig anders gelagert: Herr Walter und Herr Richter heben zwar ähnlich den SpenderInnen des Typs 1 die „Selbstverständlichkeit“ ihrer Spende hervor. Bei näherem Hinsehen zeigt sich diese Selbstverständlichkeit jedoch als inkonsistent und kann von den betroffenen SpenderInnen nicht in der gleichen Weise gelebt und angenommen und damit zu einer eigenen Spender-Position gemacht werden, wie sie selbst es sich wünschen. Bei Herrn Rütikamp findet sich ein solcher Selbstverständlichkeitsdiskurs gar nicht. Im Folgenden sollen zunächst die Einstellungen der Spender des Typs 2 zur Spende dargestellt werden, um anschließend die Gemeinsamkeiten und Differenzen dieses Spendertyps herauszuarbeiten.

HERR WALTER:

Bei Herrn Walter finden sich in Bezug auf die Selbstverständlichkeit der Spende genau genommen zwei Selbstpositionierungen, die im Widerspruch zueinander stehen und die der Grund dafür sind, dass Herr Walter dem Typ 2 zugeordnet wurde: Zwar präsentiert er sich, wie in der Fallbesprechung bereits dargelegt, einerseits als selbstverständlicher, stellenweise sogar als euphorischer Spender, der einen eigenen Benefit in der Spende erkennen kann und sich aus diesem Grund auf das Ergebnis freut:

> NUR ebnd dass ebnd ähm ähm dass meine FRAU dann mich geFRAGT hat „Und wenn die Niere nu nich, WÜRDest du dit dann MACHen?“ Und DASS ick dann sachte <Klar, is selbstverSTÄNDlich> Denn wir HATTen' äh sah, wie die Niere RAUSgekomm is oder WIE det nun äh äh KLAR wurde, DASS die Niere äh nich mehr ha' zu halten IS! # I: mhm mhm # ja? Also da war det für u' also für MICH eigentlich och KLAR, dasset ebnd' dass wenn MEINe Nie' wenn det GEHT bei mir # I: ja # DASS ick dit auch MACHe denn, ja? DASSet bei mir jeMACHT wird ebnd. Also dit war eigentlich janz KLAR. Da jab's keen ZWEIFel oder kein äh keene ÜberLEGung oder so irgendwie, dass man sachte irgendwie <Ja, det würd ick MACHen> # I: mh # nich? Und würdet ANnehmen, dass MEINe Frau dit jeNAUso mit MIR jemacht hätte # I: mhm mhm # We' also wenn ick denn nun diese Krankheit jeHABT hätte, dass sie det jeNAUso jemacht hätte
> **(Herr Walter 364–377)**

> Dasset wie 'ne s'selbstverständliche Sache is, dass ick (-) dass ick irgendwie det MACHen würde (-) oder MACHe. FÜR meine FRAU und (-) **(Herr Walter 387–389)**

Andererseits zeigt sich diese Selbstpositionierung als selbstverständlicher Spender bei genauerem Hinsehen als brüchig und stellenweise widersprüchlich: Auffällig bei o.a. Zitat ist zunächst, dass Herr Walter die Spendesituation in der Weise schildert, dass er von seiner Frau gefragt worden sei (sie schildert dies anders, nämlich dass *er* ihr die Spende von sich aus angeboten habe). Wenn aber eine Spende tatsächlich so selbstverständlich wäre, wie Herr Walter das hier darzustellen versucht, hätte seine Frau ihn eigentlich auch nicht fragen müssen; dann hätte er derjenige sein müssen, der ihr – aus dieser Selbstverständlichkeit heraus – eine Spende ohne großes Aufheben anbietet. Neben der Selbstpositionierung als selbstverständlicher und souveräner Spender – die anders als bei Herrn Richter stellenweise sehr überzeugend wirkt – nimmt Herr Walter aber noch eine andere Selbstpositionierung in seinem Interview vor: die des zögernden, ambivalenten und nicht sehr engagierten Spenders (die sich im Übrigen auch mit der Fremdpositionierung durch seine Schwägerin Frau Meinecke deckt). Dadurch dass diese zwei unterschiedlichen Selbstpositionierungen in unterschiedlichen Zeitepochen angesiedelt sind, ist es zunächst nicht leicht, Herrn Walter in seiner Selbstbeschreibung stimmig zu verorten, da diese Widersprüchlichkeit zunächst nicht sofort ins Auge fällt. Die Selbstbeschreibung Herrn Walters als nicht-euphorischer Spender, der lieber seiner Schwägerin den Vortritt lässt, findet sich in der Erzählung über die erste Nierenspende seiner Frau, in die er ja ebenfalls schon als möglicher Spender involviert war. Die Selbstpositionierung als euphorischer Spender betrifft die nun anstehende zweite Spende. Um die erste Spende ist er – wie die Fallbesprechung gezeigt und wie er es selbst beschrieben hat – noch einmal herumgekommen, weil sich seine Schwägerin so engagiert für die Nierenspende eingesetzt und diese aus einem starken Eigeninteresse heraus als ihr ureigenstes Projekt verfolgt hat (was Herrn Walter damals durchaus nicht unlieb gewesen ist). Herr Walter positioniert sich damit also selbst als jemand, dem die Nierenspende damals weniger wichtig gewesen ist als seiner Schwägerin und der die Spende nicht aus einem besonderen Eigeninteresse oder einem Verantwortungsgefühl *als Ehemann* heraus verfolgt hat. Die Chance, sich als guter, ja sogar besserer Spender als seine Schwägerin zu beweisen – mit der er sich konstant in einer Rivalitätsposition um die Aufmerksamkeit von Frau Walter befindet – bekommt Herr Walter erst jetzt mit dem Versagen der ersten Niere und der Notwendigkeit einer zweiten Transplantation. Dadurch ergibt sich nunmehr für Herrn Walter eine Situation, in der er sich mit einer „besseren" Niere als ein selbstverständlicherer Spender als seine Schwägerin erweisen kann (siehe

Fallbesprechung). Andererseits entsteht aber auch eine Zwangssituation, in der er nicht gut *nicht* spenden kann, nachdem er seine Spende damals seiner Frau schon angeboten hatte und die Ärzte ihm attestiert haben, wie wunderbar alles zusammenpassen würde. Nur dadurch, dass seine Spende zum Interviewzeitpunkt so naheliegend ist, wird sie für ihn auch selbstverständlich. Vor diesem Hintergrund kann sich Herr Walter schließlich zu einem euphorischen Spender entwickeln. Zudem hat Herr Walter durch die Erstspende seiner Schwägerin erfahren, welchen Gewinn an Lebensqualität er selbst durch eine Nierentransplantation seiner Frau bekommt. Die Hilfsbedürftigkeit seiner Frau versetzt ihn somit in die Position, sich als souveräner und starker Ehemann zu beweisen, der seiner Frau in aller Selbstverständlichkeit in dieser schwierigen Situation unter die Arme greift, womit die Spende konform mit seiner Geschlechtsrolle geht. Herr Walter ist möglicherweise als ein Grenzfall des Spende-Typs 2 zu betrachten, weil er sich an einigen Stellen auch gemäß der Kriterien des Spende-Typs 1 positioniert. Aus den erwähnten Gründen wurde Herr Walter jedoch dem Spende-Typ 2 zugeordnet. In seinem Interview finden sich viele Beschwörungsformeln, die sich wie ein roter Faden durch das ganze Interview ziehen und die den Eindruck aufkommen lassen, dass sich Herr Walter trotz der optimalen Bedingungen des guten Ausgangs der anstehenden Operation noch nicht sicher ist, so dass er diesen in Anwesenheit der Interviewerin „beschwören“ und sich rückversichern beziehungsweise sich selbst Mut für den geplanten Eingriff zusprechen muss:

> IS doch irgendwie, sa'ma irgendwie, dass allet nur KLAPPen sollte, ne? (Herr Walter 296–297)

> Und so nehm ick alles an, dass dit geNAUso wird (-) ne? # I: aha # Also dass dass da' WIRKlich, ick meine jez so dit' so jez zu IHNen so - wie=och zu meiner FRAU sachte ebnd also: DASS ick denke doch irgendwie, wenn dit alles so klappt, wie wir uns dit so VORstellen, ja? (Herr Walter 445–449)

> Also dies is ja ganz=naja klar, aber das is ja der HINTergrund zum spen=äh=vom SPENDer oder vom EmPFÄNGer, ne? DASS dass ick sage, dasset dem ANDern ähm' also jez meiner FRAU BESSer geht # I: mhm mhm # Und MIR sollet doch nich SCHLECHTer gehn eigentlich, warum ja? (-)nech? # I: mh # Also hab ich NICH im Kopf ja oder weeß ick nich, sa'ma, man DENKT immer' is ja KLAR, ne OperatION. Der Dr. C, der meinte ebnd äh ja meinte: Is nich SO'ne (-) äh SO'ne komplizierte äh Operation, aber och nich so wat EINfachet # I: mh # also dass der PFÖRTner dit macht, ne? (Herr Walter 451–459)

> IP: (stimmt ein) Naja, woll'ma mal HOFFen, dasset wei' so WEITergeht (Herr Walter 670)

> Ne? also sagen wir, wenn jez allet' also ick sach noch mal <<Auf den Tisch klopfend> Wenn alles so klappt, wie WIR uns det so VORstellen, nich?> Denn ick SACHe mal äh we'wenn wenn' wenn ick jez SAGen würde, WIE ick mir dit so VORstelle (-) nich? dann muss man unter Umständen ZWEImal rechnen # I: mh # Also SACH ick immer irgendwie <<auf den Tisch klopfend> Wolln'wa hoffen, alles' dass alles SO klappt wie dit VORdem war>
> **(Herr Walter 788–794)**

> Und und jez sachte der Dr. C und (-) und alle: Also die' also sei' meine WERTe, die wärn ja bald quasi, sa'mal, wie n ZWAN-Zigjähriger also die BLUTwerte und alles so. Und och die HERZ' äh HERZmuskeln und all' und HERZkammern, dit wär allet janz fanTASTisch, ja? Also deswegen mein ick also so von MIR aus denn dürfte eigentlich jar nüscht (-) # I: mh # äh im WEGe sein' also von dem OrGAN jetzt' also Nie' also von der NIERe, dasset nich GEHT, ne? **(Herr Walter 823–830)**

Herrn Walters Formulierungen ähneln Beschwörungsformeln, die die Funktion haben, die eigene Angst zu bannen. Die Hervorhebung durch die behandelnden ÄrztInnen, dass seine Werte so gut seien, dienen ihm dabei als Stabilisierung und Rückversicherung zugunsten der Fantasie, dass diese Operation gar nicht misslingen kann.

HERR RICHTER:

Bei Herrn Richter gibt es ähnliche – sogar noch stärker hervortretende – Unsicherheiten, was die anstehende Spende betrifft: Auch bei ihm herrscht, wie bei vielen Eltern, die Erzählung eines *Selbstverständlichkeitsdiskurses* und der *Identitätslogik* vor, nach der Herr Richter seine Spende primär aus seiner Position *als* Vater heraus begründet, wie die obige Falldarstellung gezeigt hat. Mit der Betonung, dass dies jeder andere auch für sein Kind tun würde, betont er die Selbstverständlichkeit seines Handelns ebenso wie mit der Schilderung seiner Spontaneität und der Abwesenheit jeglicher Entscheidungsprozesse:

> Und (--) naja, wie soll ick SAGen äh, war keen VerSPRECHen, ick halte dit EIN wat man denn jesagt hat. Würde doch (-) JEDer machen für seine Tochter, denk ick mal (-) Is doch mein KIND! # I: mhm (lachen)# << lachend <Is ja n WUNSCHkind!> Naja! # I: aha # Und da als VATer macht man sowat. Denk ick ma.
> **(Herr Richter 35–39)**

> Für MICH is dit ne SelbstverSTÄNDlichkeit. Dass man och so viel drü' drum erZÄHLT oder so. Also ick hab damit <<mit heller Stimme> überHAUPT keine Probleme GAR nicht. Meine Frau sagt immer, dit GIBT et nich> **(Herr Richter 55–58)**

IP: [Also (-)] die kam denn nach HAUSe und hat uns dit erZÄHLT (-) Und DA hab ich zu ihr jesagt' da hab ich sie erstmal in ARM genommen und geDRÜCKT und hab jesacht zu ihr <Melli, du brauchst überHAUPT keine Angst ham. Wir stehn alle ZU Dir und du kriechst von Papa ne NIERe> (-) So (-) Denn (-) dit war' da gabs och keene ÜberLEGung, weil man mich oft gefragt hat <Ham'Se denn erst' mussten Se erst überLEGen oder wiev=lange BRAUCHTen Se> # I: mh # NEIN! D' Ick hab zu ihr gesagt <Du KRIECHST dit, wenn alles HINhaut, KRIECHSTe dit> Ansonsten hat B., meine Frau, gesacht <Wenn MEINe Werte hinhauen, kriechste se von MIR> Aber nun hat' nun hat dit ebend bei mir alles überEINgestimmt gehabt. Und dit war am ERSTen Tach' erste MinUTe, wo sit uns geSACHT hat, hab ick ihr GLEICH gesagt >Papa gibt' gibt se Dir> (Herr Richter 198–210)

Ick sache: Dit is' << leicht genervt <für mich is dit norMAL. Dit würde vielleicht JEDer Vater machen, ick WEIß it nich>, aber ick hab damit keine ProBLEMe. (Herr Richter 339–342)

Naja, wat würd ick sagen (-) SIND eben meine kleen PUPPenkinder (--)Und ick LIEBe ebend meine Kinder. Naja, würde doch JEDer Vater machen. (Herr Richter 803–805)

Wenn Herr Richter auf einer manifesten Ebene in diesen Zitaten die Selbstverständlichkeit der eigenen Spende *als* Vater propagiert und auf die Abwesenheit von Problemen mit seiner Spende hinweist, so werden hier auf einer latenten Ebene allerdings doch seine Unsicherheiten und Ambivalenzen gegenüber der Spende deutlich: Die zweifelnde Ehefrau und Tochter, die er hier einführt, erfüllen nicht die Funktion der applaudierenden oder auch zweifelnden Außenstehenden, deren (unangemessene) Zweifel er souverän ausräumen kann, um sich damit seiner eigenen Spendewilligkeit zu versichern (wie das beim Typ 1 der Fall ist). Seine Ehefrau und Tochter scheinen hier vielmehr etwas zu spüren, das Herr Richter sich selbst nicht eingestehen kann, dass er nämlich ängstlich und ambivalent in Bezug auf die Spende ist:

IP: Die könn it nich verSTEHN, aber - ick weeß och nich -
I: Was=Was könn' was könn die nich verSTEHN?
IP: [Na warum ich mir keine GeDANKen] mache oder so. Ick sache: Dit is' << leicht genervt <für mich is dit norMAL. Dit würde vielleicht JEDer Vater machen, ick WEIß it nich>, aber ick hab damit keine ProBLEMe. Melli sagt auch immer <Papa, du verSTELLST dich!> # I: (lacht kurz)# Ick sage <Da KANN man sich nich verSTELLEN> # I: mh # Klar, ick' oder s' man dürfte jetzt och nich so Angst mACHEN und sagen <Ogott, wenn DIS passiert und DIS> (-) # I: mh # Mh (-) Klar DENK ick schon mal dran, also <Naja, HAUPTsache sind die SCHMERZen nich so dolle> oder so aber (-) is alles verGÄNGlich (-) (Herr Richter 335–347)

Neben den sich durch eine sprachanalytische Untersuchung dieser Passage offenbarenden Ambivalenzen und Unstimmigkeiten in der Darstellung von Herrn Richter artikuliert er sogar ganz offen eigene Ängste und Unsicherheiten, indem er zugibt, dass in seiner augenblicklichen Situation ihm nicht noch jemand Angst machen dürfe und dass er im Hinblick auf mögliche Schmerzen sehr wohl eine Anspannung verspüre. Damit präsentiert sich Herr Richter als ein vulnerabler Spender, dem bewusst ist, dass er durch diesen Eingriff nicht unerheblich verletzt werden wird. Auch in einer späteren Stelle im Interview wird deutlich, dass Herr Richter Angst hat, sich vor der Operation durch irgendwelche Informationen oder Interneteinträge „verrückt machen zu lassen“, und es stattdessen bevorzugt, sich von zu vielen Informationen oder gar Gesprächen mit anderen SpenderInnen fernzuhalten:

> I: Ham Sie mal mit (-) äh andern Spendern geSPROCHen, die das schon länger..?
> IP: [Nein.]
> I: Ja mh. Manchmal erGIBT sich ja die Gelegenheit, aber
> IP: [Lass mich überRASCHen] (-) Meine Tochter hat schon mal im INTernet geguckt, ja? # I: [Mhm]# Da hab ick gesagt: Nee, dit mach ick NICH, dit nich.
> I: Mh (-) Das is ja jeder auch ANDers. Es gibt ja auch so
> IP: [Ja, dann ham sie gesacht] dat dit sone SCHMERZen sind oder' dat möcht ick alles nich WISSen, weil dat lass ick alles so auf mich Zukommen. # I: Mh # Wenn man sich' warum soll ick mich jetzt verRÜCKT machen? (Herr Richter 746–762)

Bei Herrn Richter steigt ganz offensichtlich mit sich näherndem OP-Termin die eigene Angst, zeigen darf er sie indes nicht. Von den ÄrztInnen könnte ihm dies als Unsicherheit ausgelegt werden; außerdem würde er nach eigener Befürchtung seine Tochter damit verunsichern. Das einzige, was sich Herr Richter – nach Zuspruch und Ermunterung von Seiten der Interviewerin – zugesteht, ist eine „gesunde Angst“, die seiner Ansicht nach jeder normale Mensch habe (451 ff.). Die Interviewerin scheint Herrn Richters Ringen um die eigene „richtige“ Selbstdarstellung zu spüren und bietet sich ihm als ein Spiegel und eine Außenbestätigung an, indem sie ihm rückversichert, dass eine Restangst in ihren Augen „völlig natürlich“ und „ganz normal“ und Herr Richter deswegen kein schlechterer oder ambivalenterer Spender sei als andere. Der eigenen und bei Herrn Richter deutlich vorhandenen Angst vor der Operation, die aber – nun da Herr Richter und seine Tochter sich quasi auf der Zielgeraden befinden – nicht allzu zu groß werden darf, begegnet Herr Richter ähnlich wie Herr Walter mit fast rituell wiederholten Beschwörungsformeln, mit denen er versucht, *die eigene Angst zu bannen* und *sich selber Mut zuzusprechen*, um sich ebenso wie die Interviewerin davon zu überzeugen, dass ja eigentlich alles nur gut gehen kann:

> Bin da sehr optiMISTisch und (--) denke dass dit alles in ORDnung geht. Wenn se SO die Arbeit machen, so wie ICH meine Arbeit, denn - die ÄRZTe - dann brauch ick keene Angst habn.
>
> (Herr Richter 281–284)

> Ja, sag ick vielleicht, dass man so sacht: Man hat schon so viel MITgemacht' oder DURCHgemacht, dass dat' wat is n da ne NIERe (-) rausmachen # I: mh # Na IS aber och nich schlimm (-) Ich kann Ihnen jez OCH überzeugen # I: (leises Lachen) # <Wat IS n da weiter BEI? Is doch nich' is doch keen ProbLEM!> Und wenn man ZWEIe hat' der liebe' äh ick meine jezze' äh der Mensch wurde schon so jeSCHAFFen. Mit ZWEI Augen' mit EI'm Auge kann man LEBen # I: mh mh # <<schnell aufzählend> Und mit ei'm ARM kann man leben, mit ei'm BEIN kann man leben, mit eine NIERe kann man leben und> Naja (-) KLAR (-) und wenn man KRANK wird, die Krankheit hätte man och gekriecht mit ZWEI Nieren.
>
> (Herr Richter 593–603)

Dem Ziel der Selbstermutigung dient auch die durch Herrn Richter berichtete Bestätigung durch die ÄrztInnen, dass er ausgesprochen gesund sei:

> IP: Aber ick bin fit wie n TURNschuh, hat man mir (Einatmen, überlegend) naja, geSAGT jedenfalls (-) beSCHEINigt.
>
> (Herr Richter 618–619)

Neben dieser Bestätigung hilft ihm auch sein Zweckoptimismus bei der Eindämmung der Angst. Wenn seine Tochter Melanie – so die Fantasie von Herrn Richter – sich „nur immer schön" auf die Operation freut, dann wird diese auch gelingen. Die eigene Relevanz, die Herr Richter am Schluss des Interviews geltend macht, besteht konsequenterweise noch einmal in der Beschwörung, dass er ganz entspannt und ohne Probleme an die Transplantation herangehen werde. Diese hier berichtete Wunschfantasie, am Tag der OP ganz locker seine Tasche in die Hand nehmen und „dahin" gehen und dann, „wenn alles vorbei is" wieder gesund nach Hause zurückkehren zu können, wird dabei unter Zuhilfenahme der Interviewerin inszeniert, der Herr Richter anbietet, dass er sie nach gelungener Operation anrufen und über sein Wohlergehen informieren könnte, worauf diese freudig eingeht. Die (entgegen seinen eigenen Beteuerungen) anhand der Textinterpretation vorgenommene Zuordnung Herrn Richters als ängstlicher Spender wird zudem durch die Eindrücke der Interviewerin während des

Interviews sowie durch die Fremdpositionierung der Tochter bestätigt: Auch Frau Gladbeck positioniert ihren Vater entgegen seiner Selbstdarstellung als einen ängstlichen und unsicheren Spender:

> naja mein Papa hat eben viel ANGST und macht sich eben schon verRÜCKT und so. (Frau Gladbeck 256–257)

Herr Rütikamp:

Bei Herrn Rütikamp wird – anders als bei Herrn Walter und Herrn Richter – kein Selbstverständlichkeitsdiskurs nach außen hin propagiert. Dass eine solche Spende selbstverständlich sei – dieser oder ein ähnlicher Satz findet sich im ganzen Interview von Herrn Rütikamp nicht. Es fällt jedoch die Bemerkung, dass die Spende selbst nie zur Diskussion stand, dass eine Spende zwischen ihm und einem seiner Brüder immer schon ausgemacht gewesen sei:

> also bei mir stand nie die' zur Diskussion DASS ich eine Niere spende, sondern WENN es dann soweit ist, WEM
> (Herr Rütikamp (Spender) 84–85)

Neben diesem Umstand, dass die Spende selbst offensichtlich nie zur Diskussion gestanden habe, bemüht sich Herr Rütikamp darum, deutlich zu machen, dass diese Spende – trotz der eigenwilligen Familienkonstellation und der objektiven Zwangslage, in der er sich befindet – etwas sei, das er freiwillig tue und das eine Hilfe darstelle, die er anbieten könne. Damit hebt er auf den Agency-Aspekt ab, der ihm aus verschiedenen Gründen, die unten noch erläutert werden, sehr wichtig ist:

> Es ist mehr ein' eine HILFe, die ich ANbieten kann, ich kann ja SONST nichts machen, oder? Ich kann Ihnen sagen, Sie sollen sich gesund erNÄHREN, gut viel beWEGen # I: mh # EntSPANNung suchen, aber ich kann ja sonst NICHTS machen # I: mh # Und, s'klar, WENN ich so ein DING da habe, so'n fahrende äh' ein ErSATZteillager, <<lachend> da hab ich jetzt ein Stück, das weiterhelfen kann, dann ist das nicht die VerPFLICHTung, sondern ich MÖCHTe das. Ich möchte HELFen # I: mh # Ich KANN helfen, wieso dann NICHT? (Herr Rütikamp (Spender) 179–187):

> Aber ich denke, wenn man so NAHe ist, dann (--) WILL man helfen. Also ich kann mir das anders nicht VORstellen.
> (Herr Rütikamp (Spender) 201–203)

Herr Rütikamp schildert hier seine Adaption des Spendeimperativs: Wenn man so nahe als Angehöriger das Leiden seiner nahen Verwandten miterlebt, kann man nicht *nicht* helfen wollen; dann ist Helfen etwas, das man aktiv möchte und zur eigenen Sache macht, auch um den Preis der Selbstverletzung.

Abgesehen von seiner Erwähnung, nach der die Spende selbst nie zur Diskussion gestanden habe, finden sich allerdings auch eine ganze Reihe von Selbstpositionierungen, die Herrn Rütikamp als jemanden zeigen, für den diese Spende eben *nicht* selbstverständlich ist, der sie *nicht* einem seiner Brüder schon ganz selbstverständlich vor Jahren versprochen hat und für den es offenbar eine *Entscheidung* war, sich als Spender zur Verfügung zu stellen. Aus diesen Gründen wurde Herr Rütikamp auch nicht dem Typ 1 zugeordnet:

Und äh das war die erste Frage: Bin ich rein mediZINisch überhaupt in der Lage, meine Niere zu SPENDen. Bevor man sich die ganzen ANDeren Überlegungen machen muss äh das war die ERSTe Frage. (Herr Rütikamp (Spender) 59–61)

Also wir sind immer im Austausch was diese Krankheit äh betrifft # I: mh # Also ich wusste immer geNAU, dem gehts GUT, dem SCHLECHT, wieso, was und so. Aber ähm ich hab NIE das Angebot gemacht <Ey, Brüder, wenn der eine von euch SCHLECHT hat, wenn es nicht mehr gut geht, ich HAB da noch was> # I: mh mhm # Weil ich erstens die HOFFnung nicht machen wollte, ähm also jemand die Hoffnung GEBen obwohl ich nich genau WEIß # I: ja # ob es überhaupt GEHT # I: ja # Deshalb war für mich einfach immer diese zwei SCHRITTe: Zuerst mediZINische Abklärung. Bin ich überhaupt ähm imstande diese' diese Transplantation oder diese Organ zu SPENDen? Und dann das auch zu SAGen # I: mh # Nicht jemand entTÄUSCHen, eine # I: mh # HOFFnung machen und dann: Nein, es geht TROTZdem nicht.

(Herr Rütikamp (Spender) 415–427)

Äh als Stefan mich ANgerufen hat, hab=ich=gesagt <Ich möchte einfach mal MITkommen, ich möchte mich inforMIERen. Ich weiß selber NICHT wie mein Gesundheitszustand ist> Und auch IMMer hab ich gesagt: Wir schaun diese zuerst, dann' und DANN werd ich mich äh mit der Frage auseinANDersetzen, OB ich es will. Und ähm weil ich ja NIE sagen konnte <Ja, ich geb jetzt DIR oder DIR (lacht)> # I: mh mh # Also ich wollte es einfach erst mediZINisch abgeklärt haben

(Herr Rütikamp (Spender) 427–434)

Ähm eigen' wenn ich mich entSCHLOSSen habe, dann MACH ich's auch. Vielleicht GIBT es Personen, die plötzlich irgendwelche Unstimmigkeiten HABen – kann mir das zwar nicht VORstellen – also ich' Es ist SCHÖN, wenn es einen' einen EXitstrategie irgendwo gibt, oder? Wenn man weiß: O.k. man KÖNNTe # I: mh # aber für MICH kommt das nicht in Frage. Weil ich einfach' hab mich entSCHLOSSen und (-) das IST es (-)

(Herr Rütikamp (Spender) 445–451)

Diese im o.a. Zitat erwähnte Exitstrategie ist für Herrn Rütikamp eine schöne Vorstellung – ganz anders als beispielsweise für Frau Konstantin vom Typ 1, für die diese Frage bereits einen Affront und eine Provokation darstellte. Herr Rütikamp ist mit Frau Binggeli zusammen einer der wenigen SpenderInnen, die überhaupt etwas von ihrer Vulnerabilität und Angst im Vorfeld der Lebendnierenspende äußern und die sich dieser Ängste auch *bewusst* sind – auch wenn die Selbstberuhigungsstrategien bei Herrn Rütikamp schnell greifen (notwendigerweise, denn ansonsten würde seine Position als Spender brüchig werden):

> Die Angst äh dass einem SELBer etwas passieren könnte, die ist im ERSTen Moment vielleicht da. Dass man sagt: UUh, wie GEHT das? # I: mh # aber ich denke mit den Informationen, welche man bekommt, wird das' wird einem sehr transparent äh geZEIGT, WAS genau passiert (Herr Rütikamp (Spender) 203–207)

Herr Rütikamp positioniert sich weiterhin als ein Spender, der nicht allein blind den behandelnden ÄrztInnen vertraut, sondern der vor dem Hintergrund des schlechten Operationsverlaufs seiner Mutter eine gewisse Skepsis und ein Bedürfnis nach Rückversicherung mitbringt. Die *Agency*, die die SpenderInnen des Typs 1 gegenüber der Realisierung der Lebendorganspende aufbringen, zeigt Herr Rütikamp in Bezug auf den Eigenschutz und die eigene Informiertheit im Vorfeld der Lebendspende, indem er sich nach neuen Erkenntnissen und den Möglichkeiten von Vermeidung alter Fehler sowie nach der Zeit im Anschluss an die Operation erkundigt. Damit wählt Herr Rütikamp nicht wie Herr Richter und Herr Walter den Weg der Verdrängung von ängstlichen Gedanken oder von Beschwörungsformeln, dass alles gut gehen möge, sondern er geht den direkten Weg der Information und der größtmöglichen Aufklärung, um sich in dieser für ihn riskanten Situation weitestgehend abzusichern. Auch die Tatsache, dass Herr Rütikamp zum vorbereitenden Familiengespräch seine Anwältin mitbringt, ist ein weiterer Beleg dafür, dass es sich bei ihm nicht um einen selbstverständlichen oder euphorischen Spender handelt, sondern um einen unsicher-ambivalenten, dessen Handlungsagency sich auf den Schutz der eigenen Person und die Vertretung der eigenen Interessen gegenüber zwei besitzergreifenden Brüdern richtet. Herr Rütikamp ist damit einer der wenigen Spender, die über einen Entscheidungsprozess berichten. Allerdings steht bei ihm, wie schon mehrfach erwähnt, nicht die Spende selbst zur Disposition, sondern die Frage des Empfängers. Dass sich Herr Rütikamp hier in einer äußerst schwierigen Position befindet und seine Selbstpositionierung nicht eindeutig ist, macht folgendes Zitat deutlich, in dem er sich einerseits gegen den selbstverständlichen Zugriff seiner Brüder auf sein Organ als „Ersatzteillager" wehrt, sich aber gleichzeitig genau in diesem Sinne selbstpositioniert, indem er beiden das *gleiche* Recht auf sein Organ einräumt:

> Es war SCHON eher so dass ICH mich immer mit diesem Thema beFASST habe, weil ich ja wusste dass ICH der geSUNDe bin # I: mh mh # dass ich diese Krankheit NICHT habe, die anderen beiden NICHT. Ähm ich hab dann mir MEHR Überlegung dazu gemacht als sie sich überhaupt VORgestellt # I: mh # hatten. Und hab dann ihnen auch klar aufgezeigt, also dem Stefan <Du hast zwar je' du beNÖTigst diese Niere, aber du hast keinen ANspruch darauf einfach SO # I: mh # Mein ANDerer Bruder hat genau den gleichen Anspruch> (Herr Rütikamp (Spender) 132–140)

Schließlich macht auch die Fremdpositionierung durch seinen Bruder deutlich, dass Herr Rütikamp sich ihm gegenüber nicht als ein begeisterter und euphorischer Spender positioniert, sondern als jemand, der realisiert, dass er nun „an der Reihe" ist:

> IP: Ja EBen, mein jüngerer Bruder war dann natürlich ähm' naJA, hat dann so reagiert eben <Ja, phhf, dann müsste ich wohl mal> (Lachen) # I: (stimmt ein) # mich unterSUCHen lassen. Und ich habe gesagt <Ja, jetzt ist der ZEITpunkt da.
> (Herr Rütikamp (Empfänger) 281–284)

Die unterschwellige Angst, die die Interviewerin im Gespräch mit Marius Rütikamp wahrnimmt, die aber nicht offen thematisiert wird, spricht der Empfänger Herr Stefan Rütikamp dafür sehr direkt an:

> IP: Er hat das schon so geÄUßert, das ist RICHTig äh, ich WEIß aber nicht, ob er sich der GANZen Konsequenzen beWUSST war natürlich # I: mh # auch was das dann HEIßT, oder. Weil ich hab jetzt SCHON gemerkt, er hat schon bisschen ANGST, oder. Vor diesem # I: mh # EINgriff. Weil dann komm natürlich die FRAGen <<Bruder> Ja, dann hab ich ja AUCH nur eine Niere. Wenn ich einen UNfall habe, was passIERT dann? # I: mh # Wenn'> Es IS natürli' es ist KLAR. Es ist äh' Man gibt etwas WEG # I: mh # und gibt natürlich ein Teil des KÖRPers weg. Und ich versteh das AUCH so dass er=ich' ich meine dass' ja, is SCHON so, oder. Und es ist ein EINgriff, das ist AUCH klar, oder. Also es KÖNNTe' es könnte # I: mh # etwas passIERen, oder.
> (Herr Rütikamp (Empfänger) 392–402)

> Ja, ich glaube schon, dass er ziemlich ANGST hat, ich GLAUBes
> (Herr Rütikamp (Empfänger) 569)

> Und ich GLAUBe, je näher dieser Termin jetzt RÜCKT, äh desto MEHR wird er bisschen nerVÖS, er ist ANgespannt. Ich glaube, er hat schon ziemlich ANGST (Herr Rütikamp (Empfänger) 590–592)

> im ersten GeSPRÄCH so, als darum ging, was dann die verschiedenen MÖGlichkeiten seien und so, hat er natürlich SCHON gesagt <Ja, warum möchtest an' möchtest du nicht DiaLYSe machen?> und so. Und da hab ich gesagt <Das kommt für mich nicht in FRAGe.
>
> (Herr Rütikamp (Empfänger) 673–677)

5.4.2 Zusammenfassung

Der unsicher-ambivalente Spendetyp zeichnet sich also insgesamt dadurch aus, dass die nach außen propagierte Selbstverständlichkeit der Spende brüchig ist beziehungsweise es keinen ungebrochenen Selbstverständlichkeitsdiskurs gibt. Alle Spender des Typs 2 zeigen Unsicherheiten, teilweise eine Ängstlichkeit, zumindest aber eine Ambivalenz in Bezug auf die Spende. Diese Bedenken werden aber nur verhalten artikuliert und sich selber gegenüber nicht eingestanden. Es fehlt die beim Typ 1 häufig anzutreffende Spende-Euphorie. Auch wenn sich alle SpenderInnen des Samples in einer emotionalen Zwangssituation befinden, konstelliert sich beim Typ 2 stärker die Situation heraus, dass die Spendenden kaum eine Wahl haben. Die Spender des Typs 2 werden zu Spendern, weil sie in gewisser Weise zu Spendern werden *müssen*. Ihnen gelingt es aber weniger erfolgreich als den selbstverständlichen und euphorischen SpenderInnen, sich diesen Spendeimperativ zu eigen zu machen und die im Rahmen eines Spendeprozesses auftretenden kognitiven Dissonanzen zu reduzieren, indem sie zum Beispiel die Spende positiv besetzen und als eigenes „Projekt" inszenieren. Sie positionieren sich selbst eher als passive Akteure im Spendeprozess, während die SpenderInnen des Typs 1 die Spende aus eigener Kraft und häufig mit sehr großer Agency vorantreiben.

5.5 Die ambivalent-widerständige Spenderin

Diesem Typ wurde zugeordnet:

– Frau Binggeli

Dieser dritte Typ umfasst nur eine einzige Spenderin, nämlich Frau Binggeli. Die differenzierte Art und Weise, mit der sich Frau Binggeli als eine vulnerable und ambivalente Spenderin positioniert, die als Einzige ihren schwierigen Weg von einer ambivalenten und widerständigen Position hin zu einer schließlich überzeugten Spenderin als einen wirklichen *Prozess* zu erzählen in der Lage ist, rechtfertigt es meiner Ansicht nach, ihren Fall als einen eigenen Typus zu identifizieren. Hinsichtlich der vergleichsweise kleinen Fallzahl von nur 11 SpenderInnen verwundert es nicht, dass sich lediglich ein ambivalenter Fall darunter findet; denn die Äußerung von Ambivalenzen im Vorfeld einer Lebendorganspende erscheint für die Betroffenen schwierig. Innerpsychisch ist eine solche Position der zweifelnden Spenderin nicht lange aufrechtzuerhalten. Entweder werden die Zweifel zu groß, und dann hat dies auch meist einen Einfluss auf die Entscheidung zur Spende, oder – gemäß der kognitiven Dissonanztheorie von Festinger (s. o.) – es findet ein Arrangement und ein Umwerten der Situation statt, so dass die getroffene Entscheidung als richtig und stimmig angesehen werden kann. Gerade weil es sich bei dem offen ambivalenten und nicht-selbstverständlichen Spendetyp um einen eher seltenen und nicht öffentlich diskutierten Spendetyp handelt, stellt das Interview mit Frau Binggeli einen Glücksfall für dieses Sample dar: Hier findet sich eine Selbstpositionierung, die dem herrschenden und gesellschaftlich erwünschten Idealtyp eines Spenders/einer Spenderin widerspricht. Anhand des Interviews mit Frau Binggeli kann der Weg von einer anfangs sehr ambivalenten und widerstrebenden Spenderin hin zu einer am Ende schließlich optimistisch beflügelten Spenderin auf eine eindrückliche Art und Weise nachvollzogen werden. Außerdem zeigt sich hier, welche innerpsychischen Hürden auf dem Weg zur Lebendorganspende von den Betroffenen bewältigt werden müssen.

Auch für Frau Binggeli seien im Folgenden die typischen Charakteristika dieses Spendetyps genannt:

5.5.1 Kein Selbstverständlichkeitsdiskurs

Bei Frau Binggeli findet sich keinerlei Selbstverständlichkeitsdiskurs. Die sonst bei fast allen anderen SpenderInnen übliche Formulierung, dass eine solche Spende „selbstverständlich“ sei, findet sich bei ihr an keiner Stelle. Im Gegenteil: Bei Frau Binggeli herrscht von Beginn an die Schilderung eines äußerst ambivalenten Weges hin zur Organspende vor, der keineswegs „sofort klar“ gewesen ist, wie etwa bei den SpenderInnen des Typs 1. Von der Interviewerin gefragt, wie sich das Vorhaben der Organspende denn ergeben habe, beginnt sie ihre Eingangserzählung mit der Feststellung, dass dies eine „ziemlich lange Geschichte" gewesen sei und nicht, dass dies alles von Beginn an bereits entschieden gewesen wäre:

> Ja dis is eine (Lachen) # I: (stimmt mit ein) # ziemlich lange Geschichte (lacht). (Frau Binggeli 13–14)

Obwohl die Erkrankung des Mannes schon lange bekannt war und es Frau Binggeli durchaus in den Sinn hätte kommen können, für ihren Mann irgendwann einmal eine Niere zu spenden, schildert sie den Prozess einer Verdrängung, mit deren Hilfe sie das Thema der Lebendorganspende über viele Jahre auf Abstand halten konnte:

> Und äh ich wusste IMMer, dass=äh=dass=es=äh dann einmal heißt DiaLYSE oder dass er eben auf die Spen=auf=äh=die Liste kommt und warten muss für eine SPENDer(-)niere. Aber das war mir EFFektiv NIE bewusst, dass das eigentlich äh auch ICH ihm eine Niere spenden KÖNNte. Ich weiß nich, eigentlich hätt ich es <<schmunzelnd> wissen müssen> ich weiß nicht recht (lachen),man hat's vielleicht auch einfach son bisschen VON sich geschoben. (Frau Binggeli 77–83)

Irgendwann wird sie jedoch durch ihren Ehemann mit einem regelrechten „Wink mit dem Zaunpfahl" mit diesem Thema konfrontiert, indem dieser ihr die Informationsbroschüren über die Lebendspende mit nach Hause bringt. Als Frau Binggeli diese schließlich liest, ist klar, dass sie sich dem Thema *Lebendnierenspende* und der an sie herangetragenen Frage – ob sie nämlich ihrem Mann eine Niere spenden möchte – nicht mehr entziehen kann. Sie muss sich nunmehr mit dieser Frage auseinandersetzen. Nachdem sich dann herausstellt, dass die Spende zwischen Frau Binggeli und ihrem Mann von den Blutgruppen und anderen medizinischen Voraussetzungen her geeignet wäre und die ÄrztInnen weitere Untersuchungen und Vorbereitungen im Hinblick auf die Lebendnierenspende vorschlagen, stellt Frau Binggeli fest, dass ihr das alles viel zu schnell geht und sie zunächst mit jemandem sprechen möchte, der schon einmal gespendet hat.

> Und äh (-) da da hat ich dann einige schlaflose Nächte # I: mhm # und merkte: Nein, so schnell kann ich jetzt das nicht. Und ich spürte ganz stark, jetzt muss ich erstmal mit jemandem sprechen, der das äh geMACHt hat (Frau Binggeli 129–132)

Mit ihrem Zögern und Innehalten reklamiert sie für sich die Position einer Spenderin, die imstande ist, diesen scheinbar selbstevidenten und selbstläufigen Weg der Lebendorganspende anzuhalten und dessen Fortgang aktiv und selbstwirksam mitzugestalten. Sie zeigt dabei eine große Agency, die sich ähnlich wie bei Herrn Rütikamp auf ihren Selbstschutz richtet. Damit wehrt sie sich einerseits gegen die von den ÄrztInnen betriebene Eile und Selbstverständlichkeit des Spendeprozesses, andererseits präsentiert sie sich aber auch als Spenderin, die zu ihren Ambivalenzen und Ängsten sowie zu ihren Gefühlen der Unsicherheit und ihrem Bedürfnis nach Rückversicherung stehen kann. Erst nachdem sich das Ehepaar Binggeli mit einem anderen Ehepaar getroffen hat, bei dem ebenfalls die Frau dem Mann eine Niere gespendet hatte und denen es nun beiden sehr gut geht, befindet Frau Binggeli: `Doch, machen wir WEIter`. Frau Binggeli positioniert sich mit dieser Haltung ganz bewusst in Kontrast zu den – von mir „Typ 1“ genannten – selbstverständlichen und euphorischen SpenderInnen, denen ihr Spendeentschluss sofort „klar“ gewesen sei und deren Haltung über die Medien ihrer Ansicht nach in normativer Weise als die „übliche“ SpenderInnen-Haltung propagiert wird. Sie weist dagegen dezidiert auf den eigenen, prozesshaften Weg zur Organspende hin:

> `Für MICH war das ein Prozess=ich=hör=äh=also unterdessen äh wird man natürlich AUF=aufmerksam auf FERNsehsendungen und RADIOsendungen # I: mh # und plötzlich, der Beckmann, da sah=da= könnte=man=ja=da=da IST wieder etwas (lacht) da wird man wieder orienTIERT # I: mh # Oder eben man vertieft sich äh auch nochmals in die Fallbeispiele bei diesen BROschüren und das äh is ja gar recht unterschiedlich, dass die einen dann SOFORT - also 's wird so DARgestellt - # I: mh mh # wie wenn das recht SCHNELL äh den Leuten KLAR ist, dass sie das MACHen wollen.`
>
> (Frau Binggeli 186–194)

Mit ihrem Einschub – „`also 's wird so DARgestellt`“ – zweifelt Frau Binggeli implizit die sofortige Spendebereitschaft der anderen OrganspenderInnen an oder scheint sich zumindest über diese zu wundern und eine klare Differenz zu sich selber zu ziehen, indem sie hervorhebt, dass dies „gar recht unterschiedlich“ sei.

5.5.2 Keine euphorische Spenderin

Bei Frau Binggeli handelt es sich nicht um eine von Beginn an euphorische Spenderin: Ganz anders als zum Beispiel bei Herrn Carlsson, der sich „riesig“ auf die Spende freut, ruft der Gedanke an eine Lebendnierenspende zunächst bei Frau Binggeli keine Hochgefühle hervor:

> `Obschon's mir ja AUCH nicht ganz # I: mh # wie ich erzählt habe, AUCH nicht so (-) also ich bin jetzt AUCH nicht hin, hab gesagt`

> <<mit gespielter Entschlossenheit> Oh! SO SUPer jetzt! # I: (lacht) # Ähm, das ist WIRKlich juHUI, da kann ich jetzt dir HELFen> so äh, das war dann ja auch=ja=AUCH nich F=SO der Fall
>
> (Frau Binggeli 718–723)

Die Vorstellung, dass sich SpenderInnen womöglich noch freuen sollen, entlockt Frau Binggel eine ironische Überspitzung, mit der sie eine solche Selbstpositionierung als euphorische Spenderin der Lächerlichkeit preisgibt. Über das gesamte Interview hinweg schildert Frau Binggeli ihr anfängliches Sträuben, ihre Ambivalenzen, Ängste und Unsicherheiten in Bezug auf die Spende. Das Erreichen der Position einer „beflügelten Spenderin“ stellt für sie einen Prozess dar, der erst durch eine Wunschfantasie erreicht werden kann, wie die Fallbesprechung gezeigt hat.

5.5.3 Die vulnerable Spenderin

Frau Binggeli ist als einzige Spenderin präoperativ in der Lage, sehr deutlich über ihre Ängste und ihre Zwiegespaltenheit zu sprechen und sich damit als vulnerable und zu verletzende Spenderin zu positionieren.

> Ich bin auch eine PerSON, die lässt sich nicht gerne STECHen so
>
> (Frau Binggeli 656–657)

Anders als die selbstverständlich-ambivalenten Spender vom Typ 2 spricht Frau Binggeli relativ offen über ihr Unbehagen, sich ein gesundes Organ herausnehmen zu lassen. Die Verlustängste, dann „bald nichts mehr“ in ihrem Bauch zu haben und erneut etwas Symmetrisches zu verlieren, werden von ihr wahrgenommen und als Fantasie über die anstehende Spende erzählt:

> Am Anfang sah ich auch eher, was ich verLIERe, dass ich jetzt sag=ja=ei=etwas HERgebe von meinem KÖRPer, etwas GeSUNDes. Und ich hab ja schon die GeBÄRmutter nicht mehr. Und in diesem äh Zusammenhang hat man auch den BLINDdarm gleich entfernt Und äh da hab=ei=erstmal auch gedacht, ja dann hab ich dann bald <<lachend> NICHTS mehr in meinem Bauch drin # I: (lacht auch) # Obschon, was ja stimmt aber=äh=so=bisschen=ja=äh=hat mir> doch ein bisschen und so etwas ganz EIGenartiges. Ich=ich habe ein sehr schlechtes AUGe. Ich sehe nur mit einem Auge GUT. Und das empfind ich manchmal schon auch'n bisschen als eine EINseitigkeit also ich (-) kann=ich=habe im Alltag keine NACHteile davon, aber irgendwie (-) machte mir das am Anfang noch ein bisschen zu SCHAFFen, dass ich dann NOCHmals etwas Symmetrisches verLIERE. #I: mhm # Etwas ganz EIGenartiges so.
>
> (Frau Binggeli 377–390)

Der Verlust, den Frau Binggeli empfindet und den sie an anderer Stelle in einen indirekten Vergleich mit einer Abtreibung setzt, zeigen die Größe des von ihr empfundenen Verlustes an, der stärker ist als bei dem Typus 1 oder 2.

5.5.4 Der Weg zur beflügelten und potenten Spenderin

Interessant an der Fallgeschichte von Frau Binggeli ist, dass hier nicht nur ein Verlust und eine anstehende Beschädigung thematisiert werden, sondern ein Prozess des Umgangs mit und der Überwindung von Ambivalenzen, die durch die anstehende Operation hervorgerufen werden. Frau Binggeli schildert ihren Weg von der widerspenstigen zu einer am Ende beflügelten Organspenderin, die die positiven Aspekte ihrer Spende sehen und eigene Wunschfantasien rund um die Spende generieren kann. Die Mechanismen der Umdeutung und Umwertung der anstehenden Spende zu einer potenten Wunschfantasie hat bei Frau Binggeli die Funktion der Reduktion ihrer kognitiven Dissonanzen. Außerdem erreicht sie damit eine positive Besetzung der Situation und deren Akzeptanz. Dies geschieht auf verschiedenen Wegen: dem der Fantasiebildung, aber auch über den Weg des Gewahrwerdens der eigenen Rollenverpflichtung, also der Aneignung der Identitätslogik und des Spendeimperativs. Nicht zuletzt sind es ganz alltagspraktische Erkenntnisse, z.B. über die zu erwartenden Einschränkungen durch die Erkrankung ihres Mannes und die Dialyse, die ihr zu einem Umdenken verhelfen: etwa, dass ihre eigene Lebensqualität nach einer Nierenspende für ihren Mann ebenfalls wieder steigen werde. Vor dem Hintergrund solcher Überlegungen bekommt eine Lebendnierenspende auch für Frau Binggeli eine ganz andere Perspektive und kann weniger als ein Opfer und mehr als eine „Win-win-Situation" empfunden werden, die auch ihr perspektivisch eine höhere Lebensqualität schenken wird.

Hinsichtlich der Identitätslogik sind als äußere und den Spendeimperativ untermauernde Faktoren die Kommentare ihrer Freundinnen zu nennen, die Frau Binggeli an ihre Rollenverpflichtung als Ehefrau erinnern und ihr aufzeigen, dass dies der Weg sei, den sie zusammen mit ihrem Mann zu gehen habe (siehe Fallbesprechung) sowie die Spendeangebote der eigenen Kinder und sogar einer entfernteren Verwandten, die Frau Binggeli ihre Position als Organspenderin verdeutlichen. Schließlich ist es auch die Fantasie über das eigene kleine Enkelkind – von dem Frau Binggeli möchte, dass es später einmal stolz auf seine Großmutter sein kann – die eine Entscheidung für eine Organspende begünstigen.

Neben diesen das Nachdenken über eine Spende begünstigenden Fremdpositionierungen und dem eigenen Idealbild, das sie nach außen darstellen möchte, sind es aber auch innere Prozesse der Auseinandersetzung, mit denen sich Frau Binggeli den Spendeimperativ nach und nach aktiv aneignet und schließlich positiv für sich umdeuten kann. Direkt im Anschluss an die Schilderungen ihrer Verlustgedanken erlaubt sich Frau Binggeli eine genussvolle und witzige Fantasie über die Potenz des eigenen Organs, wenn sie sich ausmalt, wie dieses an ihrer statt mit ihrem Mann auf die steilen Berge steigt:

> Und äh dann kam aber dann AUCH ähm sehr schnell: Diese Niere ist ja nicht verLORen, die lebt ja WEITer, also ich HOFFe natürlich, dass das Ganze geLINGT und die=die darf WEITERleben, bei meinem MANN. Und äh auf einer Wanderung im letzten Herbst, da=waren=wir=da=hat ich ja all die Untersuche noch nicht im=im Unispital. Da war's ein wunderbarer Herbsttag und wir waren da in den Bergen und da hat=mein=Mann=der=sieht dann immer schon wieder nächste BERGtouren, und dann sagt er <<wiedergebend> Oh auf diesem Berg war ich auch noch nie< Und der war sehr steil, und ich dachte: Oh da möcht' ich GAR nicht hoch (lacht) # I: (stimmt ein) # Und dann musst' ich plötzlich so lachen und hab gesagt: WEIßt du, dann kann meine N=NIERe dort MITgehen und ich <<lachend> brauch' nicht hochzugehen> # I: (stimmt ein) # Da ging das da auf einmal=so=auch=äh mit huMORvollen äh (lacht) Gedanken
>
> (Frau Binggeli 391–404)

In dieser fast anekdotenhaften Schilderung gelingt Frau Binggeli der Wechsel von der Opferrolle und der Position der beschädigten und vulnerablen Spenderin hin zu einer fantasierten potenten und souveränen Spenderin, die in der Lage ist, ihren kranken Mann mit einem gesunden und lebendigen Organ auszustatten, so dass er wieder hohe Berge erklimmen kann. Gleichzeitig erlangt sie mit dieser Vorstellung die Autonomie, sich von dem sportlichen Ehrgeiz ihres Mannes guten Gewissens abgrenzen zu können. Sie fantasiert dieses Bild der Wanderung dann weiter aus und gestattet sich im Fortgang penetrierende und symbiotische Wünsche gegenüber ihrem Mann. Diese scheinen sie in ihrem Spendevorhaben geradezu zu beflügeln und entgegen der Eingangserzählung schlussendlich zu einer fast euphorischen Spenderin werden zu lassen:

> Und äh (-) vorgestern haben wir das schöne Wetter auch noch ausgenützt und sind wandern gegangen, das ist ja auch eine sehr große gemeinsame=also=ich geh einfach nicht so=so STRENG

in Berge wie er aber=äh die Bergwanderungen machen mir SEHR viel Freude mit ihm. Und äh da ging er so vor mir den Weg und äh da dacht' ich - und es war so wunderbare Landschaft - und dann dacht=kam mir plötzlich der Gedanke <<mit leiser Stimme> Von jetzt an trägt er immer ein STück von MIR IN sich> # I: mhm # <<lächelnd> Und das fand ich SO etwas Schönes plötzlich auch> Das äh (-) ja und da denk' ich schon, dass=dass wir jetzt SEHR auf dem richtigen Weg sind und ich spüre auch, dass (-) eben lange=konnt=hielt er sich zurück äh, um mich auch nicht irgendwie=zu=irgendwie zu forcieren oder ja dass=dass er mir wirklich auch die FREIheit=dass er mich nicht=dass ich mich nicht geZWUNGen fühlte von IHM aus # I: mh # Und ich merk' jetzt auch in letzter Zeit, dass=dass er äh ja so in KLEINen Sachen mehr Blickkontakt und mehr mal fragen: Möchtest du das? # I: mhm # Eben jetzt auf dieser Wanderung <<wiedergebend> Komm wir gehen noch ins RESTAUrant und ESSen erst schön, bevor wir weitergehen> und so. Ja. Das spür ich schon.

(Frau Binggeli 408–426)

In diesem Zitat wird deutlich, dass es auch und gerade die Beziehungsebene ist, auf der Frau Binggeli jetzt im Vorfeld schon von der geplanten Nierenspende zu profitieren scheint. Indem sie von ihrem Mann deutlich mehr wahrgenommen und zuvorkommender behandelt wird, als das in den Jahren zuvor der Fall gewesen sein mag, verbessert sich auch die Beziehung zu ihm.

Eine solche Umwertung von einer widerständigen hin zu einer überzeugten Spenderin, wie es das Fallbeispiel von Frau Binggeli zeigt, ist sicherlich nur bei wenigen ambivalenten SpenderInnen in dieser Form zu finden. Dass es einer Reduktion der kognitiven Dissonanzen bei ambivalenten und widerstrebenden SpenderInnen zwingend bedarf, ist evident; denn sonst würden diese Personen gar nicht als SpenderInnen in die nähere Auswahl kommen.

5.5.5 Zusammenfassung

Der nicht-selbstverständliche und widerständige Typ zeichnet sich also dadurch aus, dass hier keine Selbstverständlichkeit der Spende propagiert wird. Stattdessen wird die Lebendorganspende zunächst als eine Zumutung beschrieben, der man sich als Angehörige/r stellen muss. Die eigenen Ängste, Unsicherheiten und Ambivalenzen können dabei zugelassen und reflektiert werden und müssen nicht, wie bei Typ 1 oder 2, verdrängt werden. Eine Euphorie in Bezug auf die Spende findet sich erst relativ spät im Organspende-Prozess. Zu einem früheren Zeitpunkt wird ein solches

Hochgefühl oder die Selbstverständlichkeit der Spende noch eher als absurd gekennzeichnet. Der Weg zur Position der überzeugten Organspenderin findet aufgrund innerer Auseinandersetzungsprozesse, aber auch aufgrund äußeren Druckes und normativer Geschlechtsrollenstereotype statt.

5.6 Zusammenfassung Spende-Typen

Die vorangegangen Abschnitte haben drei SpenderInnen-Typen vorgestellt, die sich aus dem empirischen Material ergeben haben. Sie begründeten sich in den differenten Selbstpositionierungen der SpenderInnen, also der Frage, wie sich die SpenderInnen selbst in ihren Interviews darstellen, beschreiben und inszenieren. Die Selbstpositionierungen schienen für eine Typenbildung das trennschärfste Kriterium zu sein, gab es hier doch große Übereinstimmungen innerhalb der einzelnen Typen und die nötigen Differenzen zu den anderen Typen. Weitere Überlegungen, die SpenderInnen in Gruppen zu unterteilen (z.B. anhand der Spendemotivationen, der Entscheidungsprozesse, der Wunschfantasien, etc.) haben sich als weniger ertragreich erwiesen. Insgesamt bleibt für die Situation der potentiellen NierenspenderInnen festzuhalten, dass diese sich zum Interviewzeitpunkt in einer angespannten psychischen (Ausnahme-)Situation befinden: Die Spende steht meist unmittelbar bevor, die medizinischen Untersuchungen sind abgeschlossen, ebenso das psychologische Gespräch und der Termin bei der Ethikkommission. Die SpenderInnen befinden sich in einer Situation des Wartens. Sie wissen noch nicht, wie gut und ob überhaupt die Spende gelingen wird. In dieser Lage müssen sie sich dennoch als überzeugte und unambivalente SpenderInnen präsentieren: Für Angst und Ambivalenzen gibt es im Vorfeld einer Lebendorganspende nur wenig Raum: Formal existiert zwar die Rücktrittsregel, die besagt, dass bis zum Operationsbeginn (also bis ein/e Patient/in auf dem OP-Tisch liegt und das Narkose-Mittel verabreicht bekommt) noch von der Spende zurückgetreten werden kann. Aus juristischer Sicht mag diese Regel bedeutsam sein. Psychologisch scheint sie jedoch wenig Relevanz zu besitzen; denn der Entschluss für oder gegen eine Nierenspende fällt bereits zu einem früheren Zeitpunkt. Ist dieser Entschluss erst einmal getroffen und nach außen hin verkündet, haben die wenigsten SpenderInnen noch das Gefühl, wirklich von der Spende zurücktreten zu können oder zu wollen. Die eigenen Ambivalenzen, die in diesem Prozess auftauchen, müssen verdrängt oder kanalisiert werden. Ihre Offenbarung käme einem Tabubruch gleich und der Selbstpositionierung als wankemütige/r Kandidat/in. Hinzu kommt – so eine vielfach von den SpenderInnen geäußerte Angst – die mögliche potentielle Verunsicherung des/ der Empfängers/in. Die Darstellung der eigenen Überzeugtheit von der Spende und der eigenen Selbstsicherheit ist aber nicht nur als ein Zeichen nach außen zu verstehen: Sie erfüllt auch die wichtige psychologische Funktion der Reduzierung kognitiver Dissonanz. Dies gelingt den SpenderInnen unterschiedlich gut. Typ 1 bewältigt diese Aufgabe vergleichsweise gut. Diese SpenderInnen werden von wenigen Ambivalenzen geplagt und können ihre Spende als eigenes Projekt libidinös besetzen. Typ 2 dagegen gelingt dies nicht annähernd so gut. Die eigenen Ängste und Unsicherheiten scheinen hier immer wieder durch und führen zu Inkonsistenzen (Dissonanz), die nach außen hin sichtbar werden (z.B. für die Frau und Tochter wie bei Herrn Richter), die aber auch die Betreffenden selbst belasten und gegen die sie mit Hilfe von „Beschwörungsformeln“ ankämpfen. Typ 3 schließlich zeigt seine Ambivalenzen offen und muss sich überhaupt erst darüber klar werden, ob er/sie ein/e Lebendorganspender/in werden möchte. Dieser Entscheidungsprozess durchläuft verschiedene Stadien, bis am Ende die Position des/der überzeugten Spenders/Spenderin eingenommen werden kann. Diese Studie zeigt somit die psychischen Umgangsweisen und Manifestationen des Drucks zur Dissonanzreduktion nach einer Entscheidung für eine Lebendnierenspende, wie sie in Kapitel 2 in der Theorie Festingers bereits beschrieben wurden.

Interessant ist, dass fast alle interviewten SpenderInnen eine hohe Agency in Bezug auf die Spende zeigen. Nicht selten waren sie es, die den Prozess der Lebendnierenspende maßgeblich vorantrieben. Dies war vor allem bei SpenderInnen des Typs 1 der Fall. Aber auch die unsicher-ambivalenten Spender des Typs 2 zeigten eine hohe Agency: Diese war dann jedoch auf das Generieren von wichtigen Informationen über die eigene Gesundheit (den sogenannten *informed consent*) oder – wie beispielsweise bei Herrn Rütikamp – den Schutz der eigenen Person durch eine Anwältin gerichtet. Auch bei der unsicher-ambivalenten Spenderin Frau Binggeli (Typ 3) fand sich eine hohe Agency. Diese bestand allerdings bei ihr darin, den Prozess der Lebendnierenspende (der häufig auch von ärztlicher Seite eine Eigendynamik gewinnt und den betroffenen Personen dann entgleitet) eigenmächtig zu gestalten und damit die eigenen Grenzen zu wahren.

5.7 Die Positionen der EmpfängerInnen

Auf Seiten der EmpfängerInnen wurde keine Typen-Bildung vorgenommen. Zum einen lag ein Schwerpunkt dieser Studie auf den Selbstpositionierungen, Entscheidungsprozessen und Spendemotivationen der *SpenderInnen.* Entsprechend wurden die Interviews mit den EmpfängerInnen lediglich als Ergänzung, Spiegelung oder Kontrastierung der SpenderInnen-Interviews erhoben und in der Auswertung in diesem Sinne eingesetzt. Zum anderen waren die Empfangs-Positionen in manchen Aspekten zu differierend, in anderen aber wieder zu ähnlich, als dass sie sich für eine Typenbildung angeboten hätten. Jeder Versuch, die EmpfängerInnen in dieser Weise in Typen zu unterteilen (etwa in ambivalente versus freudige EmpfängerInnen) wurde durch das empirische Material widerlegt und war nicht aufrechtzuerhalten. Allerdings ergaben sich deutliche Übereinstimmungen zwischen den EmpfängerInnen, wenn man sie nach ihren Identitätspositionen gruppierte: die empfangenden Kinder, die empfangenden Ehefrauen und die empfangenden Ehemänner. Diese sind sich in wesentlichen Punkten recht ähnlich. Auf die empfangenden Geschwister trifft dies allerdings nicht zu. Im Folgenden sollen diese Identitätspositionen auf EmpfängerInnenseite näher ausgeführt werden.

5.7.1 Die empfangenden Kinder

Die empfangenden Kinder des Samples scheinen (zusammen mit den empfangenden Ehefrauen) die Gruppe zu sein, die mit der Annahme der Spende am wenigstens Probleme zeigt. Die Selbstpositionierungen von Frau Meyer-Konstantin, Frau Gladbeck und Herrn Weiss junior bewegen sich dabei zwischen einem Selbstverständlichkeitsdiskurs auf der einen und dem Erkennen der Nicht-Selbstverständlichkeit der Spende auf der anderen Seite. Häufig finden die empfangenden Kinder keine eindeutige Position, sondern schwanken zwischen diesen beiden Sichtweisen. Der Selbstverständlichkeitsdiskurs auf Seiten der Empfangenden ist allerdings generell ein anderer als derjenige auf der SpenderInnenseite: Prinzipiell gibt es keine Selbstverständlichkeit beim Empfang einer Niere. Die EmpfängerInnen würden vermutlich auch in eine fragwürdige Position geraten, wenn sie eine Spende von ihren Verwandten offen als „selbstverständlich" bezeichneten. Auf Seiten des Empfangens geht es mehr darum, wie gut oder nicht gut eine solche Spende angenommen werden kann. Eine große Hilfe scheint dabei die Identitätslogik zu sein, nach der eine Organspende von Eltern auf ihr Kind aufgrund dieser Konstellation in gewisser Weise „natürlich“ oder „selbstevident“ ist; denn Eltern kümmern sich nun mal um ihre Kinder. Alle drei Kinder versetzten sich dabei in die Position ihrer Eltern und kamen zu dem Schluss, dass sie an deren Stelle genauso gehandelt hätten, was innerpsychisch eine große Entlastung darstellt. Die Konfrontation mit der bei Frau Gladbeck selbst beobachteten und bei Frau Meyer-Konstantin von außen durch die Interviewerin herangetragenen Tatsache, dass eine solche Spende auch zwischen Eltern und Kindern offenbar doch nicht so selbstverständlich ist, ruft im Falle Frau Meyer-Konstantins Empörung, im Falle Frau Gladbecks eine besondere Würdigung der Handlung ihres Vaters hervor. Die implizite Darstellung, dass die Spende für ihre Eltern selbstverständlich gewesen sei, findet sich also in allen Interviews. Wichtig erscheint hier die Unterscheidung zwischen der vorgenommenen Selbst- und der Fremdpositionierung des spendenden Elternteils; denn wie oben schon angedeutet, ist es für die EmpfängerInnen moralisch nicht geboten, offen darüber zu sprechen, dass sie eine Spende ihrer Eltern für selbstverständlich halten, oder zu äußern, dass dies Mutter- oder Vaterpflichten seien. Die Darstellung der von den Eltern vorgenommenen Selbstpositionierung als selbstverständliche SpenderInnen kann hingegen guten Gewissens wiedergegeben werden ebenso wie das Sich-Hineinversetzen in den/die Spenderin mit dem Ergebnis, dass man sich an deren Stelle genauso verhalten würde.

Im Folgenden werden die für die empfangenden Kinder entlastenden Schilderungen der elterlichen Selbstverständlichkeit der Spende anhand von Textbeispielen belegt:

Bei Frau Gladbeck findet sich direkt am Anfang des Interviews die Schilderung der sofortigen Spendeentscheidung des Vater, die hier, wie bei allen InterviewpartnerInnen, dazu dient, die Entschlossenheit, Zweifelsfreiheit und Selbstverständlichkeit der Spende des Elternteils zu betonen:

> IP: Also ich glaub äh für mein PAPa war das - also ich weiß nich, obs bei ALLen Eltern so is - aber da wars so'ne so'ne sehr sponTANe Entscheidung. Also wo dann feststand, dass ich dann an die Dialyse MUSS # I: mhm # und dass dann auch irgendwann ähm halt n Organ geSPENDet werden muss' oder ob man die Möglichkeit hat halt auf so'ner WARTeliste zu stehen oder so'ne OrGANspende' halt so'ne LEBendspende zu machen. Ich glaub, da war das relativ sponTAN erstmal gewesen, dass er gesacht hat: Ja, ich MACH das (Frau Gladbeck 7–14)

> IP: Mh also ich' ich WEIß ga' # I: mh # ich glaub, das stand eigentlich von Anfang an FEST, so wo'wo es hieß denn: Ich muss an de DiaLYSe oder. Und DA' von DA an hieß es eigentlich schon immer <WENN nu mal' wenn es mal wirklich so IS, dass du (-) ne Niere BRAUCHST (-) also MEINe kannste haben> So' so war es schon immer geWESen # I: mhm # Hat meine Mama AUCH gleich gesagt <Meine kannste AUCH ham> **(Frau Gladbeck 167–172)**

Im ersten Zitat scheint hier bereits die Identitätslogik in der Form auf, dass Frau Gladbeck vermutet beziehungsweise ihre Fantasie darüber schildert, dass diese spontane Entscheidungsfähigkeit möglicherweise gar nichts sei, was singulär ihrem Vater zukomme, sondern dass sich vermutlich viele Eltern so verhalten würden. An späterer Stelle im Interview versetzt sich Frau Gladbeck dann konkret in die Situation ihres Vaters und kommt zu dem Ergebnis, dass sie als Mutter genauso handeln und für ihr Kind ein Organ spenden würde. Der sprachliche Wechsel vom „Ich" zum verallgemeinernden „Man" deutet dabei an, dass Frau Gladbeck zwar zunächst von sich selbst spricht, dann aber eine allgemeine Aussage über elterliches Verhalten von niereninsuffizienten Kindern trifft, mit dem Ergebnis, dass dieses protektiv spendende Verhalten etwas sei, das die Elternrolle festlege:

> (...) ich würde denken, für mich wärs AUCH so'so vielleicht selbstverSTÄNDlich, wenn MEIN Kind (-) wenn' wenn MEIN Kind in die Situation geraten würde, wo ich dann DENKen würde, ich würds vielleicht AUCH machen also. Oder was heißt, ich würds vielLEICHT machen, ich würd (-) man WILL ja nich, dass sein Kind (-) je' also ZWEImal die Woche irgendwohin muss und dass' dass es dem dann SCHLECHT geht und man SIEHT das denn, dann komm die BEULEn hier durch die Dialyse. Und das sind ja ALLes so Sachen, die # I: mh # die halt (-) die WILL man ja nich für sein Kind HABen. **(Frau Gladbeck 539–547)**

Auch Frau Meyer-Konstantin betont von Beginn an die Klarheit und Unzweifelhaftigkeit der Spende ihrer Mutter, die für sie – wie in der Fallbesprechung beschrieben – immer ein Fels in der Brandung und eine große Rückversicherung gewesen sei:

> Ja, das war eigentlich von Anfang an KLAR, das war eigentlich auch nie groß ein THEMa. Dann hats halt' SIE hat immer SOfort gesagt: Das mach ICH # I: mhm mhm # Auch irgendwie dem PAPa gegenüber. Das war irgendwie' also ich hab, glaub ich, noch nie ne Diskussion mitgekomm'geKRIEGT. > Wieso ICH und nicht DU?> also irgendwie zwischen IHNen zwei. Das war irgendwie IMMer klar, dass das die MAMa macht. **(Frau Meyer-Konstantin 21–27)**

> Weil ich ja immer wusste, an DEM Tag, <schmunzelnd> wos nicht mehr WEITer geht oder an DEM Tag wo ich dann=halt=einfach=

> sage <So, ich KANN nich mehr!> steht SIE halt in dem Sinn bereIT> # I: mhm mhm # Ist ein bisschen egoISTisch, aber äh mir wurde das ja immer so irgendwie BEIgebracht. <<Mutter wiedergebend> Mach dir keine Sorgen, ich bin ja DA. Ich GEB dir eine, muss du ja nicht SUCHen. Wenn mal was ist, ich bin ja DA.>
> (Frau Meyer-Konstantin 79–85)

Auch bei Frau Meyer-Konstantin finden sich neben der Erzählung der sofortigen Spendeentscheidung ihrer Mutter ein starkes Rekurrieren auf die Identitätslogik und einer Rollenverpflichtung von Eltern, derzufolge sich die Selbstverständlichkeit der Spende aus der Identitätsposition ihrer Mutter heraus ergebe:

> Auch wenn ich das GEfühl habe ab und zu, WEIL sie meine MUTTer ist, fühlt sie sich verpflichtet <Ich muss doch auf meine Kleine AUFpassen> (Frau Meyer-Konstantin 343–345)

> Drum denk ich mir, in erster Linie macht sie's, weil sie meine MUTTer ist # I: mh # und weil ich ihre TOCHTer bin. Und in zweiter LINie erst vielleicht weil sie's einfach=also aus FREIer Wahl. (Frau Meyer-Konstantin 357–360)

Frau Meyer-Konstantin – die ja selbst Mutter einer kleinen Tochter ist – fällt es dabei leicht, sowohl die Rolle der Tochter als auch in der Fantasie die Rolle der Mutter einer kranken Tochter einzunehmen und für sich zu schlussfolgern, dass eine Mutter dazu angehalten sei, sich um das Wohlergehen ihrer Tochter zu sorgen, da diese spezielle „Verbindung“ auch entsprechende „Verpflichtungen“ mit sich brächte:

> Und vielIEICHT kann man's so ein bisschen sehn, dass es faMILi' faMILiärisch - also einfach von der FaMILie her - Ich bin auch verpflichtet, meine TOCHTer (schlägt mit der Hand auf Tisch) großzuziehen. Ich bin auch verpflichtet, zu sehen, dass es ihr GUT geht und dass sie irgendwie gut geDEIHT und GROß wird. Also irgendwo isch des SCHON ein Verpflichtung. Vor allem wenns jez um diese Verbindung geht. (Frau Meyer-Konstantin 781–786)

> IP: [<<lächelnd> MUTTerinstinkt>] Wir FRAUen, wir müssen doch allen HELFen. (Frau Meyer-Konstantin 816–817)

Ihre Mutter kommt damit in Frau Meyer-Konstantins Augen ihrer generationalen Verpflichtung nach, wenn sie ihre Tochter durch eine Lebendorganspende wieder in die Lage versetzt, eine gute Mutter zu sein und sich um ihre kleine Tochter kümmern zu können. Daraus ergibt sich indirekt eine Erzählung der Selbstverständlichkeit der mütterlichen Spende. Frau Meyer-Konstantin wird sogar noch deutlicher: Indem sie sich aus der Position der potentiellen Empfängerin in die Position einer potentiellen Spenderin fantasiert, die jedem/r aus ihrer Familie eine Niere spenden würde, kann sie aus dieser Position heraus andere NichtspenderInnen verurteilen und als „Feiglinge“ titulieren und damit erneut die Spende ihrer Mutter indirekt als „selbstverständlich“ rechtfertigen (siehe Fallbesprechung).

Die Spendeverpflichtung ergibt sich Frau Meyer-Konstantins Ansicht nach aus der engen familiären Verbundenheit und dem Vertrauen darauf, sich gegenseitig in schweren Zeiten zu unterstützen. Eine Abgrenzung gegenüber dem Leid von Fremden sei die eine Sache, eine Abgrenzung gegenüber der eigenen Familie aber sei etwas, das Frau Meyer-Konstantin als Vertrauensbruch empfindet (s. o.).

Auch bei HERRN WEISS findet sich die Darstellung der Selbstverständlichkeit der väterlichen Spende, die er von vornherein mit der Identitätslogik im Sinne der fantasierten Vaterrolle in eigener Person begründet. In seiner Erzählung spiegelt er die Darstellung und Selbstpositionierung seines Vaters wider, der die Selbstverständlichkeit seiner Spende vor allem aus seiner Vaterposition heraus begründet hatte:

> IP: ich glaub das is NorMAL dass wenn man: (-) also dass wenn ich nen SOHN hätte und ich(-) lIEbe meinen SOHN und (-) ähm (--) dann(-) natüllich würde ich dann wollen, dass mein sOHn lEBT. Also(-) und dass mein Sohn ein h, ein:(-)UNkompliziert= UNkomplizierteres LEben hat EINfach als äh an dieser DialYse.
> (Herr Weiss 14–19)

Herr Weiss erweitert die *Identitätslogik* in diesem Zitat allerdings noch um einen entscheidenden Beziehungsaspekt: In seiner Schilderung reicht es nämlich nicht, *Vater an sich* zu sein und einen Sohn zu haben. Herr Weiss erwähnt explizit, dass diese Beziehung auf Liebe gründen muss und dass es diese Liebe ist, die eine solche Spende sowie den Wunsch des Vaters, dass sein Sohn ein besseres Leben haben möge, motiviert und selbstverständlich macht.

Interessant ist, dass bei allen drei Kindern die Darstellung der Selbstverständlichkeit nicht fortlaufend durchgehalten werden kann. Die Tatsache, dass eine Lebendorganspende eben doch keine selbstverständliche Handlung der Nächstenliebe ist, scheint immer wieder auf – ob durch eigene Beobachtungen oder von außen herangetragen: So führt FRAU GLADBECK für die Bewunderung ihres Vaters ihren Partner an, der seine Wertschätzung für dessen Handeln äußert. Außerdem berichtet sie von eigenen Beobachtungen an der Dialyse, wo sie auf viele jungen PatientInnen trifft, die offenbar niemanden in der Familie finden, der/die für sie ein Organ zu spenden bereit oder in der Lage wäre:

> Und dass er aber auch SIEHT - also weil dass' dass er das auch SEHR schätzt, dass mein Papa das überHAUPT macht # I: mh # Weil das ja schon so n SCHRITT, den (-) naja' was' was - wenn ich so sehe bei der Dialyse - was vielleicht nich VIELe Eltern machen # I: mh # Weil VIELe junge Leute da an der DiaLYSE sind
> I: Mh, das stimmt, ja
> IP: [Wo ich immer DENKe] da war'n die Eltern wahrscheinlich NICH gleich oder NICH bereit zu sagen: O.k. wir MACHen dis. Oder aus WELCHen Gründen auch immer. Oder (-) # I: mh # Also der' der HAT da schon (-) ResPEKT och vor meinem PAPa, dass er das macht. (Frau Gladbeck 354–366)

> Und wenn man' wenn ICH denn sehe, wie viele Junge da SIND, dann denk ich auch immer: Es ist doch nich selbstverSTÄNDLich, dass dann wirklich die Eltern sagen: Wir MACHen das
> (Frau Gladbeck 547–550)

Gerade der Kontrast zu den anderen DialysepatientInnen führt Frau Gladbeck die Nicht-Selbstverständlichkeit der Spende vor Augen, wenngleich diese sich in Widerspruch zu ihrem eigenen Empfinden einer Selbstverständlichkeit der Spende befindet.

Auch im Interview mit FRAU MEYER-KONSTANTIN wird der Konflikt zwischen Selbstverständlichkeit und Nicht-Selbstverständlichkeit der in Aussicht stehenden Spende deutlich:

> Also ich bin SELBer auch sehr egoISTisch, aber die' alle anderen in dieser Gesellschaft sind sonscht SCHON so egoistisch, dass ich denke: Wenn jemand schon FREIwillig sowas TUT, find ich, dann ist das' das ErGEBnis dann schlusseigentlich nur noch die SAHNe drauf. Obs dann funktionIERT oder NICHT # I: mh mh # Weil äh ja, sie ist ja nicht verPFLICHTet dazu.
> (Frau Meyer-Konstantin 338–343)

In einer Gesellschaft, die Frau Meyer-Konstantin – sich selbst eingeschlossen – als egoistisch empfindet, sei eine solch altruistische Leistung wie eine Lebendorganspende eine außergewöhnliche Handlung, so dass das Ergebnis der Spende für sie gewissermaßen sogar sekundär sei, denn allein der Wille zur Spende sei relevant. Im Widerspruch zu dieser Einschätzung steht allerdings die eigene Selbstpositionierung als eine Empfängerin, die sich bei einer Absage ihrer Mutter doch enttäuscht gezeigt hätte und mitunter vielleicht sogar ihre Mutter um eine Spende gebeten hätte – was wiederum *für* eine antizipierte Selbstverständlichkeit der Spende spricht:

> Also ICH muss vielleicht auch sagen, ich wäre vielleicht auch enttÄUSCHT gewesen, JETZT im NACHhinein # I: mh # DAzumal war ich zu JUNG, aber wenn sie's NICHT gemacht hätte, also ich KENN sie nicht anders # I: mhm mhm # Sie würde VORher nackt rumlau-

> fen, bevor jemand ANDers nal' nackt rumlaufen würde. Drum, also, JETZT, im NACHhinein, mit sechsundzwanzig, muss=ich=sagen: Also ich wäre enttäuscht gewesen, wenns nicht so geWESen wär. DAzumal war das für mich: Okay, meine Mutter ist meine MUTTer. Also wenn sie das machen will, soll sie's MACHEN # I: mh mh # Also in DEM Sinn. (Frau Meyer-Konstantin 208–216)

> SICHer werd ich irgendwie' werd ich DANKbar sein und FROH sein, dass sie m' das Geschenk mir jetzt MACHT. In dem Sinn dass ich da jetzt nicht irgendwie SUCHen müsste. Nur auf der ANDeren Seite, denk ich ähm, sie machts ja FREIwillig, hab sie ja nicht drum geBETen. Also das heißt wenn sie sich' ich hätt sie sicher drum geBETen, wenn Sie es nicht geMACHT hätt, aber dass das für uns immer so selbstverSTÄNDlich ist. Also denk ich mir einfach. (Frau Meyer-Konstanin 314–321)

Bei HERRN WEISS hingegen findet sich weniger ein Oszillieren zwischen einem Selbstverständlichkeitsdiskurs auf der einen und der Einsicht der Nicht-Selbstverständlichkeit auf der anderen Seite als vielmehr ein Nebeneinander der Identitätslogik und eines Schulddiskurses, der sich spezifisch aus der Spendekonstellation mit seinem Vater ergibt. Damit greift er einen wichtigen Topos auf, der von den meisten EmpfängerInnen lieber verdrängt wird:

> Es ist ja(-) halt schonn so, dass man: M=M=Menschen, die(-) die(-) die dann spenden, dass man sie krank macht. Es is halt(-), ja also was heißt krANK macht? Aber(-) man(-), sie werden operiert, es gibt so viele Menschen, die (??) OH gott, OPERATION. Um GOTTES wILLEN. # I: mhm # h, und äh, ich glaub das(3 sek) ich glaub das äh(-) hält dAvon ganz schön ab irgendwie, also. Klar, ich würde mir auch wünschen, dass äh (3 sek) dass mehr Menschen sagen „Ja(-) mensch(--) ich(-) spende gerne, weil <<gähnend> weil es wenigstens dann anderen Leuten besser geht, aber (---) ich glaub, die Menschheit ist sehr egoistisch geworden. Wobei ich sagen würde, dass ich selbst auch nicht spenden würde, glaub ich. Also. Es ist halt einfach, ich glaub, das hat sich so, h, so einge: # I: mhm # also der Mensch, der phh, der lebt halt sEIN Leben irgendwie. (??) Seine eigene Familie, seine eigenen Kinder, dann, dann würd er es sich vielleicht nochmal überlegen, aber wenn's ein fremder Mensch wäre # I: mhm # warum sollte er dann, warum sollte man dann…? (Herr Weiss 530–546)

Die Einsicht, dass sich viele Menschen mit gutem Grund vor einem solchen Eingriff fürchten und eine Nierenentnahme per se nicht etwas ist, das man gerne über sich ergehen lässt, relativiert den Diskurs der Selbstverständlichkeit, da Herr Weiss hier erkennen muss, dass er selbst nur ungern ein Lebendnierenspender wäre.

Insgesamt lässt sich resümieren, dass der Empfang einer Niere für die empfangenden Kinder eine vergleichsweise problemlose und unambivalente Spendekonstellation zu sein scheint. Anders als bei den Ehepaar- oder Geschwisterspenden werden hier weniger Beziehungsthemen über die Spende ausgetragen. Es findet sich eine implizite Selbstverständlichkeit der Spende, die sich aus der Identitätslogik, also der Elternrolle und den damit einhergehenden Fürsorgepflichten heraus ergibt, die die Annahme der Spende für die Kinder erleichtert. In Fremd- und Selbstpositionierungen zwischen Kindern und Eltern, die sich gegenseitig ergänzen, wird dabei von beiden Seiten die Selbstverständlichkeit und „Natürlichkeit" dieser Spendekonstellation herausgestellt. So wird eine solche Spende für die empfangenen Kinder annehmbar.

5.7.2 Empfangende EhepartnerInnen

Eine Spende unter Eheleuten bringt andere Rollenverpflichtungen und Identitätspositionen mit sich als die eben beschriebene Spende von Eltern für ihre Kinder. Auch in Ehebeziehungen finden sich Verantwortungsübernahmen des/der einen Partners/Partnerin für den/die andere/n, allerdings sind die Rollen hier variabler. Außerdem besteht ein direkter Benefit auf Seiten der spendenden Person, die mit einem/einer agileren und fitteren Partner/in, mit dem/der dann wieder längere Unternehmungen und Reisen möglich werden, auch für sich selbst ein hohes Maß an Lebensqualität zurückgewinnt.

Ein auffälliger Befund dieser Studie ist, dass sich die empfangenden Ehemänner und Ehefrauen in einem nicht unerheblichen Maße voneinander unterscheiden, während sich die spendenden Ehefrauen und Ehemänner in ihrer Positionierung als SpenderInnen ähneln. Aus diesem Grund wurden die Identitätspositionen der EhepartnerInnen im Folgenden auch noch einmal nach den jeweiligen Geschlechtspositionen, also nach empfangenden Ehefrauen und Ehemännern aufgeteilt. Die Empfangspositionen – so die zu belegende These – scheinen nicht unabhängig von der Geschlechtsrolle und der jeweiligen Identitätsposition zu sein:

5.7.2.1 Die zögerlichen, wenig euphorischen Ehemänner im Rollenkonflikt

Die beiden empfangenden Ehemänner meines Samples – Herr Münsterberg und Herr Binggeli – imponieren besonders durch ihre ausgeprägte Dysphorie. Sind die EmpfängerInnen insgesamt schon nicht sonderlich euphorisch in Bezug auf die anstehende Spende, so imponieren Herr Münsterberg und Herr Binggeli durch besondere Ambivalenz im Hinblick auf die Spende ihrer Ehefrauen. Zwar wünschen sich beide ein neues Organ – Herr Münsterberg, um wieder „der Alte" zu werden, der er früher einmal war, und Herr Binggeli, um „der Alte" zu bleiben, der er ist, nämlich ein autonom agierender Mann, der steile Berge erklimmt. Der Spende der Ehefrau stehen beide jedoch mit offensichtlich gemischten Gefühlen gegenüber. Die Depotenzierung durch die Erkrankung und die Dialyse scheint die beiden Ehemänner in weit größerem Maße zu betreffen, als es für die beiden interviewten, empfangenden Ehefrauen der Fall ist. Die Ehemänner scheinen auch größere Probleme zu haben, die Niere ihrer Frau anzunehmen als umgekehrt die Ehefrauen. Die Spendekonstellation kranker Mann – spendende Ehefrau und die faktische Abhängigkeit, in die die empfangenden Männer dadurch geraten, scheint Geschlechtsrollenkonflikte auszulösen und eine depressive Verstimmtheit zu befördern. Durch die Nierenspende kehren sich alte Machtverhältnisse und Geschlechterrollen partiell um: Vom Bedeutungshorizont enthält eine Lebendnierenspende immer die Aspekte des Spendens auf der einen und des Empfangs auf der anderen Seite, nur dass – anders zum Beispiel als beim Akt der Zeugung – der männliche Part hier nicht notwendigerweise der penetrierende und (samen-)spendende Teil sein muss, sondern sich ebenso auf der Seite des Empfangens wiederfinden kann, um seinerseits ein neues gesundes Organ zu erhalten, ein „gift of life". Dieses lebendige Organ der anderen Person wird er von nun an stets in sich tragen. Ob es tatsächlich der Aspekt dieser „weiblichen Penetration" ist, der den empfangenden Männern Probleme bereitet, kann an dieser Stelle nur spekulativ angedeutet werden. Das empirische Material bietet für die Verifizierung einer solchen These nicht genügend Anhaltspunkte. Was aber sehr deutlich wird, ist ein Leiden unter der Depotenzierung durch ihre Erkrankung und die (drohende) Dialyse, das die betroffenen Ehemänner in einen starken Geschlechtsrollenkonflikt geraten lässt. Genau diese Depotenzierung kann und soll in den vorliegenden Fällen nur durch eine Spende der Ehefrauen verhindert beziehungsweise rückgängig gemacht werden – einen Akt, welcher wiederum selbst einer Depotenzierung (da Penetration durch die Ehefrau und somit Abhängigkeit von ihr) gleichkommt.

Im Folgenden soll anhand des Fallmaterials aufgezeigt werden, in welcher Weise sich die Depotenzierung für Herrn Binggeli und Herrn Münsterberg realisiert und welchen Umgang sie jeweils damit pflegen. Im Anschluss daran soll anhand der Fallbeispiele die These untermauert werden, dass der im Hintergrund dieser Spendekonstellation stehende Geschlechtsrollenkonflikt ein Grund dafür ist, warum den Ehemännern die Annahme der Nierenspende seitens ihrer Frau schwer fällt:

Herr Münsterberg ist sowohl in der Selbst- als auch in der Fremdpositionierung ein depotenzierter Mann: Er beschreibt sich als ein aufgrund seiner Depression und seiner vielen Fehlzeiten berenteter Lehrer, der nach dem Umzug der Familie beruflich nicht mehr Fuß fassen konnte und mit seinen SchülerInnen nicht mehr zurecht gekommen sei. Zeitgleich baut sich seine Frau in der neuen Heimat ein neues Leben auf, wird zur Bürgermeisterin des Ortes gewählt und hat diese Position zehn Jahre lang inne. Korrespondierend hierzu beschreibt auch Frau Münsterberg ihren Ehemann bereits vor seiner Dialysepflicht als wenig leistungsstark und einsatzfähig, wovon sie in ironisierender Form zu erzählen weiß. Dass Herr Münsterberg mit diesem Ungleichgewicht in der Beziehung sehr unzufrieden ist und in irgendeiner Form diese Differenz zwischen seiner Frau und sich selbst zu verringern sucht, deuten seine Auslassungen im Interview an; denn die Position seiner Frau als Bürgermeisterin des Ortes wird von ihm in seinem Interview unterschlagen. Stattdessen positioniert er seine Frau als treusorgende Ehefrau und Mutter, die ihre Prioritäten in der Familie gesehen habe, anstatt selbst Karriere zu machen, während für ihn selbst das Berufliche immer im Mittelpunkt gestanden habe. Auch wenn dieses traditionelle Familienmodell über einige Jahre hinweg tatsächlich von den Münsterbergs gelebt wurde, so trifft es doch auf die vergangenen Jahre nicht mehr zu. Ein weiterer Beleg dafür, dass Herrn Münsterberg die Überlegenheit seiner Frau in vielen Lebensbereichen zu schaffen macht und er diese Dominanz ein Stück weit zu reduzieren versucht, könnte auch darin gesehen werden, dass er die Ehefrau als erste Spendewillige zunächst zu erwähnen vergisst. Die große Ungleichheit im Geben und Nehmen und der Umstand, dass seine Frau bisher schon so viel für ihn getan habe, machen es ihm schwer, die Organspende seiner Frau anzunehmen. Um allerdings in der Beziehung wieder ein gleichrangiger und seiner Frau ebenbürtiger Partner zu werden, benötigt er die Lebendspende seiner Frau, wenngleich ihm eine Spende seiner Eltern deutlich lieber gewesen wäre.

Auch Herr Binggeli kann als ein zögerlicher Empfänger und Ehemann charakterisiert werden: Sowohl in seiner Selbstpositionierung als auch in der Fremdpositionierung durch seine Frau erscheint Herr Binggeli keineswegs als euphorischer Empfänger; im Gegenteil, seine Zurückhaltung scheint seine Frau immerhin soweit zu irritieren, dass sie ihn irgendwann fragt, ob er ihre Niere denn überhaupt möchte. Herr Binggeli positioniert sich zwar als ein Empfänger, der anders als Herr Münsterberg mit der Spende seiner Frau per se kein Problem hat und auch keinen Schuldkonflikt oder ein schlechtes Gewissen entwickelt. Hingegen lässt er seiner Frau nur bedingt die Anerkennung für ihr Spendevorhaben zukommen, die sie sich wünscht. Während sie zu einer Voruntersuchung ins Krankenhaus muss, geht er wandern, was ihm von seiner Frau im Hinblick auf seine fehlende Sensibilität übel genommen wird und diese auch entsprechend verletzt. Während Frau Binggeli der Gedanke, dass ihr Mann von nun an immer einen Teil von ihr in sich tragen wird, zu beflügeln scheint, ist er in der Beschreibung seiner Ehe durchaus nüchtern und betont, dass sie nicht mehr verliebt seien wie am Anfang. Dominant in seinem Interview ist seine Selbstpositionierung als autonomer Mann, um dessen Interessen sich das Familienleben und seine Ehefrau herumgruppieren. In seinem Interview schildert er sich durchgängig als autonomen Mann, der einen eigenen Wald und eine Hütte besitzt und für dessen berufliches Fortkommen seine Frau auf ihre eigene Karriere verzichtet hat. In diesem Aspekt der Selbstpositionierung ähnelt Herr Binggeli Herrn Münsterberg. Auch Herr Binggeli ist durch Wegfall dieser Autonomie stark in seiner Geschlechtsrolle und seiner männlichen Potenz bedroht.

Wenn sich auch beide Fälle in manchen Aspekten unterscheiden und Herr Münsterberg deutlich depressiver erscheint als Herr Binggeli, dafür aber eine größere Wertschätzung seiner Frau gegenüber zum Ausdruck bringt, so sind beide doch keine euphorischen Empfänger. Herr Münsterberg ist geradezu dysphorisch, Herr Binggeli seiner Frau gegenüber spröde. Beide möchten dringend die Spende realisiert wissen, um wieder autonom zu werden beziehungsweise es zu bleiben und damit ihre Geschlechtsrolle leben zu können. Beide haben offenbar ein Problem damit, die Gabe der eigenen Frau zu honorieren und ihr diesen aktiven und potenten Part zu gönnen.

5.7.2.2 Die freudig empfangenden Ehefrauen ohne Rollenkonflikt

Auf Seiten der beiden empfangenden Ehefrauen findet sich dagegen keine vergleichbar zögerliche Haltung der Spende ihrer Männer gegenüber:

Frau Wittig ist im Gegenteil die einzige fast euphorisch zu nennende Empfängerin in Bezug auf die Spende, auch wenn sie sich dezidiert nicht als selbstverständliche Empfängerin positioniert. Sie selbst hätte nie jemanden um diese Spende gebeten, weil dies freiwillig von der Person kommen müsse. Über das spontane und selbstverständlich vorgetragene Spendeangebot ihres Mannes hat sie sich indes sehr gefreut: Gerade weil sie sich ähnlich leidend und bedürftig wie Herr Münsterberg positioniert, sehnt sie die OP ungeduldig herbei. Ähnlich wie Herr Münsterberg beschreibt sich Frau Wittig ebenfalls als depressive Patientin, die Angst hat, ohne ihre antidepressiven Medikamente zu dekompensieren. Ihren Partner schildert sie als stark und leistungsfähig, dessen Spende sie im Gegensatz zu Herrn Münsterberg allerdings gut annehmen kann. Mehr noch: Eine Ablehnung seiner Spende würde ihren Partner in ihrer Fantasie verletzen. Hier kommt das Mausssche Gaben-Tausch-Paradigma zum Tragen, das im Theorieteil bereits angesprochen wurde und das darin besteht, dass die empfangende Person – ist ein Spendeangebot erst einmal gemacht – unter einem gewissen Druck steht, dieses auch anzunehmen. Fox and Swazey (1978) beschreiben das folgendermaßen:

> As in Mauss's gift exchange paradigm, once a live organ donation is offered to a potential recipient, he is under some obligation to accept it. In principle, he can refuse it. However, to do so not only would reduce his chances of life, but would also imply his rejection of the donor: his motivation, qualities, and the family bonds he epitomizes (ebd., s. 25).

Über eine Angst, dass ihr Mann bei dieser Operation Schaden nehmen könnte, berichtet Frau Wittig nicht. Sie beschreibt – trotz ihrer depressiven Selbstpositionierung – das Spendeangebot ihres Partners als etwas für sie offenbar sehr Unambivalentes, das sie ohne Schuldgefühle gut annehmen könne:

> Er hat das' einfach das so geSAGT # I: mhm # (-) Ja, is natürlich wunderBAR so. (Frau Wittig 588–589)

Die Nierenspende wird dabei als etwas fantasiert, das die Beziehung zwischen ihr und ihrem Ehemann noch verfestigen wird und sie nun unwiderruflich aneinander bindet – was noch durch den Bund der Ehe besiegelt werden soll:

> Dann gehören wir richtig zuSAMMen. Und wir werden dann auch HEIRaten, im neunten MAI # I: mh # Das ganze noch beSIEGeln (lacht) # I: (lacht kurz) # Also wir wollten eigentlich auch SONST heiraten # I: mh # aber äh (Einatmen) ja (Ausatmen) <<Schmunzelnd> Wir sagen jetzt, die Nieren müss' die NIERen müssen zuSAMMenbleiben # I: o.k. # (lacht) Ja (-)
> (Frau Wittig 600–605)

```
IP: Hah nei' ich denke' (Seiten blättern) also sicher verFESCH-
Tigen. Also=s=ja, ich denke, dass das das Ganze noch verTIEFT,
oder. Durch die (-) # I: mh # Nierenspende vielleicht. Also
ich' ich kann es jetzt NICHT so (-) genau SAGen.
```

(Frau Wittig 615–618)

Auch auf direkte Nachfrage der Interviewerin nach möglichen eigenen Ambivalenzen betont Frau Wittig ausschließlich die positiven Aspekte der Spende für sie. Sie berichtet zwar ebenso wie Frau Binggeli über einen Prozess der Annäherung an den Gedanken einer Spende für sie beide, jedoch nicht über einen ambivalenten Prozess, sondern beschreibt etwas, das herangewachsen sei wie ein gemeinsames Kind oder ein gemeinsames Projekt.

Auch die andere Ehefrau des Samples, FRAU WALTER, positioniert sich als Empfängerin, die mit der Spende ihres Ehemanns keine großen Probleme zu haben scheint. Gleichwohl hat sie – anders als Frau Wittig und ähnlich wie Herr Münsterberg – gewisse Ängste um ihren Mann und empfindet mit Sorge, dass er, der „noch gesund" sei und ihr so viel helfe, sich nun dieser Operation unterziehen müsse: denn *eine* kranke Person sei ihrer Ansicht nach genug. Von derlei Ängsten abgesehen, die ja mehr durch praktische Überlegungen geleitet werden als von Schuldgefühlen ihrem Mann gegenüber im Falle einer missglückten Operation, positioniert sich Frau Walter als eine Empfängerin, die sich auf die anstehende Spende freut und mit dieser ebenfalls wenig Probleme zu haben scheint. Im Hintergrund ihrer Selbstpositionierung steht die positive Erfahrung durch die bereits stattgefundene Erstspende von ihrer Schwester Frau Meinecke, die gut verlaufen ist und ihr sechs „wunderschöne Jahre" ermöglicht hat. Auch in dieser Erstspende beschreibt Frau Walter sich als freudige Empfängerin ohne Ambivalenzen, die eine Erfolgsgeschichte hinsichtlich dieser Spende zu erzählen hat.

Frau Walter bezeichnet die Nierenspende, wie in der Fallbesprechung ausführlich dargestellt, als etwas, das sie sowohl von ihrer Schwester als auch von ihrem Ehemann *„spendiert"* bekommt. Damit begibt sie sich ihrem Mann gegenüber in die Position eines kleinen Kindes, dem die Eltern oder eben ein starker und großzügiger Partner etwas *spendiert*:

```
Und äh und da hat ER dann soFORT jesagt: Also äh wenn wir die
gleiche BLUTgruppe ham, dann spendIERT er mir ne Niere. Also
(-) ohne Wenn und ABer (-) ne?
```

(Frau Walter 245–247)

Es lässt sich also festhalten, dass die beiden Ehefrauen – so verschieden die Fälle sonst auch sein mögen – insgesamt deutlich weniger Ambivalenzen zeigen, die Spende ihrer Ehemänner anzunehmen. Meine These ist, dass ihnen dies deshalb leichter fällt, weil beide ihre spendenden Ehemänner als potent und stark, sich selbst dagegen als hilfebedürftig und leidend positionieren. Diese Rollenaufteilung funktioniert für beide Seiten deshalb so gut, weil sie traditionelle Rollenaufteilungen in dieser Gesellschaft bestätigt und nicht wie bei den empfangenden Ehemännern mit der gelebten traditionellen Geschlechtsrolle und der jeweiligen Beziehungsdynamik konfligiert. Ich werde hierauf im 7. Kapitel noch einmal zurückkommen.

5.7.3 Differente Geschwisterpositionen

Bei den Geschwistern des Samples finden sich solche Ähnlichkeiten hinsichtlich der Identitätspositionen der EmpfängerInnen nicht. Dies wäre auch verwunderlich, stehen sich doch Geschwister, wenn sie erwachsen sind, meist weniger nahe als EhepartnerInnen. Die Auswertung der Geschwister-Interviews ergab sehr differente Selbstpositionierungen: So findet sich bei Frau Walter und Herrn Rütikamp ein vergleichsweise selbstverständlicher Zugriff auf das eigene Geschwister als „Verfügungsmasse" oder „Ersatzteillager". Beide EmpfängerInnen überlegen, wie sie auf möglichst gleicher Ebene etwas zurückgeben können und suchen nach Ausgleichshandlungen, mit denen sie sich als dankbar und generös zeigen können (die spendierte Amerika-Reise bei Frau Walter und die dem Bruder gewidmete Dissertation bei Herrn Rütikamp). Sowohl bei Herrn Rütikamp als auch Frau Walter werden über die Spende-Empfangs-Konstellation Beziehungsthemen der Geschwisterbeziehung ausgehandelt. Es geht dabei um Nähe und Abgrenzung, Machtfragen und Anerkennung des/der anderen.

Bei Herrn Hinzig und seiner Schwester konstelliert sich die Geschwister-Spende jedoch ganz anders: Hier wird eher eine Hänsel-und-Gretel-Geschichte erzählt, von zwei aus armen Verhältnissen stammenden, teilweise vernachlässigten Kindern, die in schwierigen Zeiten zueinanderhalten und sich eng zugetan sind. Frau Hinzig entpuppt sich im Laufe der Zeit als ideale Spenderin für ihren Bruder, was sie als schicksalhaft und daseinsberechtigend erlebt. Herr Hinzig hat nicht den fordernden Anspruch seiner Schwester gegenüber wie Herr Rütikamp oder Frau Walter. Er hat vielmehr – zumindest bei der Nierenspende – große Probleme damit, die Spende seiner Schwester überhaupt anzunehmen. Sie ist es, die ihn mit ihrer Sicherheit und Überzeugtheit schließlich dazu überreden muss.

5.7.4 *Kontrastierende Fälle: Herr Rütikamp und Herr Binggeli*

Zwei Fälle, die sich zwar nicht hinsichtlich ihrer Identitätspositionen miteinander vergleichen lassen, die aber dafür sehr konträre Selbstpositionierungen hinsichtlich der Einstellung zur Nierentransplantation und des medizinisch-technischen Fortschritts generell sichtbar machen, sind die Interviews von Herrn Binggeli auf der einen und Herrn Rütikamp auf der anderen Seite. Sie sollen im Folgenden miteinander kontrastiert werden, da sich hier zwei diametrale Selbstpositionierungen im Hinblick auf die eigene Agency als Patient und die jeweilige Einstellung zu neuen medizinisch-technischen Möglichkeiten gegenüberstehen.

5.7.4.1 *Der fordernde Empfänger mit hoher Agency*

Bei Herrn Rütikamp, einem zum Interviewzeitpunkt 40 Jahre alten Mann, findet sich eine Selbstpositionierung im Sinne eines „Rechts auf eine neue Niere" und eines vergleichsweise selbstverständlichen Zugriffs auf eine Spenderniere. Wie in der Falldarstellung ausführlich besprochen, schildert Herr Rütikamp eindringlich, welche Katastrophe der Beginn einer Dialyse für ihn wäre und wie sehr ihn dies aus seinem bisherigen Leben herausreißen und in eine Art „Endbahnhof" führen würde.

> Quasi der Zug, der ist am ROLLen, oder # I: mhm # Und der Zug, der ist jetzt so langsam in BAHNhofnähe. Also jetzt is langsam ENDstation, oder. (Herr Rütikamp 30–32)

> Mir ist dann erst bewusst geworden so quasi die ganze KonseQUENZ äh, mit voller WUCHT, oder. (Herr Rütikamp 36–38)

> Also das ist mein LEBen! oder. # I: mh # Und da is mir dann in voller Konsequenz eigentlich beWUSST geworden: Wenn ich' Wenn ich an die DialYSe muss (-) dann würde für mich eine WELT zusammenbrechen. (Herr Rütikamp 78–81)

> Und das ist mir so' wie eine WAND # I: mh # ist mir da entGEGengekommen. Ich habe' nein, ALLes bricht zuSAMMEn. Also mein mh=äh' es ist wie ein Traum, der kaPUTT geht. (Herr Rütikamp 85–87)

> aber irgendwie das' Diese VORstellung, dass ich jetzt so quasi 'n halber MENSCH werde, das ist schon ein bisschen SCHWIERig, oder. (Herr Rütikamp 93–95)

Die sehr dramatischen Schilderungen des Erlebens seiner Erkrankung und der anstehenden Dialyse haben im Interview eine appellative Funktion und richten sich an die Interviewerin, die nachvollziehen soll, wie schlecht es

Herrn Rütikamp mit der Aussicht auf die Dialyse geht. Herr Rütikamp positioniert sich damit als jemand, dessen Situation eigentlich – für alle anderen Menschen nachvollziehbar – unerträglich, weil sehr depotenzierend ist, zumal für einen Mann, der sich wie er auf dem Zenit seiner Schaffenskraft befindet:

> `Also es' mit VIERzig is man so quasi auf dem TREPPchen da, das da immer gezeichnet wird, auf der obersten STUFe, oder.`
>
> (Herr Rütikamp 99–101)

Neben den vielen Zielen und Träumen beruflicher Art, die er an der Dialyse begraben müsste, schildert er außerdem den Wunsch nach einer eigenen Familie, der sich seiner Ansicht nach nur mit einer transplantierten Niere verwirklichen ließe. In dem Erleben der drohenden Depotenzierung ähneln sich Herr Rütikamp und Herr Binggeli, obgleich Herrn Rütikamp eine solche Depotenzierung sehr viel stärker betreffen würde als den pensionierten Herrn Binggeli, der bereits Frau und Familie hat und sein Berufsleben erfolgreich abschließen konnte. Die Selbstpositionierung eines sich in einer unerträglichen Situation befindenden Mannes bilden den Hintergrund für Herrn Rütikamps folgende Selbstpositionierungen als jemand, der diesem Schicksal um jeden Preis entkommen möchte und dafür eine sehr hohe Agency an den Tag legt. In dieser hohen Agency sowie in seiner Einstellung die moderne Medizin betreffend finden sich die großen Diskrepanzen zu Herrn Binggeli: Während dieser die Dialyse als etwas anerkennt, das ihm immerhin ein Weiterleben ermöglicht und daher nicht per se abzulehnen ist, empfindet Herr Rütikamp die Vorstellung, in Kürze an die Dialyse zu müssen, als große Zumutung und ein keineswegs hinzunehmendes Schicksal. Terminale Niereninsuffizienz wird hier nicht mehr als tödliche Erkrankung begriffen, der man in gewisser Weise ausgeliefert ist, sondern als eine konstitutionelle, behandlungsbedürftige Schwäche, für die es die beste Behandlungsmöglichkeit herauszusuchen gilt. Über letztere hat sich Herr Rütikamp auch schon beizeiten informiert und für sich herausgefunden, dass die Lebendnierenspende nun einmal die beste Behandlungsmöglichkeit für ihn darstellt, das „Optimum", wie Herr Rütikamp es ausdrückt. Die schlechten Nierenwerte schaffen zwar auch für ihn Tatsachen, aber nicht im Sinne einer Endlichkeit, sondern in Form eines Handlungsdrucks: Sie mobilisieren eine *große Agency* dahingehend, das Problem „Dialyse" in irgendeiner Form für sich zu *lösen*:

> `hab ich mich dann gefragt: Was' Was MACHT man jetzt, oder?`
>
> (Herr Rütikamp 46–47)

> Und ich meine, ich hab mich schon äh VORher auch erkundigt: Was hei' Was HEIßT dann Dialyse? Es gibt diese BAUCHfelldialyse, s'gibt Dialyse im SpitAL, es gibt äh' Und es gibt eben auch die TransplantatION (Herr Rütikamp 67–70)

> Und ALLes zuSAMMen, das hat für MICH eigentlich dann so quasi in der Konsequenz erGEBen: Ich könnte das für mich NICHT, an die DiaLYSe. Also ich muss irgendeine LÖSung suchen äh, wie ich dem irgendwie AUSweichen kann, oder. Oder wie ich irgendwie äh=äh' wie ich das LÖSen kann, oder. Also das ist' das war einfach mal der ERSTe Gedanke (Herr Rütikamp 113–118)

Interessant ist dabei, dass Herr Rütikamp sich auch nicht von der Entscheidung seines Bruders abhängig machen möchte, sondern die Nierenspende seines Bruders für ihn nur *eine* – und zwar die beste, weil optimale – Möglichkeit darstellt, seinem Schicksal an der Dialyse zu entgehen. Sie ist aber nicht die einzige:

> Wenn er jetzt gesagt hätte <Nein, ich MÖCHTe das nicht> Dann <O.k.> Dann hätt ich ir' irgendeine ANDere Lösung suchen müssen, oder. (Herr Rütikamp 135–137)

> im ersten GeSPRÄCH so, als darum ging, was dann die verschiedenen MÖGlichkeiten seien und so, hat er natürlich SCHON gesagt <Ja, warum möchtest an' möchtest du nicht DiaLYSe machen?> und so. Und da hab ich gesagt <Das kommt für mich nicht in FRAGe. # I: mh # We=Wenn DU' wenn Du das nicht machst, dann muss ich eben einen ANDern suchen> oder. Weil ich=ich KANN das nicht. S'für mich KEINe Variante, das is ke' das is KEINe lebenswerte AlternatIVe für mich, oder # I: mh # Oder, das ist ANDers, wenn Sie fünfundSECHSzig sind, dann können Sie sagen: Ja, o.k. ich bin pensionIERT. Ob ich jetzt noch dreimal pro Woche in den SpiTAL gehe # I: mh # und die DiaLYSe mache, phh, o.k. Also das würde MICH nicht STÖRen, oder. Weil dann bin ich auch nicht mehr im BeRUFsleben # I: mh # Aber JETZT bin AKTiv, jetzt will ich arbeiten hundert ProZENT. Ich hab meine JOB, ich habe mein BeZIEHungsnetz, ich habe meine AUFgabe, die mir SEHR viel Freude macht, oder. DAS ist mein Beruf, das ist mein TRAUMberuf. Ich möchte gar nichts anderes MACHen. Und wenn jetzt jemand einfach kommt und sagt: Ab morgen machst du das NICHT mehr # I: mh # Das ist' das ist' das MACHT so, oder, das is'... (Herr Rütikamp 673–691)

Herr Rütikamp ist bereit, alles dafür zu tun, um sein Leben so weiterzuführen wie bisher, seinen Traumberuf nicht aufgeben zu müssen und an der Verwirklichung weiterer Ziele nach wie vor festhalten zu können. Eine Annahme seines Schicksals oder eine Adaption an die Situation wie bei Herrn Binggeli finden sich hier nicht. Herr Rütikamp schildert stattdessen ein Aufbegehren gegen die Situation. Dieses geht so weit, dass er notfalls bereits wäre, sich im Ausland mit finanziellen Mitteln eine Niere zu beschaffen, auch wenn er abstreitet, sich damit in einen illegalen Organhandel einzulassen. De facto beschreibt er aber genau solch eine Situation. Ihm ist wichtig, in einem solchen Fall nicht irgendeine Niere annehmen zu müssen, die möglicherweise HIV- oder hepatitisinfiziert ist. Eine solche Spende müsse gut vorbereitet sein. Der Spender müsste in seinen Augen verschiedene Untersuchungen durchlaufen, damit Herr Rütikamp sicher sein könne, dass er auch ein intaktes Organ erhalte. An das Leid derjenigen, die in die Situation kommen, eine solche Niere verkaufen zu müssen, denkt er dabei nicht. Die Erhaltung seiner Arbeitskraft und gesellschaftlichen Position steht bei seinen Überlegungen im Vordergrund:

> IP: Ja, ich habe schon AUCH KonTAKTe gesucht zu' zu ANDern Personen, aber das ist' das ist SEHR schwierig. Also in der SCHWEIZ sowieso und die Menschen sind NICHT sehr spenDIERfreudig (lacht) # I: mh # Und äh also ich habe mich dann auch erKUNDigt, ob es eine Möglichkeit gibt, in BraSILien oder in' in' in THAIland zum Beispiel oder halt dort werden sehr viele FREIwillige Spenden gemacht # I: mhm # Also das ist tatsächlich so, das WEIß ich. Und das wäre' das wäre dann die ZWEITe' Also das hätt ich ERST ins Auge gefasst, wenn jetzt äh tatsäch' wenn # I: mh # er jetzt von ANfang an gesagt hätt <Ich mach es nich> Also DANN wäre sicher' hätt ich SICHer mich DORT erkundigt, dann wäre ich # I: mh # Ich habe das AUCH gesagt: Dann würde ich jetzt äh über Weihnachten nach BraSILien fliegen oder nach THAIland um zu schauen, was es für MÖGlichkeiten gibt
>
> (Herr Rütikamp 700–712)

> IP: Also ICH hätte dann nach THAIland fliegen müssen # I: mh # oder nach BraSILien, und hätte dann dort die Operation machen müssen. Ähm hätte dann natürlich alles selber beZAHLT und so weiter. Also das wäre dann quasi' # I: mh # Ja, is natürlich nicht das Gleiche. Wenn Sie in der SCHWEIZ operiert werden, bezahlt die KRANKenkasse # I: mh # Aber für MICH ist das eigentlich nachher schon' Also wenn es NIEmanden gäbe in der SCHWEIZ, wäre das sicher die nächste # I: mh # StatION gewesen. Weil ich weiß, ich MÖCHTe eine' ich möchte eine' eine NIERe' eine NierenSPENDe, oder. Ich möchte nicht an die DiaLYSe.
>
> (Herr Rütikamp 719–728)

> IP: Also es ist äh' es ist' ich hätt SICHer nicht irgendeinen illegalen OrGANhandel eingewilligt. Das sicher nicht. Also wenn ich jetzt das geMACHT hätte, oder, hätt ich gesagt: Ich möchte die Person KENNenlernen und # I: mh mh # 'n offenes GeSPRÄCH führen und' Und ich meine, die=mh' die Person muss auch alle TESTS machen und so weiter # I: mh # Weil es nützt ja NICHTS, wenn Sie dann nachher eine Niere mit HepaTITis in sich tragen, oder # I: mh # Oder mir von einer HIV-infizierten PerSON, oder (Herr Rütikamp 747–754)

Herr Rütikamp sieht die Dialyse also nicht als Maßnahme, die ihn vor dem sicheren Tod bewahrt, im Gegenteil: Sie ist eine Option, die Herr Rütikamp kategorisch für sich und sein Leben ausschließt, da sie ihn zu einem „halben Menschen" machen würde. Die Dialyse stellt damit nicht mehr die lebensrettende Behandlung dar, die es für Herrn Binggeli ist, bevor dieser von dem Arzt über die Möglichkeit einer Lebendnierenspende unterrichtet wird, sondern sie ist selbst das Problem. Für dieses muss nun eine Lösung – am besten in Form einer Lebendnierenspende – gefunden werden. In dem einen Fall stellt also das medizinische-technische Verfahren der Dialyse eine lebensrettende Maßnahme, im anderen Fall eine insuffiziente Behandlungstechnik dar, die sich nicht mehr auf dem aktuellen Stand der Zeit befindet. Diese differenten Einstellungen zur Behandlungstechnik und zur modernen Medizin dürften zum einen in dem Altersunterschied von immerhin fast 25 Jahren zwischen Herrn Binggeli und Herr Rütikamp begründet liegen. Sie zeigen aber des Weiteren zwei ganz unterschiedliche persönliche Umgangsweisen hinsichtlich der Agency im Falle einer lebensbedrohlichen Erkrankung. Die Selbstpositionierung, die Herr Rütikamp vornimmt, ist die eines aktiven Patienten, der sein Glück und Schicksal zu großen Teilen selbst bestimmen und verwalten kann und der nicht nur der hilflose Patient ist, der auf das Können oder Unvermögen der ÄrztInnen oder eine lange Warteliste angewiesen ist und sich ansonsten untätig seiner Erkrankung beugen muss. Im Folgenden soll diesem nun die Selbstpositionierung von Herrn Binggeli gegenübergestellt werden:

5.7.4.2 Der erstaunte, nicht-informierte Empfänger mit geringer Agency

Herr Binggeli positioniert sich zu Beginn des Interviews als jemand, der zunächst einmal seine unheilbare und chronische Erkrankung fatalistisch annimmt und davon ausgeht, dass er in Folge des Funktionsverlustes seiner Nieren irgendwann einmal sterben werde:

> Äh das ist eigentlich achtundzwanzig JAHRe her, dass mir äh IM Universitätsspital g' äh das ABgeklärt wurde und mir geSAGT wurde, ich habe eine (-) chronische NIERenentzündung # I: mh # Und die werde äh also IRGendwann also mit siebzig Prozent Wahrscheinlichkeit werde das zum Ausfall der NIERe führen # I: mhm # Und äh ich fragte dann äh <Ja WANN denn?> (-) Dann sagte man mir damals: Ja DAS kann man nicht SAGen. Das kann in EINem Jahr ähm sein oder in ZWANzig Jahren sein. Nicht lang, das ist dann ACHTundzwanzig Jahre her sogar # I: mh (lacht) mh

> # Und äh DAmals äh da (lacht kurz) - also meine FRAU hat mir das jedenfalls gesagt, äh hätte ich dann gesagt <Ja dann werde ich halt einmal STERBen oder. Einmal OHNe Niere kann man nicht LEBen oder>. (Herr Binggeli 22–34)

Nach und nach erfährt Herr Binggeli jedoch von den Möglichkeiten der Behandlung einer terminalen Niereninsuffizienz und dem Umstand, dass auch ein völliges Nierenversagen heutzutage nicht mehr zwangsläufig das Ableben einer Person bedeuten muss:

> Und DANN hab ich dann äh ja ich war vor FÜNF Jahren' hab ich dann (-) geSEHen: Ja dass gerade UNgefähr, wenn ich fünfundSECHzig werde äh, wird's soWEIT sein oder (-) Und äh (-) dacht', ich MÖCHT' eigentlich - ah und ja unterDESSen ist natürlich dann die' hat man geHÖRT, es gibt DiaLYSE oder und äh ja, das' da kann man eigentlich WEITerleben # I: mh mh # Das war mir am ANfang gar nicht beWUSST, also mit den Jahr' vielen Jahren hab ich dann das äh erFAHRen oder. (Herr Binggeli 46–53)

Während also für Herrn Rütikamp völlig unvorstellbar ist, einmal ein Dialysepatient zu werden und sein bisheriges Leben nicht wie gehabt fortsetzen zu können, beschreibt Herr Binggeli den fast umgekehrten Prozess: Er betrachtet den Tod als logische Folge seines Nierenfunktionsverlustes und findet sich zunächst mit der Situation ab. Die Erkenntnis, dass ein Weiterleben möglich und sein Tod durch die moderne Medizin nicht zwangsläufig an seine Nierenleistung gebunden ist, setzt bei Herrn Binggeli erst später ein. Während Herr Rütikamp von seinem Unwillen und seinem Unvermögen berichtet, sich selbst als chronisch kranken Menschen vorzustellen und diese Lebensperspektive für sich anzuerkennen, schildert Herr Binggeli hier den gegenteiligen Prozess: Das Weiterleben stellt das Unerwartete für ihn dar. Erst in einem ärztlichen Gespräch nimmt Herr Binggeli staunend zur Kenntnis, dass auch für ihn als älteren Menschen eine Nierentransplantation als Alternative zur Dialyse durchaus in Frage komme:

> Und dann vor (-) ANDerthalb Jahren hat mir der Hausarzt gesagt: Ja jetzt hat's SOweit verschlechtert, jetzt äh sollt' i=zu=zum SpezialISTEN gehen (--) \`S war im JANuar vor=äh=letztes Jahr # I: mhm # Joa und der hat dann geSAGT, ja Sie müssen' jetzt müsst' ich überlegen, was man dann MACHe=MACHen wolle. Hat=hat mir geSAGT' oder von der NIERenspende erzählt # I: mhm # Also von der TransplantatION und dann hab ich ganz erstaunt gesagt: Ja MACHT man das in meinem Alter überhaupt oder? # I: mhm mhm # Ich war völlig erSTAUNT. Ich dacht' das komme nur für JUNGe Leute in Frage oder? (Herr Binggeli 63–72)

> Also grundSÄTZlich Nierentransplantation: DAS wusst' ich schon VORher! # I: mh mh # Aber ich dachte: Ja DAS kommt sicher nur für junge Leute in FRAGe. Nicht in meinem ALTer oder. Da war ich sehr erSTAUNT, dass er gesagt hat <Doch doch äh, Sie sind (-) äh Sie haben eine gute KonstitutION, haben sonst KEINe (-) Krankheiten für' DAS kommt für Sie (-) wahrscheinlich in FRAGe> Und die LEBendspende mh' ach das WEIß ich jetzt eigentlich nicht (lacht kurz) Ob ich das mir VORher schon beWUSST war oder ob ich das wirklich erst vom ARZT erfahren habe.
>
> (Herr Binggeli 193–201)

Dass sich Herr Binggeli auf ein Leben mit deutlichen Einschränkungen vorbereitet hatte, wird auch daran ersichtlich, dass er bereits früher in Pension gegangen ist, um seine letzten Jahre bei guter Gesundheit und ohne Dialyse noch auszukosten. Anders als Herr Rütikamp, der als erstes seinen Bruder anruft, um ihn über seinen Organbedarf zu informieren, betont Herr Binggeli, dass er nie jemanden gefragt hätte. Er wählt dagegen die subtilere Methode, die Informationsbroschüren mit nach Hause zu bringen und sie seiner Frau zur Lektüre hinzulegen.

Natürlich erscheinen auch Herrn Binggeli nach und nach die neuen Möglichkeiten, die eine Lebendnierenspende eröffnet, als sehr reizvoll. Deshalb nimmt er das Spendeangebot seiner Frau auch schließlich an und zieht es der Dialyse vor, deren Nachteile und Einschränkungen – vor allem seiner Autonomie – er sehr wohl realisiert. Aber die Nierenspende war nicht, wie bei Herrn Rütikamp, ein fester Bestandteil seiner Lebensplanung; es gab keine Selbstverständlichkeit der Spende und kein Gefühl, ein Anrecht darauf zu haben.

So gesehen kann Herr Binggeli als ein Patient aus einer „früheren Zeit" beschrieben werden, der mit einem ganz anderen Selbstverständnis Tod und Krankheit anzunehmen vermag als der viel jüngere Herr Rütikamp, der einen „fortschrittlichen" Bezug zu den medizinisch-technischen Möglichkeiten hat. Herr Binggeli scheint nicht mit einem *Imperativ zur Spende* aufgewachsen zu sein. Dass ein Trend zunehmend dahin geht, den Tod durch Organversagen nicht mehr als das Schicksal einer Person anzusehen, sondern als ein durch vermehrte Organspenden zu verhinderndes tragisches und unnötiges Sterben, habe ich bereits in der Einleitung über den öffentlichen Diskurs hinsichtlich der Lebend- und Postmortalspende thematisiert: Menschen sterben diesem Diskurs nach „auf der Warteliste" oder „weil sich kein geeignete(r) Spender(in) findet" und nicht, weil sie unheilbar krank sind. Herr Rütikamp kann als ein Beispiel für die Verinnerlichung dieser Logik gesehen werden.

5.7.5 Zusammenfassung Empfangs-Positionen

Auch wenn sich das empirische Material für eine Typenbildung bei den EmpfängerInnen nicht angeboten hat, konnten doch zumindest einige ähnliche Identitätspositionen auf Seiten des Empfangs herausgearbeitet werden. Insgesamt auffällig bei den EmpfängerInnen-Interviews ist, dass sie im Vergleich mit den SpenderInnen-Interviews deutlich weniger euphorisch sind, sich entsprechend eine euphorische Haltung fast ausschließlich auf der Seite der Gebenden, nicht aber auf Seite der Nehmenden findet. Im Gegenteil: Die Personen, die nun bald dieses „gift of life" erhalten sollen, positionieren sich (vielleicht mit Ausnahme von Frau Wittig und Frau Meyer-Konstatin) so gut wie gar nicht euphorisch. Der Satz „`ich freue mich riesig darauf`" wird von einem Spender (Herrn Carlsson), nicht einer/m Empfänger/in ausgesprochen, obwohl es doch eigentlich die EmpfängerInnen sind, die beschenkt werden und auf ein deutlich besseres Leben durch die Lebendnierenspende hoffen können.

Wie ist diese wenig freudige Grundhaltung der EmpfängerInnen zu erklären, auf die bereits Schweizter et al. (2003) hingewiesen haben? Die empfangenden Personen wollen zwar alle die Spende realisiert wissen und eine neue Niere erhalten; gleichwohl stehen viele der Spende aber auch ambivalent gegenüber. Die eigenen Wünsche formulieren die EmpfängerInnen dahingehend, zur „Normalität" zurückkehren zu wollen, d.h. ein „normales Leben" führen zu können. Bei vielen herrscht zudem das Gefühl vor, keine wirkliche Alternative zu der Lebendnierenspende zu haben, weil die Dialyse nun einmal eine deutlich schlechtere Lebensqualität bietet. Diese Not und das Angewiesensein auf die nahen Angehörigen führen in Konsequenz bei vielen EmpfängerInnen zu einer Verstimmung und einer Ambivalenz der Spende gegenüber. Diese können aber ebenso wenig eingestanden werden wie die Ambivalenzen bei den SpenderInnen; denn ein so wertvolles Geschenk können bedürftige EmpfängerInnen schlecht ablehnen – und die allermeisten wollen es ja de facto auch. Doch gibt es offenbar EmpfängerInnen, die ausgeprägt dysphorisch bei der Vorstellung werden, von einem nahen Angehörigen, meist der Ehepartnerin, eine solch große Gabe annehmen zu müssen und dadurch in eine gefühlte Abhängigkeit zu geraten (vgl. Hr. Binggeli und Hr. Münsterberg), die noch dazu das eigene Geschlechtsrollenmodell als maskuliner Mann bedroht. Alle EmpfängerInnen befinden sich zudem in der Situation, eine sehr große Gabe annehmen zu müssen, für die es nie einen Ausgleich geben wird oder geben kann. Die Ungleichheit von Geben und Nehmen ist für das Verfahren der

Lebendorganspende konstitutiv. Das in Kapitel 2 bereits aufgeführte Zitat von Marcel Mauss, nachdem die nicht erwiderte Gabe die EmpfängerInnen „verletzt" und „erniedrigt" beschreibt die psychische Situation treffend. Um mit dieser Situation zurechtzukommen, entwickeln die EmpfängerInnen verschiedene Strategien. Je nach Beziehungskonstellation und Charakter sprechen sie offen über mögliche Ausgleichs- oder Dankesversuche (wie Frau Walter und Herr Rütikamp). Viele EmpfängerInnen begeben sich aber auch in der Fantasie in die Position der SpenderInnen und kommen zu dem Schluss, dass sie an deren Stelle ebenso handeln würden. Dieses Motiv findet sich bei Herrn Weiss junior, bei Frau Meyer-Konstantin, Herrn Münsterberg und Frau Gladbeck. Mit diesem fantasierten Rollentausch und der Annahme der Spendeposition findet wenigstens in der Fantasie ein Ausgleich statt, indem die eigene Person als altruistische/r Spender/in imaginiert wird. Offenbar erleichtert dies für viele EmpfängerInnen die Annahme jener großen Gabe und nivelliert die Einseitigkeit derselben. Alternativ dazu betonen andere EmpfängerInnen, dass sie selbst potentielle OrganspenderInnen seien oder verweisen auf den Besitz ihres Organspendeausweises. Damit befinden sich diese EmpfängerInnen dann ebenfalls nicht mehr in der Position des/der einseitig Nehmenden, sondern demonstrieren, dass sie (wenn auch nach dem eigenen Ableben) selbst etwas zu geben bereit sind. Eine solche Erwähnung, findet sich bei Herrn Hinzig (der zwar weiß, dass das Risiko, dass er als Spender genommen werden wird, gering ist, der sich aber dennoch als möglicher Spender und Gebender fantasiert: „nehmt's!") sowie Herrn Rütikamp (der von sich selbst behauptet, dass er seinem Bruder „sofort" und ohne zu überlegen eine Niere gespendet hätte und dies für ihn „absolut kein Thema" gewesen wäre. Er verweist zudem auf seinen Organspendeausweis, mit dem er demonstriert, dass er seine Behauptung auch ernst meint und nicht nur Empfänger ist.

Zur Dysphorie auf der EmpfängerInnen-Seite mag auch beitragen, dass körperliche Erkrankungen aus psychoanalytischer Sicht immer eine narzißtische Kränkung bedeuten, wie Decker (2011) hervorhebt, entfallen doch substantielle Möglichkeiten für das Selbsterleben wie der berufliche Aufstieg, Sport oder das Sexualleben:

> Die Bewältigung chronischer Erkrankungen ist – nicht nur bei Organversagen – ein Verlust und damit, psychoanalytisch gesprochen, immer im Spannungsfeld von Kränkung und Verleugnung angesiedelt (ebd., S. 41).

Angst um die Spendenden und davor, dass ihnen bei dem anstehenden Eingriff etwas zustoßen könnte, beschäftigt zudem viele EmpfängerInnen

(Frau Walter, Herrn Weiss, Herrn Münsterberg). Manche von Ihnen entwickeln die Fantasie, durch die geplante Lebendnierenspende schuldig an der spendenden Person zu werden.

Ein Selbstverständlichkeitsdiskurs, der dem der Spendenden gleichzusetzen wäre, findet sich seitens der Empfangenden nicht. Es finden sich stattdessen viele Schilderungen, die implizit die Selbstverständlichkeit der Spende betonen, und sei es auch über die Fremdpositionierungen der Spendenden selbst („für meine Mutter war das ganz selbstverständlich"). Kein/e einzige/r Empfänger/in spricht von der Selbstverständlichkeit der Spende, wie die SpenderInnen das tun. Dies wäre moralisch nicht geboten und gesellschaftlich wenig toleriert. Die EmpfängerInnen loben stattdessen die mutige Handlung der Spende und betonen die Nicht-Selbstverständlichkeit derselben, bemühen aber zeitgleich eine sprachliche Figur, in der sie zwar das Wort der „Selbstverständlichkeit" nicht führen, jedoch durch ein Sich-Hineinversetzen in die spendende Person betonen, dass Angehörige so etwas nun einmal füreinander tun würden. Damit wird die Spende für sie leichter annehmbar, und damit reduzieren sie ihre vorhandenen Schuldgefühle.

Entscheidungen werden im Wesentlichen auf Seiten der SpenderInnen getroffen. Natürlich müssen auch die Empfangenden die Nierenspende wollen, und entsprechend finden sich hier freudigere (Frau Wittig, Frau Meyer-Konstantin) und ambivalentere (Herr Münsterberg, Herr Binggeli) EmpfängerInnen. Grundsätzlich befinden sich die Empfangenden aber in einer Position, ein solches Geschenk gar nicht ablehnen zu können. Sicherlich gibt es Empfangende, die betonen, dass sie von einer bestimmten Person keine Nierenspende annehmen und eher sterben oder an die Dialyse gehen würden als eine solche Spende zu realisieren. In den hier vorgestellten Fällen ist dies jedoch nicht der Fall. Kein/e Empfänger/in berichtet darüber, überlegt zu haben, ob er/sie die Spende der/des Spenders/in auch tatsächlich annehmen sollte. Die Kategorie der Entscheidungsfindungen war aus diesen Gründen eigens mit Blick auf die Spendenden entwickelt worden und weniger im Hinblick auf die Empfangenden.

Die Agency auf Seiten des Empfangs ist ebenfalls deutlich geringer ausgeprägt als bei den SpenderInnen. Dies verwundert indes nicht, denn „Empfangen" ist zunächst einmal eine passive Handlung, wohingegen „Spenden" ein aktives Tun kennzeichnet. Außer bei Herrn Rütikamp, dem selbstverständlichen Empfänger, finden sich kaum Berichte über eine hohe Agency im Rahmen des Empfangs. Im Prozess einer Lebendorganspende sind die Empfangenden eindeutig in der Position der Wartenden zu verorten.

6. Wunsch- und Angstthemen im Rahmen der Spende und des Empfangs

In diesem Kapitel werden die wunscherfüllenden Vorstellungen der interviewten SpenderInnen und EmpfängerInnen detaillierter untersucht und fallübergreifend diskutiert. Wunscherfüllende Vorstellungen sind eine mentale Kompetenz, um das eigene Befinden zu regulieren. Mit Hilfe von Wunschvorstellungen können Spannungen abgebaut, Ängste reduziert oder auch Vorfreude genossen werden. Ihr Prinzip ist nach Boothe „die vorübergehende freundliche Überdeckung einer unangenehmen Befindlichkeit" (Boothe 2010), und sie ermöglichen mit dieser positiven Befindlichkeitsänderung eine Reduzierung kognitiver Dissonanz im Sinne Festingers (1978). Aus ihnen speisen sich teilweise auch die Spendemotivationen sowie Wünsche an die Beziehung zum/zur Spender/in oder zum/zur Empfänger/in. Je nach Beziehungskonstellation und persönlichem Hintergrund können diese sehr unterschiedlich ausfallen.

Anhand der von Boothe (2011) vorgeschlagenen thematischen Unterteilung in narrative Muster werden im Folgenden Beispiele aus meiner Studie herangezogen, um zentrale Wunsch- und Angstvorstellungen im Vorfeld einer Lebendnierenspende näher zu beleuchten und zu veranschaulichen. Boothe unterscheidet bei den wunscherfüllenden Vorstellungen aktive und passive. Und sie stellt den „Erfüllungsfiguren" sogenannte „Katastrophenimaginationen" gegenüber (ebd., S. 126), die sie wiederum in passive, aktive und destruktive Modelle (ebd., S. 130) unterteilt. Die zentralen wunscherfüllenden Vorstellungen nach Boothe (2011) sind:

- *Verbundenheit und Sicherheit* (oder Heimat oder heile Welt);
- *ewige Kindheit – ewige Elterlichkeit* (auf ewig ein Kind sein, auf ewig ein Kind haben);
- *das steuernde Objekt* (oder Macht oder Regie und Kontrolle);
- *das loyale Alter Ego* (oder Loyalität oder Freundschaft);
- *phallische Integrität* (oder Profilierung oder Anerkennung);
- *Selbstgenügsamkeit* (oder „splendid isolation" oder Einsamkeit);
- *männlicher und weiblicher ödipaler Triumph* (oder Liebe oder Privilegierung oder Intimisierung);

- *Anerkennung durch die Gewissensinstanz* (oder Moral oder moralisches Glück);
- *Generativität* (oder Fruchtbarkeit oder Hingabe oder Wachsen und Gedeihen).

Anders als in dem von Boothe vorgeschlagenen Vorgehen erschließe ich diese Erfüllungs- und Katastrophenfiguren jedoch meist nicht in episodischen Darstellungen oder Erzählungen im strengen Sinne, sondern oft in beschreibenden und argumentativen Passagen sowie in szenischen Vignetten.

Von den genannten Wunsch- und Angstthemen finden sich viele in den von mir geführten Interviews wieder. Einige scheinen dabei einen größeren Stellenwert für die Betroffenen zu haben als andere, um mit der psychisch belastenden Situation wenige Wochen vor der geplanten Operation umzugehen. Diese seien im Folgenden vorgestellt:

6.1 Generative Wunschvorstellungen bei den SpenderInnen

Lebendorganspenden sind – und dies ist vor dem Hintergrund der gesellschaftlichen Bedeutung der Lebendorganspende nicht verwunderlich – offenbar stark dazu angetan, generative Fantasien bei den SpenderInnen zu erzeugen und als generative Wunscherfüllung zu dienen.

Nach Boothe (2010) besteht die generative Wunschvorstellung in der aktiven Erfüllungsfantasie darin, *„Fruchtbarkeit, Hingabe, Wachstum und Gedeihen"* zu bieten.

> Die Erfüllungssituation ist aktive Prokreativität, Fruchtbarkeit, Kreativität und Selbsttranszendenz: „Das Schönste ist, etwas zum Wachsen, zum Gedeihen zu bringen, etwas Neues zu schaffen, innovativ und originell zu sein." Man geniesst aktiv kreative Elterlichkeit. Man findet Anerkennung für die eigenen Schöpferenergien. Man wirkt in Beziehungen verändernd, formend und demiurgisch (Boothe 2010, S. 107).

Tatsächlich sind viele Wunschvorstellungen auf SpenderInnen-Seite generative Wunschvorstellungen. In ihnen geht es entweder ganz explizit um die Imagination der Nierentransplantation als einen Geburtsakt, um das Weitergeben der eigenen Gene oder das Leben- und Wachsen-Sehen eines geliebten Menschen mit Hilfe des eigenen Organs. Auffällig ist dabei, dass diese Fantasien bei den kinderlosen Frauen besonders stark ausgeprägt zu sein scheinen: Die Lebendnierenspende wird hier deutlicher als bei den

Männern mit Geburt, Leben-Schenken und der Weitergabe der eigenen Gene assoziiert, wie im folgenden Unterkapitel dargestellt werden soll. Dies bedeutet jedoch nicht, dass hier das Kinder-Gebären beziehungsweise generative Wünsche als weibliches *Ur*-Prinzip hypostasiert werden sollen. Es geht zunächst um einen Befund aus dem empirischen Material, d.h. um die erzählten und thematisierten Wunschvorstellungen der Befragten, die hinsichtlich ihrer Bedeutung in Kapitel 7 noch eingehender diskutiert werden.

6.1.1 Generativität: Leben schenken

Von Frau Meinecke, einer 60 Jahre alten, ungewollt kinderlos gebliebenen Frau, die ihre Niere für ihre Schwester gespendet hat, werden sehr offen generative Wünsche in Bezug auf die Lebendnierenspende angesprochen und als solche auch reflektiert. Auf die Frage der Interviewerin, wieso ihrer Ansicht nach häufiger Frauen als Männer zu einer Lebendorganspende bereit seien, nennt sie das „Grundprinzip *Leben-Schenken*", das ihrer Ansicht nach den Frauen zukomme, wobei sie von sich selbst sagt, dieses Grundprinzip leider nicht erfüllen zu können:

> IP: Ja, ich denke schon, dass ist uns=uns ja auch mitgegeben, also ja die Idee, weil=weil Sie das jetzt so sagen, ähm, diese Niere (--) ähm (--) die dann weggeben wird, verschafft ja LEBEN. Und das ist ja ein Grundprinzip bei uns Frauen, ne wir werden schwanger ich nun leider nich, aber hh, ähm, LEBEN GEBEN. Und das ist wenn jemand dabei ist, äh, sein Leben zu beenden und ich kanns mit ner Niere tun, GERNE.
>
> (Frau Meinecke 943–949)

Das *Leben-Geben*, das in Frau Meineckes Fantasie eine Eigenschaft ist, die aufs Engste mit der weiblichen Geschlechtsrolle verknüpft ist, wird von ihr in diesem Zitat zunächst eingeführt als ein *Überleben*-Geben. Die Nierenspende wird bei ihr im letzten Satz zu einer Handlung, mit der sie jemandem vor dem sicheren Tod bewahrt – obwohl dies bei einer Nierenspende (anders als bei einer Leberlebendspende) streng genommen nicht der Fall ist, denn es gibt ja die Dialyse als Nieren-Ersatzverfahren. Eine Lebendnierenspende dient in erster Linie der Verbesserung der Lebensqualität für die Betroffenen. Bei Frau Meinecke geht es aber hier zunächst um den Wunsch, jemanden – die Schwester nämlich – vor dem Tod zu bewahren beziehungsweise bewahrt zu haben, wie Frau Meinecke in dieser Passage ausdrückt. Dieser Wunsch spiegelt ihr damaliges Erleben wider, das von der Angst geprägt war, ihre Schwester vielleicht einmal zu verlieren (ich wollt sie auch nich verlIERen).

Die oben bereits erwähnte Fantasie, für diese Form des Leben-Gebens als Frau besonders prädestiniert zu sein, wird von ihr kurze Zeit später noch etwas weiter ausgeführt: Wer gerne Frau sei, gebe gerne etwas von sich her, wie Frau Meinecke konstatiert:

> IP: Ich denke, dass ist denn uns=uns Frauen so mitgegeben. Also nicht alle, bestimmt nicht alle, aber wer (-) joa, weiß ich nicht, gern Frau ist, gibt irgendwas gerne her ohne nach Wenn und Aber zu fragen. Und wenn man dann noch loslassen kann, dann ist dit die beste Vorbereitung für ne Lebendspende, ja? (Frau Meinecke 961–965)

Mit dieser allgemeinen Einschätzung weiblicher Eigenschaften bereitet Frau Meinecke den Weg, sich selbst als generative Spenderin zu positionieren beziehungsweise sich als eine Spenderin darzustellen, deren eigene und unerfüllten generativen Wünsche sich durch die vollzogene Lebendnierenspende ein Stück weit erfüllt hätten: Die Lebendnierenspende sei „ihr Kind“ gewesen. Ihre Beschreibung des Vorgangs der Lebendnierenspende, die von Beginn an so wunderbar funktionierte und bei der das Organ gleich auf dem OP-Tisch zu arbeiten anfing, erinnert tatsächlich an einen Geburtsvorgang, bei dem etwas, das vorher zum eigenen Körper gehört hat, weggegeben wird und an anderer Stelle neues Leben schafft:

> IP: Es war MEIN KIND. Ja, jetzt, ich wollt's nicht gleich am Anfang sagen # I: ja # aber da hab ich mit anderen drüber gesprochen. Es ist wie ich wurde nie schwanger, ich hab dis immer sehr sehr sehr bereut, und bedAUERt und hh, was sollte ich berEUen, es passierte nichts bei mir und HIER hatte ich das Gefühl, es passiert nicht hier (<zeigt auf ihren Bauch>), aber durch ein Organ von mir. # I: mhm # und das fand ich schön, dass das dann anging und hh, arbeitete, sofort auf dem OP-tisch und so, ANDERS als jetzt, ne? Jetzt gab's Komplikationen, aber DAS waren MEINE Erinnerungen daran. Die Niere springt an, aus der Narkose ist se raus=waren noch nich ma vo=aus der Narkose raus, da LIEF das schon, toll! (Frau Meinecke 971–981)

Dass es sich bei Frau Meineckes Schilderungen ihrer Nierenspende um eine Wunsch*vorstellung* handelt, wird daran deutlich, dass sich Frau Meinecke zu dem Zeitpunkt, an dem die Transplantation ihres Organs zu ihrer Schwester vorgenommen wurde, selbst noch in Anästhesie befunden haben dürfte, es sich also in jedem Falle um eine nachträglich konstruierte Erlebnis- und Erfolgsgeschichte handelt, die hier erzählt wird beziehungsweise um eine Erzählung, die die behandelnden ÄrztInnen über die gelungene Transplantation weitergetragen haben und die Frau Meinecke nun in ihrer Fantasie zu einer eigenen Geburts- und generativen Wunschfantasie umgestaltet hat.

Auch bei Frau Hinzig, einer 42 Jahre alten und ebenfalls kinderlosen Spenderin, die für ihren Bruder eine Niere spenden möchte, finden sich generative Fantasien über die von ihr bereits geleistete, aber auch um die noch zu leistende Organspende. Frau Hinzig positioniert sich in ihrem Interview ähnlich wie Frau Meinecke als eine Frau, zu deren Lebensplanung eigentlich Kinder gehört hätten. Sie sei immer davon ausgegangen, dass sie einmal Kinder haben werde – im Gegensatz zu ihrem Bruder, von dem sie aufgrund seiner Diagnose angenommen hatte, dass dies bei ihm schwieriger werden würde. Auch die Fantasie, dass ihr Bruder einmal der Pate eines ihrer Kinder werden würde, spricht für eine solche Lebensplanung mit Kindern und dem Wunsch nach Realisierung eigener generativer Fantasien. Nun ist jedoch alles anders gekommen, und ihr Bruder ist derjenige, der ein Kind hat, während sie selbst kinderlos ist:

> Weil ich wollte, d' ihm unbedingt jetzt auch eine NIERe GEBen. Weil er wurd ja im Dezember noch VA' LETZTes Jahr VATer # I: mh # Ja, weil äh es is für mich etwas BeSONDeres. Ich habe immer gedacht, ja ICH sei die, die Kinder hat. Und jetzt ist es aber UMgekehrt # I: <<schmunzelnd> mhm> # Jetzt hat DER die Kinder und ich KEINe. Ja, s'halt' musste so SEIN, oder? # I: Äh' mhm-mhm # Ja früher haben wir immer gesagt: Ja, wenn ich mal KINDer habe, dann werd' wird er PATe von meinen # I: ah o.k. # KIN' off meinem ersten KIND, oder? Und wir haben ja nie geDACHT, dass er eigentlich DER ist, der einmal Kinder hat. Weil er hatte NICHT so eine gute DiagNOSe # I: mh # von seiner' Ur' wie SAGT man' URsprungkraft # I: [GRUNDerkrankung]# GRUNDerkrankung ja # I: mh # ja. Und von DEM her äh war das für mich eine RiesenFREUDe, wo ich gehört habe, dass er VATer wird # I: mh # Da hab ich gesagt: Ja, dann ist's für mich erLEDigt. Äh dann werden meine Gene DORT weiterleben ein wenig.
>
> (Frau Hinzig 126–144)

Die Trauer über die eigene Kinderlosigkeit wird von Frau Hinzig hier nicht wie bei Frau Meinecke offen thematisiert. Frau Hinzig berichtet stattdessen eine kompensatorische Freude über die Vaterschaft ihres Bruders. Dadurch, dass Herr Hinzig durch die Knochenmarkspende ihr Immunsystem bekommen hat, habe sie auf eine andere Art etwas von ihren Genen weitergeben können, womit sich auch ihr eigener Kinderwunsch „erledigt“ habe. Durch die Knochenmarkspende geschah also zweierlei: Zum einen gingen Frau Hinzigs gesunde Zellen auf ihren Bruder über, weswegen er nun mit ihrem Immunsystem identisch ist und woraus sich ihre Fantasie speist, dass ihre Gene im Kind ihres Bruders weiterleben. Zum anderen wurde ihr Bruder durch die Knochenmarkspende und den darauf folgenden deutlich besseren Gesundheitszustand überhaupt erst in die Lage versetzt, über eine Familienplanung nachzudenken und eine Schwangerschaft mit seiner Frau anzustreben:

> I: Und Sie sachten vorhin AUCH, dass ähm - fand ich AUCH n spannenden Gedanken - dass Sie das' dass das für Sie auch wie'n' ja 'n schöner GeDANKe is, zu wissen: Wa=Weil Sie selber KEINe Kinder haben, dass so äh das 'n Stück 'ne WEITergabe is, wenn Sie doch 'n Organ geben. Also dass (-) Ihre
> IP: [Das war beim] KNOCHenmark so. Er ist ja jetzt HIER, der Kleine
> I: Ja. AchSO=SO, Sie meinten, dass es DAmals schon ähm
> IP: [Ja. Ja.] Ja, dra=darum hatt ich # I: mh # äh' Ich hatte eine riesige FREUDe, wo ich das geHÖRT habe, dass sie SCHWAN-Ger ist. Weil ich habe nicht erwartet, dass sie ein KIND wollen # I: mhm # Aber ihm gings dann so GUT (-) Eben SEHR sehr gut und äh von DEM her haben sie sich entschieden, ein KIND zu haben. Aber sie haben das nicht erZÄHLT, weil sie haben ja nicht gewusst, ob es GEHT # I: mh # Äh we' schon wegen der CH=CH=CHEMo, die er hat # I: ja ja # Ham' ham sie gesagt: Ja, wenns von NaTUR aus geht (-) ja, dann SCHON und sonst NICHT, dass' sie hätten da nicht äh auf mediZINische Art ein Kind geZEUGT # I: mh mh # Das wollten sie schon NICHT. Und ich find das SUPer.
> (Frau Hinzig 473–493)

Auch die nun anstehende Nierenspende trägt zur Erfüllung von Frau Hinzigs generativen Wünschen bei; denn nun ist der Sohn ihres Bruders geboren, und Herr Hinzig hat als Vater die Pflicht und den Wunsch, sich um seine Familie zu kümmern und seinen Sohn aufwachsen zu sehen. Dies wäre an der Dialyse nur eingeschränkt möglich. Es ist also wieder Frau Hinzig, die ihren Bruder in die Lage versetzt, ein umsorgender Vater für seinen Sohn sein zu können und trotz schlechter Ausgangssituaton eine annähernd hohe Lebenserwartung zu erreichen:

> Ich hoffe für ihn, dass er's bis SIEBzig schafft. Das hoffe ich SCHON ein=äh wenigstens DAS # I: mh mh # Dass er jetzt se=äh wirklich geSUND - in ANführungs-zeichen - gesund sein SOHN aufwachsen # I: mh # sehn kann. Weil äh (stößt Luft raus) ja-a, wenn man an der Di' zum Beispiel an die DiaLYSe muss, dann kann er mit seinem Sohn NICHT mehr spielen. (Frau Hinzig 240–245)

Neben den gerade dargestellten aktiven generativen Wünschen in Bezug auf die Lebendnierenspenden finden sich auch Erzählungen von SpenderInnen, in denen Katastrophenimaginationen über die eigene Generativität dominieren, wie etwa die Befürchtung, durch eine Nierenspende depotenziert zu werden. Eine solche (passiv erlittene) Katastrophenfantasie charakterisiert Boothe (2011, S. 170) wie folgt: „Das Schlimmste ist, leer und abgestorben zu sein." So äußert Frau Binggeli nach einer vorangegangenen Hysterektomie, bei der ihr auch gleich der Blinddarm mit entfernt wurde, die Angst, nach der nun anstehenden Nierenspende bald gar nichts mehr in ihrem Bauch zu haben – diesem potenten und bedeutungsvollen Ort, der Leben hervorbringen kann, und in Folge dann *leer* zu sein:

> Am Anfang sah ich auch eher, was ich verLIERe, dass ich jetzt sag=ja=ei=etwas HERgebe # I: mhm # von meinem KÖRPer, etwas GeSUNDes. Und ich hab ja schon die GeBÄRmutter nicht mehr. Und in diesem äh Zusammenhang hat man auch den BLINDdarm gleich entfernt # I: mhm # Und äh da hab=ei=erstmal auch gedacht, ja dann hab ich dann bald <<lachend> NICHTS mehr in meinem Bauch drin. (Frau Binggeli 377–383)

Auch wenn Frau Binggeli mit ihrem Lachen an dieser Stelle eine ironische Distanz zu der eigenen Fantasie einräumt und diese damit selbst als überzogen karikiert, so heißt dies nicht, dass ihre Imagination und ihre Ängste an dieser Stelle nicht ernst zu nehmen wären. Ein Organ, das ihren zwei Kindern das Leben geschenkt hat und symbolisch betrachtet für die Weiblichkeit schlechthin steht – die Gebärmutter nämlich –, wird bei ihr entfernt sowie peu a peu noch andere Organe, so dass bei Frau Binggeli das Gefühl entsteht, leer und ausgeräumt zu sein. Auch in einem anderen Zitat bringt Frau Binggeli die Entscheidung zur Nierenspende zunächst mit dem Verlust von Leben, nämlich einer Abtreibung, in Verbindung, wenn sie sagt:

> man hört so viel von dieser SPITZenmedizin und dass da so schwierige Entscheide äh auf einen zukommen, auch mit=mit der Abtreibung bei schwangeren Frauen und so. Und äh irgendwie (-) PLÖTZlich merkt man: Aha, jetzt betrifft ja dich eine=so=eine # I: mh # graVIERende Frage so eine große Frage betrifft jetzt dich perSÖNlich. (Frau Binggeli 542–547)

Frau Binggeli nimmt hier zwar keinen direkten Vergleich zwischen einer Lebendorganspende und einer Abtreibung vor, aber ihre Fantasie über die Nierenspende scheint doch zunächst die einer Depotenzierung und eines Verlustes von Leben zu sein – eine Entscheidung, die sie zynischerweise auch noch freiwillig treffen soll.

Erst die Umdeutung der Lebendnierenspende, bei der sie etwas Lebendiges aus ihrem Körper hergibt und ihrem Erleben nach passiv einer generativen Katastrophe ausgesetzt ist, in eine *aktive generative Fantasie*, bei der sie Leben nach außen schenkt, hilft Frau Binggeli schließlich, ihre Ambivalenzen in Bezug auf die Spende zu überwinden und lässt sie letztlich doch zu einer beflügelten Spenderin werden: Es ist die Erkenntnis und die Umdeutung, dass ihre Niere ja nicht verloren geht oder stirbt, sondern in einem anderen Körper weiterlebt, nämlich in dem ihres Mannes. Mehr noch: Es ist dieses potente Organ, das ihr Mann von nun an immer in sich tragen wird und das es ihm ermöglicht, wieder hohe Berge zu erklimmen, das hier ihre generative und potente Wunschfantasie ausmacht:

> Und äh dann kam aber dann AUCH ähm sehr schnell: Diese Niere ist ja nicht verLORen, die lebt ja WEITer, also ich HOFFe natürlich # I: mhm mhm # dass das Ganze geLINGT und die=die darf WEITERleben, bei meinem MANN. (Frau Binggeli 391–394)

> WEIßt du, dann kann meine N=NIERe dort MITgehen und ich <<lachend> brauch' nicht hochzugehen> (Frau Binggeli 401–403)

> Von jetzt an trägt er immer ein STück von MIR IN sich> # I: mhm # <<lächelnd> Und das fand ich SO etwas Schönes plötzlich auch> Das äh (-) ja und da denk' ich schon, dass=dass wir jetzt SEHR auf dem richtigen Weg sind (Frau Binggeli 414–417)

So gesehen ersetzt Frau Binggeli ihre zunächst entstandenen Ängste vor einem Verlust der weiblichen Potenz durch eine aktive generative Fantasie, in der sie nicht die leergeräumte, sondern die weiterhin potente Spenderin ist, die ihren Mann wieder phallisch auszustatten in der Lage ist.

6.1.2 Generativität: Die versorgenden Eltern

Die beiden dominantesten und überzeugtesten SpenderInnen dieses Samples sind Frau Konstantin und Herr Weiss. Sie gehören zum Spendetyp 1 und betonen unablässig die eigene Unambivalenz, die Klarheit und Selbstverständlichkeit iherer Spendeentscheidung sowie ihre Angstfreiheit. Das Motiv hinter ihren Spenden ist das unbedingte *Da-Sein-Wollen* für ihre Kinder. Ihr Spendewillen scheint wie in Stein gemeißelt. Die eigene Überzeugung wird als Diktum vor sich hergetragen. Bei beiden ist die Wunschfantasie vorherrschend, ein umsorgender und aufopfernder Elternteil zu sein: die ewig spendende Mutter *Demeter* bei Frau Konstantin und der Vater *ohne Wenn und Aber*, der sein letztes Hemd (seine letzte Niere) für seinen Sohn gibt, bei Herrn Weiss.

Die Wunschvorstellung, „ewige Elterlichkeit" bieten zu können, wie Boothe (2011, S. 139) dieses Erzählmuster nennt, zeichnet sich in der aktiven Erfüllungsfantasie dadurch aus, dass Elternpersonen einem Kind auf ewig Elterlichkeit und Zuwendung bereitsstellen können beziehungsweise im Falle einer Lebendnierenspende ihr krankes Kind an ihrer eigenen Gesundheit partizipieren lassen und „orale Partizipation in unversiegbarer Fülle, etwa nach der Version vom Schlaraffenland" (ebd.) spenden. Diese elterliche Zuwendung und die Sicherheit, die für die empfangenden Kinder durch die versprochene Spende gewährleistet wird, bewirkt, dass sich die Kinder auch im Zustand einer schlimmen Krankheit geborgen und versorgt wissen und beruhigt in die Zukunft blicken sowie ihrer eigenen generativen Verantwortung nachgehen können, wie das die Tochter von Frau Kontantin dank ihrer Mutter tun kann. FRAU KONSTANTIN drückt ihre Wunschfantasie folgendermaßen aus:

> Aber (-) ja, das war einfach KLAR, von Anfang AN # I: mhm mhm # Und meine Tochter hat sich hunderprozentig auf mich verLASSen. Zu=i=äh' ja, in=n letzten JAHRen war das sogar SOweit, dass ich mir irgendwie SORGen gemacht habe. PerSÖNlich nur' hab ich m' für MICH so' wenns mir nich' mal nich so GUT ging, oder wenn das WETTer gedrückt hat oder so, hab ich gesagt <Eijeijei (atmet tief ein) wenn=wenn MEINe Niere nicht GEHT, dann fällt die in=in ein RIESEN' äh DepressION' also # I: mhm mhm # dann fällt die in ein RiesenLOCH rein. Weil die hat sich immer hundertproZENTig auf meine Niere verLASSen. Die war IMMer SICHer: Das GEHT, das MACHen wir, das KLAPPT.
>
> (Frau Konstantin 60 –71)

> Was für ein GLÜCK, was für ein RiesenGLÜCK, das ich habe, dass ich jetzt WIRKlich zu allem an' auch noch mit über fünfzig JAHRe wirklich geSUND bin # I: mh mh # Dass ich das meiner Tochter GEBen kann. Und im SpezIELLen jetzt in dieser Situation, wo sie das kleine KIND hat, nicht? Und wo das eigentlich' ja das wär SCHLIMM für sie, weil sie ist M=MUTTer mit Leib und Seel.
>
> (Frau Konstantin 77–83)

Bei Frau Konstantin ist es dabei die Selbstpositionierung als selbstverständlich gebende, schöpfende und Nahrung spendende Mutter, wie bereits ausführlich in der Falldarstellung dargestellt wurde: Die Tochter bekommt die Niere von der Mama, der Sohn kommt zweimal wöchentlich nach Hause und darf sich aus dem Kühlschrank bedienen und seine Wäsche waschen. Auch die Interviewerin erhält ein warmes Mittagessen im Hause Konstantin. Mit der Spende, so sagt Frau Konstantin zu ihrem Mann, habe sie ihr „Lebensziel“ erreicht – wir dürfen annehmen, dass dies in einem nicht unerheblichen Maß darin besteht, alle um sich herum gut versorgt zu wissen. Ihre Tochter, Frau Meyer-Konstantin, spiegelt mit ihrem Interview diese Selbstpositionierung ihrer Mutter wider, indem sie betont, wie umsorgt und aufgehoben sie sich in ihrer Familie fühlt und dass ihr ja eigentlich gar nicht Schlimmes passieren könne.

Bei HERRN WEISS ist es weniger das Bild der ewig *spendenden Mütterlichkeit*, das im Interview dargestellt wird, als vielmehr das Bild eines Vaters als *Fels in der Brandung*: Wie das vorangegangene Kapitel gezeigt hat, ist seine Selbstpositionierung die eines Vaters, der immer für seinen Sohn da ist. Da dies in der Vergangenheit tatsächlich aber nur unzureichend der Fall war, da der Sohn durch eine unentdeckte Nierenerkrankung unwiederbringlich nierengeschädigt ist, sind es bei Herrn Weiss umso mehr die (kompensatorischen) Wunschvorstellungen eines Vaters, der seinem Sohn immer helfend zur Seite stehen möchte:

> IP: Für mICH war's klA! Wie Amen in der Kirche. Für mein Sohn hIlfe braucht, steh ich DA! (--) Dis war schon(-) also von ANfang an, also dA: (-) äh ich hab auch UNgerne drüber gesprOchen(-) und äh(-) Ich hab bloß mein Sohn gesagt „WENN(-) so wEIt is(-), steh ich DA (Herr Weiss 562–565)

> Was wir jetzt reden, reden reden reden, wir können reden von mir wir können versuchen ALles zu erzählen, zu mAchen zu tUn h, aber, wir kommen auf'n glEIchen Nenner(-) und das is (--) ICH BIN FÜR Ihn DA! # I: Mh mhm # Egal wie, egal wo, egal wAnn. Wenn er braucht (klopft auf den Tisch), steh ich auf die Matte. Ich lass nICHt, dass er an die DIalIse. Das:s (--) hh, # I: mhm # versuch ich auf jEden FAll äh, wenn die MÖ:glichkeit besteht, sO das zu mAchen. Weil ich hab auch gesehen, die Leute, wie die aussehen, mit die Dialyse # I: mhm mhm # so ne PUckel und die sehen AUS, also hh, muss man hier alles aufschnE:Iden, und dann(-) nE will ich ein=w=will ich fir IHN das? Also(--) Ich mÖCHTE das nicht, dass er das HAT. Ja? Und äh der tritt ja och auf auf de Bühne und so weiter und wie sieht'n das AUs, wenn er die Hand? Also n=ne, # I: Mhm # da hab ich gesagt „Mein lIEber SOHn, wenn so weit is=sein sOLL (--) MACHen wa das?
> (Herr Weiss 566–580)

> Für mIch WAR (-) (klopft auf den Tisch) „DU mACHst das=das ist kein Wenn und ABER mEHr. (Herr Weiss 890–891)

> Also ich bin IMMER noch für DICH! DA. Also das ist(-) solANge Ich LEBe. Äh das(-) DEIne gesicherte NIERe. (Herr Weiss 902–904)

Herr Weiss wünscht sich einen gesunden und intakten Sohn, den er nicht durch die Nebenwirkungen der Dialyse verunstaltet sehen möchte. Zudem bekommt er das Leiden seines Sohnes hautnah mit. Dieses möchte er ihm künftig ersparen. Der Wunsch, seinen Sohn (wieder) gesund zu sehen und durch eine eigene Opfergabe zu heilen – und damit frühere Versäumnisse damit ungeschehen zu machen – geht bei Herrn Weiss so weit, dass er in der Fantasie seinem Sohn sogar seine zweite Niere schenken möchte, bevor er diese mit ins Grab nimmt:

> wichtig ist, dass DU(-) dass DIR gutgEht. Sag ich, „bevor ich Abkratze", sag ich zu ihm, denn kriegst Du auch die zwEIte Niere". Und wenn es geht, ich weiß ja nicht ob das geht, jA? (lachend). „Dann kriegst Du auch die ZWEITE Niere, ne? Sollst Du NOCH mehr gesund sein. (Herr Weiss 363–367)

Auch in einer weiteren Fantasie etwas später im Interview kommt Herr Weiss auf dieses Thema beziehungsweise seine Wunschvorstellung zurück, eine *zweite Niere für seinen Sohn* spenden zu wollen: Er malt sich aus, wie sein Sohn zuerst eine Niere durch Eurotransplant vermittelt bekommt und anschließend noch eine zweite von ihm, auf dass er *noch mehr gesund* sein möge:

> Der Professor O. meint zu mir „Äh da stELL'n Sie sich ma vor jetzt, Sie <<*dabei auf den Tisch klopfend*> unterschrEIben> und da geht das nach Amsterdam oder nach Den Hag oder weiß ICH, äh da irgendwo zum Spenderb=bank oder so, (-) und wir ham eine NIEre fir ihn. Sag ich „Naja gUT, dann nEHmen wa die" # I: mh mhm. # Is ja ich=ich bestEH nich druff, dass das wir äh also nun MEIne sEIn soll. # I: mhm # Ich äh wir nEHm se. Also wenn DAS nicht fUnktioniert, da hat er IMmer noch EIne. Das ist kein ProblEM. ODER ich geb' ihm die EIne TROTZdem auf de ANdere Seite. Wenn die MÖglichkeit bestEht, dann hat er zwei zwei Nieren, statt Oben, Unten. # I: mhm # Wenn es mÖGlich ist, wEIß ich nicht. Das(-) müssen die Pro=äh die Doktor. Is das denn überhaupt möglich? # I: hh, Ich # Was meinen Sie denn?
> I: Ich glaube nicht. Ich glaube, man << *schmunzelnd* > kricht nur eine Niere…
> IP: [bla bla] nicht zwei Nieren, ja?
> I: …gespendet und(-) wenn dIE versAgt sozusAgen, eine neue…
> IP: Ja, ja?
> I: …aber ich….
> IP: Also nicht zwEI? Kann man nicht zWEI ge?
> I: Ich glaub's wirklich gar nicht=also hab ich noch NIE gehÖrt, aber ich (*lachen*)
> IP: Ich SAge bloß, also
> I: <<*lachend*> Ja >
> IP: Bevor ich die bEIden äh mit im GrAb nehme, kann ich doch jemanden äh damit gut tun. (Herr Weiss 706–741)

Medizinisch betrachtet ist diese Wunschvorstellung, seinen Sohn am besten mit zwei gesunden Nieren auszustatten, natürlich nicht durchführbar; aber der Wunsch markiert hier die Fantasie des Vaters, den kranken Sohn in „unversiegbarer Fülle“ (Boothe 2011, S. 139) mit gesunden Organen auszustatten und damit seiner versorgenden Elternrolle in einer überkompensatorischen Weise nachzukommen. Neben dem Wunsch nach bestmöglicher Versorgung des Sohnes ist diese Fantasie aber auch als ein – hysterisch inszeniertes – Beziehungsangebot an die Interviewerin zu verstehen, der gegenüber sich Herr Weiss damit noch einmal in naiv spendewilliger Eifrigkeit als ein aufopfernder Vater positionieren kann, der lieber möchte, dass mit seinen Organen noch etwas Gutes getan werde, als dass er sie mit ins Grab nehmen muss.

6.1.2.1 Die steuernden Eltern: Familienreihenfolgen

Boothe (2011, 142) charakterisiert die aktive Erfüllungsfantasie, ein steuerndes Objekt zu sein, folgendermaßen: „Die Erfüllungssituation ist, das Objekt und sich selbst aktiv zu kontrollieren, zu schützen und zu steuern im Dienste der Sicherung vor Gefahr und Gefährdung, der Stärkung von Autonomie und Selbstwirksamkeit: ‚Es wäre das Schönste, in stetem Einklang mit der eigenen und fremden Befindlichkeit und dem eigenen und dem fremden Potenzial Schutz, Steuerung und Führung als optimale Regieführung herzustellen.‘ Man genießt Kraft und Stärke. Man findet ungeteilte Anerkennung für die eigene Regieführung. Man profitiert unbeschränkt vom eigenen unversiegbaren Steuerungs- und Kontrollpotenzial“ (ebd.).

Abgesehen von der Tatsache, dass viele SpenderInnen und sogar einige EmpfängerInnen die Erfüllungsfantasie des steuernden Objektes thematisch zur Darstellung bringen, findet sich diese Fantasie verstärkt um das Thema der weiteren SpenderInnen-Reihenfolge:

Innerhalb der Lebendnierenspende scheint es den interessanten Befund zu geben, dass in den betroffenen Familien nicht selten eine Art „SpenderInnen-Reihenfolge“ vereinbart wird. Dies findet sich in einigen der hier vorgestellten Interviews wieder, begegnet mir aber auch oft in meiner klinischen Praxis als Gutachterin bei Lebendnierenspende-Paaren: Wenn eine Spende beispielsweise von einer Mutter für ihre Tochter erfolgen soll, wird irgendwann während des Gesprächs darauf verwiesen, dass in 15 oder 20 Jahren, wenn das gespendete Organ nicht mehr funktionstüchtig sein sollte, zum Beispiel der Bruder eine Zweitspende durchführen könnte (oder dass es dann vielleicht einen Ehemann gibt, der dies dann übernehmen könnte). Die betroffenen Familien denken oft über die konkrete Situation hinaus und versuchen sich auch für die weitere Zukunft abzusichern und intern eine SpenderInnen-Reihenfolge zu vereinbaren. Die Familie Konstantin steht hier exemplarisch für solche Überlegungen. Objektiv betrachtet sind solche auf die Zukunft gerichtete Gedankenexperimente durchaus rational und vernünftig; denn eine Nierenspende bedeutet zunächst zwar eine deutlich bessere Lebensqualität für den Empfänger/die Empfängerin, allerdings ohne eine zeitliche Garantie. Im günstigsten Fall kann eine Lebendspende mitunter 20, 25 oder gar 30 Jahre halten, in weniger günstigen Verläufen wie beispielsweise bei Frau Walter jedoch nur ein paar Jahre. Wenn sehr junge Menschen an einem Nierenversagen leiden, steht fest, dass sie in ihrem Leben nicht mit einer einzigen Nierenspende auskommen werden, sondern mindestens noch zwei oder drei weitere Nierenspenden benötigen werden, möchten sie nicht den Rest ihres Lebens an der Dialyse verbringen. Mit einer Spenderniere also können lediglich längere Zeitabschnitte überbrückt werden, die Aussicht auf lebenslange Funktionstüchtigkeit besteht derzeit nicht. Diesen Umstand machen sich die SpenderInnen in je unterschiedlicher Weise bewusst, manche konfrontieren sich gar nicht damit.

Während sich HERR WEISS über den Umstand, dass sein Sohn im mittleren Lebensalter als dann immer noch junger Mann in jedem Falle eine weitere Niere benötigen wird, keine Gedanken macht, sondern im Hier und Jetzt seiner anvisierten Hilfestellung verbleibt, ist dies bei Familie Konstantin anders: FRAU KONSTANTIN zeigt sich in ihrem Interview als steuerndes Objekt, die auch den Fall durchdenkt, dass bei ihrer Spende möglicherweise Komplikationen auftreten könnten, und die Überlegungen anstellt, wie die SpenderInnen-Reihenfolge in ein paar Jahren weiter aussehen sollte. In ihrer Fantasie wäre als nächstes ihr Mann an der Reihe, obwohl dieser nicht dieselbe Blutgruppe wie die Tochter besitzt. Allerdings liesse sich dies heutzutage medizinisch regeln, wie Frau Konstantin betont. Als nächstes wird dann – zunächst über den Kopf des Sohnes hinweg – zusammen mit dem Arzt die Möglichkeit besprochen, dass Frau Meyer-Konstantins Bruder ihr in 20 Jahren eine weitere Niere spenden könnte:

> Und das war auch bei UNS mit zwei KINDern – die Mathilde hat noch n BRUDer, ni? # I: mhm # Der is zwei Jahre JÜNGer. Und ähm JA, wenn jetzt alle Stricke REIßen, dann wär er AUCH noch da. Er ist einfach sehr JUNG und bei IHM habens gesagt äh – die Ärzte – da äh' der kommt ERST in Frage, wenn WIRKlich ein Notfall eintreffen würde # I: mhm mhm # wenn sie meine Niere ABstoßen würde und die von meinem Mann NICHT gehen würde oder

> SOwas, ni? # I: mhm mhm # Davon wir natürlich davon gar nicht AUSgehen, aber eben WENN da was wär. **(Frau Konstantin 120–129)**

> Über den JUNior haben wir auch gesprochen # I: mh # Äh Anfangs OHNe ihm, einfach nur mit dem Arzt. Und der Arzt und wir, wir waren alle äh der gleichen Meinung: Der ist zu JUNG # I: mh # (-) BeVOR wir der G. da REINbeziehen, also muss es der A. sehr SCHLECHT gehen # I: mh # Sonst äh' ja, das würden wir erst im letzten MoMENT machen (-) Aus verSCHIEDensten Gründen. Ja, das er noch so JUNG ist. Dass er so SPORT treibt, dass man weiß ja NIE, dass irgendwas passIERT und äh vielleicht, nicht? Ja, man' auf jeden Fall würde der G. als allerLETZTes zu' in FRAGe kommen. Und der Arzt sagt ja AUCH immer: Man weiß ja nie. Der G. soll auch als GaranTIE # I: mh # ein bisschen dablei' als äh restliche GaranTIE dableiben. Wenn äh die A. irgendwie' eben ja mal in zwanzig JAHRen TATsächlich noch mal ne NIERe braucht, ne? **(Frau Konstantin 690–704)**

> Und mit dem JUNior ist es' mit dem G. ist es IMMer SO gewesen: Der G. hat EIGentlich auch so die EINstellung von der Mathilde und der sagte <Mama, mach dir keine SORGen. Wenns drauf ANkommt, bin ich DA # I: mh # Aber im MoMENT möchte ich mich noch nicht so intensiv mit äh dem beSCHÄFTigen> # I: mh mh # Und das irgendwie, ich beGREIFe das, oder? Und beRUHigend ist, dass äh er das schon mit dreiundZWANzig - oder halt, da war er ja sogar ZWEIundzwanzig - # I: mh # gesagt hat <Macht euch keine SORGen. Wenns drauf ANkommt, bin ich WIRK' bin ich DA, nicht? **(Frau Konstantin 714–723)**

Frau Meyer-Konstantins Bruder ist sich also seiner Spende-Verantwortung sehr wohl bewusst und erfüllt damit auch die impliziten Erwartungen seiner Mutter, indem er sich als verantwortungsvoller Bruder und Sohn präsentiert, auf den man sich im Notfall verlassen kann. Aber er möchte sich mit seinen 23 Jahren noch nicht zu intensiv mit dem Umstand beschäftigen, dass er irgendwann einmal derjenige sein wird, an den dann die Erwartung zu einer Spende herangetragen werden wird.

Auch bei HERRN RICHTER, dem anderen spendenden Vater, finden sich Überlegungen, wie es in zehn oder in 15 Jahren mit seiner Tochter Melanie weitergehen könnte. Auch er benennt eine Familienreihenfolge, nach der zuerst seine Frau und später vielleicht Melanies Schwester ihr noch eine weitere Niere spenden könnten. Auch hier ist die dominierende Wunschvorstellung, sein Kind bis in ferne Zukunft gut versorgt zu wissen und dies möglichst als steuerndes Objekt gut vorzubereiten. Zu dem Wunsch, als steuerndes Objekt in der eigenen Familie das Geschehen mit beeinflussen zu können, gehört auch die Überlegung – im Falle von zwei Geschwisterkindern – das andere gesunde Kind für spätere Zeiten als mögliche/r Spender/in „aufzuheben“ und zum aktuellen Zeitpunkt von einer verfrühten

Spende abzuhalten beziehungsweise es möglichst lange schonen zu wollen, wie die folgenden Überlegungen von Herrn Richter zeigen:

Und=d=d meine FRAU hättse ihr OCH jegeben, meine Tsch=Tsch=Tsch junge T' jüngere T' Tochter, die hat OCH gleich gesagt. Aber da hab ich gesagt <Is QUATSCH, du bist sechsundzwanzig und beHALT mal deine>
I: Mh mh (-)
IP: [(setzt gleichzeitig an)
I: Wir alt is äh Melanie?
IP: [DREIssig] # I: mhm # Ja, die wird am fünften Mai EINunddreissig (-) Ja. Und (-) man kann ja schon' wenn die Gruppen auch NICH so hinhauen - die Blutgruppen - kann man doch AUCH schon ne Niere spenden
I: (setzt an)
IP: [Und] (-) wird so BLUTwäsche gemacht oder so
I: Ja? Das is aber ganz NEU jetzt, ne?
IP: [Ja]
I: DAS ging bis vor kurzem noch GAR nich
IP: Doch # I: mh # Und (-) Oder die SCHWESTer - A. - die kann se ihr denn geben nach ZEHN oder FÜNFzehn Jahren. Dann isse OCH schon älter # I: mh # und hat ihre KINDer groß' oder ihr KIND. Also wir (-) sind da sehr optiMISTisch

(Herr Richter 139–168)

Auch bei Herrn Weiss gibt es das Bedürfnis, die Spendereihenfolge selbst zu beeinflussen beziehungsweise zu regeln. Auch wenn er sich – wie bereits oben angesprochen – noch keine Gedanken über die fernere Zukunft macht, so ist doch zumindest deutlich, wer das steuernde Objekt in der Familie Weiss ist:

Und daswegen ham wir uns da habe ich gesagt, „weißt Du was, S.? Ich lass mich untersuchen. Mama kann nicht, weil Mama raucht wie'n SpEcht, also wie'n Schornstein # I: (lacht)# Äh (-) wahrscheinlich ist sie auch nich gesund, weil sie schon weiß ich äh zehn Jahre nicht zum Ärzte geht und wenig untersuchen will und nimmt un=unbedingt ab und nimmt sie viel ab und IN! die Familie ist Zuckerkranke:n und weiß ich alles so ne Sachen. Meine Tochter will auch sag ich „DU kommst nicht in Frage, bist gerade zwanzig, einundzwanzig und GE:Ht nicht. # I: Mhm # Und wie son Schnitt, wie soll'n das aussehn? Und und dann Dein Leben vor Dir? NEIN! Hh, Ich geh ma und versuche.

(Herr Weiss 126–136)

Ja, Ich hab bloß gesagt „Wenn=wenn mein SOHn schlechtergeht" wir sind ja denn zu drITT hier also beziehungsweise meine Tochter kommt=kÄme nICHT in FrAgE und dann meine Frau und ICH und wenn einer von uns gUt ist, und dass wir das mAchen

(Herr Weiss 528–531)

Herr Weiss spricht hier aus der Position des Familienoberhauptes, das legitimiert ist, darüber zu bestimmen, wer in der Familie als SpenderIn in Frage kommt und wer nicht. Davon abgesehen, dass sich Herrn Weiss' gesamtes Interview an sich auch als eine wunscherfüllende Erzählung eines aktiv steuerndes Objekts lesen lässt, ist diese Wunschfantasie besonders hinsichtlich der Kontrolle und Regieführung der Spende zentral. Wie die Fallbesprechung zeigen konnte, schildert Herr Weiss „sein Projekt“ Nierenspende für seinen Sohn als ein Vorhaben, von dem ihn niemand abhalten könne und bei dem es letztlich sogar gleichgültig sei, was sein Sohn darüber denke. Prinzipiell wähnt sich Herr Weiss in dieser Frage aber im Einklang mit der Befindlichkeit seines Sohnes und imaginiert sich als steuerndes, starkes und kräftiges Objekt, das seinem Sohn Schutz und Hilfe anzubieten in der Lage ist.

6.1.3 Die schicksalhaften, „idealen SpenderInnen“

Bei einigen SpenderInnen herrscht die Fantasie vor, ganz besonders geeignet oder prädestiniert für die geplante Spende zu sein. Dies wird mit Gedanken von Fügung und Schicksal beziehungsweise der Fantasie, dass *alles seinen Sinn* habe, begründet. Im Prinzip handelt es sich auch hier um generative Wunschvorstellungen, bei denen etwas durch die eigene Fruchtbarkeit und Potenz zum Wachsen und Gedeihen gebracht werden kann, für das man Anerkennung erfährt. Allerdings geht es in diesen beiden Wunschvorstellungen der „idealen SpenderInnen“ auch noch um mehr: Bei den im Folgenden besprochenen Wunschvorstellungen von Frau Hinzig und Herrn Richter scheint es fast schon göttliche Fügung oder eben ein vorherbestimmtes Schicksal zu sein, das die beiden SpenderInnen nun in eine solch prokreative Rolle geraten lässt.

Bei HERRN RICHTER führt der Umstand, dass er als junger Mann einen sehr schweren Autounfall nur knapp überlebt hat, zu einem Gefühl von Stimmigkeit, seiner Tochter nun eine Niere spenden zu können:

> Also (-) ick hatt mal neunundachtzig n UNfall, n ganz SCHWERen # I: mhm # Wär ick bald (-)SELBer gestorben. Und DA hab ick immer zu Melli gesagt <Weeste' Siehste, und DEShalb bin ick am LEBen geblieben, dass ick noch mal wat JUTet machen kann> Und dit MACH ick jez. (Herr Richter 43–47)

Sein knappes Überleben (das damals, so schildert er es in seinem Interview, tatsächlich an einem seidenen Faden gehangen habe) bringt für ihn eine moralische Verpflichtung mit sich, sich dieses Geschenkes würdig zu erweisen und Gutes an anderer Stelle zu vollbringen. Das Motiv, dass sein Überleben damals einen höheren Sinn hatte und er damit sozusagen als Nierenspender für seine Tochter prädestiniert ist, findet sich erneut an späterer Stelle im Interview, an der er sich als jemand positioniert, der mit der jetzt anstehenden Nierenspende – vor der er zugleich beträchtliche Angst hat – den „Sinn" seines damaligen Überlebens begründet. Er positioniert sich damit als jemand, der gemäß dem oben beschriebenen eigenen Anspruch seit seinem Unfall viel Gutes vollbracht und sich damit dieses Überlebens für würdig erwiesen hat:

> IP: U:nd (-) und am SONNabend hab ick dann FIEBer jekriecht und denn hab ich (-) das ganze jeronnene Blut, was drinne war in der Lunge, AUSgebrochen # I: mh # Und (-) von DA an (-) war alles wieder JUT. Aber war janz schlimm, ja? Ärzte ham gesagt <Wenn Besuch kommt, könn se RIN> alles und so # I: mh # Dann hab ick aber OCH gesagt zum Arzt, ihm so DOLL die Hand gedrückt, hab ick gesagt <Also STERBen will ick noch nich> hab ick zu ihm gesagt. Und da hat er gesagt <Naja, wir wer'n alles drANN machen>
> I: Aber es wa:r (-) auf der KIPPe? Oder es war
> IP: [Jaja!] janz DOLL!
> I: [Mh]
> IP: Und (-) SOLLTe nich sein, und jez WISSen wa warUM (-) Hab ick noch dit HAUS gebaut alleine und alles. Ajoa!
>
> (Herr Richter 554–570)

Auch bei Frau Hinzig findet sich die Darstellung der idealen und hier sogar der *auserwählten* Spenderin: Bereits in der Erzählung über die vorausgegangene Knochenmarkspende findet sich die Schilderung der von den ÄrztInnen „auserkorenen" Spenderin, die von allen Geschwistern anhand bestimmter Kriterien schließlich als *die* geeignete Spenderin bestimmt worden sei, ihrem Bruder die wertvolle Gabe des Knochenmarks zu spenden. Zudem habe sie intuitiv gefühlt, die „Richtige" zu sein, die ihm das geben könne:

> IP: Äh und DANN hat's geheißen, ja die EINzige Chance, dass er überLEBen kann, wäre eine KNOCHenmarkspende # I: mhm # Dann hatten ihm natürlich PAAR Geschwister von ihm grad gesagt <Ja, wir GEHEN das ma' äh die Untersuchung MACHEN> # I: mhm # Und irgendwie im tiefsten INNern hab ich immer gespürt: Ja ich bin dieJENige # I: mhm # die es ihm GEBen kann, also das KNOCHenmark
> I: Das ja interessANT. Aha
> IP: Im=m TIEFsten INNern hab ich das geSPÜRT.
>
> (Frau Hinzig 61–71)

Ihr inneres Gefühl betrügt Frau Hinzig nicht: Selbst als es im Krankenhaus zu einer Verwechslung der möglichen SpenderInnen kommt, hält Frau Hinzig an dem Glauben, die „Richtige“ zu sein, fest und wird kurze Zeit später durch die Aufklärung dieser Verwechslung in ihrer Annahme bestätigt. Von den drei in Frage kommenden Geschwistern wird sie von ärztlicher Seite aufgrund medizinischer Kriterien schließlich als die geeignetste Spenderin ausgewählt:

> Und äh dann haben sie gesagt' äh=äh mich dann ANgefragt, ob ich das MACHen würde, weil von den DREIen sei ICH eigentlich die GeEIGnetste, weil mein ältester Bruder war schon ÜBer fünfzig, sehr ÜBergewichtig # I: mhm mhm # Dann meine Schwester hatte zwei KINDer schon und ICH habe keine KINDer. Dann hab ich gesagt: Ja für mich war das von Anfang an KLAR, dass ich das MACHe für ihn. **(Frau Hinzig 101–107)**

> IP: [Ja sie konnten] AUSlesen, oder? Sie konnten dort dazumal auslesen, wer ist der GÜNSTigste von denen. **(Frau Hinzig 188–189)**

In Frau Hinzigs Darstellung überlagern sich dabei zwei verschiedene Argumentationsstränge: Einerseits beschreibt sie eine SpenderInnen-Suche anhand von utilitaristischen Kriterien, andererseits erzählt sie die Geschichte eines Auserwählt-Werdens, die für sie in einer tieferen Sinnsuche begründet liegt: Als zwölftes Kind sei sie von ihren Eltern nicht genügend beachtet und wertgeschätzt worden. Diese adoleszente Sinnsuche findet später mit der Knochenmark- und jetzt noch mit der Lebendnierenspende ein Ende, indem sie nun als Lebensretterin ihres Bruders eine Bestimmung in ihrer Existenz erkennen kann:

> IP: [Mh-mh. Nein, das war für mich GLA'] GLEICH klar # I: mhm # Ich habe dann auch geSAGT: Ja äh d' dann WEIß ich wenigs' - es hat ja ALLes einen Grund, das ganze LEBen # I: mhm # wieso wir HIER sind und alles. Sag ICH. Das sind meine GeDANKen - hab ich gesagt: Jetzt weiß ich wenigstens auch, wieso ich HIER bin # I: mhm # Dass ich IHM helfen kann. Weil ich habe mich MANCHmal gefragt als Kind: Ja wieso bin ich noch HIER?, oder?, als ZWÖLFTes. Denn wenn Sie so in eine große FaMILie aufwachsen und vielleicht das gewisse ETwas ähm von den Eltern NICHT bekommen # I: mhm # - mit dreizehn Kinder ist das auch SCHWIERig äh - aber ja, wenn man äh' das hab ich mich als TEENager schon manchmal gefragt: Für was haben die mich noch auf die WELT gestellt? <<Untermauernd> Ja. Ja> Und HEUTe sag ich einfach: Ja, ich WEIß, wenn ge' ich weiß, wieso als ich noch geKOMMen bin, ja? (-) S'mussste äh' ich musste einfach <<lächelnd> AUCH hier sein> S'vielleicht für Sie KOMisch.
> **(Frau Hinzig 542–556)**

Der Umstand, dass Frau Hinzig ihrem Bruder vor fünf Jahren ihr Knochenmark gespendet hat, macht sie von einer medizinischen Warte aus betrachtet tatsächlich zu *der* idealen Nierenspenderin: Dadurch, dass bei einer Knochenmarktransplantation das komplette Immunsystem eines kranken Patienten zerstört und durch das gesunde Immunsystem eines Knochenmarkspenders ersetzt wird, besitzen Herr und Frau Hinzig jetzt quasi dasselbe Immunsystem, vergleichbar mit der Situation von eineiigen Zwillingen, und die ÄrztInnen hegen die berechtigte Hoffnung, dass Herr Hinzig nach der Transplantation möglicherweise sogar dauerhaft ohne immunsuppressive Medikamente leben könnte.

Und wo's um die NIERe ga' äh ging, haben sie natürlich MICH angefragt und ni' gar keine ANDere Geschwistn, weil er das KNOCHenmark hat, oder? (setzt an)
I: [Mh, das SACHTe er] dass Sie quasi DAdurch sozusagen wie die idEALe Spenderin sind
IP: [Ja geNAU]
I: Weil Sie' weil ER schon Ihr ImmUNsystem hat zum großen Teil und
IP: [GeNAU] Gen' eigentlich das GANZE (Frau Hinzig 205–216)

Der Umstand, dass ein Nierenempfänger, der vorher bereits eine Knochenmarkspende derselben Spenderin erhalten hat, nach gelungerer Transplantation womöglich dauerhaft ohne Immunsuppressiva zu leben in der Lage wäre, käme einer medizinischen Sensation gleich, die Herrn und Frau Hinzig auch von ärztlicher Seite als eine solche gespiegelt wird. Dieser Umstand verstärkt das Empfinden Frau Hinzigs von der Besonderheit und Einzigartigkeit ihrer Spendekonstellation sowie der Vorherbestimmung als ideale Spenderin noch einmal:

IP: [Das=is] Das kenn sie NICHT. Das hats in der Schweiz noch NIE gegeben (Frau Hinzig 358–359)

Frau Hinzigs Empfinden und ihre Erzählung, in der sie als auserwählte und perfekte Spenderin erscheint, wird auch von ihrem Bruder geteilt. Dieser stellt ebenfalls die medizinische Sensation, die er als Organempfänger ohne einzunehmende Immunusuppressiva darstellen würde (und an der seine Schwester maßgeblichen Anteil hätte) in seinem Interview deutlich heraus:

IP: WoBEI (-) ich hatte immer das GeFÜHL – am ANfang – äh (-) die' a-Ort sei sehr interessIERT, mich zu transplantIERen (-) # I: mhm # WEIL (-) sie noch NIEmand hatten, der eine KNOCHen-marktransplan-tation hatte und gleichzeitig von DIESem Spender noch eine Niere bekommen HAT.

I: Aja
IP: Weil sie sagen, mit der ImmUNsupression sei die WAHRscheinlich sehr groß, dass ich KEINe brauche
I: Ahh o.k. weil' weil Sie jetzt schon welche NEHMen äh
IP: Nein
I: [Nein?] Weil Sie
IP: [WEIL]
I: Ah weil Sie schon sozusagen das Immunsystem Ihrer Schwester HABen
IP: [GeNAU] Weil das eigentlich kompatIBel ist
I: Dass ja' o.k.
IP: Und SO hab ich auch immer im Moment das GeFÜHL, sie seien sehr darauf äh gewesen, mich (-) möglichst schnell transplantIERen. Zum (-) Schaun nun wie das GEHT. (Herr Hinzig 150–177)

IP: Jaja das <<schmunzelnd> wäre für die SCHULmedizin
I: [(lacht kurz)]
IP: schon sehr interessant geWESen, ja?> (-) Wobei es auch für MICH natürlich (-) ein (-) RiesenerFOLG gewesen wäre (-) Durch meine SCHWESTer. Weil (-) die WAHRscheinlichkeit, dass ich dann WIEDer (-) wirklich weiß nicht, was für MedikaMENTe nehmen müsste, ist sehr KLEIN. (Herr Hinzig 191–199)

Das Moment der Fügung und des gegebenen Schicksals ist es schließlich auch, das Frau Hinzig gegen die Bedenken ihre Bruders ins Feld führt und das ihn, den zögernden Empfänger, davon überzeugt, die Niere der Schwester annehmen zu können:

I: Er hatte MEHR Mühe als ich. Für mich war sofort klar: Er bekommt die. Und ER hat' er=äh' er hatte WAHNsinnig Mühe zum Sagen < Ja, und DU? Wo bleibst DU' wenn DIR etwas passiert?> #
I: mh # Dann hab ich gesagt: Ja, das sei SCHI=SCHICKsal. Das kann man nicht ÄNDern. Wenn es SO sein muss, dann muss es dann so SEIN. (Frau Hinzig 669–673)

6.1.4 Phallische Integrität bei den Spendenden

Neben den generativen Wünschen der Eltern scheint eine Lebendnierenspende auch dazu angetan, Wünsche nach phallischer Integrität bei den SpenderInnen zu evozieren. Es finden sich gerade bei den euphorisch-selbstverständlichen SpenderInnen viele Passagen, in denen durch die fantasierte, aktive phallische Profilierung des beschenkten Objekts (also der fantasierten Gesundung des/der Empfängerin) die phallische Integrität und Potenz des/der Spendenden realisiert wird. Indem einer geliebten Person ein Organ gespendet wird, setzt sich die spendende Person für die phallische Wiederherstellung dieses geliebten Objektes ein. Sie selbst befindet sich dabei in der Position des/der phallischen Schöpfers/in. Meistens wird das Spendevorhaben dann auch von anderen – zum Beispiel einem Publikum wie Arbeitskollegen oder Nachbarn oder auch der eigenen Familie – mit Applaus oder Bewunderung bedacht, wie die vielen Fallbeispiele gezeigt haben.

Bei Herrn WEISS ist das etwa die oben bereits beschriebene Fantasie, seinen Sohn nicht nur, wie „normale“ SpenderInnen das tun, mit einer Niere auszustatten, sondern am besten mit zweien. In dieser (oben schon aufgeführten) Übertreibung wird der Wunsch, sich als unerschöpflich spendender Vater eines kranken Sohnes zu imaginieren, der durch seine zwei Nieren wieder gesund (phallisch intakt) gemacht wird, ebenso sichtbar wie in folgendem Zitat, in dem Herr Weiss sein gesundes Organ von seinem Sohn bewundern lässt:

> Ich bin glücklich, ich hab mich denn erstmal durchgecheckt. Ich bin << klopft dabei dreimal auf den Holztisch >Gott sei dank in Ordnung> Ja, und (-) die Nieren hamse mir gezeigt in Ultraschall und äh (-) äh Röntgen und mein Sohn sagt „Man! Papa, das sind ja richtig äh gesunde Nieren, wie man so sieht“, sag ich „Naja eins davon kriegst Du. Such Dir aus, was Du haben möch=ahah“. Naja ok, da ham wir dann Jucks gemacht und so. Und ich hab gesagt Nein!, da:s passiert so. (Herr Weiss 164–172)

So gesund und phallisch potent wie er selbst soll auch sein Sohn werden, der in dieser Erzählpassage kindlich naiv das große und gesunde phallische Vater-Organ, nämlich die Niere (den Penis), bewundert und von seinem Vater daraufhin eine Teilhabe an diesem versprochen bekommt.

Auch bei den anderen Elternspenden stellt sich die Frage, ob neben den generativen Wünschen in Zusammenhang mit der Spende nicht auch gleichzeitig immer phallisch-narzisstische Wünsche mitbedient werden, die darin bestehen, so gesund und phallisch ausgestattet zu sein, dass man damit das eigene Kind oder auch den Partner/ die Partnerin gesund machen kann (wenn zum Beispiel Frau Konstantin betont, dass sie ihr Lebensziel mit dieser Spende erreicht habe oder wenn sich Herr Walter und Herr Richter von den ÄrztInnen bescheinigen lassen, wie fit und gesund sie doch seien, oder wenn Frau Binggeli ihren Mann mit ihrer potenten Niere ausstatten kann). Nicht umsonst haben LebendnierenspenderInnen statistisch betrachtet eine genauso hohe, wenn nicht gar höhere Lebenserwartung als Nicht-SpenderInnen: Es handelt sich bei ihnen in der Tat und unabhängig von ihren Wunschfantasien um eine sehr gesunde Gruppe, die sonst auch nicht zu dieser Spende zugelassen werden würde. Von dieser

Warte aus betrachtet beschreiben die Wünsche nach phallischer Integrität auch zu einem guten Stück die Realität.

Auch im Interview von Frau Meinecke findet sich eine Erzählung, die allerdings die *Wieder*erlangung der vorher durch den Organverlust verlorenen Potenz zum Inhalt hat. Während, wie oben beschrieben, bei Frau Binggeli die Ängste und generativen Katastrophenszenarien, die passiv erlitten werden, abgelöst werden durch eine aktive Erfüllungsfantasie, findet bei Frau Meinecke quasi der umgekehrte Prozess statt: Auf die Erfolgsgeschichte der geglückten Nierenspende und des potenten Organs folgt nach vergleichsweise wenigen Jahren der Verlust und das Sterben ihrer Spenderniere. Dies bedeutet für sie einen starken Potenzverlust, wie die Interviewausschnitte zeigen konnten, und diese muss nun wieder zurückerlangt werden. War Frau Meinecke vorher durch ihre Organspende innerhalb der Familie in eine „besondere Rolle“ hinein geraten, ist dies nun nach Abstoßung des Organs – das in ihrem Erleben verstorben ist – nicht mehr der Fall, und die Spende wirkt nicht länger beziehungsstiftend zwischen ihr und ihrer Schwester. Die Erzählfigur dieser passiv erlittenen Katastrophe charakterisiert Boothe (2011, S. 150) als „unaufhaltsamer, nicht beeinflussbarer Ressourcenschwund“ – auch wenn es bei Frau Meinecke der Verlust der Niere im Körper der Schwester ist und nicht (mehr) der eigenen Niere. Frau Meinecke erlebt den Funktionsverlust der Spenderniere als eigenes Versagen, wie sie auch schon zuvor das Gefühl hatte, für ein zwischenzeitliches Nicht-Funktionieren der Spenderniere verantwortlich zu sein:

> Und mir jetzt's besser. # I: mhm # Wenn ich nicht alles mitkriege. Wie die Werte sind und wie (Name des Mannes der Schwester) und ich mAG dis auch nich (-) TRAGen. Dis is IHR's jetzt. # I: mhm # Von daher, bin ich dem Verlust mit der Niere auch ein Stück dankbar. Also, ich weiß nicht, ob Sie dis jetzt verstehen, ich bin raus. I: mhm, mhm # Denn es war DOCH (-) meine Niere, die nich die richtigen Werte gebracht hat, es war dOCH (-) meine Niere, die nicht (-) das und das getan hat, als sie noch in ihrem Körper war, auch wenn ich tausendmal gesagt hab, ey, es ist DEIne, ne? # I: mhm # Es bleibt=also bei MIR jedenfalls als Spender ist dis geblIEben, es BLIEB MEIne in Ihrem Körper. Und wenn DIE nich richtig gearbeitet hat, wär's so, als wenn ICH versagt hätte. Bin ICH! Ja? (Frau Meinecke 405–416)

Als die Niere nach einer Virusinfektion bei ihrer Schwester verloren geht, ist dies für Frau Meinecke sehr schmerzlich. Sie schildert, dass ein lebendiger Teil von ihr („ihr Kind“) verstorben sei und niemand sich um sie gekümmert oder zu einem Gespräch, einer Unterredung eingeladen hätte, um ihr zu helfen, diesen Verlust zu überwinden oder ihr zumindest eine

Anteilnahme auszudrücken. Boothe (2011, S.150) beschreibt diese Erzählfigur folgendermaßen: „Man wird entwertet für das phallische Welken. Man hat den Status einer entwerteten Figur in der Welt und wird vergessen" (ebd.). In den folgenden beiden Zitaten erzählt Frau Meinecke, wie ihre gut funktionierende und aktive Niere, die ihrer Schwester sechs Jahre ein wunderschönes Leben geschenkt hatte, durch einen ärztlichen Kunstfehler binnen eines halben Jahres ihre Funktion aufgab und nun im Körper ihrer Schwester ersetzt werden muss:

> Und (-) bin dadurch auch in eine - was ich gar nicht SO wollte - in so'ne beSONDere Rolle reingeschlüpft als Schwester ähm, denn ich hab gemerkt, als die Niere vor äh andert=naja im November vor zwei Jahren rausgenommen werden musste, war dis ganz schön hart für mich. # I: mhm # Ja? # I: Kann ich mir vorstellen # Also ein Teil von mir ist gestorben und bei ihr muss es wieder ersetzt werden. Kein Arzt hat mit mir gesprochen, keiner hat mich eingeladen zu einem Gespräch. ICH hab mir den Professor einen Termin geholt, weil (--) dis musstich lOSwerden # I: mhm # dass der Spender so Plopp! Runterfiel, ne? „Ach, ne neue Niere, ja, der...? # I: mhm # Ja gut, ne! Und äh Professor mhm mhm mhm (nennt den Namen des Professors dann doch) hat mir jesagt, wissen se, ähm, wenn ne Spende ein zwei Monate alt ist, dann kümmern wir uns sehr wohl um den Spender. Aber nach acht Jahrn vergessen wir's auch. # I: mhm. mhm. # Und das war für mich ne sinnvolle Erklärung. Und (-) hat mich nachher auch in nen Arm genommen und jedrückt und (-) es tat ihm leid. # I: mhm # dass se mich so vergessen haben. Und ähm joa, ein Gespräch hätte gereicht, ja? (Frau Meinecke 160–178)

> (...)aber dis ist vielleicht auch in so nem großen Betrieb äh und (Name des Krankenhauses) ist ja, die machen ja VIEL ähm mit äh mit äh Transplantation und da (-) fällt jemand wirklich RUNter, und dis (-) lag jetzt an mir hinzugehen und zu sagen: Ich bin auch noch da. Und mir hat's UNHEImlich viel AUSgemacht. # I: mhm # dass da scheinbar weiß ich, nen falsches Medikament oder zu stark als Infusion gegeben wurde und (-) die war Matsch hinterher, ja? Innerhalb eines halben Jahres. (Frau Meinecke 186–193)

Mit dem Verlust der Niere scheint also auch bei Frau Meinecke ein Stück ihrer Potenz verloren gegangen zu sein: Ein Teil von ihr ist gestorben, und niemand nimmt sie wahr, es wird nur nach einem neuen Spender Ausschau gehalten. Sie selbst dagegen wird vergessen. Auf diesen Potenzverlust folgt bei Frau Meinecke eine Erzählung der Wiedergewinnung ihrer phallischen Integrität: Sie besorgt sich einen Termin beim zuständigen Professor, kann dort ihre Enttäuschung und ihre Frustration über die Nicht-Beachtung äußern und wird in ihrem Anliegen *gesehen* – ein ohnehin zentrales Thema in ihrem Interview. Am Ende steht sie als moralische Siegerin da, die dem unsensiblen Chefarzt aus Patientinnensicht eine Lektion in puncto Umgang mit LebendorganspenderInnen erteilt und von diesem sogar väterlich-beschützend, wenn nicht gar anerkennend in den Arm genommen wird.

> denn ich hab gemerkt, als die Niere vor äh andert=naja im November vor zwei Jahren rausgenommen werden musste, war dis ganz schön hart für mich. # I: mhm # Ja? # I: Kann ich mir vorstellen # Also ein Teil von mir ist gestorben und bei ihr muss es wieder ersetzt werden. Kein Arzt hat mit mir gesprochen, keiner hat mich eingeladen zu einem Gespräch. ICH hab mir den Professor einen Termin geholt, weil (--) dis musstich lOSwerden # I: mhm # dass der Spender so Plopp! Runterfiel, ne? „Ach, ne neue Niere, ja, der…? # I: mhm # Ja gut, ne! Und äh Professor mhm mhm mhm (nennt den Namen des Professors dann doch) hat mir jesagt, wissen se, ähm, wenn ne Spende ein zwei Monate alt ist, dann kümmern wir uns sehr wohl um den Spender. Aber nach acht Jahrn vergessen wir's auch. # I: mhm. mhm. # Und das war für mich ne sinnvolle Erklärung. Und (-) hat mich nachher auch in nen Arm genommen und jedrückt und (-) es tat ihm leid. # I: mhm # dass se mich so vergessen haben. Und ähm joa, ein Gespräch hätte gereicht, ja? **(Frau Meinecke 162–178)**

Während dieses Gesprächs erhält sie auch vom Professor die Zusage, dass ihr Anliegen einer besseren Betreuung der SpenderInnen weitergegeben wird. Mit dieser Form der Schuldanerkenntnis durch die Klinik und den Professor, die auch durch den Verzicht auf eine Rechnung für dieses Gespräch dokumentiert wird, ist für Frau Meinecke die Kränkung geklärt, und sie kann sie innerlich loslassen:

> Ich hab dis, dieses dieses äh Arztgespräch vom Professor ähm für mich als gute Entschuldigung ich konnte ja nichts mehr ändern # I: mhm # Aber für MEInen Teil war dis dann abgeschlossen, er hat mir auch keine - es war ein Privatgespräch - hat mir keine Rechnung geschickt, also er hat schon jesehen, das it wichtich # i: mhm # is und er gibt es auch weiter. Dis is geklärt. **(Frau Meinecke 250–256)**

Während Frau Meinecke also zunächst eine Opfergeschichte in Bezug auf die erfahrene physische und psychische Verletzung nach ihrer Organspende erzählt, finden wir hier nun die Erzählung der Wiedererlangung ihrer aktiven Position und phallischen Potenz.

6.2 Wunschvorstellungen auf Seiten der Empfangenden

Auch auf der EmpfängerInnen-Seite finden sich Wunschvorstellungen in Bezug auf die anstehende Spende. Denn auch für die EmpfängerInnen ist ein solcher Eingriff ambivalent. Jedoch haben sie ähnlich wie die SpenderInnen nur wenig Möglichkeiten, über die eigenen Ambivalenzen hinsichtlich der Lebendspende zu sprechen; denn sie wollen ja ein neues Organ und die damit einhergehende bessere Lebensqualität. Wie stünden sie da, einem solch kostbaren Geschenk ambivalent gegenüber zu sein? Und wer wäre überhaupt der/die AdressatIn für ambivalente Gedanken und mit welchem Ziel? Undank und eine zu geringe Wertschätzung wären vermutlich die Vorwürfe, die die potentiell Empfangenden treffen würden, sollten sie etwa die Beziehung zur spendenden Person zu sehr in Frage stellen. Gesellschaftlich toleriert – wenn nicht gar erwünscht – ist hingegen eine berechtigte Sorge um die spendende Person. Macht sich jemand zu wenig Gedanken um den/die Spender/in, steht er/sie leicht im Verdacht, egoistisch zu sein. Aber neben der Angst um die spendende Person und einem Schuldig-Werden an dieser gibt es auch andere, die eigene Person betreffende Ängste, Unsicherheiten und Wunschvorstellungen, die hier im Folgenden vorgestellt werden sollen:

6.2.1 Generative Wunschvorstellungen oder ödipale Wirkungsmacht?

Bei den EmpfängerInnen finden sich dezidiert geäußerte, generative Wünsche, wie sie weiter oben für die SpenderInnen dargestellt wurden, nicht in gleicher Weise. Unplausibel wäre dies indes nicht, empfangen die Betroffenen doch dieses gesellschaftlich so hoch aufgeladene „gift of life" (Simmons et al. 1977) direkt in ihrem Bauchraum.

Bei der 46 Jahre alten Empfängerin Frau Wittig, die ebenfalls kinderlos geblieben ist (wenn auch weniger ungewollt als Frau Meinecke oder Frau Hinzig), die mit dem Gedanken, Kinder zu bekommen, aber zumindest gespielt hat, finden sich in der Erzählung ihrer ersten Nierenspende ebenfalls Parallelen zu einer Geburtssituation, auch wenn diese nicht so direkt auf die Spende bezogen sind wie bei Frau Meinecke, Frau Hinzig oder Frau Binggeli. Nachdem Frau Wittig in einem ärztlichen Gespräch erfahren hat, dass sie unter ihrer Medikation auf keinen Fall schwanger werden sollte beziehungsweise sich für sie das Risiko erhöhen würde, ein

Kind mit Down-Syndrom zu bekommen, wird ihr damit – so berichtet sie es – die Entscheidung für oder gegen ein Kind abgenommen und sie lässt sich sterilisieren. Etwa eine Woche nach der Sterilisation wird ihr dann die erste Niere zur Transplantation angeboten. Sie erhält spät abends einen Anruf aus der Klinik mit der Bitte, sie möge sich doch sofort ins Krankenhaus begeben:

> Am fünfunzwan' also ich hatte siebzehnten DEZember hatte ich ähm eine UnterBINDung, weil mir der GynäkoLOG gesagt hat <Ja nicht SCHWANGer werden, mit diesen MedikaMENTen> oder? # I: mh # Und dann hatt ich mich entSChLOSSen: Keine KINDer mehr - Also ich HABe ja auch keine, aber für mich war jez von DA an KLAR dass ich sicher keine beKOMMen werde # I: mhm # Ich hatte lange Zeit mit diesem Gedanken geRUNGen und so. Und nachher war es mir KLAR, zu diesen Entscheid. Das hat mir das alles ABgenommen. Dann hab ich am siebten' siebzehnten sterilisIERT und am fünfundzwan' nein SECHSundzwanzigsten wollt ich wieder zur ARbeit und dann haben Sie am fünfundzwanzigsten am Abend telefonIERT, sie haben ein OrGAN für mich # I: mhm # (-) Und am ANfang dacht ich, es macht einen SCHERZ mit mir. Weil der wo am Telefon war <Ja das ist Uni a-Ort> äh weiß nich A. oder wie er geheißen hat <äh Frau Wittig kommen Sie nach a-Ort, wir haben ein OrGAN für Sie> Und ich war schon im HALBschlaf. Und dann dacht ich: Na, das stimmt glaub ich NIT
> I: Das war ABends dann? Oder
> IP: Ja, um ZEHN oder ungefähr. Und dann hatt ich ins SpiTAL telefoniert, weil ich ja da ARbeite # I: ah mh # Als äh SCHWESTern-hilfe. Und dann war äh' <<schmunzelnd> der CHEFarzt im Hintergrund und da sagt er: WAS? WER ist am Telefon? Die Frau Wittig? Ja=äh> ja dann werd ich gerade sofort nach a-ORT telefonieren zum Schauen, ob das STIMMT # I: (leises Lachen) # <<Schmunzelnd> Und dann hat er nach einer kurzen Zeit wieder zuRÜCKtelefoniert: Ja, sie muss sofort RUNTer>> # I: mhm # Und sind wir dann LOSgefahren, mit meiner SCHWESTer zusammen. Ich war damals ähm allEINe in der Partnersch' also hatte keine PARTNerschaft. Ja. (Frau Wittig 179–207)

Obwohl Frau Wittig hier lediglich die gängige Praxis einer Postmortalspende beschreibt – sich nach einem Anruf schnell ins Krankenhaus begeben zu müssen – finden sich doch auch hier Parallelen zu einer Geburtsituation, bei der man ähnlich schnell ins Krankenhaus gelangen und eine Person seines Vertrauens mitnehmen sollte. Auf den tatsächlichen Verlust ihrer generativen Potenz folgt in Frau Wittigs Erzählung die ersehnte Nierenspende, dieses „gift of life“, bei dem ihr ziemlich direkt nach dem Verlust ihrer generativen Potenz als Frau ein neues potentes Organ eingesetzt wird. Zwar verläuft dieser Eingriff nicht unkompliziert, das „gift of life“

realisiert sich zunächst gar nicht in der gewünschten Weise, sondern Frau Wittig muss reoperiert werden und berichtet zwischendurch sogar von lebensmüden Gedanken. Aber letztendlich behält sie das Organ ganze zehn Jahre lang, und es ermöglicht ihr, ein fast normales Leben zusammen mit ihrem Partner zu führen, den sie kurz nach der OP kennengelernt hatte. In der nun anstehenden Spendesituation mit ihrem Partner, dem sie nach zehnjähriger Beziehung immer noch in inniger Liebe zugetan ist, soll sich nun dieses „gift of life" zum zweiten Male – und besser? – realisieren. In ihrer Fantasie wird die Spende die Beziehung zu ihrem Partner noch verfestigen, mehr noch, durch eine Ehe soll die „organische Verbindung", wie man sie hier auch nennen könnte, zum krönenden Abschluss gebracht werden: Die beiden Zwillingsorgane, von denen Herr Carlsson eines behalten und das andere seiner Frau geben wird, das diese von nun an immer in sich tragen wird, sollen durch den Bund der Ehe zusammengehalten werden wie eine richtige Familie:

> IP: [Dann] gehören wir richtig zuSAMMen. Und wir werden dann auch HEIRaten, im neunten MAI # I: mh # Das ganze noch beSIEGeln (lacht) # I: (lacht kurz) # Also wir wollten eigentlich auch SONST heiraten # I: mh # aber äh (Einatmen) ja (Ausatmen) <<Schmunzelnd> Wir sagen jetzt, die Nieren müss' die NIERen müssen zuSAMMenbleiben # I: o.k. # (lacht) Ja (-)
>
> (Frau Wittig: 600–605)

Die gesamte Erzählung Frau Wittigs kann allerdings auch als die Erfüllung weiblicher ödipaler Wirkungsmacht nach Boothe (2011, S. 163) gelesen werden. Schließlich hat Frau Wittig aus einem einsamen und verlassenen Ehemann, der schnell aufbrausend werden konnte, einen gefühlvollen und liebevollen Partner gemacht. Dieser steht nun beschützend an ihrer Seite und möchte ihr zum Zeichen seiner Verbundenheit eine Niere schenken und sie anschließend heiraten.

6.2.2 Phallische Integrität bei den EmpfängerInnen

Erzählte Wünsche nach phallischer Integrität oder Profilierung/Anerkennung sind nach Boothe (2011) dadurch gekennzeichnet, dass phallische Vollkommenheit der eigenen Ausstattung und Person genossen wird im Lichte einer Publikums-Applaudierung. „Die Erfüllungssituation ist ungeteilte Anerkennung für die eigenen Ressourcen an Kraft und Energie, Attraktivität und Kompetenz, Lust und Intensität" (Boothe 2011, S. 147–148)

Im Interview mit Frau Wittig findet sich neben den eben erläuterten generativen Wünschen auch eine Erzählung über das Wiedererlangen ihrer phallischen Integrität. Dabei wird zunächst eine Opfergeschichte erzählt, bei der Frau Wittig eine Katastrophe passiv erleiden muss: Die erste Nierenspende verläuft, wie eben schon angesprochen, ungünstig. Aus dem freudig erwarteten „gift of life“ wird zunächst eine Bürde, vier Operationen folgen und schließlich sogar der – inzwischen verdrängte – psychische Zusammenbruch von Frau Wittig:

> Dann hatte ich vier OperatIONen, PANKreas zusammen noch, als ich die Niere beKAM. Pankreas ging dann wieder kaPUTT und sie mussten ihn wieder WEGnehmen. Und ähm ich hatte noch ein Leck in der BLASe, bei der Operation ging=äh das nicht so RUND. Ge=Dann läuft' läuft mir allen UrIN in den Bauchraum und so # I: mh mh # Hatte dadurch wieder wahnsinnige SCHMERZen. Und äh so'n Shunt hab ich noch kaputt gemacht SELBST, weil ich eben ein Medikament bekam, wo ich nicht so GUT ertragen habe. Hatte ich aber' also WUTausbrüche. Ich mACHte alles kaPUTT, und hatte eine ÄRZTin geschlage (lacht) aber ich wuss' ich WEIß nichts mehr von diesen... (Frau Wittig 145–154)

Die Nierenspende ist also zunächst Teil ihrer Leidensgeschichte, als die sie ihren Lebensweg zu Beginn des Interviews eingeführt hatte: „Ich habe eine rechte LEIDensgeschichte hinter mir.“ Die vielen Operationen und das Gefühl, dem „Rein“ und „Raus“, das mit ihrem Körper veranstaltet wird, hilflos ausgeliefert zu sein, führen bei Frau Wittig sogar zu suizidalen Gedanken, die sie aber – und nun kommt die Erfüllungsgeschichte ihrer phallischen Profilierungswünsche zum Tragen – irgendwie zu überwinden in der Lage ist, um am Schluss als umjubelte Nierenempfängerin wieder gesund und aktiv einen Berg zu besteigen:

> S'war SCHÖN (-) Aber=äh WÄHRend' während der Zeit also während der OperatIONSzeit wollte ich eigentlich NICHT mehr. Hab ich gesagt <Ich MAG nicht mehr. IMMER diese OperatIONen und (-) Obs REIN, obs RAUS> # I :mh # So vier Tage' vier, fünf TAGe lang (-) Aber=äh nachher hab' bekam ich irgendwoher wieder die KRAFT (-) dass es WEITerging
> I: Mh. Also die Transplantation SELBer war se'
> IP: [Ja]
> I: war sehr HEFTig
> IP: [WIRKlich] War vier (-) Wochen im SpiTAL # I: mh # Aber dann NACHher eigentlich schnell wieder (-) auf den BEINen, eigentlich # I: mh # Ich war etwa einen Monat SPÄTer glaub ich, konnt ich nach c-ORT mit meiner (-) SCHWESTer. Ja, meine SCHWESTer war mit und so. Und dann waren wir zusammen gingen wir in eine BERGhütte. Und habe' # I: mh # bin da RAUFgelaufen. Zuerst ei-

nein BISSchen, und dann NOCH ein bisschen mehr und letztlich war 'ich dann OBen
I: Das=is toll
IP: Ja, und da hat mich ein ehemaliger PatIENT gesehen, in c-Ort, wo ich vorher einmal äh pflegte im SpiTAL. Er hatte ein HERZinfarkt auf der AUTobahn # I :mh # von c-Ort nach a-Ort. Der hat mich da wiedergesehen in c-ORT und hat natürlich <<lachend <geSTAUNT>, was er mich SAH. Wie ICH wieder schnell auf den BEINen war # I: mhm # Ja, das war SCHÖN, dass er mich besuchte auch im SpiTAL und (-)
I: Und so die (-) folgenden JAHRe sind Sie aber gut zuRECHTgekommen mit dem SPENDerorgan und
IP: [Ja, mehr oder weniger ja] Gut äh pph, die Medikamente haben ihre NEBenwirkungen # I: mh # So wie mit der HAUT und so, hab ich SCHON Probleme, oder # I: mh # DOCH, ich machte eigentlich wieder ALLes, ich fuhr VELo bis zu über fünfzig KiloMETer und so und' Zum Teil bin ich auch noch SKI gefahr' SKI gefahren und' Also ich machte wieder ALLes # I: Toll # Ja

(Frau Wittig 235–273)

Frau Wittigs Erzählung mündet also in die fast vollständige Wiedererlangung ihrer phallischen Integrität, die ihr hier auch über die Bewunderung ihrer sportlichen Aktivitäten von der Interviewerin positiv gespiegelt wird.

6.2.3 Wünsche nach Sicherheit und Versorgung

Die oben dargestellten elterlichen Wünsche nach Versorgung der eigenen Kinder (etwa bei Frau Konstantin) finden in den Erzählungen der Kinder stellenweise einen direkten Spiegel: Möchte Frau Konstantin ihr Kind auf ewig gut versorgt wissen und sieht sie sich selbst dabei als ewig spendende Mutter Demeter, so sind die Wunschvorstellungen der empfangenden Tochter Frau Meyer-Konstantin primär auf Verbundenheit und Sicherheit gerichtet. Sie erzählt davon, wie aufgehoben und sicher sie sich durch die frühe und selbstverständliche Spendeankündigung ihrer Mutter fühle und wie aufgehoben sie sei in ihrem familiären Netz, das immer für sie da sein und für sie sorgen werde. Auf der Empfängerinnen-Seite sind es also den elterlichen Versorgungswünschen entsprechende passive Wunschvorstellungen nach Verbundenheit und Sicherheit sowie Wünsche nach ewigem Kindsein und elterlicher Versorgung:

Von dem her war das für mich eigentl' immer so eigentlich (-) das SICHerste' oder das KonSTANTeste an der ganzen Sache # I: mhm mhm # Weil ich eigentlich von ANfang an über DAS THEMa NIE Sorgen machen musste. Ich hatte nie das Gefühl: Och, jez muss'

jez bin ich auf einer WARTeliste. Jetzt geht das Ewigkeiten bis ich ne NIERe kriege. Oder: O mein Gott, oder ge' dauerts ein JAHR? Dauerts drei MONate? Dauerts ZEHN Jahre? # I: mh mh # Ich hatte das Gefühl NIE. Drum is für MICH eigentlich das ganze Thema(--) eigentlich in dem Sinn' SCHON wichtig, aber ich hab mir dadrüber eigentlich die Sorgen nie mir machen müssen, weil ichs' ich hab immer sie im HINTergrund gehabt. Also ich wusste immer, wenns mir dann wirklich mal SCHLECHT geht und's nich mehr WEITer geht, muss ich mir ja keine Sorgen MACHen # I: mhm # <<Schmunzelnd> Ich hab ja die MAMa> Also vielleicht auch in
I: [Als RÜCKversicherung]
IP: <<starke Zustimmung> Jaa> Für mich war das irgendwie' ja immer so ja äh' ne RÜCKversicherung in dem Sinn. Ich hab mir dann gehofft da wo wir ein Frühling in a-Ort waren, auch NIE die Gedanken gemacht, so wie SIE: < KÖNNTes klappen? PASST das?> Ich war eigntli IMMer davon überZEUGT:# I: mh # Das muss PASSen! Weil wenns nich meine Mu' wenn' wenn die Werte' die BLUTwerte der Niere meiner MUTTer nich passen, denn' also von einem WILDfremden sicher NICHT. Also ich hab das immer so ein bisschen dann halt einfach DArauf geschoben, dass - also sie ist ja meine MUTTer - Also schon mal die BLUTgruppe und alles ist sicher schon viel ÄHNlicher, als wenn ich jez von meinem MANN oder irgendjemanden NICHT-verwandten kriege. Und von DAher gab mir das immer das Gefühl' eigentlich NIE das Gefühl von Sorge. Oder jetzt irgendwie: AUh, jetzt machst du ne NIERentranplantion - WAS kann alles SCHIEFgehen? # I: mhm mhm # Ich denke immer: Ja, also ne NIERe KRIEG ich ja. Und den REST pack ich mit' pack ich ja SOwieso. Ich schluck ja JETZT schon irgendwie seit sechzehn HANDvoll Medikamente # I: mh # und hab nicht EINe NEBenwirkung. Nicht ei' nicht' auf nicht EINe reagier ich irgendwie KOMisch. Also dann werd ich wohl noch den Rest AUCH noch schaffen, weil das WICHTIGSTe eine neue NIERe. Die hab ich ja. Also # I: mh mhm # <<sprudelnd, überschwenglich> das war für mich immer DA! Also war nie das THEMa. Oder: FIND ich das richtig? Muss ich an die DiaLYSe? Oder äh=äh: Komm, wehe, muss ich FEST' also muss ich ganz äh andere SCHMERZen noch aushalten?> Weil ich ja immer wusste, an DEM Tag, <schmunzelnd> wos nicht mehr WEITer geht oder an DEM Tag wo ich dann=halt=einfach= sage <So, ich KANN nich mehr!> steht SIE halt in dem Sinn beREIT> # I: mhm mhm # Ist ein bisschen egoISTisch, aber äh mir wurde das ja immer so irgendwie BEIgebracht. <<Mutter wiedergebend> Mach dir keine Sorgen, ich bin ja DA. Ich GEB dir eine, muss du ja nicht SUCHen. Wenn mal was ist, ich bin ja DA.> **(Frau Meyer-Konstantin 39–85)**

Also mh # I: mh mh # ich bin so unterSTÜTZT von allen. Von meiner MUTTer, von meinem VATer, mein BRUDer ist ReSERVe da. Äh=ich hab die ganze Verwandtschaft von meinem MANN, wo sich alle testen lassen würden, wenn irgendwas SCHIEFgehen würde. Ich bin so EINgepackt, dass ich einfach irgendwo schon # I: [Toll, ja]# vom das Gefühl her: <<Schmunzelnd> Mir kann fast nichts passIERen # I: mh mh # Also ja, weil ich einfach von überall - CouSInen, TANTen, ONKeln, mein SCHWIEGerpapa, meine SchwiegerMUTTer, meine SCHWÄGerin, alle - <Hey, wenns nicht KLAPPT, sag! Wir KOMMen, wir MACHen die Tests! Wir FINDen ne Lösung!> Also mir wird halt vieles auch ABgenommen # I: mh mh # Ich bin ja gar nicht allEIN. (Frau Meyer-Konstantin 142–153)

IP: [Also so EINgepackt, also mh] Wenns mir morgen SCHLECHT geht, steht meine SCHWIEGermutter am Herd und kocht für die ganze Familie MITTagessen! Ich muss keine Angst haben, dass dann mein Mann um zwölf Uhr nach Hause kommt und kein MITTagessen hat. Wenn ich die WÄSCHe nicht schaffe, HILFT sie mir. Wenn ich den GARTen umgraben muss und es nicht schaffe, HILFT sie mir # I: mh # Wenn ich ne Woche äh irgendwie KRANK bin, kommt MEINe Mutter, hilft mir, mein VATer, mein BRUDer' Es ist halt SCHON ein GUTes Gefühl. Und vor=a=vor weil ich halt einfach all die Leute um mich um ha' RUM habe, kann vielleicht auch nicht das Gefühl von <Oh, es könnte was passIERen> KOMMen. Weil ich weiß, auch WENN was passiert, bin ich in guten HÄNDen. Irgendjemand passt auf meine TOCHTer auf, irgendjemand kümmert sich uf mei' um mein MANN. Meine MUTTer ist da. Mein VATer ist da # I: mh # Das gibt mir einfach ein gutes GeFÜHL, das vielleicht auch ein bisschen' für VIELe zu LOCKer zu sehen.
(Frau Meyer-Konstantin 163–177)

Auch bei den anderen empfangenden Kindern finden sich solche wunscherfüllenden, primär auf Versorgung und Sicherheit abzielenden Erzählungen, wenn auch nicht ganz so ausgeprägt und eindrücklich erzählt wie bei Frau Meyer-Konstantin.

Herr Weiss junior, bei dem sich im Interview prinzipiell nur wenige Erzählpassagen finden, antwortet auf die Frage der Interviewerin, wann denn sein Vater ihm das Angebot zur Spende gemacht habe, mit einer Schilderung, die ebenfalls Sicherheit und Versorgungswünsche vermittelt. Da Herr Weiss unter einer Angststörung leidet und einer Nierenspende vermutlich aus diesem Grund sehr ambivalent und ängstlich gegenübersteht, scheint ihm hier allerdings weniger daran gelegen, sich die künftige Nierenspende auszumalen, als die Situation zusammen mit seinem Vater zunächst weiter zu verdrängen:

IP: (4 sek) Naja, es war h, ähm (10 sek) ne irgendwann(--) richtig gewUßt… e=es war immer halt e=immer mal wIEder Thema # I: mh mhm # Weil ähm(--) ich bin seit 2001 halt rEgelmässig(-) im (Name des Krankenhauses) # I: mhm mhm # Und die kontrollieren also seit 2001 irgendwie fast(-) zwei drei mAl im Monat mein BlUt, h, und da war's halt schon langsam abzusehen, dass es(-) dass es nich(-) nich UnbedINgt(-) so bleibt, dass ich für immer(-) für immer ohne(-) nichts(-) ohne Hilfmittel leben kann. Und natürlich habe ich mit meinem Vater darüber geredet. # I: mhm. Mhm. # Aber wann das war, das war halt mal, h, er hat mich

> gefragt „Und, wie war Deine Untersuchung?" und da hab ich gesagt, naja, und ah(-)=BlUtwerte könnten bEsser sein, und dann meinte er „Naja:, ähm(--)" weiß=ich=nich „wenn irgendwann mal was ansteht, dann sag mir Bescheid, und dann lassen wir uns untersUChen", also dis war halt nie, also dis war halt nIE so'n ThEMA, wo wir uns an' TISCH setzen müs=mussten und # I: mhm # ähm(-) und darÜber(-) debattIERT haben, ob(-), ja # I: mhm # ob äh oder ob nich. (Herr Weiss 125–141)

Hier wird anders als bei Frau Meyer-Konstantin nicht so sehr über das Gefühl berichtet, sich geborgen und sicher umsorgt zu wissen. Viel eher entsteht der Eindruck, Vater und Sohn unterhielten sich über eine alltägliche Situation wie beispielsweise die Schule oder den Beruf, aber nicht über Lebenswichtiges wie eine Nierenspende. Herr Weiss senior bietet seinem Sohn dann – für den Fall der Fälle – seine Unterstützung (in Form seiner Niere) an, so wie er jemandem vielleicht Nachhilfe anbieten würde. Deutlich wird hier eine gemeinsame Verdrängungsleistung von Vater und Sohn, eine Banalisierung des Themas „Lebendnierenspende", die in der aktuellen Situation allerdings eine große Hilfestellung für David Weiss darstellen dürfte; denn dieser sieht der Nierentransplantation, wie bereits erwähnt, hochgradig ängstlich entgegen. Sie ist für ihn nicht eine beruhigende und sichere Hintertür, sondern eine zwingende Notwendigkeit, die er zum jetzigen Zeitpunkt lieber noch verdrängen möchte.

> IP: ja=Ich(-) ich WEIß es nich, ehrlich gesagt, also h, (9 sek.) i=a=also i=i=ich glaube, dass ich mich (-) immer noch ziemlich ä also immer noch SO GUT fühle, dass ich nicht unbedingt jeden Tag darüber nachdenke # I: mhm # dass ich jetzt „Oh Gott, ich muss (-) jetzt in Kürze mal ne NIEre bekommen" oder so, ähm
> I: Also dass ist eher noch so (-) weiter weg, vom...?
> IP: Ja, ja, ja genau, es is eher noch so (-) OK, ich hab mich unterSUchen lassen und (-) wenn ich's mal brAUCH, dann kann ich's ja in Anspruch nehmen. # I: mhm # Aber mOmentAN...(-) also ich=außer, dass ich ab und zu mÜde bin, öfters (-) also (-) mhm, merke ich halt nich viel. Also ich habe ein ganz normales LEben. Normal Appetit. (Herr Weiss 160–172)

6.2.4 Steuernde EmpfängerInnen

Das oben für die SpenderInnen bereits dargestellte Erzählmuster des steuernden Objekts, demgemäß man sich wünscht, „sich selbst aktiv zu kontrollieren, zu schützen und zu steuern im Dienste der Sicherung vor Gefahr und Gefährdung, der Stärkung von Autonomie und Selbstwirksamkeit"

(Boothe 2011, S. 142), findet sich auch bei einigen EmpfängerInnen dieses Samples. Am beeindruckendsten ist die Erzählung von HERRN RÜTIKAMP, dessen Interview, ähnlich wie bei Herrn Weiss für die SpenderInnen, ebenfalls fast komplett als die Wunschfantasie eines steuernden Objekts gelesen werden kann: Herr Rütikamp positioniert und imaginiert sich als ein Patient, der dem Funktionsverlust seiner Nieren nicht passiv ausgesetzt ist, sondern der die Situation jederzeit aktiv kontrollieren und steuern möchte. Die Dialyse ist für ihn nicht unausweichliches Schicksal, sondern ein Problem, das es zu lösen gilt. Dafür muss er sich zunächst an seinen Bruder wenden:

> Und äh eine' eine der ERSTen Reaktionen war: Ich hab meinen BRUDer telefoniert, weil ich habe=mei' einen' ein sehr gutes VerHÄLTnis zu meinem BRUDer. Und ich hab ihm dann geSAGT: Jetzt IST es soweit. (Herr Rütikamp 118–120)

> Wenn er jetzt gesagt hätte <Nein, ich MÖCHTe das nicht> Dann <O.k.> Dann hätt ich ir' irgendeine ANDere Lösung suchen müssen, oder. Das ist dann AUCH klar, oder. (Herr Rütikamp 135–138)

> Und äh, ich wei' ich weiß nur ähm, im ersten GeSPRÄCH so, als darum ging, was dann die verschiedenen MÖGlichkeiten seien und so, hat er natürlich SCHON gesagt <Ja, warum möchtest an' möchtest du nicht DiaLYSe machen?> und so. Und da hab ich gesagt <Das kommt für mich nicht in FRAGe. # I: mh # We=Wenn DU' wenn Du das nicht machst, dann muss ich eben einen ANDern suchen> oder. Weil ich=ich KANN das nicht. S'für mich KEINe Variante, das is ke' das is KEINe lebenswerte AlternatIVe für mich, oder (Herr Rütikamp 672–679)

> Also es gibt viele KonseQUENZen für mich, oder. Und ich bin auch=da noch sehr REISefreudig, das kommt noch daZU, oder. Und ALLes zuSAMMen, das hat für MICH eigentlich dann so quasi in der Konsequenz erGEBen: Ich könnte das für mich NICHT, an die DiaLYSe. Also ich muss irgendeine LÖSung suchen äh, wie ich dem irgendwie AUSweichen kann, oder. Oder wie ich irgendwie äh=äh' wie ich das LÖSen kann, oder. (Herr Rütikamp 111–117)

Um das von ihm beschriebene Problem zu lösen, ist Herr Rütikamp auch bereit, ungewöhnliche Wege zu beschreiten, wie die obige Fallbesprechung zeigen konnte: Er wäre bereit nach Thailand oder Brasilien zu fliegen und sich dort nach einer käuflichen Niere umzusehen. Herr Rütikamp agiert durchgängig mit hoher Autonomie und Selbstwirksamkeit, versucht diese allerdings nicht gegen, sondern wenn möglich im Einklang mit seinem Bruder und potentiellen Spender umzusetzen. Wie sehr er sich in dieser Haltung etwa von dem Empfänger Herrn Binggeli unterscheidet, dem seine Autonomie und Handlungsfähigkeit ebenfalls sehr wichtig ist, wurde bereits im vorhergehenden Kapitel thematisiert.

6.3 Angstthemen auf Seiten der Spende

Boothe (2008, S. 8) beschreibt das Erzählen und den Erzählprozess auch als einen „Verarbeitungsvorgang im Dienst der Erregungs- oder Angst-Bewältigung". Wenn einem Menschen etwas Angsteinflössendes passiert, muss dies verarbeitet werden. Es kann helfen, darüber zu sprechen, um diese „desintegrativen" Aspekte im Nachhinein zu integrieren und damit die Angst und Hilflosigkeit unter die eigene Kontrolle bringen. Bei der Lebendorganspende und den von mir in dieser Studie interviewten SpenderInnen steht das angsteinflössende Ereignis in der Regel noch aus. Es geht hier also nicht darum, im Nachhinein etwas zu verarbeiten, sondern darum, im Vorfeld die Angst nicht zu groß werden zu lassen beziehungsweise sie zu bannen und die eigenen Ambivalenzen unter Kontrolle zu halten. Dabei können Wunschvorstellungen helfen. Wie die Typologie in Kapitel 5 bereits gezeigt hat, ist das Sprechen über die eigene anstehende Verletzung und über Fantasien in Bezug auf die eigene Vulnerabilität im Vorfeld einer Lebendorganspende schwierig. Entsprechend werden solche Gedanken von den meisten SpenderInnen verdrängt. Sie befinden sich auf der Zielgeraden der geplanten Operation und müssen zwangsläufig negative oder verunsichernde Gedanken ausblenden, um eine Reduktion ihrer kognitiven Dissonanzen zu erreichen. Sehr häufig finden sich in den SpenderInnen-Interviews Beschwörungsformeln, die dazu dienen, der eigenen Angst Herr zu werden und sich selber Mut zuzusprechen beziehungsweise sich zu beruhigen. Da entsprechende Textpassagen schon im vorangegangenen Kapitel bei den unsicher-ambivalenten Spendern dargestellt wurden, soll hier auf erneute Darstellung der Mechanismen der Angstreduktion verzichtet werden.

Nur sehr wenige SpenderInnen bringen beängstigende Gedanken oder auch negative Fantasien zur Sprache, wie beispielsweise Imaginationen des Verlustes oder möglicher Schmerzen. Interessanterweise finden sich entsprechende Thematisierungen häufiger bei den befragten Frauen. Darauf wird in Kapitel 7 noch detaillierter eingegangen. Retrospektiv scheint das Sprechen über die eigene Angst und die erlebte Verletzung jedoch leichter möglich zu sein, ganz im Sinne der von Boothe (2008) hervorgehobenen Bewältigungsleistung. So können die zwei Spenderinnen des Samples, die bereits in der Vergangenheit schon einmal ein Organ beziehungsweise ihr Knochenmark gespendet haben – nämlich Frau Meinecke und Frau Hinzig – über ihre Vulnerabilität und den erlebten Verlust sowie die erlittenen

Schmerzen sehr wohl sprechen. Ihnen scheint dies auch wichtig zu sein, wie im folgenden Unterkapitel gezeigt werden soll.

6.3.1 Die eigene Vulnerabilität

Da es sich bei der Lebendnierenspende um ein Verfahren handelt, bei dem eine sehr gesunde Person ihre körperliche Integrität einbüßt und durch einen medizinischen Eingriff eines wichtigen Organs verlustig geht, ist davon auszugehen, dass sich die Aussicht auf diese anstehende Verletzung und der psychische Umgang mit ihr in den Interviews wiederfindet. Gerade in Bezug auf das Sprechen über die eigene Vulnerabilität zeigen die Interviews einen interessanten Befund: Eine bestimmte Gruppe von SpenderInnen blendet die anstehende Verletzung gänzlich aus – vermutlich im Dienste der Reduzierung kognitiver Dissonanz. Diese SpenderInnen haben keine Angst vor der Spende. Sie argumentieren im Sinne von „die ÄrztInnen verstehen ihr Handwerk", „eine Nierenspende ist heute gänzlich unproblematisch". Solche Argumentationen und Darstellungen finden sich bei Herrn Carlsson, Herrn Weiss, Frau Konstantin und Frau Münsterberg – allesamt SpenderInnen vom Typ 1. Eine weitere Gruppe thematisiert die eigene Vulnerabilität und Angst eher verdeckt, wie das bereits am Typ 2 gezeigt wurde. Zu dieser Gruppe gehören Herr Walter, Herr Richter und Herr Rütikamp. Eine dritte Gruppe, die offen über ihre Vulnerabilität spricht, besteht aus Frau Binggeli (Typ 3), Frau Hinzig und Frau Meinecke (beide Typ 1). Der Geschlechterunterschied, der sich hinsichtlich der Thematisierung der eigenen Vulnerabilität gegenüber ergibt, wird in Kapitel 7 noch einmal aufgegriffen: Denn es gibt keine Männer, die offen über ihre Vulnerabilität oder Ängstlichkeit in Bezug auf die anstehende Operation sprechen.

6.4 Angsthemen auf der EmpfängerInnen-Seite

Auch bei den EmpfängerInnen finden sich Angstthemen. Sie sind zwar diejenigen, die bei dieser Operation am wenigsten zu verlieren haben, doch hat das vorangegangene Kapitel gezeigt, dass gerade die EmpfängerInnen nicht sonderlich euphorisch in Bezug auf die anstehende Spende sind. Bei ihnen herrscht oft die Angst vor, an der spendenden Person schuldig zu werden. Die Tatsache, dass, um ihnen zu helfen, eine gesunde Person aufgeschnitten und ihr ein Organ entnommen wird, geht an ihnen nicht spurlos vorüber. Die für diese Studie geführten Interviews zeigen die psychischen Mechanismen, die Wunsch- und AngstFantasien, die eingesetzt werden, um mit diesen latenten oder manifesten Schuldgefühlen umgehen zu können. Äußerungen des *Sich-Sorgen-Machens* um den/die Spender/in finden sich in vielen EmpfängerInnen-Interviews. Es gehört neben der realen Angst, die in den ausgewählten Zitaten deutlich wird, allerdings auch zum moralischen Code, eine solche Spende nicht als gegeben anzusehen, sondern die Risiken für die spendende Person als umsichtige(r) Empfänger/in mitzudenken.

FRAU WALTER etwa äußert in ihrem Interview die Angst, ihrem Mann könne, bedingt durch die anstehende Spende, etwas zustoßen. Sie malt sich dabei eine Katastrophenfantasie aus, in der ihr Mann, der jetzt noch völlig gesund sei und sie in allem unterstütze, durch die Operation ernstlich verletzt werden könnte. Der Gedanke scheint dabei so furchtbar zu sein, dass sie ihn gar nicht bis zu Ende aussprechen kann, sondern sich stattdessen mit einer Beschwörungsformel – dass man Gottvertrauen haben müsse – zu besänftigen versucht:

> Und äh' also ICK hatte bloß, sa'ma mal, im'im SOMMer (-) so irgendwelche ÄNGSTe jehabt. So jez, sa'ma mal: Jez is mein Mann geSUND # I: mh # und wenn dann durch die OperatION' wenn ihm dann wat passIERT und' also da muss man ebend GOTTvertrauen ham, ja? # I: mh mh # DASS dit ebend NICH passiert' dass dit in ORDnung is allet, ja? Und dass äh (-) na ick meine SO is er jez noch geSUND und er HILFT mir ja, er MACHT ja allet und äh TUT und er is ja auch sehr moBIL und und und so. Und irgendwie so hatt ick ne PHASe jehabt, dass ick dachte: Mensch, na hoffentlich passiert IHM dann nichts, ja? # I: mh mh # Reicht, wenn EENer krank is, SO warn meine Gedanken
>
> (Frau Walter 265–275)

Neben der Angst um ihren Mann wird hier auch noch ein ganz utilitaristischer Gedanke deutlich, dass ihr Mann nämlich derzeit derjenige ist, der „alles macht und tut“ und der insgesamt für sein Alter sehr mobil sei. Wenn er nun seine Kraft und seine Gesundheit durch die Operation einbüßen und selbst etwa zum Pflegefall werden würde, wäre niemandem gedient; denn dann würde das Ehepaar zusammen krank und hilflos an das Haus gefesselt sein.

Bei HERRN MÜNSTERBERG gehen die Ängste noch weiter: Er beschreibt eine Angstfantasie, in der er durch eine misslungene Operation schuldig an seiner Frau werden und in Folge psychisch dekompensieren würde:

> Und (--) naja und (-) es wär schon SCHLIMM, wenn jez also äh diese Transplantation nicht geLINGen würde. Für mich wäre das SCHLIMM, das is mir schon von vornherEIN beWUSST. Das' das würde also denn ganz schöne PSYCHische Probleme # I: mh # wieder für mich AUFwerfen # I: mh mh # Ich würd die äh SCHULDgefühle wahrscheinlich nich SO schnell LOSwerden, ne? Also wahrscheinlich nich << zynisches Lachen> ohne PsychIAter>.
> (Herr Münsterberg 337–343)

Mit „nicht gelingen" kann hier natürlich mehreres gemeint sein, zumal ja Herr Münsterberg und seine Frau in eine Crossover-Spende eingebunden sind. Ein Nicht-Gelingen könnte zum Beispiel bedeuten, dass die von der anderen Frau erhaltene Nierenspende misslingt, während die Spende seiner Frau für den anderen Mann wunderbar funktioniert. Aber auch Herr Münsterberg kann offenbar seine Ängste zunächst nicht so präzise artikulieren. Auf die Nachfrage der Interviewerin, was denn seine größte Angst sei, antwortet er kurze Zeit später, dass „nur irgendeiner dabei zu Schaden kommt", womit vermutlich gemeint ist, dass seiner Frau oder ihm etwas Schlimmes bei der Operation passieren könnte.

> I: Was äh' was wär da die größte ANGST? Also dass das Organ nicht ANgenommen wird zum Bespiel?
> IP: [Jaja na IRGendetwas] # I: mh # Wenn nur irgendeiner dabei zu SCHADen kommt, ne?, irgendwie (6s) (Herr Münsterberg 350–354)

Auch Herr Münsterberg versucht sich daraufhin selbst zu beschwichtigen und seine Angst unter Kontrolle zu halten, was ihm aber nur bedingt gelingt; denn bereits im nächsten Satz berichtet er von einer realen Begebenheit, bei der sich genau ein solches ein Schreckenszenario – die Katastrophenfantasie einer durch eine Lebendorganspende fast zu Tode gekommenen Empfängerin – tatsächlich zugetragen habe:

> Aber' (-) und aber # I: mh # um so mehr HOFFT ma ebend, dass alles äh in ORDnung geht. Weil äh also (--) da hätt ich also echt ANGST vor, wenn da was daNEBen ginge, das würd ich wohl nich so LEICHT' # I: mh mh # da ham ANDere Leute, die ich gesprochen habe, die hatten denn auch ne Lebendspende von ihrer MUTTer bekommen, die ham das AUCH nich. Naja und dis is SCHIEF gegangen und dis äh war dann allerdings auch Schuld des KRANKenhaus-personals. Die hat ne NACHblutung gekriegt und die is nich rechtzeitig erKANNT worden # I: mhm # und sie war denn in ner NOToperation noch geRETTet worden, aber die NIERe war weg, ne? # I: mh # Also dis kommt schon ma VOR, ne? Und ähm' und die FRAU hatte AUCH sehr große psychische Schwierigkeiten, ne? # I: mh # hinterher (--) (Herr Münsterberg 367–378)

Hier werden im Prinzip zwei Angstfantasien von Herrn Münsterberg thematisiert: Er erzählt die dramatische Geschichte einer Empfängerin, die zum einen durch das nachlässige Verhalten des Krankenhauspersonals beinahe ihr Leben verloren hätte und die zum anderen durch diesen Umstand nun noch mit starken psychischen Problemen kämpft, weil die gespendete Niere ihrer Mutter verloren gegangen ist, die Operation also umsonst war.

Auch bei HERRN WEISS junior finden sich Fantasien über das Schuldig-Werden an dem Spender – in seinem Fall konkret an seinem Vater: Als er von der Interviewerin gefragt wird, warum sich denn nicht mehr Menschen zu einer Lebendorganspende bereit erklären würden, antwortet er Folgendes:

> Ich weiß es nich, es ist halt schon äh, (4 sek). Es ist ja(-) halt schonn so, dass man: M=M=Menschen, die(-) die(-) die dann spenden, dass man sie krank macht. Es is halt(-), ja also was heißt krANK macht? Aber(-) man(-), sie werden operiert, es gibt so viele Menschen, die (??) OH gott, OPERATION. Um GOTTES wILLEN. # I: mhm # h, und äh, ich glaub das(3 sek) ich glaub das äh(-) hält dAvon ganz schön ab irgendwie, also.
>
> (Herr Weiss 529–535)

Die Fantasie des Krank-Machens ist eine vergleichsweise aggressive Fantasie, die Herr Weiss dann zwar anschließend wieder zu relativieren versucht, aber die doch deutlich macht, dass man aus seiner Empfänger-Sicht der spendenden Person etwas zumutet, wovor viele andere Menschen berechtigterweise Angst empfinden. In seinem konkreten Fall äußert er zudem die Angst davor, dass er schuldig an seinem Vater werden könnte, wenn dieser nach der Operation zu schnell wieder in seinen Alltag zurückkehrt, anstatt sich zu schonen, und er daher Schaden erleiden könnte.

6.5 Zusammenfassung: Psychische Mechanismen der Wunscherfüllung und der Angstreduktion bei einer anstehenden Lebendnierenspende

Dieses Kapitel hat anhand von Ausschnitten aus den Interviews eine Vielzahl an Wunschfantasien im Sinne von Erfüllungsfiguren sowie von Katastrophenimaginationen aufgezeigt, die im Rahmen einer Lebendnierenspende von SpenderInnen und EmpfängerInnen berichtet werden und die ihnen helfen, dieses Geschehen psychisch zu verarbeiten. Viele Erfüllungsfantasien dienen dabei als Mechanismen, die nach einer Entscheidung für eine Lebendnierenspende auftretenden kognitiven Dissonanzen zu reduzieren. Wunschfantasien verringern kognitive Dissonanzen nicht nur, sie sind geradezu dafür prädestiniert, potentielle SpenderInnen im Hinblick auf die anstehende Nierenspende zu beflügeln und zu motivieren, wie die Fallbeispiele deutlich machen konnten. Den Wunschfantasien stehen dabei Katastrophenimaginationen als *Worst-Case-Szenarios* gegenüber: etwa dass die spendende oder empfangende Person durch die Nierenspende sterben oder erheblich beschädigt werden könnte, dass es zu einer Spontanabstoßung kommen und die Spende somit „umsonst" gewesen sein könnte etc.. Diese Angstfantasien werden aber von den meisten SpenderInnen und EmpfängerInnen nur vage angedeutet. Viel zu beängstigend sind solche Gedanken, als dass man sich deren Eintreffen ausfantasieren möchte. Bestimmte Ängste und Ambivalenzen können aber auch mit Hilfe eigener, auf die Spende bezogene Erfüllungsfantasien überwunden werden, wie am Beispiel von Frau Binggeli gezeigt werden konnte. Die Inhalte der jeweiligen Wunschfantasien differieren dabei je nach Persönlichkeit der interviewten ProbandInnen: So verarbeiten eher dominante Persönlichkeiten wie der Spender Herr Weiss oder der Empfänger Herr Rütikamp ihr Erleben der Transplantationssituation in einem Modus des *steuernden Subjekts*, während Mütter wie Frau Konstantin, für die das Mutter-Sein konstitutiv für ihre Identitätspositionierung ist, den Akt der Spende als nährende und versorgende Mütterlichkeitshandlung erleben. Häufig scheinen zudem generative Wunsch- manchmal auch Angstfantasien bei den Spenderinnen zu sein. Vor dem Hintergrund, dass Frauen in dieser Gesellschaft noch häufiger als Männern eine Art „Gebärauftrag" zugewiesen wird, verwundert dies nicht – wird doch die Lebendorganspende mit dem „gift of life" (Simmons et al. 1977) assoziiert.

7. Diskussion

Die vorliegende Arbeit untersuchte die psychische Situation von potentiellen LebendnierenspenderInnen und -empfängerInnen kurz vor der Transplantation. Ein Fokus lag dabei auf den Spendemotivationen der potentiellen OrganspenderInnen sowie den Entscheidungsprozessen, die die SpenderInnen – in einigen Fällen auch die EmpfängerInnen – durchlaufen. Außerdem interessierte die Frage, welchen Stellenwert Geschlecht beziehungsweise eine bestimmte Geschlechtsrolle oder Identitätsposition im Spendeprozess einnimmt. In einem umfangreichen empirischen Teil gelangten die einzelnen Interviews im Hinblick auf die Forschungsfragen in den Mittelpunkt der Untersuchung und zwar sowohl bezüglich der vorgenommenen Selbst- und Fremdpositionierungen als auch bezüglich der Wunsch- und Katastrophenimaginationen. Die Einzelfälle wurden deshalb ausführlicher vorgestellt, weil in einem reinen Quervergleich die Spezifik des jeweiligen Falles zwangsläufig verloren gegangen wäre, die Dynamiken und die jeweiligen Konstellationen aber zu interessant erschienen, um sie zu übergehen. Für die vorliegende Veröffentlichung wurde eine gekürzte Version des 4. Kapitels verfasst, welches hauptsächlich die Selbstpositionierungen der SpenderInnen und EmpfängerInnen in den Blick nimmt. Die Typenbildung und schließlich die psychoanalytische Betrachtung von Wunsch- und Angstphantasien im Rahmen einer Lebendnierenspende wurden im 5. und 6. Kapitel vorgenommen.

Das siebte Kapitel nun fasst die wichtigsten Ergebnisse der vorliegenden Studie noch einmal zusammen und versucht eine Synthese. Zu erläutern ist, wieso sich der Fokus der ursprünglichen Forschungsfrage im Laufe der Forschungsarbeiten ein Stück weit verschoben hat, welche neuen Erkenntnisse die Arbeit aufzeigen konnte und wo ggf. noch weiterer Forschungsbedarf besteht. Dafür bietet es sich an, die von mir gefundenen Ergebnisse mit den zuvor in der Literatur und in vorangegangenen empirischen Studien berichteten Ergebnissen ins Verhältnis zu setzten und zu diskutieren, ob diese Arbeit gängige Theorien ergänzt, erweitert oder widerlegt.

7.1 Von den Spendemotivationen und Entscheidungsprozessen zum Spendeimperativ

7.1.1 Spendemotivationen

Die Motivation zur Lebendnierenspende bestand bei allen ProbandInnen primär in dem Wunsch, einer nahe stehenden und kranken Person zu helfen – ein Ergebnis, das weder neu noch besonders bemerkenswert erscheint. Das bedeutet, dass die emotionale und enge *Beziehung* zwischen zwei Menschen das stärkste Motiv für eine Lebendorganspende darstellt. Darüber hinaus fanden sich eine Reihe weiterer individueller Motivationen, die fallspezifisch waren und mit den jeweiligen Persönlichkeiten und Lebensumständen der SpenderInnen zusammenhingen: Das Motiv einer wieder gut zu machenden aber uneingestandenen Schuld bei Herrn Weiss, der Wunsch, die Beziehung zur Schwester durch die Lebendorganspende zu regulieren wie bei Frau Meinecke oder der Wunsch nach einer besseren gemeinsamen Lebensqualität bei den Ehepaaren sind nur einige Beispiele für solch weitergehende Spendemotivationen. Die – zunächst einmal altruistische – Spendemotivation, jemandem in Not zu helfen und dabei eine eigene Verletzung in Kauf zu nehmen, wird also oftmals durch selbstbezogene, individuelle Motive der SpenderInnen ergänzt. Zudem zeigte sich, dass bereits bestehende neurotische Familienkonstellationen durch eine Lebendnierenspende nicht aufgelöst werden, sondern sich im Gegenteil zu verschlimmern scheinen (Beispiel Meinecke-Walter), womit die Studie die Ergebnisse anderer Vorarbeiten untermauert (Heck et al. 2004).

In den Augen der Spendenden selbst waren ihre Spendemotivationen – ähnlich wie ihre Entscheidungsprozesse – interessanterweise gar nicht erklärungsbedürftig. An Stelle von erzählten Spendemotivationen fand sich ein Diskurs der Selbstverständlichkeit, den ich auch den *Selbstverständlichkeitsdiskurs* genannt habe: Damit ist die häufig gebetsmühlenartige Wiederholung des Umstands gemeint, dass eine Spende doch „natürlich", „selbstverständlich", „logisch" usw. sei, wie die angeführten Fallbeispiele zeigen sollten. Bei einigen SpenderInnen – am deutlichsten bei Herrn Carlsson – fand sich auch eine Umkehrung beziehungsweise Negativ-Wendung dieses Selbstverständlichkeitsdiskurses in der Form, dass gefragt wurde, wieso man eine solche Spende denn *nicht* machen solle. Diese Umkehrung habe ich anders als Lennerling et al. (2003) nicht im Sinne einer *logischen* Spendemotivation interpretiert (es ist logisch, dass man spendet;

wieso sollte man nicht spenden?), sondern mit innerpsychischen Ambivalenzen, die sich aufgrund der Verinnerlichung des *Spendeimperativs* in dieser Form der Verneinung zeigen. Manche ProbandInnen begründeten die von ihnen empfundene Selbstverständlichkeit der Spende *allein aus der Möglichkeit heraus, diese durchzuführen* (ich habe ja zwei Nieren, wieso soll ich dann nicht eine abgeben?), ebenfalls als ein Hinweis auf den Spendeimperativ und nicht auf eine zugrunde liegende Logik zu interpretiere. Die Logik der Spende ist gewissermaßen eine Folge des Spendeimperativs. Der Selbstverständlichkeitkeitsdiskurs taucht zudem häufig in enger Verbindung mit der – von mir so genannten – *Identitätslogik* auf, gemäß der es selbstverständlich ist, zu spenden, weil man der Vater, die Mutter, der Bruder usw. des/r kranken Angehörigen *ist.* Die Selbstverständlichkeit ergibt sich damit nicht allein aus dem Gebot der Hilfeleistung bei Bedürftigkeit eines/r nahen Angehörigen, sondern aus einer *Rollenverpflichtung* innerhalb einer verwandtschaftlichen Beziehung. Diese Rollenverpflichtungen tragen das moralische Gebot der Fürsorgepflicht für nahe stehende Menschen in sich und sind geschlechtsspezifisch normiert, während eine Spende für jemand Fremden dagegen nicht als selbstverständlich angesehen wird. Viele SpenderInnen betonen neben ihrer jeweiligen Identitätsposition vor allem die tiefe (manchmal auch ambivalente) Beziehung zu dem/der Empfänger/in, die sie als Spendemotiv anführen, wie die Fallbeispiele von Frau Hinzig oder Frau Meinecke zeigen. Auf den Selbstverständlichkeitsdiskurs und die Identitätslogik rekurrieren interessanterweise nicht nur die Spendenden, sondern auch die EmpfängerInnen: diese dann allerdings in einer deutlich subtileren Weise. Es würde gegen alle geltenden Normen des moralischen Anstands verstoßen, offen auszusprechen, dass man von einem nahen Angehörigen erwartet, dass diese/r einem ein Organ spenden solle oder dass man ein *Recht* auf ein solches habe. Die Empfangenden entlasten sich selbst von möglichen Schuldgefühlen, indem sie oftmals das Gedankenexperiment durchführen, demzufolge sie – angenommen, sie selbst wären in der Position der Spendenden – umgekehrt ebenfalls ein Organ spenden würden. Damit befinden sie sich zugleich in der Logik des Gabentauschs und erfüllen das Gebot der Reziprozität der Gabe zumindest in der Fantasie – etwas, das ihnen im realen Leben nicht möglich ist. Zudem untermauern viele den Selbstverständlichkeitsdiskurs implizit dadurch, dass sie auf die Identitätslogik rekurrieren und betonen, dass Eltern so etwas für ihre Kinder nun einmal täten.

Ein weiteres wesentliches Ergebnis dieser qualitativen Untersuchung besteht in der Einsicht, dass die von den Spendenden stark nach außen getragene Selbstverständlichkeit der Spende sich bei genauerer Analyse mitnichten als so selbstverständlich erweist, wie es zunächst den Anschein hatte: So fanden sich im Spendetyp der selbstverständlich-ambivalenten Spender Männer, die die Selbstverständlichkeit ihrer Spende betonten, diese Selbstverständlichkeit aber emotional gar nicht erleben konnten. Viele SpenderInnen schienen sich zudem in einem Spannungsverhältnis zu befinden, die Spende als selbstverständlich und als „keine große Sache" zu deklarieren und dem gleichzeitigen Bedürfnis, von außen dafür anerkannt zu werden; denn viele genossen den durch Freunde, Familie und Bekannte gezollten Tribut und Applaus für die geplante Spende und die somit gespiegelte Besonderheit ihrer Tat. Sie schienen also um die *Nicht*-Selbstverständlichkeit und Besonderheit der eigenen Handlung sehr wohl zu wissen. Dieser Befund deckt sich mit dem häufig in der Literatur berichteten Bedauern darüber, dass die Aufmerksamkeit, die man durch eine Lebendorganspende als Spender/in erhält, irgendwann nachlässt oder es nach der Operation zu einer Aufmerksamkeitsverschiebung hin zu der empfangenden Person kommt (vgl. Kiss 2004). Schlimmstenfalls kann dies sogar zu einer Depression führen (vgl. Russel and Jacob 1993, S. 93). Gerade der Umstand, dass es sich bei der von ihnen geplanten Handlung um keine alltägliche Tat handelt und es offenbar viele Menschen gibt, die zu einem solchen Schritt *nicht* bereit wären, scheint eine starke Irritation bis hin zu Aggressionen bei manchen SpenderInnen auszulösen: Die potentiellen SpenderInnen klagen andere Menschen, die nicht zu einer Organspende bereit sind, in einer denunzierenden Weise der unterlassenen Hilfeleistung an und bezichtigen sie der moralischen Pflichtvergessenheit. Gleichzeitig zeichnen sie das eigene Handeln dadurch als moralisch gutes Tun aus.

Hinsichtlich der bei allen SpenderInnen anzutreffenden hohen *Agency* in Bezug auf den Spendeprozess ist hervorzuheben, dass Angehörige von niereninsuffizienten PatientInnen anders als beispielsweise Angehörige von Krebskranken in eine medizinhistorisch vergleichsweise neue Position kommen, ihren Verwandten oder Ehegatten helfen zu können. Wo früher nur Beistand, Gottvertrauen, Gebete oder eine Sterbebegleitung als Handlungsoptionen für Angehörige von PatientInnen mit einem Organversagen blieben, geraten sie durch die moderne Transplantationsmedizin in die Position, selbst als Rettende und HeilsbringerInnen auftreten zu können. Dies dürfte – entsprechend dieser Untersuchung – eine nicht zu unterschätzende Spendemotivation für viele darstellen, auch wenn dies so direkt von den Interviewten nicht benannt wird. Viele nennen aber immerhin das Motiv des Helfen-*Könnens* als starkes Spendemotiv.

Schließlich lässt sich im Anschluss an Bourdieu hervorheben, dass es im Gabentausch und im Akt des Schenkens nicht nur um rein altruistische Motive geht, sondern auch um die Bestätigung der gebenden Person mittels ihrer Schenkung (vgl. Motakef 2011, S. 76). Dadurch können Geben und Spenden zu einer Machtpraxis werden, wie etwa die Beispiele von Frau Meinecke und Frau Walter zeigen. Voraussetzung dafür ist allerdings eine enge Beziehung zwischen schenkender und empfangender Person. Anonyme Spenden hingegen vermögen keine Machtpraxis zu begründen.

Die Lebendorganspende und die Motivation, sich in dieser Weise altruistisch für andere zu engagieren, werden in der Literatur häufig mit dem Verhalten von Menschen in Nazi-Deutschland verglichen, die Juden versteckt haben. So weist Slavenka Drakulić (2008), die ihrem Buch über altruistische anonyme LebendnierenspenderInnen das alte jüdische Sprichwort „Wer das Leben eines Menschen rettet, rettet die ganze Welt" vorangestellt hat, auf die vielen Parallelen zwischen der Situation von LebendorganspenderInnen und HelferInnen von Juden während der Nazizeit hin, deren Absicht, Leben zu retten, die gleiche gewesen sei. Mittlerweile sind viele Forschungsarbeiten zu diesen Rettern und Retterinnen erschienen: Arno Lustiger (2011) hat sich in seinem letzten Buch diesem von ihm als „Rettungswiderstand" bezeichneten Phänomen in ganz Europa gewidmet und die einzelnen Geschichten dieser Menschen nachgezeichnet. Er unternimmt dies allerdings aus einer historischen und weniger aus einer psychologischen Perspektive, weshalb sich Vergleiche mit meiner Studie hier nicht anbieten. Oliner und Oliner (1988) haben in ihrem bekannt gewordenen Buch „The Altruistic Personality" eine empirische Untersuchung durchgeführt, in der sie Menschen, die während des Zweiten Weltkrieges Juden versteckt haben, mit Nicht-HelferInnen hinsichtlich ihrer Persönlichkeitseigenschaften und Einstellungen verglichen haben. Dabei stellten sie fest, dass die Menschen, die anderen in Not geholfen hatten, insgesamt eine extensivere und umfassendere Orientierung (*extensive orientation*) zeigten, während die Nicht-HelferInnen durch eine verengte Perspektive (*constricted orientation*) charakterisiert waren (ebd., S. 253). Diese *constricted persons* ähnelten dabei nach Oliner und Oliner stark den von Adorno et al. (1973) herausgearbeiteten Charakteristika der autoritären Persönlichkeit, die sich durch Eigenschaften wie Konformität, Gehorsam, rigide Moralität, Zwanghaftigkeit, wenig Phantasie und emotionale Verengung beschreiben ließen (ebd., S. 255). Die Gruppe der RetterInnen wies dagegen eine Ähnlichkeit mit den von Adorno et al. gefundenen „liberalen" Typen auf, die meist aus einem liebevollen Elternhaus kamen, stärker in Beziehungen mit anderen involviert waren und andere als Individuen wahrzunehmen vermochten (ebd. S. 256). Nach Adorno kommt ein moralisches Verhalten nur dem unabhängigen, autonomen liberalen Typ mit einem gut integrierten Ich zu (ebd., S. 256). Oliner und Oliner argumentieren dagegen, dass es viele Wege gebe, zu einer moralischen Entscheidung zu gelangen (ebd., S. 258). Die von Oliner und Oliner befragten HelferInnen unterschieden sich primär von den Nicht-HelferInnen dadurch, dass sie alle mit anderen Menschen in engen Beziehungen eingebunden waren, die sich durch Engagement und Fürsorglichkeit auszeichneten (ebd., S. 259). Aus diesen Verbindungen heraus wurden sie auch aufmerksam auf das, was um sie herum vorging und was sie zum Versammeln ihrer materiellen Ressourcen antrieb, um das Leid anderer zu mindern (ebd., S. 260).

Auch wenn der Vergleich zwischen Menschen, die anderen ein Organ spenden, mit Menschen, die Juden in Nazi-Deutschland versteckt hielten, auf den ersten Blick naheliegt, so ist diese Situation hinsichtlich der Motivationslage und des zugrunde liegenden Altruismus bei näherer Betrachtung nur eingeschränkt miteinander vergleichbar. Die HelferInnen von Juden in Nazideutschland handelten unter größter eigener Gefahr und vor allem *gegen* das damalige Regime und Gesetz. Im Falle ihrer Entdeckung mussten sie mit harten Strafen bis hin zur Todesstrafe rechnen. Ihre Taten wurden nicht als heroisch oder beispielgebend angesehen. Dies geschah – wenn überhaupt – meist erst Jahrzehnte später und dürfte für niemanden die Motivation zur damaligen Hilfeleistung ausgemacht haben. Vielfach gab es überhaupt keine Anerkennung für ihre Taten; es waren allein ihr moralisches Empfinden und ihre Mitmenschlichkeit, die ihnen ihr Handeln gebot. Dagegen sehen sich LebendnierenspenderInnen heute mit einem vergleichsweise überschaubaren und einschätzbaren Risiko konfrontiert. Zudem bringt man ihnen gesellschaftlich sehr viel Achtung und Zuspruch für ihr Handeln entgegen. Sie können sich außerdem an dem gesellschaftlichen Spendeimperativ orientieren, der ihnen vermittelt, was in dieser Situation „richtigerweise“ zu tun ist. Deswegen muss es sich bei ihnen auch nicht zwingend um unangepasste, autonome Menschen handeln, die sich der herrschenden Meinung zu entziehen vermögen. Die HelferInnen von Juden in Nazideutschland mussten dagegen ihre moralischen Positionen gegen den staatstragenden Terror und die über die Medien vertretene Ideologie des Dritten Reiches verteidigen, um ihr eigenes Handeln zu rechtfertigen. Hier war es das *eigene* Gewissen, das gebot, was zu tun sei.

Der größte Unterschied liegt meiner Einschätzung nach in der Frage begründet, ob jemand bereit ist, einer fremden Person zu helfen und/oder dieser ein Organ zu spenden oder ob dies für eine nahe stehende Person geschieht. Bei der Spende/Hilfe für eine nahe stehende Person ist die Motivationsgrundlage eine gänzlich andere als bei dem Engagement für fremde Personen. Durch einen engen Kontakt zur empfangenden Person ergeben sich diverse Gratifikationsmöglichkeiten für eine/n Spender/in. Hingegen erfährt eine anonym spendende Person weder irgendwelchen Dank noch eine Rückmeldung über den gesundheitlichen Erfolg der Spende. Diesem Phänomen der anonymen Lebendnierenspenden[1] geht Drakulić (2008) in ihrem Buch nach, wobei der Altruismus jener anonym Spendenden tatsächlich gewisse Parallelen mit Wertehaltungen und Handlungen von HelferInnen in Nazideutschland aufweist und mit diesen vergleichbar wäre.

In der Philosophie wird ein Verhalten, das spontan erfolgt und sich an den eigenen Maßstäben des „Guten" orientiert, als *Moralischer Intuitionismus* bezeichnet und ist als solches Phänomen schon lange bekannt. Als ein prominenter Vertreter kann der englische Philosoph George Edward Moore genannt werden, der sich mit der Frage, was „gut" sei, auseinandergesetzt hat. Nach Moore kann man mit Hilfe der moralischen Intuition zuverlässig das „Gute" bestimmen. Wenn bei einer intuitionistischen Ethik moralische Urteile intuitiv getroffen werden, heißt das jedoch nicht, dass der Intuitionismus deswegen irrational sei. Er ist nach Moore genau dann rational, wenn es keine erfolgreiche Theorie gibt, die die ethischen Grundsätze nach einer Rangfolge ordnen kann (vgl. Moore 1903 und Sandkühler 2010).

7.1.2 Entscheidungsprozesse

Hinsichtlich der Entscheidungsfindungsprozesse bei den potentiellen SpenderInnen bestätigt die hier vorliegende Studie einerseits die empirischen Vorarbeiten auf diesem Gebiet: Die meisten interviewten Personen geben in der Tat an, ihre Entscheidung spontan, sofort und ohne zu überlegen getroffen zu haben. Dies entspricht den Ergebnissen anderer Studien zu Entscheidungsprozessen im Vorfeld einer Lebendnierenspende, wie sie in Kapitel 2 erörtert wurden. Allerdings ist hier auch Skepsis geboten: Zu bedenken ist, dass einer solch spontanen Entscheidung in manchen Fällen ein längerer – manchmal auch Jahre oder gar Jahrzehnte andauernder –

1 Anonyme Lebendnierenspenden sind in Deutschland rechtlich nicht zugelassen, in der Schweiz und den USA aber sehr wohl.

Prozess einer schleichenden Erkrankung bei einer Person vorausgeht. Es wäre plausibel, dass sich ein/e Angehörige/r während dieser Zeit hin und wieder die Frage stellt, wie/er sie reagieren würde, wenn die Frage einer Organspende eines Tages auf ihn/sie zukäme. Das Beispiel von Frau Meinecke zeigt, dass es gerade in einem solchen Fall (und trotz berichteter sofortiger Entscheidung) auch zu Ambivalenzen oder sogar zu einem Rückzug des Spendeangebots kommen kann, bis ein Entschluss zu einer Spende dann wirklich gereift ist. In der konkreten Situation beziehungsweise retrospektiv imponieren solche Entscheidungen dann aber als spontan. Dies soll nicht bedeuten, dass an dem Stellenwert der häufig berichteten spontanen Entscheidungen grundsätzlich zu zweifeln wäre: Fälle wie die von Herrn Richter, für den die Erkrankung seiner Tochter urplötzlich kam und der zusammen mit seiner Frau dennoch spontan und sofort seine Niere anbot, zeigen, dass es solche spontanen Entscheidungen im Rahmen der Lebendspende in der Tat gibt. Sie machen aber die Schwierigkeiten deutlich, subjektive Entscheidungsprozesse im Feld valide zu erheben.

Bemerkenswert waren die subjektiven Bedeutungen, die ein Entscheidungsprozess für die in dieser Arbeit befragten SpenderInnen hatte: Die meisten der InterviewpartnerInnen sprachen – wie bei den Spendemotivationen – ihren eigenen Entscheidungsprozessen kaum eine Relevanz zu und fassten die Fragen nach solchen Prozessen häufig sogar als ein Zweifeln an ihrer Spendeentschlossenheit auf. Im Gegenzug betonten sie dann die Spontaneität der Spendeidee, die nie zur Diskussion gestanden habe. In meinem Sample fand sich so gesehen überhaupt nur eine einzige Erzählung eines Entscheidungsprozesses, der diesen Namen verdient, nämlich bei Frau Binggeli. Sie war die einzige Spenderin, die offen über ihre Ambivalenzen und ihr anfängliches Sträuben berichtete, ihrem Mann eine Niere spenden zu sollen. Bei fast allen anderen SpenderInnen herrschten Erzählungen eines spontanen Entschlusses vor, bei denen die Entscheidung entweder sofort feststand oder zumindest nicht lange überlegt werden musste. Bei den euphorischen SpenderInnen, für die die Spende von Beginn an selbstverständlich und zweifelsfrei gewesen war, findet sich logischerweise gar keine Erzählung eines Entscheidungsprozesses, würde dieser doch auf das Vorhandensein von Ambivalenzen hinweisen und damit die Selbstverständlichkeit und Spontaneität der Spende in Frage stellen. Viele schildern den Entschluss, ein Organ zu spenden, als eine sogenannte „Bauchentscheidung", die sie in dem Moment fällten, als die Erkrankung des/der potentiellen Empfänger/in festgestellt wurde. Fragen nach einem möglichen Prozess, gar eigenen Ambivalenzen dementierten viele der euphorischen SpenderInnen – wie etwa Herr Weiss oder Frau Konstantin – oder wiesen die Frage ärgerlich zurück. Bei Herrn Rütikamp findet sich zwar die Schilderung eines Entscheidungsprozesses, nicht jedoch hinsichtlich der Frage, ob er überhaupt spenden möchte, sondern *wem* von seinen zwei Brüdern er das Organ geben solle. Insgesamt scheint für die SpenderInnen die Regel zu gelten: Je engagierter ein/e Spender/in und je überzeugter und selbstverständlicher die Selbstdarstellung, umso seltener berichtet er/ sie einen Entscheidungsprozess. Ein solcher scheint nicht ins Bild des/der spontanen und selbstverständlichen SpenderIn zu passen. Berichte von Entscheidungen tauchen also selten bis gar nicht auf und scheinen für die interviewten SpenderInnen keine hohe Relevanz zu besitzen. Einschränkend muss an dieser Stelle eingeräumt werden, dass hier möglicherweise auch das Untersuchungssetting zum Tragen kommt, dergestalt, dass in der präoperativen Phase kein Raum für längere reflexive Prozesse besteht (siehe Methodenkapitel). Der Befund von Achille et al. (2007), deren – postoperativ – befragte SpenderInnen allesamt eine durchschnittliche Entscheidungsdauer von sechs Monaten (Frauen) beziehungsweise 16 Monaten (Männer) angaben, steht hier deutlich im Widerspruch zu den von mir und anderen Studien ermittelten Ergebnissen und wirft Fragen der Erhebungsweise und des subjektiven Erlebens von Entscheidungsprozessen bei OrganspenderInnen auf.

Zusammengefasst heißt dies also, dass der oben bei den Spendemotivationen bereits erwähnte und in dieser Arbeit „Selbstverständlichkeitsdiskurs" genannte Umstand offenbar an die Stelle der Entscheidungsprozesse getreten ist. Dieser Selbstverständlichkeitsdiskurs hat meinem Eindruck nach die Funktion einer Selbstvergewisserung für die SpenderInnen: In der Selbstpositionierung als selbstverständliche, unambivalente oder gar euphorische SpenderInnen können diese sich selbst sowie die Interviewerin davon überzeugen, dass sie absolut sicher in ihrer Entscheidung zur Spende sind und diese nicht hinterfragt werden muss. Die Entscheidung zu spenden ist zum Zeitpunkt des Interviews bei allen Interviewten bereits vor längerer Zeit gefallen. Die meisten befinden sich nunmehr auf der „Zielgeraden" und damit innerpsychisch in einer eher angespannten und manchmal beängstigenden Situation. Deshalb geht es nun darum, sich selber Mut zuzusprechen, mögliche Ängste zu bannen und sich selbst sowie die Außenstehenden von der Richtigkeit des eigenen Tuns zu überzeugen und – um es mit Festinger zu sagen – auftretende kognitive Dissonanzen zu reduzieren.

Vor dem Hintergrund der im Theorieteil diskutierten idealtypischen Entscheidungsprozesse und deren häufigem Ausbleiben im Vorfeld einer

Lebendorganspende stellt sich die Frage, ob denn unter diesen Umständen überhaupt von einer freien, rationalen Entscheidung bei potentiellen LebendnierenspenderInnen gesprochen werden kann und ob die SpenderInnen in der Lage sind, den vom TPG geforderten *informed consent* psychisch zu erfüllen. Wie schon weiter oben erläutert, finden sich auch in der Literatur zahlreiche kritische Stimmen mit Blick auf ein Auseinanderklaffen der gesetzlichen Vorgaben und der realen Situation von LebendorganspenderInnen. So formuliert etwa Motakef (2011) Zweifel an der Idee einer autonomen Entscheidung zur Organspende und verweist darauf, dass sich in manchen Situationen für die Betroffenen die Frage nach einer Entscheidung gar nicht stelle, eben weil die Spende (etwa an das eigene Kind) als eine Selbstverständlichkeit erlebt werde (Motakef 2011, S.197). Zudem sei es problematisch, dass Frauen die an sie gestellten „Anrufungen" als OrganspenderInnen in viel normativerer Weise erfahren würden als Männer und so gesehen ihre schließlich bekundete Spendebereitschaft häufig gar nicht als das Ergebnis einer tatsächlich eigenen, freien Entscheidung erleben würden (ebd., S. 204).

Auch Fellner und Marshall (1970a) übten schon früh Kritik am Konstrukt des geforderten *informed consent*, weil sich diese Entscheidungsform ihrer Ansicht nach nicht auf die Situation vor einer Lebendorganspende anwenden lasse (ebd., S. 1251).

Bei einer solchen Entscheidungsfindung im Vorfeld lässt sich mit Festinger (1978) fragen, um welche Art von Entscheidungen es sich hier überhaupt handelt. Er hat in Anschluss an Lewin und Hovland & Sears auf die unterschiedlichen Prämissen von Entscheidungsfindungen hingewiesen: Demnach unterscheidet er

1. Entscheidungen „zwischen ausschließlich negativen Alternativen;
2. Entscheidungen zwischen zwei Alternativen, die beide sowohl positive als auch negative Aspekte enthalten, und
3. Entscheidungen bei mehr als zwei Alternativen" (Festinger 1978, S. 46).

Für die Lebendorganspende konnten die für diese Arbeit geführten Interviews zeigen, dass es sich hierbei um Entscheidungen handelt, die sowohl positive als auch negative Aspekte beinhalten. Die Entscheidung zur Lebendorganspende geht einher mit einer großen eigenen Handlungsfähigkeit, dem Helfen-Können bezüglich einer nahestehenden Person und – bei Ehepaaren – der Verbesserung der eigenen Lebensqualität, womit sie mehr als nur den Aspekt der Selbstverletzung enthält. Von daher ist die Behauptung von Russel und Jacob (1993), dass es sich bei der Lebendnierenspende um eine Entscheidung zwischen zwei ausschließlich negativen Alternativen (der Verweigerung von Hilfe für einen geliebten Menschen versus den Verlust eines Organs) handele, fragwürdig. Die positiven Aspekte sind dagegen ebenso fester Bestandteil dieses Verfahrens. Damit nimmt diese Arbeit hier dezidiert eine andere Position ein als die von Russel und Jacob (1993), die behaupten, dass potentielle SpenderInnen immer mit einer „No-win"-Situation konfrontiert wären:

> If they say no, they are bound to regret the decision not to save life, and if they say yes, they may regret not only the loss of an organ but also the lost opportunity to make up their mind without pressure (ebd., S. 95).

Folgender Aspekt bleibt allerdings bestehen: Im Vorfeld einer Lebendorganspende handelt es sich um eine Situation, in der die Betroffenen – so zumindest die hier vertretene These – häufig gar keine wirklichen Entscheidungen treffen können. Die SpenderInnen haben vielmehr das Gefühl, entweder keine Wahl zu haben oder so stark mit dem Reduzieren der kognitiven Dissonanz einer Entscheidung beschäftigt zu sein, dass subjektiv keine Wahlfreiheit besteht. In diesem Sinne kann auf einer psychischen Ebene womöglich gar nicht von einer wirklich freien Entscheidung gesprochen werden. Das Vorhandensein eines starken „Spendeimperativs" in unserer Gesellschaft, demzufolge es inzwischen allgemeine Konsens ist, nahen Angehörigen bei Bedarf ein Organ spenden zu müssen, weil es außer der eigenen Angst keine wirklich guten Gegenargumente gibt, verhindert dabei zusätzlich die Narration einer Entscheidungsfindung. In den Interviews, in denen die SpenderInnen eine starke Identifikation mit dem Spendeimperativ aufweisen, finden sich so gut wie keine Berichte über Entscheidungsprozesse. Diese Überlegungen führen konsequenterweise zu einem zentralen, in dieser Arbeit schon häufig gebrauchten Begriff, der sich aus der Analyse der Interviews ergeben hat: dem *Spendeimperativ.* Dieser Begriff ist im nächsten Absatz hinsichtlich seiner gesellschaftlichen Funktion und subjektiven Bedeutung noch einmal Gegenstand einer weiteren und ausführlicheren Erörterung.

7.1.3 Der Spendeimperativ: Über die Ambivalenz des Helfen-Könnens

Die Existenz dieses von mir als *„Spendeimperativ"* bezeichneten Phänomens ist ein zentrales Ergebnis der ausgewerteten Interviews. Es zieht sich durch alle Interviews wie ein roter Faden. Der Spendeimperativ bezeichnet die Tatsache, dass es sich bei einer Lebendorganspende offenbar immer um eine freiwillig-unfreiwillige Tat handelt: Wie im einleitenden Kapitel bereits dargestellt, hat mit der Nierentransplantation ein medizinisches Verfahren Einzug gehalten, das seit mittlerweile 50 Jahren erfolgreiche Praxis ist und seit gut 25 Jahren sogar als eine Routine-Operation bezeichnet werden kann. Vor dem Hintergrund dieser Ausgangslage geraten nahe Angehörige einer nierenkranken Person zwangsläufig in die Situation einer Bedrängnis, zumindest eines Handlungsdrucks; denn sobald die medizinisch-technischen Voraussetzungen für ein Verfahren wie die Lebendorganspende gegeben sind, entsteht ein Imperativ, dieses Verfahren auch anzuwenden – zumal wenn es sich dabei auch noch um die bestmögliche Behandlungsmethode eines terminalen Nierenversagens handelt.

Wie in der Einleitung ausgeführt, wird die Logik, derzufolge ein Mensch stirbt, weil er krank ist, mit dem Vorhandensein eines neuen medizintechnischen Verfahrens wie der Organtransplantation ausgesetzt. Stattdessen spricht man nun davon, dass jemand „auf der Warteliste stirbt", weil sich kein Spender/ keine Spenderin – tot oder lebendig – gefunden hat. Diese Logik, die die Gesundheitspolitik bestimmt und mit der Prominente für Organspenden werben, übt Druck auf Angehörige eines/r kranken Patienten/in aus. Zwar stirbt man heute in westlichen Industrienationen dank der künstlichen Blutwäsche nicht mehr an einem Nierenversagen, aber eine hohe Lebensqualität kann unter der Dialyse auch nicht erreicht werden. Außerdem werden durch lange Jahre an der Dialyse die anderen Organe sowie der Gesamtorganismus nach und nach geschädigt, so dass eine Dialyse auf Dauer gesehen nicht zu einer langen Lebenserwartung beiträgt. Wie im Anfangskapitel bereits erwähnt, vertragen viele PatientInnen zudem die Dialyse sehr schlecht, fühlen sich müde und erschöpft, haben Kopfschmerzen. Manche dürfen nur sehr geringe Mengen trinken, so dass sie – vor allem im Sommer – unter permanentem Durst leiden. Diesem Leiden müssen die Angehörigen zusehen, in dem Wissen, es gegebenenfalls durch eine eigene Organspende beenden zu können. Auch durch die Praxis in den Transplantationszentren wird häufig Druck auf die Angehörigen ausgeübt; denn die behandelnden ÄrztInnen fragen die Angehörigen oftmals direkt, ob sie nicht zu einer Spende bereit wären. Bei mehreren möglichen SpenderInnen innerhalb einer Familie wird sogar häufig aus einer medizinischen Perspektive die Entscheidung über eine/n mögliche/n Spender/in getroffen. Während Angehörige von krebskranken PatientInnen, wie oben beschrieben, in der Regel nichts unternehmen können als auf ein kompetentes ÄrztInnenteam und ggf. Gott zu vertrauen, werden

Verwandte einer Person mit terminaler Niereninsuffizienz also gewissermaßen zu handlungsfähigen Personen: Sie können aktiv in den Heilungsprozess beziehungsweise die Behandlung der kranken Person eingreifen, indem sie ein eigenes Organ zur Verfügung stellen. Diese Potenz wird von vielen SpenderInnen als etwas Gutes und Schönes erlebt und als sehr befriedigend beschrieben. Aber sie stellt eben auch – nicht unbedingt für jeden oder jede und auch nicht immer bewusst, aber auf einer objektiven Bedeutungsebene sehr wohl – auch einen Zwang dar: „`Ich kann helfen, wieso dann nicht?`“ wie Herr Rütikamp das treffend formulierte. So muss aber auch die umgekehrte Frage lauten: Kann man denn auch *nicht* helfen, hat man wirklich die innerpsychische Freiheit dazu, selbst unbeschädigt und unverletzt zu bleiben, wenn man einer nahen Person mit einer solchen Spende sehr helfen könnte, aber ihr eine solche versagt, obwohl die medizinischen Voraussetzungen passen? Wären nicht der Preis für die eigene Unversehrtheit ein schlechtes Gewissen, dauernde Vorhaltungen durch das eigene moralische Gewissen oder eine Blamage vor der Familie?

Aus juristischer Sicht erfolgt eine Lebendorganspende immer freiwillig, so sieht es das Transplantationsgesetz vor und so bestätigt es ein/e psychologische(r) Gutachter/in. Nur wenn die Freiwilligkeit der spendenden Person gewährleistet ist, gibt die Lebendspendekommission ihre Zustimmung zur Spende. Ein Spender/eine Spenderin muss volljährig und einwilligungsfähig sein, und die Spende soll freiwillig, aus eigenem Antrieb und ohne Zwang oder psychischen Druck von außen erfolgen. Was aber im TPG und meines Erachtens auch weitgehend im gesamten Prozess der Organspende nicht berücksichtigt wird, ist die Verschränkung von Zwang und Freiwilligkeit bei dieser Form der Selbstschädigung. Der Begriff der Freiwilligkeit selbst wird dabei nur wenig hinterfragt. Fateh-Moghadam et al. (2004) diskutieren genau diese Frage in einem juristischen Artikel: Sie fragen, inwiefern die im Transplantationsgesetz geforderten engen, emotionalen und verwandtschaftlichen Bindungen zwischen SpenderIn und EmpfängerIn überhaupt noch Raum für eine Freiwilligkeit lassen und weisen auf den Umstand hin, dass juristische Freiwilligkeit nicht unbedingt mit einer psychischen Freiwilligkeit korrespondieren muss, im schlimmsten Falle diese sogar verhindern kann. Als Beispiel führen sie den tragischen Fall einer Mutter an, die in einem ärztlichen Aufklärungsgespräch erfährt, dass ihr Kind innerhalb kurzer Zeit versterben wird, sofern nicht sie oder eine andere Person ihm einen Leberlappen spendet. Die medizinisch korrekte Aufklärung der Mutter erzeuge in diesem Falle, so die AutorInnen, einen Entscheidungsdruck, der eine psychische Freiwilligkeit nur noch eingeschränkt gewährleiste. Fateh-Moghadam et al. (2004) plädieren entsprechend in ihrer Diskussion für eine Entmythologisierung des Freiwilligkeitsbegriffs und heben stattdessen die Autonomie einer Entscheidung hervor. Freiwilligkeit sei nicht essentialistisch, als „wesensmäßig vorfindbares und empirisch messbares Phänomen zu verstehen, sondern als Konstrukt, mit dessen Hilfe wir normativ entscheiden, ob die Einwilligung in einen körperlichen Eingriff als wirksam anzusehen ist und so ihre legitimierende Kraft entfalten kann“ (Fateh-Moghadam et al. 2004, S. 28). Freiwillige Entscheidungen dürften nicht mit „leichten“ Entscheidungen verwechselt werden. Die Tatsache, dass eine Entscheidung schwer oder sogar existentiell sei, schließt den AutorInnen zufolge die Freiwilligkeit einer Entscheidung nicht aus. Viel wichtiger sei, dass eine Entscheidung auf Grundlage des eigenen Präferenz-und Wertesystems getroffen werde. Ein inneres Verpflichtungsgefühl würde gerade für ein solch vorhandenes inneres Norm- und Wertesystem sprechen und dürfe nicht mit äußerem, nötigendem Druck verwechselt werden. So gesehen würden auch Frauen, die aus einem Verpflichtungsgefühl entsprechend ihrer Identitätsposition als Mutter oder Ehefrau spenden, freiwillig spenden, weil die Entscheidung auf der Grundlage ihres eigenen gewachsenen Norm- und Wertesystems beruhe. Damit nehmen Fateh-Moghadem eine Gegenposition zu vielen der bereits weiter oben angeführten AutorInnen ein, die eine Freiwilligkeit im Rahmen der Lebendorganspende nur eingeschränkt gegeben sehen oder den Begriff des *informed consent* ganz ablehnen. Fateh-Moghadam et al. sprechen in ihrem Artikel über eine „ethische Dialektik von Hilfemöglichkeit und Entscheidungslast“ (ebd., S. 32). Damit benennen sie im Prinzip nichts anderes als das, was in dieser Arbeit unter dem Begriff des „Spendeimperativs“ gefasst wird, wenn es um die Verschränkung von (innerem) Zwang und Hilfsmöglichkeit durch eine Organspende geht. Diese Dialektik ist meines Erachtens konstitutiv für die Lebendorganspende. Damit soll nicht behauptet werden, dass Lebendspenden immer unter einem empfundenen psychischen Zwang stattfinden oder dass es keine euphorischen oder begeisterten SpenderInnen geben würde – das hier vorgelegte Material zeigt ja eindrücklich das Gegenteil. Wohl aber behaupte ich, dass ein Akt wie die Lebendorganspende – bei der ein gesunder Mensch nach vielen Voruntersuchungen schließlich eine größere Operation durchstehen muss, bei der ihm ein wichtiges Organ entfernt wird und nach der er für einige Tage oder Wochen stärkere Schmerzen haben sowie eine dauerhafte Narbe behalten wird – immer auch ein Stück weit Angst,

Widerwillen, zumindest aber Ambivalenz erzeugen dürfte. Mehr noch, es gilt, dass es so etwas wie einen „natürlichen Widerwillen“ zur Spende gibt, da Menschen sich gemeinhin nicht gerne selbst verletzen beziehungsweise verletzen lassen, sondern grundsätzlich auf eigene Unversehrtheit und Selbsterhaltung bedacht sind. Diese Annahme, dass niemand eine Selbstverletzung aktiv wollen kann, hat ebenfalls Eingang in die Rechtsprechung gefunden, wie Fateh-Moghadam (2008) in einem Rechtsvergleich der gesetzlichen Grundlagen für eine Transplantation in Deutschland und England zeigen konnte: So existiert im englischen Strafrecht der Grundsatz der Unwirksamkeit der Einwilligung in die eigene Körperverletzung. Damit wird der Körper in England – wie im französischen Strafrecht auch – als unverfügbar definiert. Im deutschen Strafrecht wird dagegen die umfassende Gewährleistung des Selbstverfügungsrechts über den eigenen Körper höher bewertet (ebd., S. 302). Die Transplantationsmedizin in England muss also anders als in Deutschland erst durch Ausnahmeregelungen legitimiert werden, da bei einer Lebendorganspende freiwillig in die eigene Körperverletzung eingewilligt wird. Diese Ausnahmen werden mit der Eröffnung von Freiheitsräumen im Interesse des Gemeinwohls begründet. Die Untersuchung verschiedener Rechtssysteme in Bezug auf die Transplantationsregeln ist insofern aufschlussreich, als Fateh-Moghadam zeigen konnte, dass Paternalismus im Medizinrecht nicht notwendigerweise zu mehr Fürsorge für die PatientInnen im Sinne eines Schutzprinzips führt, sondern die „Zurückdrängung der Patientenautonomie hinter den Gedanken der Wahrung ärztlicher Standards und der Orientierung an kollektiven Gemeinwohlinteressen […] im englischen Recht vielmehr zu einem unbestimmten und flexiblen Schutzniveau für Organspender [führt, M. W.], das niedriger ist als im deutschen Transplantationsrecht“ (Fateh-Moghadam 2008, S. 308). Die Untersuchung verdeutlicht zudem die unterschiedliche Gewichtung zwischen dem Recht auf Selbstbestimmung auf der einen und dem Recht auf Unversehrtheit auf der anderen Seite in verschiedenen Ländern. Diese, dem Verfahren der Lebendorganspende zwangsläufig eingeschriebene Ambivalenz sollte im Rahmen einer psychologischen Begutachtung von potentiellen SpenderInnen auch bei demonstrativer Entschlossenheit, hinter der sich nicht selten auch Rationalisierungen und Verleugnungen verbergen, zumindest mitreflektiert werden. Die Bedeutung solcher Ambivalenzen wird in dieser Arbeit an vielen Beispielen offenbar, wie der nächste Abschnitt zeigen wird.

7.1.3.1 Der Spendeimperativ im Fallmaterial

Die Kategorie des *Spendeimperativs* wurde aufgrund der Auswertung der Interviews und der darin immer wieder aufscheinenden, innerpsychisch erlebten Ambivalenz diesem Verfahren gegenüber entwickelt, bei dem Zwang und Freiwilligkeit ineinander verwoben sind. Hervorzuheben ist hierbei, dass der Spendeimperativ eine Kategorie darstellt, die sich zwar in so gut wie allen Interviews zeigte, den Betroffenen selbst aber nicht notwendigerweise bewusst war. Im Gegenteil: Außer Frau Binggeli wurde ein Zwang oder eine mögliche Ambivalenz der Spende gegenüber von allen Interviewten mehr oder weniger verleugnet, rationalisiert oder umgewertet.

Im Folgenden möchte ich einige Belege für die Existenz des Spendeimperativs aus den Interviews anführen. Aufgrund der Tatsache, dass in dieser Untersuchung bereits sehr viele Textzitate enthalten sind, führe ich an dieser Stelle lediglich einige kurze Beispiele zur Anschauung und Verdeutlichung der Existenz des Imperativs zur Spende an. Festzustehen scheint, dass der Imperativ zur Spende gesellschaftlich existiert und dass sich alle potentiellen OrganspenderInnen diesem Imperativ zu stellen haben und einen Umgang mit ihm finden müssen. Dies kann individuell sehr unterschiedlich geschehen. In meinem Sample gibt es einen Großteil der SpenderInnen, die sich diesen Imperativ aktiv aneignen und ihn perpetuieren. Sie haben das Gebot zur Spende verinnerlicht und ihre Ambivalenzen gegenüber der anstehenden Selbstverletzung erfolgreich unterdrückt oder kompensiert. Bei vielen überwiegt statt der Angst die Freude, einer nahen und geliebten Person helfen zu können. Die vielfachen moralischen Anklagen gegenüber Nicht-SpenderInnen zeigen allerdings, dass gerade bei den überzeugten SpenderInnen Wut und Empörung gegenüber dem Umstand herrscht, dass andere Menschen nicht ganz so selbstverständlich wie sie selbst zum Spenden bereit sind. Dies macht wütend, zeigt es doch, dass Andere sich dem Spendeimperativ zu widersetzen in der Lage sind, während man selbst mit gutem und moralisch einwandfreiem Beispiel vorangeht.

Mit der Entfaltung der Kategorie des Spendeimperativs soll an dieser Stelle jedoch nicht behauptet werden, die Lebendorganspende sei ausschließlich ein ethisch problematisches Verfahren, das Widerwillen bei den Betroffenen erzeuge. Ganz im Gegenteil: Es ist zweifelsohne eine wunderbare Möglichkeit für Mütter, Väter, Ehemänner und -frauen sowie Geschwister, geliebten Menschen in einer Notsituation *helfen zu können.* Dies ist unbelassen. Es ging in dieser Studie aber darum, neben den positiven Aspekten auch einen Blick auf die möglichen Schattenseiten eines solch vergleichsweise neuen medizintechnischen Verfahrens zu richten und zu untersuchen, wie es innerpsychisch von den Betroffenen integriert wird – d.h. auch Fälle aufzuzeigen, wo dem Imperativ zur Spende zunächst eher widerstrebend begegnet wurde. Dazu seien im Folgenden einige Beispiele aus dem vorliegenden Fallmaterial aufgeführt:

> I: Mhm mhm. (-) Und=und war das für Sie dann auch wie so'ne (-) indirekte AUFforderung? Oder (-) wie ham' Sie das erlebt? IP: Ja # I: mh # das hab ich dann schon auch so erlebt, ja ja. # I: mh # Es wurde dann immer sehr beTONT, es ist FREIwillig # I: mh # steht ja überALL. Und äh (-) als wir dann aber wussten, dass äh von der BLUTgruppe her, dass es GEHT (--) da konnte man mir SCHON sagen, es ist FREIwillig, aber irgendwie (-) # I: mh # war es für mich dann äh naTÜRlich=mit dem VerSTAND sagt' ich schon, es ist freiwillig und jeder=sagt=jeder Arzt sagt <<wiedergebend> Sie können jederzeit wieder zurücktreten # I: mh mh # Sie können noch vor der NarKOSE sagen: Jetzt will ich nicht. Aber=äh=wenn Sie dann mal in Narkose sind, dann (IP lacht) dann machen wir VORwärts (lacht)> #I: ja, ja # Aber ich denke (--) ja wenn man mal weiß und wenn man weiß, dass der Mann vier bis fünf Jahre warten muss, und äh (schmunzelt) mein Mann ist ein Bewegungsmensch # I: mh # Wenn er jetzt geSAGT hätte: NEIN, ich will das nicht von dir # I: mh # Dann=wär=dann hätt' ich sicher nicht gesagt, mol Du=du musst, also ich will dir das GEBen so. **(Frau Binggeli 303–330)**

Frau Binggelis Interview kann im Prinzip im Ganzen als ein Beleg für die Existenz des Spendeimperativs herangezogen werden, schildert sie doch durchgängig ihr Sträuben, sich in ihre Rolle als Lebendnierenspenderin ihres Mannes zu fügen: angefangen mit der Verleugnung der Erkrankung ihres Mannes, über die Verdrängung ihrer „Zuständigkeit" beziehungsweise Handlungsverantwortung bis hin zu den Außenspiegelungen ihrer FreundInnen und Verwandten, die ihr nahe legen, was sie als Ehefrau in einer solchen Situation zu tun habe.

Auch bei Herrn Rütikamp kann der Spendeimperativ eindrucksvoll nachvollzogen werden, Als einzig gesunder Bruder von zwei weiteren kranken Brüdern ist er dem Imperativ, einem von beiden einmal eine Niere spenden zu müssen, bereits seit vielen Jahren ausgesetzt:

> Es war SCHON eher so dass ICH mich immer mit diesem Thema beFASST habe, weil ich ja wusste dass ICH der geSUNDe bin # I: mh mh # dass ich diese Krankheit NICHT habe, die anderen beiden NICHT. Ähm ich hab dann mir MEHR Überlegung dazu gemacht als sie sich überhaupt VORgestellt # I: mh # hatten. Und hab dann ihnen auch klar aufgezeigt, also dem Stephan <Du hast zwar

je' du beNÖTigst diese Niere, aber du hast keinen ANspruch darauf einfach SO # I: mh # Mein ANDerer Bruder hat genau den gleichen Anspruch> Aber ähm nach zwei Wochen nach dem Untersuch beim ERSTen Nephrologen, war für mich dann KLAR, ich muss jetzt HANDeln. Also ich kann nicht ZEIT' ich kann nicht Zeit verstreifen lassen und die Probleme lösen sich dann SELBer # I: mh # Also ich muss mich entSCHEIDen: Mach ich das jetzt direkt für Stephan oder wart ich noch bis Bertold soweit ist und dann hab ich mich entSCHIEDen. (Herr Rütikamp 132–144)

Für Herrn Rütikamp entsteht somit ein Imperativ zu *handeln.* Es ist keine Option, abwartend zuzuschauen, wie es seinen beiden Brüdern immer schlechter geht und er ihnen nicht hilft, obwohl er doch helfen *könnte.*

Im Interview mit Herrn Walter wird dagegen der anfängliche Widerwille, sich einem Eingriff, wie es eine Nephrektomie darstellt, unterziehen zu müssen, direkt thematisiert. Allerdings erlebt Herr Walter sein anfängliches Sträuben gegen eine Lebendorganspende offenbar als so beschämend und begründungswürig, dass er zunächst medizinische Gründe vorschiebt und dann für sein Zögern eine allgemein menschliche Schwäche heranzieht, die er mit anderen in der Fantasie teilt. In diesem Ringen um die richtige Darstellung kann die Wirkung des Spendeimperativs besonders anschaulich nachvollzogen werden:

IP: [Naja äh] also et war` et warn so MEHRere Fakten vielleicht, sa'ma mal so ebnd. ERSTmal, sa'ma, wars auch eine mediZINische Sache # I: ja # Und äh na=und=äh vielleicht, sa'ma, dass wir MENSCHen dann <Na wenn wenn DA jemand is, dann brauch ick doch NICH!> oder so ungeFÄHR vielleicht. (Herr Walter 192–196)

Bei der zweiten Spende, die seine Frau nach der Abstoßung des Organs benötigt, ist dieser „Jemand", von dem Herr Walter hier spricht, allerdings nicht mehr vorhanden. Nun ist Herr Walter sozusagen selbst „an der Reihe". Im zweiten Anlauf stellt sich Herr Walter dann diesem Imperativ zur Spende und ist in der Lage – wie die Fallbesprechung zeigen konnte – ihn für sich sehr erfolgreich anzunehmen, positiv umzuwerten und sich als überzeugter und engagierter Spender zu positionieren.

Frau Münsterberg weist in ihrem Interview auf die Tatsache hin, dass eine so schwere Erkrankung wie ein Nierenversagen nie nur die betroffene Person alleine, sondern immer auch zwangsläufig die ganze Familie mitbetreffen würde. In diesem Miterleben des Leidens entsteht automatisch der oben bereits angesprochene Handlungsdruck:

Also EIN Grund is auch NOCH ähm, dass ich GLAUBe: So eine KRANKheit, wie bei meinem MANN, mit den dann ähm folgenden

> EINschränkungen, die betrifft auch nich nur den Patienten, den es dann wirklich betrifft, allEINe # I: mhm # Die geht die ganze FamILie was an. Die ganze FaMIlie leidet MIT so einem Menschen, bekommt im Grunde genommen diesen Leidensweg ja hautnah und in Farbe MIT. Und die EINschränkungen betreffen auch nicht nur den Patienten SELBer, die betreffen auch die ganze FaMIlie # I: mh # darin besteht GAR kein Zweifel.
>
> (Frau Münsterberg 159–167)

Dadurch, dass es die (medizinisch-technische) Möglichkeit *gibt*, ihrem Mann (und sogar noch einem weiteren Mann) zu helfen, entsteht eine Situation, die es den Angehörigen nahe legt, zu spenden:

> Und aus DEM Grund heraus, äh sage ich, also WENN es ne Möglichkeit GIBT, äh meinem Mann zu HELFen' oder überhaupt diesen beiden Männern zu helfen, dann sollte man diese Möglichkeit nicht außer ACHT lassen und sollte wirklich gut überLEGen, ob man=n DAS äh ich sach mal in Anführungs-zeichen OPFer ähm nich bringen sollte, um dann irgendwie VIER Menschen dann ja am Ende doch # I: mh # n Stückweit GLÜCKlicher zu machen und ihnen auch wieder ähm ne LEBensqualität zu geben, die ihnen also dann DOCH mehr Möglichkeiten dann wieder erÖFFnet.
>
> (Frau Münsterberg 195–203)

Dieser kurze Einblick in einige wenige Beispiele für den *Imperativ zur Spende* im Interviewmaterial sollte an dieser Stelle genügen. Detailliertere Ausführungen über Unsicherheiten, über das Zögern mancher SpenderInnen sowie Versuche, sich entgegen dem eigenen Empfinden als überzeugte SpenderInnen zu positionieren, lieferte bereits das 4. Kapitel.

7.1.3.2 Der Spendeimperativ in der Literatur und in vorangegangenen Studien

Nachfolgend stellt sich nun die Frage, ob der hier herausgearbeitete Spendeimperativ tatsächlich ein neues Phänomen darstellt und diese Studie damit gewissermaßen auf ein durch den Ausbau der Transplantationsmedizin neu entstandenes gesellschaftliches Problem hinweist oder ob er bereits seit längerem die Diskussion in der Literatur und in vorangegangenen Forschungsarbeiten beschäftigt (ggf. auch ohne als solcher benannt zu werden).

Wie in der Einleitung ausgeführt, ist ein Imperativ zur Spende für den Bereich der Postmortalspende in den letzten Jahren deutlich auszumachen. Dies ist nachvollziehbar anhand der Rhetorik der Bundestagsdebatte, aber auch in diversen Medien und öffentlichen Aufrufen zur Organspende. Sehr anschaulich hat dies vor allem Motakef (2011) in ihrer diskursanalytischen

Arbeit herausgearbeitet. Den *Imperativ zur Spende* allerdings als solchen auch zu benennen, erscheint neu. Decker (2011) spricht zwar von einem „Imperativ", der von der Ablösung des Menschenpfands in archaischen Gesellschaften inzwischen auf die Gaben übergegangen sei, meint damit aber primär den Zwang zur Erwiderung von Gaben, der weiter oben bereits für die Maussche Gabentheorie erörtert wurde (ebd., S. 50).

Manzeschke (2008) spricht davon, dass die Erhaltung des Lebens generell zum „kategorischen Imperativ der Gesellschaft" avanciert sei, dem „nichts so drängend ist wie die Kontrolle des Todes" (ebd., S. 308):

> Aus der medizinischen Möglichkeit einer Organtransplantation ist binnen weniger Jahre aufseiten der Ärzte praktisch eine Pflicht geworden, das medizinisch Mögliche auch zu tun (2008, S. 222).

Auch Kalitzkus (2009) weist auf einen zunehmenden Druck zur Organspende hin:

> Alles scheint auf eine Entwicklung hinzudeuten, in der der Körper mehr und mehr als Ressource und Ware verstanden wird. Die Marktlogik in der Transplantationsmedizin und der gesellschaftliche Druck hin zur pragmatischen Sicht auf das eigene Lebensende nehmen zu. Sollte sich daraus die Pflicht zum gesellschaftsvertraglichen Ausscheiden aus der Gemeinschaft der Lebenden ableiten lassen, relativ unabhängig davon, wie lebendig der Körper noch sein mag? Die Fragen nach der Veräußerbarkeit des Körpers und der gesellschaftlichen Pflicht, sich zumindest mit seiner Verwendung zu fremdnützigen Zwecken auseinanderzusetzen, werden beide im vorherrschenden Diskurs mit „Ja" beantwortet (Kalitzkus 2009, S. 219).

Kalitzkus konstatiert dabei einen steigenden moralischen Druck zur Organspende und eine Diffamierung der KritikerInnen der Organspendepraxis (ebd., S.221).

Ähnlich wie Manzeschke verweist auch sie auf die Schwierigkeit, ein bereits existierendes medizinisches Verfahren *nicht* anzuwenden, sowie auf das nachfolgende Problem, dass sich fortan potentiell jede/r in dieser Gesellschaft damit konfrontiert sehen kann:

> Nun ist es aber so, dass die Transplantationsmedizin existiert. Die medizintechnische und gesellschaftliche Entwicklung lässt sich nicht zurückdrehen. Jede und jeder in unserer Gesellschaft kann sich plötzlich mit dieser Problematik konfrontiert sehen (ebd., S. 224).

Vor diesem Hintergrund spricht Kalitzkus auch von einer „Zumutung" (ebd., S. 222) der Transplantationsmedizin für die Betroffenen und die Gesellschaft.

Auch Hauser-Schäublin et al. (2001) beschreiben in einem längeren und kritischen Zitat über die Praxis der Organspende den Sachverhalt des Spendeimperativs analog meiner eigenen Definition:

> Solidarisches Handeln, Mitmenschlichkeit und Nächstenliebe werden von den Menschen eingefordert, um Kranke, die auf ein „Spenderorgan" angewiesen sind, transplantieren zu können. Damit wird dem Einzelnen eine erst durch die neuen Technologien entstandene neue Form ethischer Verantwortung einem anderen gegenüber überbunden. Zustimmung wie Verweigerung können schwere Gewissenskonflikte auslösen, die die Betroffenen überfordern, da die von dem Gesetzgeber verlangte Verantwortung einem Dritten gegenüber die Grenze der Gewissheit überschreitet und neue Abhängigkeitsverhältnisse schafft, die die Entscheidung zwischen Leben und Tod berühren. Um dem Einzelnen die Verantwortung über eine Entscheidung anzutragen, die das Leben und den Tod eines Dritten mitbestimmen, wird der Einzelne über den altruistischen Diskurs nicht nur – wie zuvor dargelegt – gegenüber der konkreten sozialen Gruppe der Verwandten verpflichtet, sondern darüber hinaus werden Pflichten gegenüber der Gesamtgesellschaft abgeleitet, indem eine Verbindung zwischen der Spendebereitschaft und dem Menschenbild des Grundgesetzes hergestellt wird. Der Einzelne wird dabei sowohl persönlich als auch gesellschaftlich eingebunden, wobei beide Zugehörigkeiten in den Diskursen moralisch aktiviert werden, um die Spendebereitschaft und damit das System der Transplantationsmedizin aufrecht erhalten zu können (Hauser-Schäublin et al. 2011, S. 289–290).

Diese neue Form der ethischen Verantwortung, den die oben angeführten AutorInnen hervorheben, stellt sich meiner Ansicht nach für die Lebendorganspende genauso wie für die Postmortalspende. So fordern Lück et al. (2003), die einen Vergleich der Praxis der Lebendnierenspende zwischen Deutschland und Norwegen vorgenommen haben, dass in Deutschland die geltende Subsidiaritätsregel aufgehoben und eine Lebendorganspende von den ÄrztInnen aktiv gefördert werden sollte:

> Es sollte zu einer gesellschaftlichen Selbstverständlichkeit werden, eine Niere für einen nahen Verwandten zu spenden. Wenn dieses gesellschaftlich akzeptiert wäre, müsste man die Lebendspende von Seiten des Gesetzgebers nicht mehr nachrangig zur Leichennierentransplantation einstufen. In einer solchen Situation könnte man auch in Deutschland von einer nur passiven Suche nach Lebendspendern zu einer aktiven Suche wechseln (ebd., S. 529).

De facto gilt ja die Subsidiaritätsregel gewissermaßen nur noch auf dem Papier. In der Praxis wird die Lebendorganspende gefördert und ausgebaut (vgl. Einleitung). Nach dem Vorschlag von Lück et al. sollte dies jedoch noch in weit größerem Umfang geschehen, indem die behandelnden ÄrztInnen bei jedem/r Dialysepatienten/in aktiv nach einer geeigneten Spendeperson im Familienkreis suchen sollten (ebd.). Teilweise wird dies als Praxis auch bereits so gehandhabt.

Am explizitesten haben Lock und Crowley-Makota (2008) den Spendeimperativ in der Lebendorganspende in ihrem Review-Artikel benannt: Sie sprechen von einem „ethischen Imperativ" („ethical imperative"), der sich dergestalt äußere, dass eine Lebendspende die „natürliche Sache" zu tun sei. Im Zeitalter der Organtransplantation könne man schlicht nicht einfach tatenlos zuschauen, wie jemand stirbt oder an die Dialyse geht. Die Autorinnen ziehen die Schlussfolgerung, dass die Handlungen von SpenderInnen folglich nicht als frei und autonom zu identifizieren sind (ebd., S. 155).

Wie verhält es sich mit dem Spendeimperativ in vorangegangenen empirischen Studien? Ist dort von einem solchen ebenfalls berichtet worden, und/oder gab es PatientInnen, die sich diesbezüglich geäußert haben?

Schon Fox and Swazey (1974) haben Ausdrucksformen des *Spendeimperativs* in ihrer empirischen Untersuchung aus den 70er Jahren festgestellt: Sie weisen auf den Umstand hin, dass, wenn eine Lebendnierenspende von ärztlicher Seite als Behandlungsmethode erst einmal angesprochen wird, die nahen Verwandten des/der Patienten/in einem Druck ausgesetzt sind, sich selbst als SpenderInnen anzubieten oder zumindest über eine Spende nachzudenken, allein schon um die symbolische Bedeutung einer solchen Handlung herauszustellen (ebd., S.20):

> Die charakteristischen Strukturen und Dynamiken eines familiären Systems in einer bestimmten Gesellschaft beeinflussen nicht nur das Ausmaß, in welchem von verschiedenen Verwandten erwartet wird, ein Organ zu spenden, sondern außerdem das Ausmaß und die Art der Belastung, welcher sie ausgesetzt sind, wenn sie eine Spende entweder anbieten oder eine solche ablehnen (ebd. S.21 Übersetzung: M. W.).

Von der idealtypischen amerikanischen Familie wird nach Fox and Swazey erwartet, dass Eltern für ihr kleines Kind oder ihren Teenager ein Organ spenden und sich weniger ambivalent zeigen als andere Verwandte (ebd., S.21), da in unserer Gesellschaft die unbedingte elterliche Liebe und die Bereitschaft von Eltern, „Opfer" für ihre Kinder zu bringen, als ein Ausdruck ihrer Liebe in vielen Bereichen institutionalisiert sei. Fox und Swazey zufolge sind die EhepartnerInnen ideale SpenderInnen aufgrund ihrer freiwillig und aus Liebe eingegangenen Verbindung, die auf lebenslanger Solidarität und Gemeinschaft beruht (ebd. S. 22). Nach den AutorInnen stellt eine Organtransplantation eine der dramatischsten und bedeutsamsten Formen des Gabentauschs in der gegenwärtigen Gesellschaft dar. Dabei habe die Organtransplantation zwar noch nicht den Punkt erreicht, an dem es obligatorisch wäre, zu spenden, oder eine Spende gar als ein normaler Akt bezeichnet werden könnte (ebd., S. 6); dies scheint für die AutorInnen aber eine denkbare künftige Entwicklung zu sein. Das Ergebnis der hier vorliegenden Untersuchung ist, – fast 40 Jahre nach Fox and Swazeys Untersuchung – dass dieser Punkt mittlerweile annähernd erreicht ist. Sowohl in der Postmortal- als auch in der Lebendorganspende ist die Präsenz des Spendeimperativs allumfassend.

In der wegweisenden Studie von Simmons et al. (1977) kann ebenfalls ein Spendeimperativ identifiziert werden, der in wenigen, dafür aber sehr dramatischen Äußerungen der dort ambivalenten SpenderInnen sichtbar wird, die darum hier wiedergegeben werden sollen

Beispiel 1 (ein Bruder, der seiner Schwester spendet):

> I don't know what to do. It's my conscience against my body. My conscience says I have to do this, and my body says no. I don't want to. Like when I called Gwen yesterday after I got here I was going to tell her better about the conflict I feel. She said, „You don't have to do it." I said, „I know I don't have to", and I said, „Gwen, I don't want to do it. No one really wants to." She started to cry then and said, „Then don't. I'll just die." God! What can I say??! I told her I'd never let her die, but I thought Bill [patient's son] should be first. He could do it... (ebd., S. 156).

Beispiel 2 (eine Tochter, die für ihre Mutter spendet):

> [...] It's hard to say really how you feel. One minute you want to, then next you wonder, and you feel you have to. I'd feel terrible if I didn't and she couldn't live without it. I guess you wouldn't know how it feels if you haven't had the opportunity to face the situation of being a donor. I don't know how to say it (ebd., S. 157).

Beispiel 3 (eine Tochter, die für ihren Vater spendet):

> ***Interviewer:*** Do you feel you've been pushed by your family?
> ***Donor:*** Not pushed. It's something you feel yourself. I feel like I had to do it...... I've thought like... what if an embolism occurs during the operation? There are complications that arise after the operation too...You think of these things....What if he rejects...then I'd have one and he'd have none again. I have to think of the future of myself too! I guess I'm a big chicken....I feel I don't want anything to happen to him. I love him. When it comes to a decision like this...it's a strain on your mind. You don't know what to do. People can go crazy making decisions when they don't know what to do.... (ebd., S. 157).

Alle Interviewten beschreiben hier ein Hin-und Hergerissensein zwischen äußeren Erwartungen, eigenen moralischen Ansprüchen und dem dringenden Wunsch, helfen zu wollen auf der einen und ihrer Operationsangst sowie den Wunsch, unversehrt bleiben zu wollen, auf der anderen Seite. Aufschlussreich erscheint mir dabei, dass diese PatientInnen vergleichsweise offen und ungeschminkt über ihre starken Ambivalenzen berichten. Dies spricht meines Erachtens dafür, dass in den 70er Jahren der Spendeimperativ noch nicht so stark ausgeprägt gewesen sein kann wie er es offenbar heute ist; denn eine Lebendorganspende stellte damals noch eine Ausnahmebehandlung und eben nicht ein Routineverfahren dar und Angst und Ambivalenz vor einem solchen Eingriff wurde den potentiellen SpenderInnen offenbar in stärkerem Maße zugestanden. Von daher ist die Situation der damaligen LebendnierenspenderInnen nur bedingt mit der Situation der von mir interviewten potentiellen SpenderInnen vergleichbar. Bei einem Verfahren, das noch neu war und nicht als Routineoperation begriffen werden konnte, mag es für die betroffenen Verwandten vor dem Hintergrund damaliger größerer Unsicherheiten noch eher die Möglichkeit gegeben haben, sich auch gegen ein solches Verfahren und damit gegen eine Hilfeleistung zu entscheiden.

Lennerling et al. (2003) kommen in ihrer Studie, in der sie die Spendemotivationen von 12 LebendnierenspenderInnen untersucht haben, zu dem Fazit, dass alle sieben von ihnen identifizierten Motivationen zur Spende darauf hindeuten, dass eine Spende sich für alle SpenderInnen als die *einzige reale Handlungsoption* herausgestellt hatte, womit sie ebenfalls einen Imperativ zur Spende beschreiben, ohne ihn direkt so zu benennen. Auch sie führen Beispiele aus ihren Interviews an:

Ein Vater:

> My wife, she had high blood pressure and my other daughter dropped out….I was the only one left.

Eine Ehefrau:

> The question is, if there aren't any alternatives…. I know he can get a cadaveric kidney…but he would have to wait then, for a long time.

Eine Schwester:

> I wanted to spare her asking---and the others weren't familiar with kidney donation at all, so I offered her mine.

Eine andere Schwester:

> All three of us (siblings) should have been tested to check which one was best suited. Me, I phoned my brother's doctor straight away. The others didn't do anything but worry. (alle Zitate: ebd., S. 1245).

Fast 30 Jahre nach der von Simmons et al. (1977) durchgeführten Studie werden keine direkten Ambivalenzen mehr von den SpenderInnen geäußert. Die SpenderInnen positionieren sich dagegen lediglich als diejenigen, die die einzig verbliebenen beziehungsweise einzig möglichen SpenderInnen innerhalb ihrer Familie sind. Das bedeutet aber nicht, dass der Spendeimperativ es PatientInnen verunmöglicht, offen über Ambivalenzen zu sprechen. Das Interview mit Frau Binggeli zeigt Gegenteiliges. Die Frage ist aber, ob er es ihnen schwerer macht. Dies müsste in einer größer angelegten empirischen Untersuchung überprüft werden.

In einer qualitativen Studie mit LeberlebendspenderInnen fanden Walter et al. (2004) – anders als in meiner Studie – keine verdeckt-ambivalenten Typen, von denen man – folgt man der eben formulierten These – annehmen könnte, dass sie die neue Ausdrucksform der Ambivalenzen im Rahmen einer Lebendorganspende darstellen, sondern nur zwei kontrastierende Extremtypen: Sie codierten 16 offen-motivierte und 4 offen-ambivalente SpenderInnen in ihren präoperativen Interviews und keine ausgeglichenen Für-und-Wider-Abwägungen. Daraus schlussfolgern die AutorInnen, dass die Situation vor einer Organtransplantation eine „hohe Schwelle für die Äußerung von Ängsten und Bedenken schafft" (ebd., S.164). Auch sie berichten davon, dass viele PatientInnen ihre Ängste vor dem Eingriff verleugnen oder bagatellisieren würden (ebd.). Die ausgeprägte Ambivalenz Einzelner führen sie vor allem auf Ängste vor der Operation zurück, deren Risiken derzeit aus objektiver Sicht noch nicht sicher abzuschätzen gewesen seien (ebd.). Die AutorInnen vermuten, dass potentielle SpenderInnen „negative affektive Intrusionen im Zusammenhang mit der Bedrohung der körperlichen Integrität unter hohem normativ-moralischem, familiärem und institutionellem Druck verleugnen" müssen (ebd., S.165). Diese Folgerung stimmt wiederum mit den Ergebnissen dieser Arbeit überein und mag als ein weiteres Indiz für das Vorhandensein des Spendeimperativs gelten. Ähnlich wie in dieser Untersuchung argumentieren jedoch auch Walter et al., dass die Motivation zu einer Spende besonders von der *Qualität der Beziehung zwischen Spender und Empfänger* abhängig sei (ebd., S. 164).

Dieses Ergebnis stützt auch Sanner (2005), in deren Sample zwei Drittel der SpenderInnen, die sich spontan für eine Spende entschieden haben, Verwandte der EmpfängerInnen waren. Sanner interpretiert diesen Befund dahingehend, dass er auf die in Schweden herrschende große Familienverantwortlichkeit hindeute, die die eigene Verantwortung als Vater/Mutter oder Kind betont. Damit argumentiert sie im Sinne der Identitätslogik. Zwischen Geschwistern scheint diese Selbstverständlichkeit zur Spende

Sanner zufolge interessanterweise nicht zu herrschen: Die Geschwister in Sanners Sample entschieden sich nicht spontaner für eine Lebendorganspende als Nicht-Verwandte. Die Unterschiede in der Entscheidungsfindung verweisen Sanner zufolge auf die unterschiedliche Qualität der Beziehung. Auch in Sanners Sample fühlten sich viele SpenderInnen offenbar genötigt, die Unmittelbarkeit der eigenen Entscheidung hervorzuheben, um damit zu demonstrieren, dass es an der Entscheidungsfindung nie einen Zweifel gegeben habe. Auch dieser Befund deckt sich mit den Ergebnissen der vorliegenden Arbeit. Im Rahmen der Lebendorganspende scheint es demnach kaum einen Raum für Ambivalenzen, Sorgen und Nöte der SpenderInnen zu geben. Auch die SpenderInnen bei Sanner äußerten Befürchtungen, über solche Themen zu sprechen und in diesem Zusammenhang dann womöglich in ihrer Entscheidung nicht mehr ernst genommen zu werden (ebd., S. 1712).

Die Verschränkung von Zwang und Freiwilligkeit, die ich mit Hilfe des Begriffs des Spendeimperativs beschrieben habe, findet sich schließlich auch in der Gabentheorie von Marcel Mauss: Eine Gabe erfolgt, wie in Kapitel 2 bereits dargestellt, nur *scheinbar freiwillig*. In Wirklichkeit handelt es sich dabei auch um eine Pflicht, wie Motakef betont:

> Mauss' Überlegungen sind von einer Ambivalenz gekennzeichnet, denn die Gabe umschließt die freigiebige Zuwendung genauso wie den wechselseitigen Austausch. Sie umfasst Freiwilligkeit und Zwang. In dem Begriff Gabentausch kommt diese Zweideutigkeit zum Ausdruck. Damit distanziert Mauss sich von der Vorstellung einer reinen Gabe. Das, was als freiwilliges Geschenk erscheint, erweist sich aus Mauss' Perspektive als Pflicht (Motakef 2001, S. 73).

Nach Adloff und Mau weisen auch die Autoren der Zeitschrift *La Revue du MAUSS*, Jacques Godbout (1998) und Alain Caillé (1994) auf die von Mauss für den Gabentausch herausgearbeiteten und einander scheinbar zunächst widersprechenden Charakteristika der Freiwilligkeit und Spontaneität auf der einen Seite und dem sozialen Verpflichtungscharakter von Gaben und Gegengaben auf der anderen Seite hin. Freiwillig sei die Gabe deshalb, weil sie nicht erzwungen oder eingefordert werden könne, verpflichtend deshalb, weil die Verletzung der Gegenseitigkeitsnorm soziale Sanktionen nach sich ziehen könne (Adloff & Mau 2005, S. 44). Dieses Verhältnis findet sich auch in der Lebendorganspende: Wenn eine Spende aus Angst und zu großen Ambivalenzen abgelehnt wird, stellt dies vor dem Hintergrund einer Norm zur Spende eine Verletzung der heute gängigen Verpflichtung zur Nächstenliebe und Mitmenschlichkeit dar und würde möglicherweise soziale Sanktionen nach sich ziehen. Caillé und Godbout vertreten weiterhin die Position, dass es in modernen Gesellschaften neben der Zirkulation von Gütern und Dienstleistungen über Markprinzipien in den Bereichen der Sozialität von Freundschaft und Familie ebenfalls zu Transaktionen von Gaben und Gegengaben komme beziehungsweise diese Bereiche durch die gleiche Logik strukturiert seien. Wenn Caillé davon spricht, dass Vereinigung (association) eine Verabredung sei, bei der zwei oder mehr Personen ihre materiellen Ressourcen, ihr Wissen und ihre Aktivität für einen Zweck „poolen“, der nicht primär auf materiellen Profiten beruht, dann wäre die Ehe ein solches Arrangement und eine Lebendnierenspende unter Ehepartnern tatsächlich ein selbstverständlicher Akt innerhalb dieser association (vgl. ebd., S. 46). Dies würde auch erklären, warum das Gefühl, eigentlich nicht *Nein* zu einer Spende sagen zu können, von vielen EhepartnerInnen geäußert wird. Gerade in Ehepaarkonstellationen ließe sich auch fragen, ob nicht eine Organspende selbst bereits eine Gegengabe darstellen könnte, etwa für eine lange gewachsene Beziehung und viele (schöne) zusammen verbrachte Jahre[2].

Motakefs diskursanalytische Studie ist meines Wissens bislang die einzige, die sich direkt der Bezeichnung des *Imperativs zur Spende* bedient[3], der allerdings bei ihr primär als Kapitelüberschrift, nicht aber als Analysekategorie verwendet wird. Dennoch ist das, was Motakef in ihrem Buch beschreibt, im Prinzip nichts anderes als der *Imperativ zur Organspende*. Das Ziel ihrer Arbeit war es, einen Beitrag zu einer Re-Politisierung der Organspende zu leisten, indem sie „die Gleichsetzung von einer Aufklärung über Organspende mit dem positiven Bekenntnis zur Organspende mit einem Fragezeichen versieht“, d.h. den Spendeimperativ kritisiert. Sie möchte die Organspende als eine Selbstverständlichkeit hinterfragt wissen und „mit Blick auf die Subjektivierungsprozesse die Ambivalenzen und Widersprüche des Feldes auf[]zeigen“ (Motakef 2011, S. 34). Dies erreicht sie, indem sie die diskursive Produktion des Organmangels kritisch nachzeichnet und hervorhebt, dass es sich dabei um keine neutrale Praxis handelt. Damit bereitet Motakef gewissermaßen das theoretische Feld und die

2 So jedenfalls formulierte es eine Patientin, die ich als psychologische Gutachterin im Vorfeld einer Lebendnierenspende untersuchte: Sie sagte, dass sie „für die vergangenen 20 Jahre“ spende.

3 Ich weise den Begriff des *Imperativs zur Spende* resp. des *Spendeimperativs* hier dennoch als meinen eigenen Begriff aus, auch wenn Motakefs Buch bereits 2011 veröffentlicht wurde. Ich arbeite mit diesem Terminus, der sich als Analysekategorie aus meinem Interviewmaterial ergeben hat, schon seit vielen Jahren und habe auf dieses Phänomen bereits in Vorträgen und Veröffentlichungen hingewiesen.

Problemlage vor, die diese empirische Studie anhand der Fallbeispiele aufzeigt. Motakef entfaltet in Anlehnung an Althussers (1977) Begriff der „Anrufung" die These, dass die Konzeptionen von Organen als Gaben oder Waren im Diskurs des Organmangels auf spezifische Programme verweisen, die Individuen auf unterschiedliche Weise als *veräußerbare Subjekte* anrufen: „Der Diskurs des Organmangels lässt sich damit als Ort *biopolitischen Regierens* in den Blick nehmen, in dem Individuen als veräußerbare und als gebende Subjekte angesprochen werden" (ebd., Hervorh. i.O.). Mit dem Begriff der Anrufung schlägt Motakef ein Modell der Subjektivierung vor, welches auf der Idee basiert, „dass Individuen zu Subjekten werden, indem sie sich unter einer Identitätskategorie anrufen lassen" (ebd., S. 220). Damit beschreibt sie – allerdings auf einer theoretischen Ebene – genau das, was ich unter dem Begriff der Identitätsposition der Spendenden und dem *Spendeimperativ* gefasst habe. Auch sie hebt hervor, dass es bei diesen Anrufungen keinen direkten Zwang gäbe, sondern dass sich dieser subtil und in Form von moralischem Druck zeigen würde: „Individuen werden in der Organspende nicht dazu gezwungen, sich umzuwenden und die Anrufung anzunehmen, allerdings wird ihnen die Umwendung als moralisch verantwortliche Handlung nahegelegt" (ebd., S. 220). Die Anrufungen zur Organspende erfolgen dabei diskursiv, wie Motakef zeigen konnte, das heißt über Zeitungen, Radio, Fernsehen oder sonstiges Informationsmaterial. Wiederum in Anlehnung an Althusser hebt Motakef hervor, dass die *Anrufungen* an die Subjekte als OrganspenderInnen in dieser Gesellschaft auf ein christliches Gewissen in jüdisch-christlicher Tradition zielen, das sie als moralische und verantwortliche Subjekte anruft: So wie ihnen das Leben von Gott geschenkt wurde, so sollen sie auch mit ihrem Leben anderen Menschen Leben schenken (ebd., S. 220).

Vor dem Hintergrund ihrer Ausführungen muss es verwundern, dass Motakef behauptet, diese Anrufungen blieben in der Lebendorganspende aus, weil mit dieser Praxis gegen ein medizinethisches Verbot verstoßen werde (ebd., 220). Dieser These möchte ich aufgrund meiner empirischen Ergebnisse, aber auch aufgrund Motakefs eigener Argumentation widersprechen: Zum einen verweist Motakef selbst auf die paradoxe Tatsache, dass eine Lebendspende von der Gesellschaft als eine herausragende Tat gewürdigt wird und ein Organspender/eine Organspenderin sich damit als eine außergewöhnlich gut handelnde Person zeigen kann. Zum anderen werde mit dem Programm der Ausweitung der Subsidiarität den Angehörigen die Lebendorganspende als eine Selbstverständlichkeit vermittelt (ebd. 221). Hierbei sei das medizinische Personal die Anrufungsinstanz.

Und schließlich argumentiert Motakef selbst, dass die *Anrufung* als Organspender/in ein Individuum als verantwortliches Subjekt bestätigt (zum Beispiel eben als fürsorgende Ehefrau), womit sie ja in der Tat von der Annahme ausgeht, dass es Anrufungen als LebendspenderIn *gibt* (ebd., 223). Vor allem aber zeigen meine empirischen Kapitel vielschichtige Beispiele für solche Anrufungen im Rahmen der Lebendorganspende auf, denen sich die SpenderInnen teilweise nur schwer entziehen können (siehe Frau Binggeli oder Herrn Richter). Der Imperativ zur Spende gilt also in gleicher Weise für die LebendspenderInnen. Er stellt sich ihnen vielleicht sogar stärker, weil sie das Leid anderer nicht nur anonym über die Medien, sondern z.B. in einer Ehe tagtäglich miterleben müssen und über den engeren Familienkreis viel stärker in das Leid der Angehörigen involviert sind. Damit steigt auch der Handlungsdruck.

Es gilt also festzuhalten, dass der Spendeimperativ im Rahmen der Organspende – Postmortal- als auch Lebendorganspende – aktiv propagiert wird und die Folie bildet, auf der sich LebendspenderInnen wie potentielle PostmortalspenderInnen gegenüber einer Organspende positionieren *müssen*. Die Subsidiaritätsregel ist in der Praxis aufgrund der langen Wartezeiten für die PatientInnen schon längst aufgehoben. Es findet eine „Routinisierung der Lebendorganspende" statt, wie Motakef betont, durch die „der Akt des Gebens profanisiert" werde:

> Die nahen Angehörigen werden als routinisiert Gebende angerufen. Ihre Körper sind prinzipiell verfügbar. Damit werden sie als prinzipiell veräußerbare Subjekte angerufen, deren Veräußerbarkeit eine Normalität und Selbstverständlichkeit bildet (Motakef 2011, S. 149).

Das Empfinden der „Normalität" und „Selbstverständlichkeit" der Spende zeigte sich als empirische Erfahrung der InterviewpartnerInnen in dieser Arbeit, stellte jedoch nur *eine* Seite des psychischen Empfindens – nämlich die bewusste – dar. Auf einer unbewussten Ebene hingegen wurden sehr wohl die Ambivalenzen gegenüber diesem Verfahren und der propagierten Selbstverständlichkeit und Verfügbarkeit als Spender/in deutlich.

7.2 Geschlecht und Organspende

In dem folgenden Abschnitt sollen die Ergebnisse meiner Studie vor dem Hintergrund der eingangs gestellten Fragen nach möglichen Doing Gender-Prozessen betrachtet werden: Hat sich Geschlecht als eine wichtige Variable im Spendeprozess herausgestellt? Wenn ja, in welcher Weise? Wie wurde Geschlecht von den Interviewten selbst relevant gemacht, welche geschlechtsspezifischen Positionierungsweisen nahmen die Interviewten vor?

Geschlecht/Gender – dies ist zunächst einmal festzuhalten – kommt eine tragende Rolle im Lebendorganspendeprozess zu. Meine Studie konnte dies auf vielfältige Weise zeigen. Allerdings ist zu berücksichtigen, dass es sich bei der vorliegenden Untersuchung um eine qualitative Arbeit handelt, deren Ergebnisse auf Einzelfällen sowie einer Typologie beruhen, so dass Verallgemeinerungen sehr genauer Begründungen bedürfen. Wie eingangs bereits erwähnt, war mit dieser Studie nie der Anspruch verbunden, das viel diskutierte Phänomen der *gender imbalance* im Rahmen der Lebendorganspende vollständig aufklären zu können. Explorativ nachzugehen war vielmehr der Bedeutung von Geschlecht im Rahmen des Lebendorganspendeprozesses anhand einzelner Fallbeispiele, um hierüber gegebenenfalls Erkenntnisse für weiterführende Forschungsarbeiten zu erlangen.

Auch wenn im methodischen Teil dieser Arbeit die Ankündigung erfolgte, dass es in einer geschlechtertheoretischen Arbeit nicht darum gehen kann, am Ende nur „Geschlechter zu zählen", so kommt eine Arbeit über Geschlechterunterschiede in der Lebendorganspende wohl nicht umhin, zumindest einige auffällige Unterschiede zwischen den Geschlechtern im Sample festzuhalten – auch wenn diese nicht repräsentativ sind und jede Polarisierung die Gefahr mit sich bringt, Unterschiede zu essentialisieren.

7.2.1 Geschlechterdifferenzen im Vorfeld einer Lebendnierenspende

Das vorliegende Sample umfasst fast gleich viele spendende Männer und Frauen, was die tatsächliche Geschlechterverteilung in der Lebendspende – wie in Kapitel 2 gezeigt – nicht widerspiegelt. Dies war in dieser qualitativen Arbeit aber auch nicht intendiert. Es ging in erster Linie darum, ein möglichst vielfältiges Bild von Spende-Empfangskonstellationen sowie Geschlechterarrangements zu generieren. Es ist daher möglich, dass die interviewten spendenden Männer euphorischer oder engagierter in Bezug auf die anstehende Spende erscheinen, als es vor dem Hintergrund der statistischen Verteilung in der Lebendorganspende zu vermuten gewesen wäre.

Ein interessantes Ergebnis der vorliegenden Studie ist zunächst, dass sich die von mir interviewten spendenden Männer auf den ersten Blick nicht grundlegend von den spendenden Frauen unterschieden: Sie zeigten sich nicht deutlich ambivalenter und schienen vom Spendeimperativ und der Identitätslogik zunächst gleichermaßen betroffen zu sein. Männer wie Frauen begründeten ihre Spende jeweils damit, dass es selbstverständlich sei, *als* Vater, *als* Mutter etc. zu spenden. Auch zeigten Männer und Frauen eine ähnlich hohe Agency in Bezug auf die Spende und waren ähnlich euphorisch, jedenfalls innerhalb des Spendetyps 1.

Der Befund der Ähnlichkeit zwischen den spendenden Männern und den spendenden Frauen untermauert die Ergebnisse anderer Vorarbeiten auf diesem Gebiet: So haben Achille et al. (2007) festgestellt, dass die von ihnen untersuchten spendenden Frauen und Männer zu einem gleichen Anteil altruistische Motive zeigten (ebd., S. 317). Frauen waren auch keinem größeren Druck durch die Familie ausgesetzt als Männer. Im Gegenteil: Es waren in dieser Studie eher die Männer, die von ihrem Gefühl berichteten, nach einer einmal angekündigten Spendeentscheidung nicht mehr zurücktreten zu können. Dazu passen wiederum die in der Literatur berichteten längeren und ambivalenteren Entscheidungsprozesse von Männern (vgl. Achille et al. 2007, Sanner 2005, Franklin and Crombie 2003), die sich ebenfalls teilweise in meinem Sample nachweisen ließen: Die ambivalent-unsichereren Männer des Typs 2 hätten vermutlich nicht gespendet, wenn andere SpenderInnen zur Stelle gewesen und sie somit nicht in die Position geraten wären, spenden zu *müssen* (Herr Richter, Herr Walter, Herr Rütikamp). Die spendenden Frauen, wie etwa Frau Meinecke, Frau Hinzig, Frau Konstantin oder Frau Münsterberg haben sich dagegen selbst aktiv als SpenderInnen in die Diskussion gebracht und den Spendeprozess ihrerseits mit hoher Agency vorangetrieben, obwohl es teilweise auch andere SpenderInnen gegeben hätte. So gesehen fanden sich zwar Geschlechterdifferenzen in der Spende, jedoch weniger ausgeprägt, als das nach der vorherigen Literatursichtung hätte erwartet werden können. Die Unterschiede sind zudem aufgrund der kleinen Fallzahlen und der dahinter stehenden individuellen Spendekonstellationen spekulativ und nicht zu verallgemeinern. Es finden sich hier lediglich Hinweise darauf, dass Frauen die engagierteren SpenderInnen sein könnten, die schneller eigeninitiativ werden, während Männer anscheinend häufiger in Zwangssituationen spenden.

Diese These wäre in einer quantitativen Studie zu überprüfen. Die Frage des *Warum* ist damit allerdings noch nicht beantwortet.

Insgesamt ist Achille et al. (2007) zuzustimmen, die betonen, dass es hinsichtlich der Frage nach Geschlechterunterschieden in der Spende wohl vielversprechender wäre, *nicht*-spendende Männer und Frauen mit spendenden Frauen und Männern zu vergleichen, um nähere Aussagen darüber zu treffen, an welchen Punkten die Geschlechtersegregation im Rahmen einer Lebendorganspende eigentlich einsetzt.

Hinsichtlich der Frage nach den Gründen für die Geschlechterdifferenz hat die vorliegende Studie weitere Hinweise eruieren können, die in den nächsten Abschnitten erläutert werden sollen.

7.2.2 Bedeutungshorizont der Lebendorganspende als weiblich und *männlich konnotierte Praxis*

Ich orientiere mich im nächsten Schritt an einem von Ulrich Oevermann vorgeschlagenen Vorgehen[4], nach dem es sinnvoll ist, vor einer Analyse den „objektiven Bedeutungsgehalt“ des betreffenden Gegenstands – hier: der Lebendorganspende – zu untersuchen. Bei diesem Vorgehen wird zunächst das äußere Kontextwissen und der gesellschaftliche Bedeutungsgehalt des zu untersuchenden Forschungsfelds expliziert, weil diese die Folie für die subjektiven Sinngebungen der Interviewten darstellen. In Bezug auf die Lebendorganspende kann man konstatieren, dass bei dieser Praxis ein *Opfer* dargebracht wird; denn sonst würde es sich nicht um eine „Spende“ handeln. Dieses Opfer verweist zugleich auf den Reichtum eines/r Spender/in, der/die in der Lage ist, ein solches Opfer resp. Geschenk zu bringen. Bei einer Organspende handelt es sich zudem nicht um irgendein Geschenk, sondern um ein hoch bedeutsames; denn menschliche Organe sind etwas Genuines und Lebendiges, das aus dem eigenen Körper unter Darbringung von Schmerzen hergegeben wird. Begründet wird diese Praxis durch den oben thematisierten kulturell erzeugten Bedarf von Organen in einer Gesellschaft der Hochleistungsmedizin. Diese zieht die implizite Aufforderung zur Spende nach sich, wie der Abschnitt zum Spendeimperativ gezeigt hat. Für die Spendenden bedeutet eine Organspende immer eine Beeinträchtigung ihrer eigenen Unversehrtheit, da sie eine Beschnei-

4 U. Oevermann während eines Workshops zur Objektiven Hermeneutik vom 19.–23. März 2007 in Bern sowie Oevermann 1993.

dung und Beschädigung der körperlichen Integrität darstellt. Dieser Verlust muss auf einer psychischen Ebene betrauert werden. Eine Praxis, bei der freiwillig ein Opfer dargebracht und etwas Lebendiges aus dem eigenen Körper hergegeben wird, um an einem anderen Ort Leben zu schenken, weist vom Bedeutungsgehalt her die Nähe zu einem Geburtsakt und damit zu einer *„weiblichen Praxis“* beziehungsweise Symbolik auf. Auch die sich an eine Geburt anschließende mütterliche Fürsorge, die mit klaren Einschränkungen und einer großen Aufopferungsbereitschaft bis zu einer Negation der eigenen Bedürfnisse der Mutter einhergeht, hat Ähnlichkeiten mit dem Prozess einer Organspende, bei welcher die Bedürfnisse eines anderen Menschen ebenfalls über die eigenen auf Selbsterhaltung gerichteten Interessen gestellt werden. Die Literatur und die Medien verwenden häufig eine weibliche Metaphorik für die Organspende im Sinne von „Leben-Schenken“, „Geschenk-des-Lebens“ usw., die auf diesen Bedeutungsgehalt verweist. Auch in der Fachliteratur wird die Organspende häufig mit dem „matriarchalen Lebengeben assoziiert“, wie Motakef herausstellt (Motakef 2011, S. 215).

Doch geht der Akt einer Lebendspende darin wirklich auf? Kann er als eine „weibliche Praxis“, als ein „weiblicher Akt“ bezeichnet werden? Auch wenn die Ähnlichkeiten mit einem Geburtsvorgang und den sich anschließenden weiblichen Fürsorgetätigkeiten im Bereich der Reproduktion zunächst einleuchtend erscheinen, so enthält eine Lebendspende meines Erachtens noch eine weitere Dimension: Wenn eine Spende auf den Reichtum des/r Spendenden verweist, so muss damit nicht zwangsläufig nur die weibliche Fruchtbarkeit gemeint sein, sondern sie könnte auch auf eine männliche Potenz hinweisen: SpenderInnen geben etwas Gesundes und Potentes aus ihrem Körper her, mit dem sie gewissermaßen einen anderen Körper penetrieren, um dort Leben zu erschaffen/zu erhalten. In diesem Sinne wäre eine Organspende nicht (nur) eine Opferhandlung, sondern auch ein Ausweis der eigenen Potenz, der männlichen oder weiblichen Fruchtbarkeit. Die EmpfängerInnen-Seite gerät damit in eine weiblich-passive Position: Vorher schwach und hilflos und auf Prothetisierung durch die Dialyse angewiesen, erhalten die EmpfängerInnen durch den Akt der Nierenspende (die Penetration durch eine neue Niere) ein Geschenk, das in ihnen neues Leben erzeugt und sie weiterleben lässt. Sie werden gewissermaßen vom spendenden Anderen prothetisiert[5], mit dessen Hilfe sie wieder ein normales Leben aufnehmen können. Im Bedeutungsgehalt der Organ-

5 Zum Thema Prothetisierung und Organspende vgl. Decker 2004.

spende ist also weibliche und männliche Symbolik gleichermaßen durch das Geben und Schenken, die Fürsorge und Opferbringung sowie die Penetration und Erzeugung neuen Lebens miteinander verwoben. Die EmpfängerInnen-Seite kann dabei stärker mit einer weiblichen Position durch ein Empfangen und „Sich-Einverleiben" charakterisiert werden als die SpenderInnen-Seite. Allerdings unterliegen solche symbolischen Bedeutungen einem steten Wandel, wie auch das Geschlechterverhältnis einem steten Wandel (der durch gleichzeitige Persistenzen gekennzeichnet ist) unterliegt (Maihofer 2007). So weisen zahlreiche Studien darauf hin, dass sich das subjektive Verhältnis zur modernen Medizin im Laufe der Jahre verändert hat und Praktiken wie die Organspende, die früher noch als gravierende Eingriffe in die Identität eines Subjekts galten, heute nicht mehr traumatisch, sondern normalisiert erlebt werden – nicht zuletzt deshalb, weil eine Form der Prothetik von Subjekten heute bis zu einem gewissen Grad Normalität geworden ist (vgl. Decker 2004). Bei meinen InterviewpartnerInnen finden sich diesem Befund entsprechend auch vermehrt Beschreibungen ihrer Organe im Sinne von „Ersatzteilen", die auf ein funktionalistisches Körperverständnis hindeuten, wie das Beispiel von Herrn Rütikamp zeigt:

> Und, s'klar, WENN ich so ein DING da habe, so'n fahrende äh' ein ErSATZteillager, <<lachend> da hab ich jetzt ein Stück, das weiterhelfen kann, dann ist das nicht die VerPFLICHTung, sondern ich MÖCHTe das. Ich möchte HELFen # I: mh # Ich KANN helfen, wieso dann NICHT? (Herr Rütikamp 183–187)

Auf solch ein instrumentelles Verhältnis dem eigenen Körper gegenüber und die Übernahme eines „klinischen Blicks" von PatientInnen im Rahmen einer Organtransplantation haben auch Hauser-Schäublin et al. (2001, S. 129ff.) hingewiesen. Dabei dürfte es jedoch nicht nur um ein Phänomen gehen, das innerhalb der Organtransplantation anzutreffen ist, sondern bei dem es sich um die Begleiterscheinung einer zunehmend medikalisierten Gesellschaft handelt. Gerade was die Frage eines instrumentellen Blicks auf den eigenen Körper anbelangt, wäre es aufschlussreich, systematisch nach Geschlecht zu untersuchen. In vorliegender Studie ergaben sich jedoch hinsichtlich dieser Frage nicht genügend Anhaltspunkte dafür, die körperbezogenen Aussagen von Männern und Frauen als geschlechterdifferent zu codieren beziehungsweise einen instrumentelleren oder versachlichten Umgang mit dem eigenen Körper bei dem einen oder anderen Geschlecht zu konstatieren.

Die Interviews konnten zeigen, dass eine Lebendorganspende einerseits als Opfer im Sinne einer weiblichen Fürsorgepflicht und als Ausweitung des weiblich/mütterlichen Zuständigkeitsbereiches erlebt werden kann. Sie beinhaltet aber ebenso die Möglichkeit, als potente und männliche Handlung erlebt zu werden, die männliche oder weibliche SpenderInnen als aktive und potente PartnerInnen ausweist, welche ihre PartnerInnen gut zu versorgen imstande sind. Auf diesen Aspekt und darauf, was diese Positionierungen für die individuelle Geschlechtsrollenverortung bedeuten, wird weiter unten noch einmal zurückzukommen sein.

Die folgenden Ausführungen beleuchten nun die subjektive Seite der Bedeutungsebenen der Lebendorganspende und diskutieren diese anhand von Fallbeispielen eingehender.

7.2.3 Geschlechterdifferente Positionierungsweisen

Vor dem Hintergrund des Bedeutungsgehaltes der Lebendorganspende als weiblich *und* männlich konnotierte Praxis lässt sich fragen, wie die Interviewten sich selbst in Bezug auf diese Bedeutungsstrukturen positionieren: Welchen subjektiven Gehalt schreiben sie der Praxis der Lebendorganspende zu, welche Geschlechterpositionen nehmen sie selbst darin ein?

Die Fallbesprechungen und die sich anschließende Typologie konnten zeigen, dass die untersuchten Selbstpositionierungen im Sinne von Identitätspositionen selbst geschlechtlich konnotiert sind. Es gab keine geschlechtsneutralen Selbstpositionierungen als SpenderIn oder EmpfängerIn, sondern die Selbstpositionierungen als Mutter, als Ehefrau oder als Vater im Spendeprozess waren durch gesellschaftliche Geschlechternormen, wie eine solche Identitätsposition auszusehen hat, vorstrukturiert. Diese Normen bestanden etwa in Auffassungen darüber, was Aufgaben und Pflichten einer „guten Mutter“ oder „Ehefrau“ sind, nämlich sich um ihre Familie resp. ihren Ehemann zu kümmern, was auch die Spende eines Organs einschloss. Die SpenderInnen positionierten sich gemäß den eigenen Normvorstellungen über das Mutter-Sein, Vater-Sein, Schwester-Sein etc. und zeigten sich damit als in ihrer Identitätsposition gefestigte Personen. Bei einigen stand diese Identitätsposition als Spendemotivation klar im Vordergrund („Es ist selbstverständlich, dass die Mama/der Papa/ich als Ehefrau, etc. spende“), bei anderen wurde mehr die Qualität und Intensität der Beziehung zur potentiell empfangenden Person betont. Wie oben bereits erwähnt, unterschieden sich in dieser äußeren Betrachtung die männlichen und weiblichen Selbstpositionierungen *als* Vater, Mutter, Bruder, Schwester, Ehemann und Ehefrau zunächst nicht gravierend voneinander, da alle Interviewten ihre Spende aus diesen vergeschlechtlichten Identitätspositionen heraus begründeten. Wie aber gestalteten sich die unterschiedlichen Positionierungsweisen nun genau? Welche Handlungsoptionen ergeben sich daraus für die Empfangenden und die Spendenden? Diesen Fragen widmen sich die folgenden Abschnitte.

7.2.3.1 Geschlechterdifferente Wunsch- und Angstfantasien

Vor dem Hintergrund des explizierten Bedeutungshorizonts der Lebendorganspende als ein weiblicher Akt des „Leben-Gebens" verwundert es nicht, dass eine anstehende Lebendnierenspende insbesondere bei den kinderlosen Frauen des Samples generative Wunschfantasien hervorrufen kann. Die Lebendnierenspende wurde in den Erzählungen von Frau Meinecke und Frau Hinzig mit den Begriffen „Leben-Schenken", „Kinder-Bekommen" und die „eigenen Gene weitergeben" assoziiert. Damit soll hier jedoch nicht eine „natürliche Nähe" von Frauen zum Gebären hypostasiert oder weibliche Generativität essentialisiert werden. Es soll auch nicht behauptet werden, dass Frauen, die keine Kinder bekommen, ihre Geschlechtsrolle verfehlt und diesbezüglich einen Nachholbedarf hätten. Es handelt sich zunächst um einen empirischen Befund, der einer Interpretation bedarf (bei aller gebotenen Vorsicht aufgrund der geringen Fallzahlen). Es kann hier nur um die Frage gehen, welche Bedeutung die interviewten Frauen selbst diesem Thema im Rahmen ihrer Lebens- und Spendegeschichte beigemessen haben. Dabei fiel auf, dass es sich bei Frau Meinecke und Frau Hinzig um Frauen handelte, die ihren eigenen Selbstpositionierungen zufolge ungewollt kinderlos geblieben sind. Das bedeutet, dass das Thema „Kinder-Bekommen" und „Leben-Schenken" vormals für sie in einer Form relevant war. Frau Meinecke und Frau Hinzig positionierten ihre Spende beide im Sinne einer kompensatorischen Leistung, die für sie wunscherfüllenden Charakter im Sinne ihrer nicht erfüllten generativen Wünsche hatte. Auch bei der kinderlosen Empfängerin Frau Wittig fand sich die Nähe der empfangenen Spende(n) zu generativen Wünschen. Interessanterweise zeigten sich bei dem einzigen kinderlosen Spender des Samples – Herrn Rütikamp – solche Wunschfantasien nicht. Allerdings war dieser Interviewpartner auch noch relativ jung, so dass eine Familienplanung durchaus noch für ihn möglich ist und er nicht als ungewollt kinderlos bezeichnet werden kann. Des Weiteren fanden sich im vorliegenden Sample keine Männer mit einem nicht realisierten Kinderwunsch. Für die interviewten Frauen schien die Nähe einer Organspende zum Akt des „Leben-Schenkens“ insgesamt eine größere Bedeutung zu besitzen als für die interviewten Männer.

Bei den empfangenden Männern dominierten Wunschfantasien, trotz oder gerade aufgrund des durch die Niereninsuffizienz eingeschränkten Zustands ein steuerndes Objekt sein zu können (Herr Rütikamp) oder eine autonome Position innerhalb der Familie aufrechterhalten zu können (Herr Binggeli). Als größte Angst bei den empfangenden Männern erwies sich die Angst vor einer weiteren Depotenzierung durch die fortschreitende Erkrankung (Herr Rütikamp, Herr Binggeli, Herr Münsterberg). Eine solche Angst war bei ihnen wesentlich ausgeprägter als bei den empfangenden Frauen. Diese Unterschiede in den Relevantsetzungen der InterviewpartnerInnen im Hinblick auf Wunsch- und Katastrophenimaginationen können als Ausdruck einer vergeschlechtlichen SpenderInnen- und EmpfängerInnen-Position gelesen werden. Für Männer scheint es in dieser Gesellschaft eine noch wesentlich dramatischere Depotenzierung zu bedeuten, durch eine Erkrankung den Verlust der eigenen Leistungs- und Arbeitsfähigkeit hinnehmen zu müssen als für Frauen, obwohl auch die empfangenden kranken Frauen in diesem Sample zum größten Teil berufstätig waren.

Auch die spendenden Männer berichteten von Erfüllungsfiguren eines steuernden Objekts (Herr Weiss), das die Lebendnierenspende als Projekt tatkräftig angeht oder zumindest auf den Schutz der eigenen Person bedacht ist (Herr Rütikamp).

Hinsichtlich weiterer Doing Gender-Prozesse im Rahmen der Spende wird nun im nächsten Abschnitt auf das von Motakef (2011) für die Organspende nutzbar gemachte und oben in Bezug auf den Spendeimperativ bereits angesprochene Konzept der *Anrufung* eingegangen.

7.2.3.2 Geschlechtsspezifische Anrufungen in der Lebendorganspende

Vor dem Hintergrund des Bedeutungsgehaltes der Lebendorganspende und des oben explizierten, geltenden Spendeimperativs in dieser Gesellschaft lässt sich mit Motakefs, in Anlehnung an Althusser (1977) und Butler (2001) entwickeltem Begriff der *Anrufung* fragen, wer eigentlich diese „Anrufungen“ zur Organspende annimmt und wer nicht. Gesellschaftliche Anrufungen müssen nämlich auch *angenommen* werden, damit sie ihre Wirkung entfalten können. Finden sich also geschlechtsspezifische Anrufungen in der Lebendorganspende? Und wenn ja, in welcher Weise? Die vorliegende Arbeit konnte zeigen, dass geschlechtsspezifische Anrufungen, in denen Subjekte unter einer bestimmten Identitätskategorie angerufen werden (und sich auch als solche anrufen *lassen*), innerhalb der Lebendorganspende sogar sehr dominant sind. Zwar rekurrieren die hier interviewten Männer und Frauen in ihren Spendebegründungen alle auf ihre jeweiligen Identitätspositionen, unter denen sie sich zu einer Spende angerufen fühlen (als Vater, Mutter, Ehefrau, etc.). Es muss aber – allein statistisch betrachtet – einen Grund dafür geben, dass sich die Spendeangebote von Frauen im Endeffekt eher realisieren als die von Männern. Wie bereits erwähnt, waren die spendenden Männer im vorliegenden Sample alle in der Position, dass niemand anderes außer ihnen für eine Spende zur Verfügung stand, während dies bei den Frauen oftmals nicht der Fall war. Man kann also an dieser Stelle zwei Thesen aufstellen:

1. Frauen werden in anderer und stärkerer Weise von der Gesellschaft und von ihrem Umfeld als potentielle Lebendorganspenderinnen angerufen, weswegen eine Abgrenzung für sie ungleich schwerer ist. Ihre verinnerlichten und mit gesellschaftlichen Stereotypen aufgeladenen Identitätspositionen als Mütter, Ehefrauen und Schwestern machen es ihnen schwerer, sich von diesen Anrufungen abzugrenzen.
2. Das stärkere Engagement von Frauen im Rahmen der Lebendorganspende geht auf ihre höhere Bereitschaft zurück, diese Anrufungen im Rahmen einer Lebendorganspende auch anzunehmen, mehr noch, Frauen kommen den Anrufungen an sie mitunter sogar zuvor.

Für beide, sich nicht ausschließende, sondern im Gegenteil sich ergänzende Thesen finden sich in der vorliegenden Studie Hinweise: Es hat sich deutlich gezeigt, dass Anrufungen geschlechtsspezifisch stattfinden und Männer und Frauen in *unterschiedlicher* Weise als OrganspenderInnen adressiert werden. Ein Beispiel hierfür ist Frau Binggeli, die zunächst sehr ambivalente Spenderin. Sie wird zu Beginn durch die Informationsbroschüren, die ihr Ehemann ihr zur Lektüre mit nach Hause bringt, als potentielle Organspenderin angerufen, obwohl sie sich bis dahin nicht in vorauseilendem Gehorsam als Organspenderin angeboten, sondern auf eine Leichenspende für ihren Mann gehofft hatte. Im Verlauf des Evaluationsprozesses wird ihr dann auch von ihren Freundinnen gespiegelt, dass es ihre Position als Ehefrau nahelegt, ihrem Mann doch eine Niere zu spenden:

> gerade EINe Freundin, die hat dann nach einer Weile geSAGT <<wiedergebend> WEIßT du, ich glaub ich würde's AUCH machen # I: mhm # für meinen MANN> Und äh die andere Freundin dann AUCH

(-) die hat AUCH gesagt <Ja, ich denke, das ist (-) wenn du EHefrau bist, dann ist das ganz NORmal, dass du das MACHst> # I: mhm # Ja (-) und hat gesagt <DOCH, ich denke, ich würde das AUCH so machen> Das=irgendwie (-) wenn man schon so LANGe verbunden ist # I: ja ja # dann denk ich, ja, dann ist das einfach auch der WEG, den man irgendwie vom SCHICKsal beKOMMen hat, dass man DEN dann geht.

(Frau Binggeli 629–637)

Obwohl sie sich zunächst dafür entscheidet, die Anrufungen an sie als potentielle Spenderin zu ignorieren, führt die Persistenz des Spendeimperativs auf vielen Ebenen sowie eine geschlechtsspezifische Ansprache an sie als Ehefrau nach einiger Zeit zu einer fast zwangsweisen Beschäftigung mit dem Thema ihrerseits. Dies führt dazu, dass Frau Binggeli sich schließlich „umwendet“, die Anrufung an sie als Organspenderin annimmt und sich in ihrer (Geschlechts-)Rolle für zuständig erklärt. Ausschlaggebend für ihre Entscheidung dürfte zudem die Motivation gewesen sein, der Annahme ihres Sohnes als Organspender, der sich offenbar auch angerufen fühlte, zuvorzukommen:

IP: Ja der SOHN, der fühlte sich dann auch s=äh=ANgesprochen # I: Mh ja 's sagten Sie, ja # und AUFgefordert (--)

(Frau Binggeli 586–590)

Durch ihre Umwendung und Annahme der Anrufung kommt Frau Binggeli einer möglichen Spende durch ihren Sohn zuvor, von dem sie keinesfalls möchte, dass dieser sich als Organspender bereiterklärt:

Oder eben man vertieft sich äh auch nochmals in die Fallbeispiele bei diesen BROschüren und das äh is ja gar recht unterschiedlich, dass die einen dann SOFORT - also `s wird so DARgestellt - # I: mh mh # wie wenn das recht SCHNELL äh den Leuten KLAR ist, dass sie das MACHen wollen. Es war es dann auch sehr EINdrücklich, dass unser SOHN dann eigentlich auch noch gesagt hat: Weißt du, auch ICH hätte ja dem Vater eine Niere spenden können (-) # I: mhm # Und für mich war das aber eigentlich klar, dass=äh=dass=ich=äh unsern Kindern=also er ist einundDREIssig # I: mhm # wir haben noch einen Tochter, die ist DREIunddreissig, hat aber ein kleines KIND # I: mhm # ist wieder in ErWARTung, hat FaMILie und viele PFLICHTen so und äh ja. Das war für mich dann eigentlich KLAR, dass ich die Kinder nicht belasten wollte damit.

(Frau Binggeli 190–202)

Anrufungen zur Organspende können also auch stellvertretend und zum Schutz für Andere angenommen werden. In dieser Position agiert Frau

Binggeli nicht mehr primär als Ehefrau, sondern als Mutter ihres Sohnes, den sie schützen möchte.

Hinsichtlich der Geschlechterunterschiede ist interessant, dass kein Ehemann in vergleichbarer Weise wie Frau Binggeli davon berichtet, dass ihm eine Spende *als* Ehemann oder als Vater von außen nahegelegt worden sei. Im Gegenteil: Herr Weiss und Herr Carlsson berichten davon, wie die Arbeitskollegen ihnen bewundernd Beifall zollten und sie für ihren Mut bewundern, da sie sich selbst so etwas nicht getraut hätten. Zwar könnte man argumentieren, dass die Männer, die hier interviewt wurden, in ihrer Position als Väter (Herr Weiss, Herr Richter) oder als Ehemänner (Herr Carlsson, Herr Walter) teilweise ebenfalls ein großes Spendeengagement an den Tag legten. Es bleibt aber der Punkt, dass sie sich allesamt in einer Situation befinden, in der außer ihnen niemand anders für eine Spende in Frage kommt, bzw. dass sie niemandem mit ihrem Spendeangebot zuvorgekommen sind.

Die spendenden Frauen in diesem Sample zeigten dabei in den unterschiedlichen Identitätspositionen (als Mutter, Ehefrau und Schwester) jeweils eine sehr hohe Agency in Bezug auf die Spende, mit der sie anderen SpenderInnen teilweise zuvorkamen, was die 2. These gewissermaßen bestätigt. So war es in der Spendekonstellation Frau Meinecke – Herr und Frau Walter in der Tat Frau Meinecke, die mit ihrem Spendeangebot die Anrufung an sie lange vorwegnahm und die durch ihr hohes Engagement ihren Schwager einerseits entlastete, ihn aber andererseits auch aktiv aus der Spendekonstellation drängte, wie Herr Walter beschrieb:

> Ebnd ähm na' WIE ebnd die Nie' äh wie det ebnd RAUS war, dass i' also dass meine Frau an die DüaLYSe muss und so. Und äh da hat sich sp' ganz sponTAN meine Sch'Schwägerin ebnd beREIT erklärt <<wiedergebend> Na denn kriegste von MIR die Niere> ja? SO war det, ne? # I: aja # SIE hat sofort jesacht <Kriegste von mir die NIERe> Und DA war ick dann a' erstma außen VOR, ja?
> (Herr Walter 396–402)

> Also ebnd sie HAT sich jez so ebnd GLEICH sponTAN (-) erklärt, sie MACHT dit # I: mh # Und da hab ick dann jesacht <Na schön, dann MACH mal> so unjefähr> (Herr Walter 409–412)

Umgekehrt könnte man natürlich genauso gut konstatieren, dass Herr Walter die Anrufung zur Organspende an ihn offenbar weniger laut vernommen hat als seine Schwägerin, was zu der Frage führt, wieso manche potentiellen OrganspenderInnen – und hier ganz offensichtlich vermehrt die Männer – die Anrufungen an sie eigentlich *nicht* annehmen. Herr Walter rekurriert in seinem Interview, wie die Fallbesprechung zeigen konnte, auf eine allgemeinmenschliche Tendenz, solch unangenehmen Praktiken zunächst aus dem Weg zu gehen:

> `dass wir MENSCHen dann <Na wenn wenn DA jemand is, dann brauch ick doch NICH!> oder so ungeFÄHR vielleicht`
>
> (Herr Walter 194–196)

Zusammen mit Frau Meineckes hohem Engagement ergab sich für ihn damit eine Situation, in der er sich der Anrufung als Organspender bequem und ohne schlechtes Gewissen entziehen konnte.

Motakef hat in ihrer Untersuchung darauf hingewiesen, dass es keinen Zwang gebe, die Anrufungen innerhalb der Organspende anzunehmen:

> Individuen werden in der Organspende nicht dazu gezwungen, sich umzuwenden und die Anrufung anzunehmen, allerdings wird ihnen die Umwendung als moralisch verantwortliche Handlung nahegelegt (Motakef 2011, S. 220).

Um sich einer Anrufung mit gutem Gewissen entziehen zu können, ohne dabei als moralisch verantwortungsloser Mensch dazustehen, muss also eine entsprechende Situation gegeben sein, wie etwa bei Herrn Walter, der sich durch den unbedingten Spendewillen seiner Schwägerin den Anrufungen an ihn als potentiellen Organspender leicht entziehen konnte. In der Zweitspende konnte er diese Anrufungen dann nicht mehr überhören. Frau Meinecke dagegen hat zu einem sehr frühen Zeitpunkt die Anrufung zur Organspende als Schwester in „vorauseilendem Gehorsam“ angenommen – zu einer Zeit, in der der Ruf nach Lebendspenden noch gar nicht so laut wie in den letzten Jahren vernehmbar war (damals musste die Idee der Lebendspende sogar von Frau Meinecke gegen einige skeptische ÄrztInnen verteidigt werden). Hier dürften die oben bereits angesprochenen Differenzen in der Entscheidungsfindung ins Spiel kommen, nach denen Frauen schneller und spontaner als Männer ihre Entscheidung zur Lebendorganspende treffen; denn: Wer sich schneller entscheidet als andere, nimmt diesen mitunter eine Entscheidung ab, wie am Beispiel von Frau Meinecke und Herrn Walter, aber auch Frau Konstantin und ihrem Ehemann gezeigt werden konnte. Damit würde ein schnelleres Entscheidungsverhalten von Frauen bedingen, dass sie sich schon umgedreht haben, bevor die eigentliche Anrufung erfolgt, wie Motakef in Anlehnung an Bourdieu hervorhebt:

> Während für Frauen die Entscheidung bereits feststeht und sie sich als Spenderinnen anbieten, nehmen sie den Männern die Entscheidung ab, wie in der Konstellation der Eltern-Kind Spende […]. Wenn man von diesen Ergebnissen ausgeht, lässt sich zei-

gen, dass die Anfrage nach einer Organspende für Frauen kaum als Entscheidung erfahren wird. Um mit Althusser zu sprechen, erfolgt bei ihnen die Umwendung vor der eigentlichen Anrufung (Motakef 2011, S. 204).

Auch die spendende Mutter Frau Konstantin ist ein solches Beispiel, die – ähnlich wie Frau Meinecke – über einen sehr langen Zeitraum hinweg die potentielle Spenderin für ihre Tochter gewesen ist. Ihr Mann hätte bei ihrem starken Engagement und ihrem demonstrativen Spendewillen als Spender nur schwerlich eine Chance gehabt. Auch erfüllte er nicht die ihrer Ansicht nach zwingende Voraussetzung eines spontanen Spendeentschlusses:

> Und ich bin da äh' ja ich HÄTTe auch gar nicht irgendwie ZUgelassen, dass mein Mann jetzt als ERSTes sich da (-) # I: mhm # äh unters=äh' also ich hatte einfach das Gefühl' Vielleicht auch, weil äh mein MANN sich in dem' der Beziehung also nicht so sponTAN # I: mhm mhm # zum Ganzen bezeichnet wie ICH, oder? # I: mhm # Als ICH das geHÖRT habe (-) und i' also als es mir wirklich beWUSST wurde: Jetzt in den NÄCHSTen Jahren müssen wir dran GLAUBen, also irgendetwas muss geSCHEHen # I: mh # dann=dann kam das einfach so RAUS. (Frau Konstantin 724–732)

> Und äh für mein MANN, wenn man den dann später gefragt HÄTTe und wenn äh äh es soweit gekommen WÄRe (-) dann wär er GANZ bestimmt AUCH gegangen. Nur irgendwie NICHT SO sponTAN und nicht so selbstverSTÄNDlich wie ICH. Das heißt nicht irgendwie, dass er das nicht' aber er=äh=er er hättes wahrscheinlich zwei-, dreimal drüber SCHLAFen müssen und sich überlegen # I: mh # Er wär vielleicht eher DER gewesen, wo vielleicht gefragt hätte <Aber ist denn das NACHher äh für MICH dann auch GAR kein Pro'> oder so # I: mh mhm # Er hätte sich' Vielleicht auch, weil er sich NIE mit dem richtig intensiv beSCHÄFTigt hat, oder? Weil, das ihm eigentlich vom ANfang an war - wenns GEHT - ist das definiTIV, dass ICH das mache. Und das kam vom MIR aus und nicht von meiner FamILie aus. (Frau Konstantin 743–754)

Was Frau Konstantin hier in Bezug auf ihre eigene Familie sehr diplomatisch formuliert, äußert sie an anderer Stelle, an der sie von der Interviewerin nach möglichen eigenen Ambivalenzen gefragt wird, in noch zugespitzterer Weise:

> Weil ich denke mir, wenn IRGendjemand dann sich entSCHEIDet für' für das SPEND # I: mh # (-) denn söllt ihm das beWUSST zi # I: mh # (-) MINDeschtens ä halbs Jahr VORher, söllte das dem a so beWUSST zi, dass er das MACHT, dass ma do nit NEI seit. Weil wenn EINer' ich denkes' ich denke wenn EINer mit der Unsicherheit goht # I: mh # <AU,MACH ichs, oder mach ichs NIT. Oder au äh SÖLL ich oder was warum> Also den find ich, isch das die falsche PerSON. (Frau Konstantin 968–974)

```
Drum, entweder isch ma das HUNDertprozentig SICHer, und das'
das muss nach MIR'n Meinig nach mir'n meinig für soebes gibt's
keine BeDENKzeit. Das muss KO. Zack (Hand schlägt auf Tisch)
(-) JaWOHL # I: mhm # Weil ich mir da' darüber GeDANKen machen
müs' muss, dann bin ich die falsche PerSON (-) find ICH (---).
```

(Frau Konstantin 989–993)

Für Ambivalenzen oder Abwägungsprozesse ist hier Frau Konstantins Ansicht nach im Vorfeld einer Lebendorganspende kein Platz. Entweder man ist spontan zum Spenden bereit, oder man sollte es gleich bleiben lassen. Wenn es aber nun stimmt, dass Männer längere Entscheidungsprozesse benötigen, während Frauen sich schneller entscheiden und somit den ohnehin stärker an sie gerichteten Anrufungeprozessen vorauseilen, so könnte dieser Befund den vorgefundenen Geschlechterunterschied in der Lebendorganspende erklären helfen.

Auch in meiner klinischen Praxis begegnen mir immer wieder Familien, in denen die Mütter dezidiert spenden *wollen* und die Väter entweder gar keine Chance bekommen, sich als Spender bereitzuerklären oder ihre Situation als „zweite Wahl" erleichert akzeptieren. Zu vermuten ist also eine geschlechtsrollenbegründete stärkere Bereitschaft von Frauen, sich in dieser Weise als Spenderin anrufen zu lassen, und eine größere Gelassenheit, wenn nicht gar Bereitschaft von Männern, dies zu unterlassen, solange andere Spenderinnen zur Verfügung stehen. Für diese Interpretation würden auch die Spendekonstellationen der hier interviewten Männer und Frauen sprechen, in denen die Männer vermehrt in Zwangssituationen gespendet haben.

Dass solche Polarisierungen immer nur bedingt zutreffen, darauf verweist ebenfalls das Fallmaterial: Spendende Ehemänner und Väter wie Herr Carlsson und Herr Weiss demonstrieren eindrücklich, dass auch Männer bereit sind, die Anrufungen als Organspender in einer überengagierten Weise anzunehmen und im Sinne eines „eigenen Projektes" zielgerichtet und forciert zu unterstützen. Vermutlich wäre es im Sinne künftiger Arbeiten erfolgversprechender, anstatt die Dichotomisierung von spendewilligen Frauen und spendeunwilligen Männern zu perpetuieren, eine Typologie von Spende-Typen im Sinne von Motakefs Konzept der Anrufung im Rahmen der Lebendorganspende zu erarbeiten.

7.2.3.3 Geschlechtsstereotype und Vulnerabilität

Doing Gender-Prozesse in den Positionierungsweisen finden sich in Bezug auf gängige Geschlechtsrollenstereotype sowie in der Darstellung der eigenen Vulnerabilität auf SpenderInnenseite. An den Schluss der weitgehend narrativ geführten Interviews wurden – wie im Methodenteil bereits erwähnt – zwei Nachfragen gesetzt, die als zusätzlicher Erzählstimulus im Interview gedacht waren. Eine Frage davon berührte die ungleiche Geschlechterverteilung innerhalb der Lebendorganspende. Diese Frage generierte bei einigen Interviewten erneut persönliche Erzählstränge; viele antworteten aber auch im Sinne gängiger Geschlechtsstereotypen, wie Männer und Frauen ihrer Ansicht nach *seien*. Diese Geschlechtsrollenattribuierungen wurden dann als Gründe für die unterschiedliche Spendebereitschaft angeführt. Wenn Geschlechtsstereotype, wie in Kapitel 2 ausgeführt, kognitive Strukturen sind, „die sozial geteiltes Wissen über die charakteristischen Merkmale von Frauen und Männern enthalten" (Eckes 2012, S. 178) und damit einerseits zum individuellen Wissensbesitz gehören, andererseits aber auch den Kern eines „sensuellen, kulturell geteilten Verständnisses von den je typischen Merkmalen der Geschlechter" (ebd.) bilden, dann erscheint es interessant, diese impliziten Geschlechtertheorien der potentiellen SpenderInnen und EmpfängerInnen näher zu untersuchen: In den folgenden Zitaten imponiert einhellig die Darstellung einer größeren Ängstlichkeit und Weinerlichkeit auf Seiten der Männer, während die Frauen als robuster im Ertragen von Schmerzen und insgesamt weniger empfindlich dargestellt werden:

> naja mein Papa hat eben viel ANGST und macht sich eben schon verRÜCKT und so - und das wär # I: mhm # bei meiner MUTTi halt' die sieht das n bisschen COOLer irgendwie.
> **(Frau Gladbeck 256–258)**

> Männer sind mehr SCHISSer # I: lacht # (lacht) Ja, ich denke, dass wenn er nur eine SPRITZE' Ja, es sind ja meistens MÄNNer, die kollabieren. **(Frau Wittig 721–723)**

> Unsere MÄNNer, die SIND ja doch einfach so. Äh wenn die irgendwo ein SCHNITTchen machen müssen oder dann ist das Wehwehli' die sind' Männer SIND wehlidiger. **(Frau Konstantin 1170–1172)**

> Aber ick MEINe nur jez äh vom'vom'vom Ertragen des LEIDens her jesehen # I: ja # ne? Also da sind die Frauen ZÄHer drin (-) als die MÄNNer (-) ne? Denn ick seh it ja hier mei'm, wenn der mal n SCHNUPPen hatte, 'is totKRANK. Und unser einer - so als FRAU - steckt dit einfach WEG (-) ne? Oder oder wie' wenn ick punktIERT werde # I: mh # geht mein Mann' HAUT er ab # I: mh # ja? Weil er dit nich SEHen kann, ja? **(Frau Walter 359–365)**

> Aber Männer sind doch schon m' hab ich jetzt AUCH das GEfühl, Männer sind viel mehr WEHliedig # I: mhm # Also mehr ANGSCHT für=für EINgriffe, mehr Angscht für f' äh=äh wenn's SCHMERZen gibt und-und-und' Das sind JAMMerlappe # I: mh (lacht) mh # Ja, also' Ich merk das bei meiner FRAU jetzt. Also äh (-) sie ist

> wahnsinnig STARK # I: mh mh # Weiß nit, ob=ob=ob ich das SO würd' so gut würd TRÄGe' ich würd=würd vermutlich MEHR jammern und=und=und phh, ja. Ich glaube schon, dass Frauen, was DAS anbelangt stärker sind als MANNer. (Herr Carlsson 759–768)

> Aber meine MUTTer ist - wie soll ich SAGen - ein MUTTer. (Ausatmen) Die is so' ich hab die, glaub ich, noch nie KRANK erlebt. Also so Sprüche wie <<Mutter, mit Schmunzeln> Äh, ICH habe keine Zeit zum KRANKsein> und so # I: mhm mhm # SIE äh si=is=zie=so die HARTe. Die lässt das nicht an die RANkommen. SCHON, aber äh <Mei, doch mit LINKS> oder so <Kein ProBLEM> # I: mh mh mh # <Schaff ich HEUTe noch> So das HARTe, wie genauso das DomiNANTe. (Frau Meyer-Konstantin 484–491)

Interessant an diesen Geschlechtstypisierungen, die offenbar ein sozial geteiltes Wissen über die Charaktermerkmale von Männern und Frauen beschreiben, ist, dass sie dem sonst gängigen Bild eines den Frauen überlegenen, „härteren" Mannes zunächst zu widersprechen scheinen. Die Männer werden hier nicht mit männlich/instrumentellen Charaktereigenschaften beschrieben, wie sie in Kapitel 2 expliziert wurden, sondern mit feminin/expressiven Eigenschaften, während spendende Frauen, wie zum Beispiel Frau Konstantin, in der Fremdpositionierung durch ihre Tochter als maskulin/instrumentell beschrieben werden. Interessanterweise erscheinen diese Eigenschaften hier aber nicht in einem Kontrast mit der biologischen Geschlechtsrolle oder der Identitätsposition, sondern untermauern im Gegenteil sogar die Charakterisierung von Frau Konstantin *als* Mutter.

Unterlaufen die Geschlechtsstereotypisierungen von Männern und Frauen damit im Rahmen einer Lebendorganspende die gängigen Klischees? Wie ist diese Geschlechterpolarisierung in Bezug auf Ängstlichkeit und Vulnerabilität zu erklären?

Die Männergesundheitsforschung zeichnet seit längerem ein ähnlich zwiespältiges Bild der männlichen Position im Gesundheitssystem: Nach Meuser (2007) hat in den letzten Jahren eine grundlegende Transformation der Geschlechterordnung und eine Infragestellung der tradierten männlichen Position in der Gesellschaft stattgefunden. Gerade das innerhalb der Gesundheitsforschung nahegelegte Deutungsmuster des „*zerbrechlichen Mannes*" beziehungsweise des „*Gesundheitsrisikos, ein Mann zu sein*" schließt nach Meuser gut an den im allgemeinen kulturellen Männlichkeitsdiskurs ohnehin dominierenden Defizitdiskurs an, der im Zuge der Problematisierung der Männerrolle im Rahmen der Studierendenproteste und der Frauenbewegung der 70er Jahre entstanden sei. Interessanterweise verkehre sich in den Diagnosen einer „*defizitären Männlichkeit*" im Hinblick auf den eigenen Körper und in Bezug auf ein verantwortungsvolles

Gesundheits- oder Krankheitshandeln die für den bürgerlichen Geschlechterdiskurs geltende Setzung des Männlichen als die Norm plötzlich in ihr Gegenteil. Frauen gelten nunmehr als die „körper-kompetenten" Personen, die sich auch vor einem Arzt/Ärztin-Besuch nicht scheuen und bessere Vorsorge betrieben. Damit müsse folglich Abschied von einer bestimmten Form von Männlichkeit genommen werden. Die Anerkennung einer höheren Kompetenz von Frauen im Gesundheitsbereich und ein Konstatieren von Männlichkeit als „gesundheitlich kontraproduktiv" (Bründel und Hurrelmann 1999, zit. nach Meuser 2007) sei nur schlecht mit dem Anspruch auf Dominanz und Hegemonie zu vereinbaren, der das tradierte Männlichkeitskonzept bisher gekennzeichnet habe.

Bedeutet dies, dass es Männern sogar leichter fallen müsste, sich im Rahmen einer Lebendorganspende als vulnerable Spender zu präsentieren? Sind sie deswegen womöglich weniger häufig auf der SpenderInnen-Seite zu finden? Die vorliegende Studie zeigt hier zunächst Gegenteiliges:

Wenn im Folgenden von Vulnerabilität die Rede ist, so soll darunter die Fähigkeit resp. der Wille verstanden werden, über die anstehende Verletzung durch die geplante Lebendnierenspende zu sprechen und sich in diesem Sinne als ein/e vulnerable/r Spender/in zu positionieren. Bei der Analyse der Selbstpositionierungen hinsichtlich der eigenen Verletzlichkeit fiel auf, dass die SpenderInnen erheblich leichter über vergangene erlittene Schmerzen sprechen konnten als über die jetzt anstehende Verletzung. Dies verwundert vor dem Hintergrund des bereits vielfach erwähnten Mechanismus der Reduktion kognitiver Dissonanz nur wenig. Bei den beiden Spenderinnen, die bereits einmal eine Niere (Frau Meinecke) und einmal Knochenmark (Frau Hinzig) gespendet hatten, fanden sich Erzählungen über diese Erfahrungen, in denen sie ihre Erlebnisse als schmerzvoll und verlustreich beschrieben:

> Aber ich muss SAGen, für ein FREMDer tät ich das NICHT machen # I: mh # E=ist=äh 'n wahnsinni' 'niger STRESS.
> I: Das is auch sehr SCHMERZhaft
> IP: SEHR, ja # I: mh # Und man hat keine EnerGIE mehr (-) Die Schmerzen sind EINS, aber ich konnte nicht einmal mehr alleine auf den BEINen sein. Das war das SCHLIMM'.
>
> (Frau Hinzig 423–431)

> (...) ich erzähl viel ich trag viel raus über solche Sache und weil ich gute Erfahrungen gemacht hab # I: mhm # und würde JEDEM anbieten hierherzukommen oder sich mit mir zu treffen über Lebendspende zu reden # I: mhm # und was man dann tun kann für sich und auch SOLLTE, denn es ist ein VerLUST. Es ist wirklich ein VERLUST. Erstmal. # I: mhm # Und das hier ist auch

GANZ großes Loch dann. Jetzt nicht mehr. Aber Rein von der mentalen Ebene (-)Bild (-) Au, DA jetzt DA fehlt was, ne? # I: mhm # als wenn mir der kleine Finger fehlen würde, das sehe ich ja auch und SO (-)fühlte ich das. (Frau Meinecke 875–883)

Nur bei der einzig offen-ambivalenten Spenderin Frau Binggeli finden sich auch Fantasien über die zukünftige Verletzung durch die Lebendorganspende:

Ich bin auch eine PerSON, die lässt sich nicht gerne STECHen so. (Frau Binggeli 656–657)

Am Anfang sah ich auch eher, was ich verLIERe, dass ich jetzt sag=ja=ei=etwas HERgebe # I: mhm # von meinem KÖRPer, etwas GeSUNDes. Und ich hab ja schon die GeBÄRmutter nicht mehr. Und in diesem äh Zusammenhang hat man auch den BLINDdarm gleich entfernt # I: mhm # Und äh da hab=ei=erstmal auch gedacht, ja dann hab ich dann bald <<lachend> NICHTS mehr in meinem Bauch drin. (Frau Binggeli 377–383)

Ich=ich habe ein sehr schlechtes AUGe. Ich sehe nur mit einem Auge GUT # I: mh # Und das empfind ich manchmal schon auch'n bisschen als eine EINseitigkeit also ich (-) kann=ich=habe im Alltag keine NACHteile davon, aber irgendwie (-) machte mir das am Anfang noch ein bisschen zu SCHAFFen, dass ich dann NOCHmals etwas Symmetrisches verLIERE. (Frau Binggeli 385–390)

Dass es nur Frauen sind, die sich diesbezüglich verletzlich zeigen, fällt auf. Ob es sich hier tatsächlich um eine *Fähigkeit* im Sinne einer emotionalen Kompetenz handelt, die eigene anstehende Verletzung zu thematisieren, oder um eine bewusste Entscheidung, kann an dieser Stelle nicht beantwortet werden. Vor dem Hintergrund der geschlechtersensiblen Gesundheitsforschung, derzufolge Frauen prinzipiell eine höhere Klagsamkeit aufweisen, öfter zum Arzt gehen, während Männer häufiger weniger Vorsorge betreiben und prinzipiell ein instrumentelleres Verhältnis zu ihrem Körper aufweisen (vgl. Winter 2012), lässt sich vermuten, dass es für Frauen gesellschaftlich akzeptabler ist, sich in dieser Weise als verletzlich zu positionieren als für Männer. Der Maßstab, sich verletzlich und ängstlich im Vorfeld einer anstehenden Lebendorganspende zu präsentieren, scheint also trotz der eben dargestellten und von Männern und Frauen gleichermaßen für gültig befundenen Geschlechtsstereotypisierungen der ängstlichen Männer für diese höher zu sein. Das Interview mit Herrn Richter ist das einzige, in dem die Vulnerabilität eines männlichen Spenders aufscheint und als solche von ihm – verschämt – thematisiert wird.

Klar, ick' oder s' man dürfte jetzt och nich so Angst mACHEN und sagen <Ogott, wenn DIS passiert und DIS> (-) # I: mh # Mh

> (-) Klar DENK ick schon mal dran, also <Naja, HAUPTsache sind die SCHMERZen nich so dolle> oder so aber (-) is alles verGÄNGlich (-). (Herr Richter 344–347)

> VielIEICHT wird och n bisschen Angst noch kommen oder' geSUNDe Angst wird JEDer ham (--) Aber dit nich zu ZEIGen (-) Na ick renn ja nun nich rum und JAMMer <O:h> jez und so # I: mh # Denn würd ick dit Kind total verÄNGSTigen # I: mh mh # sowat=t MACH ick och nich. 'Sag ick och nich zu meiner FRAU, dass ick manchmal so überlege: Naja. (Herr Richter 548–463)

> IP: [Das is ne geSUNDe] Angst, dit hat JEDer! (Herr Richter 480)

> IP: DEShalb hab ick vielleicht och nich' weil ick (ausatmend) so den Tod von der SCHIPPe gehopst bin, damals schon, deshalb hab ick och überhaupt (-) kene Angst und jar nüscht um (-) die Niere zu spenden. Also, SCHLIMMere Schmerzen KANN ma nich ham, die ick da hatte. # I:[Mh] # Also kann ick mir nich VORstellen. (Herr Richter 574–578)

Auffällig in diesen Zitaten ist Herr Richters Bemühen darum, nicht als ängstlicher Patient zu erscheinen, sondern als jemand, der lediglich eine *gesunde* Angst zeigt. Sein Ringen um eine Selbstpositionierung, die gerade nicht auf Verletzlichkeit abzielt, sondern diese negiert, wird offenbar. Während also die oben zitierten Frauen zu ihren Erfahrungen der Vulnerabilität stehen und diese ich-konform erleben können, wird bei Herrn Richter ein Bemühen darum erkennbar, die eigene Angst zu neutralisieren.

Der Geschlechterunterschied, der sich hinsichtlich der Bereitschaft zur Thematisierung der eigenen Vulnerabilität ergibt, wird in einer Kreuztabelle besonders augenscheinlich: Im Sample finden sich außer Herrn Richter keine Männer, die offen über ihre Vulnerabilität oder Ängstlichkeit in Bezug auf die anstehende Operation sprechen. Vulnerabilität wird von ihnen vielmehr – wenn überhaupt – verdeckt thematisiert wie bei Herrn Rütikamp, der sich gegen Eventualitäten mit Hilfe einer Anwältin absichert oder sich Gedanken über den Grad der anstehenden Verletzung macht, indem er für die Zeit der Regeneration den Kauf eines Fernsehsessels erwägt.

<table>
<tr><td colspan="2"></td><td colspan="3">Thematisierung der eigenen Vulnerabilität</td></tr>
<tr><td colspan="2"></td><td>Offen</td><td>Verdeckt</td><td>Nein</td></tr>
<tr><td rowspan="2">Geschlecht der SpenderInnen</td><td>männlich</td><td>Herr Richter (Typ 2)</td><td>Herr Rütikamp (Typ 2)</td><td>Herr Carlsson (Typ 1)
Herr Weiss (Typ 1)
Herr Walter (Typ 2)</td></tr>
<tr><td>weiblich</td><td>Frau Binggeli (Typ 3)
Frau Meinecke (Typ 1) (retrospektiv!)
Frau Hinzig (Typ 1) (restrospektiv!)</td><td></td><td>Frau Münsterberg (Typ 1)
Frau Konstantin (Typ 1)</td></tr>
</table>

Tabelle 1: Thematisierung von Vulnerabilität im Verhältnis zum Geschlecht

Insgesamt bleibt festzuhalten, dass sich prinzipiell nur ein kleiner Teil der interviewten SpenderInnen als vulnerabel positioniert, was mit dem von Walter et al. (2004) thematisierten Umstand zusammenhängen dürfte, demzufolge es innerhalb der Lebendorganspende generell nur wenig Raum für Ambivalenzen gibt.

Dieser Abschnitt hat gezeigt, dass sich die traditionellen Geschlechtsstereotypen von den „harten Männern" und den „weichen Frauen" auf der Ebene der impliziten Geschlechtertheorien (den sogenannten „*gender belief systems*") im Feld der Lebendorganspende nur bedingt bis gar nicht wiederfinden. In den analysierten Familienkonstellationen herrschen Geschlechtervorurteile, die die Männer durchweg als weinerlicher und ängstlicher gegenüber den unerschrockeneren Frauen positionieren. Interessanterweise führt dies in der Praxis aber nicht dazu, dass Männer sich zugestehen, sich auch in dieser Weise nach außen verletzlich präsentieren zu können. Stattdessen wehren sie die eigene Ängstlichkeit – z. B. mit der Begründung des Schutzes der Tochter wie bei Herrn Richter – ab und verleugnen sie. Dass es Männern immer noch bedeutend schwerer fällt, sich im Gesundheitsbereich als vulnerabel darzustellen, belegen mittlerweile auch viele Studien (vgl. Winter 2012).

7.2.3.4 Geschlechterunterschiede in den Empfangs- und Spende-Konstellationen: Gender Trouble *und Altbewährtes*

Den meines Ermessens interessantesten Befund hinsichtlich der Geschlechterkonstellationen ergaben die Selbstpositionierungen der Eheleute als SpenderInnen und EmpfängerInnen. Vor dem Hintergrund der in Kapitel 2 dargelegten statistischen Geschlechterverteilung im Rahmen der Organspende war es naheliegend, davon auszugehen, dass Spendekonstellationen, in denen die Ehefrau ihrem Mann spendet, innerpsychisch für beide Seiten leichter zu verarbeiten sind, da diese Aufteilung hinsichtlich von Fürsorge und Opferbereitschaft sowie einem Bemuttert-Werden konform mit gängigen Geschlechtsstereotypen und Geschlechtsrollenselbstkonzepten gelebt werden kann.

In einer früheren Studie mit O. Decker (Winter und Decker 2006) habe ich diesbezüglich die These vertreten, dass eine Spende von Frauen in der traditionellen Ehe womöglich als eine Ausweitung ihrer familiären Pflicht anzusehen ist. Viele der damals von uns untersuchten spendenden Frauen befanden sich nach dem zur Anwendung gekommenen Giessen-Test in der Paarversion in einer *aktiven-verleugnenden Harmoniebeziehung*, in der sich eine Reihe von Geschlechtsstereotypen finden und in der von den PartnerInnen ein eher traditionelles Rollenmodell gelebt wird. Die Paar-Konstellationen dagegen, in denen Männer spendeten, erschienen in der Beschreibung als konfliktreicher. Jedoch flossen in die damalige Studie nicht nur die Ehepaarkonstellationen ein, sondern alle Spende-Empfangskonstellationen, was diese Ergebnisse aus heutiger Sicht angreifbar macht. Die damalige These, die unter anderem Motakef (2011, S. 203) aufgreift, wonach Spenden von Frauen eine Ausweitung ihrer familiären Pflichten bilden, während sich für spendende Männer keine Geschlechterklischees heranziehen ließen, die eine Spende im Sinne einer konsistenten Geschlechtsrollenidentität stützen und fördern könnten, ist meines Erachtens – zumindest in ihrem zweiten Teil – nach den Befunden der nunmehr vorliegenden Studie nicht mehr aufrechtzuerhalten. Dies möchte ich kurz begründen:

In den vorliegenden Interviews waren die Spendekonstellationen, in denen Ehefrauen für ihre Ehemänner spendeten, die weitaus komplizierteren gegenüber denjenigen, in denen ein Ehemann für seine Frau spendete: Gerade die empfangenden Ehemänner – die statistisch betrachtet größte EmpfängerInnen-Gruppe – zeigten in diesem Sample auch die größten psychischen Probleme mit der Spende und beeindruckten durch ausgeprägte Dysphorie und Ambivalenzen gegenüber der Spende ihrer Frauen.

Sie schienen ihren Frauen geradezu diese aktive und potente Rolle als SpenderInnen zu missgönnen beziehungsweise fanden sich in ihrer abhängig-hilflosen Empfängerrolle nur äußerst ungern wieder (vgl. die Fallbesprechungen von Herrn Binggeli und Herrn Münsterberg). Hieraus ließe sich schließen, dass gerade in der Konstellation „spendende Ehefrau – empfangender Ehemann", die statistisch betrachtet am häufigsten auftritt, Konfliktpotential zu erwarten ist. Ob sich solches allerdings auch postoperativ nachweisen lässt, muss hier Spekulation bleiben, da die Interviews präoperativ geführt wurden und keine Aussagen zur Verarbeitung und psychischen Integration nach einer Spende zu liefern vermögen. Eine Spende von Frauen an ihre Männer scheint also von diesen *gerade nicht* als für sie selbst geschlechtsrollenkonform erlebt zu werden; denn sonst ließe sich nicht erklären, wieso beide empfangenden Ehemänner im Sampel so ausgeprägt missmutig bis dysphorisch auf die geplante Organspende ihrer Ehefrauen reagierten und deutliche Probleme zeigten, diese auch anzunehmen. Neben der sich direkt auf die aktive Position der eigenen Ehefrau beziehende Dysphorie und Ambivalenz der Ehemänner spielte vor allem die Depotenzierung durch eine ernsthafte Erkrankung eine zentrale Rolle für die interviewten (Ehe-)Männer. Stärker noch als die empfangenden Ehefrauen schienen sie unter ihrer Depotenzierung durch die Erkrankung zu leiden, wie die Beispiele von Herrn Binggeli, Herrn Rütikamp und Herrn Münsterberg zeigen. Entsprechend handelten die Inhalte der Katastrophenimaginationen der kranken Männer von weiteren Depotenzierungen, denen sie mit wunscherfüllenden Vorstellungen, erneut ein steuerndes Objekt werden zu können, begegneten.

Mit diesem Ergebnis bestätigt die hier vorliegende Studie andere Forschungsergebnisse auf diesem Gebiet, denn zu einem ähnlichen Ergebnis sind Schweitzer et al. (2003) in ihrer Studie mit 67 Spende-Empfangs-Paaren gekommen. Auch sie fanden die Konstellation der „unausgewogenen Ehefrau-Ehemann-Spende", wie sie sie genannt haben. In dieser Konstellation unterstützten die „starken" Ehefrauen ihre Männer und sprachen ihnen Mut zu, während die Ehemänner oft depressiv waren. Einige äußerten gar suizidale Gedanken. Sie litten stark unter den mit einer chronischen Erkrankung häufig einhergehenden Schwierigkeiten an ihrem Arbeitsplatz (oder dem gänzlichen Verlust ihrer Arbeitsstelle) sowie an ihrem körperlichen Zustand. Schweizter et al. heben hervor, dass beide Seiten, also die „starken" Frauen und die „schwachen" Männer sich in ihrer Position belastet fühlten (ebd., S. 1466). Auch in meinem Sample fühlten sich Frau Münsterberg und Frau Binggeli durch die Situation mit ihren Ehemännern belastet. Sie konnten dieser Situation allerdings auch durchaus eine positive Seite abgewinnen.

Ergänzend zu diesem Befund ergab sich, dass die empfangenden Ehefrauen, die eine Niere ihrer Ehemänner erhalten sollten, dagegen keinerlei Ambivalenz in Bezug auf die anstehende Spende zeigten – sich sogar durchaus auf diese freuten. Sie waren in ihrer Geschlechtsrollenidentität und Position innerhalb der Beziehung durch die Spendekonstellation offenbar nicht verunsichert, sondern genossen die Vorstellung, dass sich ihr starker und potenter Mann so gut um sie zu kümmern in der Lage ist und ihnen in dieser Situation helfen würde (vgl. die Fallbesprechungen von Frau Walter und Frau Wittig). Sie erlebten die eigene Depotenzierung durch die Erkrankung im Gegensatz zu den Männern nicht als Kastration und die anstehende Organspende offenbar nicht als Gefährdung ihrer eigenen Geschlechtsidentität und Rolle innerhalb der Partnerschaft.

Die SpenderInnen-Seite zeigte sich zwar etwas differenzierter als die des Empfangs, kann aber ebenfalls die These der Geschlechtsrollenkonformität bei spendenden Ehefrauen und empfangenden Männern nicht bestätigen: So schienen die spendenden Ehemänner keine nennenswerten Probleme mit ihrer Spende zu haben: Zwar wurde der spendende Ehemann Herr Walter als unsicher-ambivalenter Typ 2 codiert, jedoch bezog sich seine Ambivalenz auf die Erstspende, welcher er sich zu entziehen wusste. In der zweiten Spende imponierte er hingegen als euphorischer und engagierter Spender, ebenso wie Herr Carlsson, der als Nein-Sager zwar ebenfalls innerpsychische Ambivalenzen zeigte, in Bezug auf die Spende jedoch deutlich euphorisch erschien und mit den beiden spendenden Eltern Frau Konstantin und Herrn Weiss zusammen die Gruppe der euphorischsten SpenderInnen bildete („`Und ich FREUe mich riesig drauf, wenn das endlich soWEIT ist`" (Herr Carlsson 75–76)). Bei beiden spendenden Ehemännern fanden sich keine Hinweise darauf, dass die anstehende Spende ihre Identitätspositionen als Ehemänner oder ihr Geschlechtsrollenselbstkonzept in irgendeiner Weise negativ beeinflusste oder – was naheliegend gewesen wäre – als Kastration fantasiert und befürchtet werden würde. Im Gegenteil: Die anstehende Spende schien die Spender sogar als besonders potente und leistungsstarke Ehemänner auszuzeichnen, die ihrer hilfsbedürftigen und kranken Ehefrau beschützend zur Seite zu stehen vermochten und heldenhaft bereit waren, einen Teil ihres eigenen Körpers dafür zu opfern.

Dass sich Organspenden von Männern durchaus in traditionelle Geschlechterarrangements einbinden lassen, indem sie zum Beispiel auf die

Heldenmetapher abzielen, zeigt auch die Werbekampagne der Stiftung Pro Organspende aus dem Jahr 2009[6]:

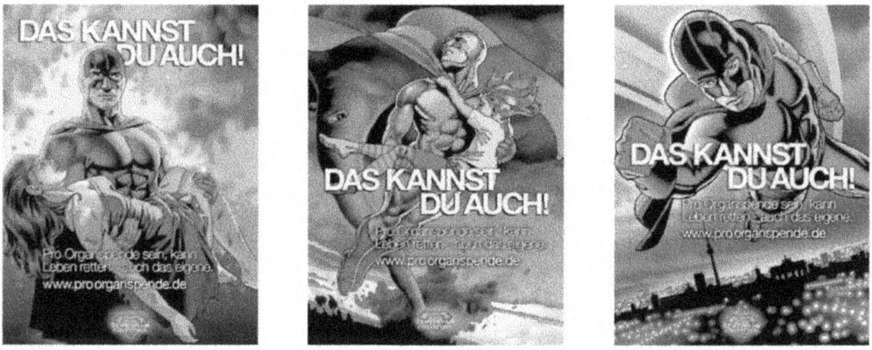

Abbildung 1: Kampagnenfotos Stiftung Pro-Organspende 2009 – Helden

Hier wird mit der Analogie Organspender = „Superman“ behauptet, dass in jedem durchschnittlichen Mann das Potential stecke, ein „Superman“ zu sein, indem er ein Organspender wird. Diese Werbung propagiert die Organspende dezidiert nicht als Opfergabe oder gar kastrierende Erfahrung, sondern unterstreicht die Position der Stärke und Potenz, aus der heraus von potentiellen männlichen Organspendern gespendet werden kann: Sie kämpfen stark und tapfer auf der Seite des Guten und nehmen dabei eigene Gefahren in Kauf. Damit wird ein männliches Heldenepos beschworen und auf die in Kapitel 2 thematisierten Geschlechtsstereotype abgehoben, indem mit dieser Werbung an männliche Hilfe im Sinne einer heldenhaften Leistung appelliert wird (vgl. Athenstaedt & Alfermann 2011, S. 152). Organspender sollen Identifikationsfiguren werden, die nicht mit der männlichen Geschlechtsrolle im Widerspruch stehen, sondern diese im Gegenteil noch unterstreichen.[7] Auch Lorber und Moore (2002) verweisen darauf, dass Organspenden von Männern immer noch als ein extraordinärer Akt angesehen werden: Sie werden dadurch in der gesellschaftlichen Bedeu-

6 Alle Abbildungen sind den Kampagnenfotos der Stiftung Pro-Organspende entnommen: http://proorganspende.de/kampagnenfotos.html, abgerufen am 15.06.2012.

7 Als Identifikationsfigur kann hier auch wieder auf den derzeit amtierenden Außenminister Frank-Walter Steinmeier verwiesen werden, der von den Medien zu einer solchen heldenhaften Identifikationsfigur hochgelobt und – scheinbar unbeschädigt und eben gerade nicht depotenziert – nach der Nierenspende in das Amt des Außenministers gewählt wurde.

tung zu einem verwundeten Krieger im Kampf, einem *Helden* (ebd., S. 61), während die größere Opferbereitschaft von Frauen im Rahmen der Lebendorganspende häufig als „normaler“ und „natürlicher“ Bestandteil der Mutterrolle angesehen werde.

Allerdings erleben sich die in diesem Sample interviewten spendenden Ehefrauen Frau Münsterberg und Frau Binggeli gar nicht als Opfer, sondern scheinen ihre Rolle als aktiv helfende und potente Ehefrauen sogar gern anzunehmen, auch wenn dies bei Frau Binggeli einen längeren Weg benötigte, um schließlich zu der Position der beflügelten Spenderin zu gelangen. Im Übrigen ist es – das hat das Beispiel von Frau Binggeli eindrücklich gezeigt – auch nicht selbstverständlich, dass sich die Ehefrauen sofort in ihre Position als aufopfernde SpenderInnen fügen. Gleichwohl scheinen beide Frauen die Aktivität und Potenz, die ihnen ihre Spendehandlung zuschreibt, als durchaus angenehm zu empfinden.

Die eben besprochene Werbekampagne scheint dies bereits antizipiert zu haben; denn analog zu den „Superman“-Plakaten wurde einem modernisierten Frauenbild gemäß mit „Superwoman“-Plakaten auch an ein weibliches Heldinnentum appelliert: Zwar entspricht die hier abgebildete Frau mit ihren langen blonden Haaren und ihren großen Brüsten stereotypen Männerfantasien, allerdings zeigt sie mit ihren vielen Muskeln übermenschliche Stärke und Kraft:

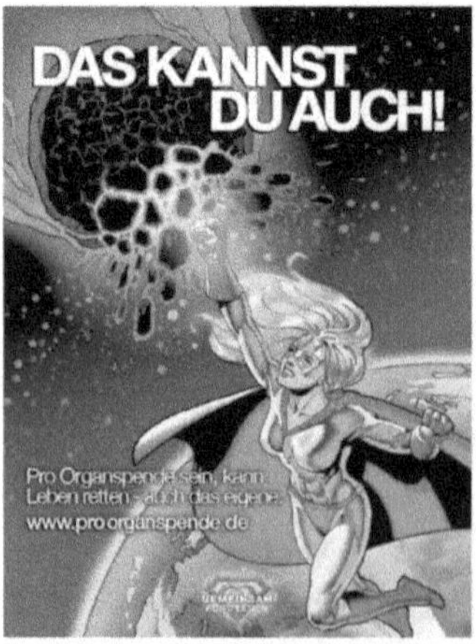

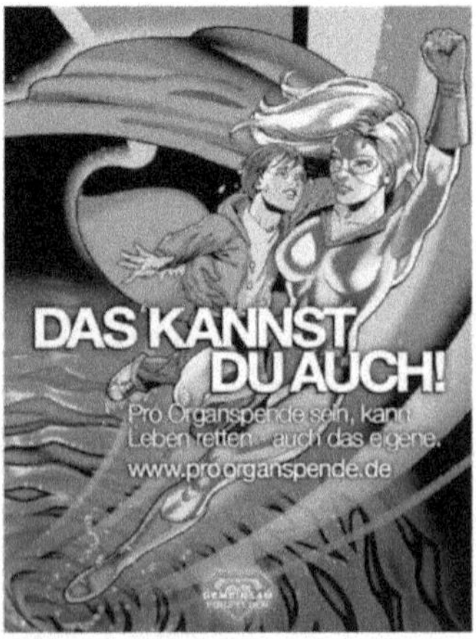

Abbildung 2: Kampagnenfotos Stiftung Pro-Organspende 2009 – Heldinnen

Ein Aspekt ist an dieser scheinbar gewollt emanzipatorisch wirkenden Werbung für weibliche Organspende auffällig: Es findet sich keine Frau, die einen Mann rettet. Superwoman und Superman retten beide zwar gleichermaßen die Welt sowie auch bedürftige Kinder. Superman erscheint zudem noch als Retter einer aufreizend gewandeten und hilflosen jungen Frau. Hingegen fehlt ein entsprechendes Pendant, d.h. ein drittes Plakat, bei dem Superwoman die Gelegenheit bekommt, einen anziehenden jungen Mann zu retten und in ihren Armen davonzutragen[8]. Das Fehlen einer solchen Darstellung dürfte kein Zufall sein: Frauen retten den Geschlechtsrollenverteilungen in dieser Gesellschaft entsprechend keine Männer. Männer möchten sich auch gemeinhin nicht gerne von Frauen retten lassen, weil dies ihrem Selbstbild immer noch ganz entscheidend widerspricht. Vor diesem Hintergrund scheint es plausibel, dass Ehemänner eine Lebendorganspende von ihren Ehefrauen als ambivalent wahrnehmen: Zwar lassen sich viele Männer im Krankheitsfall von ihren Ehefrauen gerne pflegen oder gar bemuttern, von denselben aber gerettet zu werden, stellt für sie noch einmal eine ganz andere Situation dar und berührt die eigene Geschlechtsrollenidentität mitunter empfindlich. Vor diesem Hintergrund könnten die Befunde der vorliegenden Studie hinsichtlich der dysphorisch empfangenden Ehemänner und der freudig empfangenden Ehefrauen durchaus Sinn ergeben, weil solche Spende-Empfangskonstellationen geschlechtsrollenkonform gelebt werden können, während andere Konstellationen zunächst Identitätskonflikte hervorrufen.

Es lässt sich also fragen, ob der unter anderem von Motakef formulierten These, „dass die Explantation bei Männern eine geringere Position im Geschlechterverhältnis bedeuten kann, während hingegen Frauen durch die Organspende eine Bestätigung von Weiblichkeit und Mütterlichkeit erfahren können“ (Motakef 2011, S. 203) im ersten Teil zuzustimmen ist. Meine Interviews konnten Versuche der Umdeutung einer Lebendorganspende im Sinne einer potenten Männlichkeit und Ernährerrolle aufzeigen. Offen bleiben muss weiterhin die schon häufiger aufgeworfene Frage nach den Nicht-SpenderInnen. Ob Männer tatsächlich Spendeangebote aus einer Kastrationsangst heraus nicht unterbreiten und sich daher von den „Anrufungen zur Organspende“ abwenden, bleibt an dieser Stelle unbeantwortet. Meine Ergebnisse machen aber noch etwas anderes deutlich: Sie verrücken den Blick ein Stück weit von der Position der spendenden Frauen aus der „Opferrolle“ beziehungsweise aus der Position der vulnerablen

8 Jedenfalls ist mir keine solche Werbung bekannt.

Spenderin und zeigen auch jene Seiten dieses Verfahrens auf, welche die Betroffenen sich aktiv aneignen können und womit sie möglicherweise eingefahrene Geschlechterrollen zu modifizieren imstande sind. Motakef ist in ihren Bedenken zuzustimmen, dass die Begründung der höheren Spendebereitschaft von Frauen durch ihre scheinbar größere Nähe zu Gabenökonomien die Gefahr einer essentialistischen Festschreibung mit sich bringt und stattdessen eher die Funktion einer Lebendorganspende als Form der Beziehungspflege in den Blick geraten sollte, die auch einen Machtgewinn für die SpenderInnen bedeuten kann (Motakef 2011, S. 206). Auch dafür finden sich in meinen Interviews Beispiele. In dieser Weise wäre eine Lebendorganspende dazu angetan, ein bestehendes Machtverhältnis in einer Beziehung durch eine Spende zu unterlaufen und zu modifizieren, folgt doch aus der Logik der Gabentheorie die Verpflichtung zur Gegengabe, die innerhalb der Lebendorganspende von der EmpfängerInnen-Seite gar nicht erbracht werden *kann*.

Offen bleiben muss an dieser Stelle naturgemäß auch die Frage nach der Entwicklung einer solchen Beziehungsdynamik und Machtposition *nach* erfolgter Transplantation. Plausibel und vorstellbar erscheint durchaus, dass sich diese Umkehrung von Machtpositionen im Vorfeld einer Lebendnierenspende nach geglückter Transplantation wieder relativiert und zur Ausgangssituation zurückfindet – etwa wenn ein empfangender Ehemann seine Autonomie und Unabhängigkeit zurückerlangt hat. Die als bedrohend für das eigene Selbst empfundene Depotenzierung ergab sich ja nicht primär aus der Spendekonstellation, sondern im Wesentlichen aus der Erfahrung der terminalen Erkrankung. Eine Lebendnierenspende ist immer in eine laufende Beziehung mit mehr oder weniger starken traditionellen Geschlechtsrollen integriert. Sie kann potentiell ein Machtgefüge innerhalb einer Beziehung verändern, wie Gerhardt (1986) das schon am Beispiel von Familien mit chronischer Niereninsuffizienz des Mannes herausgestellt hat. Da eine Lebendnierenspende aber auf die Regeneration und Wiedererlangung eines früheren Zustands abzielt, ist es nicht unwahrscheinlich, dass nach gelungener Transplantation die ursprünglichen Machtpositionen wieder eingenommen werden. Der Frage, welcher Stellenwert hier der uneingelösten Erwiderung der Gabe der Organspende zukommt, müsste in einer anschließenden Forschungsarbeit nachgegangen werden.

Es bleibt festzuhalten: Geschlecht spielt auf unterschiedlichen Ebenen eine Rolle. Anrufungen zur Organspende finden nicht geschlechtsneutral statt, Mütter und Ehefrauen scheinen stärker angerufen zu werden oder diesen Anrufungen sogar zuvorzukommen (Beispiel Frau Meinecke). Spenden können im Sinne einer Ausweitung der eigenen weiblichen – d. h. mütterlichen oder ehefraulichen – Pflichten erlebt werden (Beispiel Konstantin). Sie können aber auch bestehende Paarkonstellationen und Machtverhältnisse innerhalb einer Beziehung umkehren (Beispiel Binggeli). Auch Männer können eine Lebendnierenspende als eine rollenkonforme Ausweitung ihrer väterlichen oder ehelichen Pflichten (im Sinne des Versorgens) und nicht nur als Depotenzierung erfahren (Herr Walter, Herr Carlsson). Trotz sich verändernder Geschlechtsstereotypen, die Männer als weinerlicher und ängstlicher als Frauen ausweisen, gestehen Männer sich weniger zu, sich in den Interviews als vulnerable Spender zu positionieren. Frauen scheinen Männer immer noch gerne als „Helden“ und ihre „Retter“ (in der Organ-Not) anzusehen, wohingegen Männer ihren Ehefrauen diese Position nur sehr widerwillig zuzugestehen scheinen.

8. Ausblick

Am Ende dieser Arbeit steht die Frage, welche Schlussfolgerungen aus dieser Studie für die klinische Praxis sowie für mögliche künftige Forschungsfelder zu ziehen sind. Außerdem gilt es, auf noch ungelöste Probleme im Rahmen der psychologischen Begutachtung sowie der Forschung zur Lebendorganspende aufmerksam zu machen.

Mit Hilfe qualitativer Methoden wurden die Spendemotivationen und Entscheidungsprozesse von LebendnierenspenderInnen untersucht. Dabei zeigten sich zunächst weniger Geschlechterunterschiede als im Vorfeld aufgrund der vorangegangenen Literatursichtung vermutet worden war. Es ließ sich aber gemäß der von Motakef (2011, S. 207) formulierten Forderung untersuchen, wie sich die *Anrufungsprozesse* an die OrganspenderInnen konkret gestalten und wo hier Geschlechterdifferenzen einsetzen. Die Anrufungsprozesse gestalten sich für Frauen und Männer nicht gleich. Frauen kommen häufig den Anrufungen an sie zuvor. Männer lassen sich im Rahmen der Organspende gerne als *Helden* anrufen. Frauen legen ein stärkeres Gewicht auf die Beziehungsgestaltung im Rahmen der Lebendorganspende und profitieren stärker von dabei auftauchenden reproduktiven Fantasien. Sie genießen einerseits die aktive und potente Position als Spenderinnen, empfinden sich aber umgekehrt als bedürftige Empfängerinnen nicht gleichermaßen depotenziert wie die Ehemänner in vergleichbarer Position. Die Ehefrauen gönnen ihren Männern die Position des heldenhaften Spenders. Ehemänner dagegen sehen ihre Frauen offenbar weniger gern in heldinnenhaften Positionen. Gemäß den Annahmen der Intersektionalität konnten die Interviews zeigen, dass es nicht das Geschlecht allein ist, das die Einstellung zu einer Spende bestimmt. Die Identitätspositionen als Frau *und* Mutter/Ehefrau/Schwester sind ineinander verwoben und wirken auf unterschiedlichen Ebenen zusammen. Ob und wie stark die Anrufungen zur Organspende angenommen werden, hängt einerseits von der jeweiligen persönlichen Lebenslage und der Beziehung zur potentiell empfangenden Person, andererseits aber auch von den jeweiligen Identitätspositionen der Spendenden als Mutter, Vater, Ehefrau etc. ab.

Die Studie zeigt neben den sozialen und geschlechtlichen Positionierungen der Spendenden die persönlichen Gründe sowie die soziale Einbettung der Organspenden. Auf diese Weise kommen die individuellen Deutungsmuster der SpenderInnen in den Blick.

Trotz der hier an vielen Stellen geäußerten Kritik an der Praxis der Organspende ist die Arbeit nicht als ein Plädoyer gegen Organspenden generell oder insbesondere die Lebendorganspende zu verstehen. Es steht außer Frage, dass Lebendorganspenden für viele Angehörige terminal organkranker PatientInnen eine ausgezeichnete Möglichkeit bieten, ihren Angehörigen zu helfen. Dies sollten die Interviews gezeigt haben. Vor dem Hintergrund der mittlerweile sehr guten Ergebnisse, die bei einem verhältnismäßig geringen Risiko für die Spendenden eine auf Jahre – manchmal Jahrzehnte – verbesserte Lebensqualität für die EmpfängerInnen bedeuten, ist dieses Verfahren ethisch zu rechtfertigen, wenn die SpenderInnen gründlich evaluiert und umfassend über mögliche Risiken wie das Fatigue-Syndrom aufgeklärt werden. Die physische und psychische Gesundheit der LebendspenderInnen sollte dabei stets im Mittelpunkt stehen, gerade weil sich in den letzten Jahren die Hinweise auf – zwar seltene aber dafür gravierende – Nebenwirkungen und Langzeitfolgen einer Lebendorganspende wie das Fatigue-Syndrom häufen. Auch fehlen die kritischen Stimmen im Diskurs um die Organspende, wie schon Kalitzkus (2009) und Motakef (2011) angemerkt haben. Wenn die Transplantationsmedizin zunehmend nur noch als reine Erfolgsgeschichte dargestellt wird (vgl. Decker 2004), bleiben die „Nebenwirkungen" (Manzeschke 2008, S. 309) dieses Verfahrens unberücksichtigt. Die psychischen „Verrechnungskosten" eines solchen Eingriffs für die SpenderInnen und EmpfängerInnen werden dann übersehen. Decker konnte zwar in seiner Studie zeigen, dass mittlerweile für die EmpfängerInnen-Seite eine „Normalisierung" (ebd., S. 215) stattgefunden hat, die keine „Bedrohung der Subjekte" (ebd., S. 116) mehr in Form von psychischen Auffälligkeiten nach einer Spende darstellt, wie das teilweise noch in den 70er Jahren der Fall gewesen ist. Er konstatiert stattdessen das „geräuschlose Funktionieren der Transplantation" (ebd., 215). Aber er hebt hervor, dass die Transplantation eines soliden Organs eine Erfahrung sei, „für die auch handfeste psychische Stabilität zur Verfügung stehen muss" (ebd. S. 39–40). Dasselbe gilt meiner Ansicht nach für die SpenderInnen-Seite. Diese Studie bestätigt, ähnlich wie schon Heck et al. (2004) gezeigt haben, dass eine Lebendorganspende nicht dazu geeignet ist, Beziehungen zu verbessern oder gar Familienprobleme zu lösen. Beispiele wie die Fallkonstellationen von Frau Meinecke und Frau Walter machen deutlich, dass eine Beziehungsregulation über eine Organspende zum Scheitern verurteilt ist und sich eine neurotische Beziehungsgestaltung auch nach vollzogener Spende fortsetzt, wenn nicht gar verstärkt. Hier wäre eine gründliche psychologische Evaluation gefragt, mit dem Ziel, neurotische Spendekonstellationen im Vorfeld einer Spende zu identifizieren und die Konflikte anzusprechen und thematisierbar zu machen. Das muss nicht zwangsläufig bedeuten, dass eine Spendekonstellation wie zwischen Frau Meinecke und Frau Walter abzulehnen wäre. Einem psychologischen Paternalismus soll hier nicht das Wort gesprochen werden. Allerdings könnten im Nachgang einer Spende ohnehin auftretende Konflikte ggf. früher früher identifiziert und angesprochen werden.

Mit Walter et al. (2004) gehe ich davon aus, dass die von mir identifizierten selbstverständlich-ambivalenten Spender sowie die einzige offen-ambivalente Spenderin stellvertretend für alle PatientInnen „den Konflikt zwischen Erwartungsdruck und Gesundheitsgefährdung im Entscheidungsprozess verdeutlichen“ und dass „sie trotz ihrer geringen Zahl eine besondere Bedeutung in der Einschätzung potentieller Spender vor Transplantation erhalten“ sollten (ebd., S. 164). In vielen Veröffentlichungen erlangen aber die euphorischen Stimmen im Rahmen der Lebendspende mehr Gewicht als die ambivalenten, da sie zahlenmäßig überlegen sind. Die AutorInnen verweisen darauf, dass eine bedrohliche Information, wie es die Aufforderung zur Lebendorganspende nun einmal darstellt, psychisch verarbeitet werden muss und dass dies mitunter ein langwieriger Prozess sein kann. In einem frühen Stadium sei dieser Prozess durch ein Oszillieren zwischen Leugnung und Aufmerksamkeitszuwendung gekennzeichnet, was im ungünstigen Fall zu einer Extremposition im Sinne einer euphorisierten oder hochambivalenten Spendeposition führen kann. Aus diesem Grund schlussfolgern sie, dass „adaptive Prozesse der Bewältigung durch gemeinsames Durcharbeiten“ (ebd., S. 165) im Vorfeld einer Lebendorganspende gefördert werden müssen. Dazu gehöre auch, den PatientInnen mehr Zeit für eine Entscheidungsfindung einzuräumen; denn

> Unsere Ergebnisse deuten darauf hin, dass das enge Zeitfenster zwischen Information über die Spendemöglichkeit, konkreter Anfrage, Entscheidungsprozess und Operation die Bewältigungskompetenz potentieller Spender zumindest in Einzelfällen überfordern könnte (ebd., S. 165).

Diese Studie konnte ebenfalls viele solcher euphorisierten Spendepositionen aufzeigen. Die Ergebnisse unterstützen zudem die Forderung nach Gewährung größerer zeitlicher Spielräume. Fallgeschichten wie die von Frau Binggeli (`Das war so ein richtiger ProZESS und das war sicher auch gut, dass wir genügend Zeit hatten`) machen offenkundig, wie wichtig es für die PatientInnen im Einzelfall sein kann, eine Entscheidungsfindung wirklich als einen *Prozess* erleben zu dürfen, den sie Schritt für Schritt vollziehen, den sie aber auch autark zu jedem Zeitpunkt unterbrechen oder beenden können, bis sie eine zufriedenstellende und als adäquat erlebte SpenderInnen-Position für sich gefunden haben.

In der Praxis kann es sich indes in manchen Konstellationen als schwierig erweisen, den PatientInnen genügend Raum für solche Entfaltungsmöglichkeiten und das Äußern von Ambivalenzen und Ängsten zur Verfügung zu stellen, weil die Zeit objektiv drängt. Vor allem bei den Leberlebendspenden stellt sich dieses Problem häufig. Hier sind auch die Folgen einer Entscheidungsfindung gravierender, weil es viel existentieller als bei einer Lebendnierenspende um Leben oder Tod geht.

Auch Papachristou et al. (2006) haben auf die Bedeutung einer gründlichen präoperativen Evaluation hingewiesen:

> Die Aufgabe der präoperativen psychosomatischen Evaluation besteht daher darin, auf eine detaillierte und gründliche Auseinandersetzung der Spender mit den Folgen der Spende für ihre gesamte Lebenssituation zu drängen und somit eine bewusste Entscheidung zu fördern. Hierfür kann mehr als ein Gespräch benötigt werden, und es kann auch nötig werden, weitere Familienmitglieder einzubeziehen, um die Determinanten des Entscheidungsprozesses offen zu legen (ebd., S. 90).

Zur Illustration von Ambivalenzen im Vorfeld einer Lebendorganspende und in einem Fall von einem fehlenden *informed consent* sollen im Folgenden drei Fallvignietten aus meiner klinischen Begutachtungspraxis vorgestellt werden, um neben den interviewten und bereits psychologisch evaluierten SpenderInnen abschließend auch einmal einen Blick auf die *Nicht*-Spendenden zu werfen. Bei allen drei Beispielen haben die vorgestellten PatientInnen letztendlich nicht gespendet – zwei, weil ich sie (mit ihrem Einverständnis) als SpenderInnen abgelehnt habe, und eine Frau, weil sie selbst von der Spende zurückgetreten ist:

1. Beim ersten Fall handelt es sich um den 54-jährigen Großvater eines kleinen – zum Untersuchungszeitpunkt – sieben Monate alten Säuglings mit dem Namen Maximilian. Maximilian leidet an einer Gallengangsatresie, der häufigsten terminalen Lebererkrankung im Säuglingsalter. Nur eine Transplantation kann ihm das Leben retten. Seine Mutter hatte sich zuerst als Spenderin bereiterklärt. In der psychologischen Begutachtung imponierte sie durch starke Verleugnung der schweren Erkrankung ihres Kindes. Es fanden sich aber keine Kontraindikationen von psychologischer Seite hinsichtlich einer Spende. Allerdings stellte sich ihre Leberhälfte als zu groß für ihren Sohn heraus, weswegen sie als Spenderin ausschied. Der Vater des kleinen Max kam als Spender aus medizinischen Gründen ebenfalls nicht in Frage. Daraufhin wurde der Großvater, Herr J., zur psychologischen Begutachtung vorgestellt. Herr J. berichtet über sein Angebot zur Spende beziehungsweise über die stattgefundenen Entscheidungsprozesse, über die im Familienkreis sehr „salopp" ge-

sprochen worden sei. Die Familie habe darüber diskutiert, wer sich außer den Eltern noch eine Spende für Maximilian vorstellen könnte. Diese Diskussion wurde bereits mit dem Wissen um die jeweilige Blutgruppenkompatibilität geführt. Herr J. sowie sein Bruder – also der Großonkel des kleinen Max – hätten sich in diesem Gespräch als potentielle Spender bereiterklärt. Als sich herausstellte, dass die Mutter von Max nicht als Spenderin geeignet war, seien die Eltern an Herrn J. herangetreten und hätten ihn gefragt, ob er nach wie vor zu seinem Spendeangebot stehe. Er habe dies bejaht. Ob sich die Großeltern mütterlicherseits ebenfalls als SpenderInnen bereiterklärt hätten, wisse Herr J. nicht. Seine Frau könne aus gesundheitlichen Gründen ebenfalls nicht spenden.

Herr J. kam in missmutiger Verfassung in das psychologische Gespräch, weil er an diesem Tag erfahren hatte, dass seine Leber verfettet sei und dies zunächst medizinisch beobachtet werden müsse. Der behandelnde Arzt habe ihm mitgeteilt, dass eine solche Leberverfettung reversibel sei und nicht unbedingt eine Kontraindikation gegen eine Leberlebendspende darstelle. Es wurde vereinbart, dass Herr J. zwei Monate lang strikt Diät halten und seine Leber im Anschluss noch einmal überprüfen lassen sollte. Aber – so der Auftrag des behandelnden Arztes – Herr J. solle doch schon einmal den Termin bei der Ethikkommission und die dafür nötige psychologische Begutachtung „hinter sich bringen". Damit übermittelte der Arzt Herrn J. zwei sich widersprechende Botschaften: Das Vorgehen, möglichst schnell ein positives Votum der Ethikkommission zu bekommen, um ggf. bei einem sich verschlechternden Gesundheitszustand des kleinen Max schnell transplantieren zu können, stand im Gegensatz zu der Aussage des Arztes, zunächst eine Verbesserung der Leberwerte von Herrn J. abzuwarten, weil man seine Leber derzeit ohnehin nicht transplantieren könne. Herrn J. selbst schien indes weniger zu betrüben, dass er aufgrund seiner Leberverfettung möglicherweise als Spender für Maximilian ausfalle, als dass er künftig keine deftigen Speisen und Süßigkeiten mehr würde essen dürfen und eine Diät einhalten müsste. Außerdem schien ihn der medizinische Befund als solcher sehr zu kränken, da er von sich angenommen hatte, kerngesund zu sein.

Dem geplanten Eingriff selbst stand er zwiegespalten gegenüber: Dieser sei eine „Verletzung am eigenen Körper" und Leberlebendspenden seien problematischer als Nierenspenden, das wisse er. Andererseits habe er die Aussage des Arztes bekommen, dass diese Operationen im Großen und Ganzen gut gingen. Herr J. rechnete mit 10 Tagen, die er im Krankenhaus verbringen müsse, und ging davon aus, dass er nach zwei Wochen wieder voll arbeiten gehen könne. Problematisch erschien ihm, dass unklar sei, was im Falle von Komplikationen geschehen würde. Seine Krankenkasse habe ihm gesagt, dass sie das nichts anginge und sie nicht zahlen würde. Hinsichtlich der geplanten Transplantation war für ihn besonders schwierig, dass er nicht planen konnte, sondern quasi als Spender „auf Abruf" bereit stehen musste. Aus diesem Grund hatte Herr J. auch den Termin für eine geplante Handgelenksoperation absagen müssen. In Bezug auf die geplante Transplantation frage sich Herr J. manchmal, ob diese „überhaupt Sinn" habe. Er wisse um das hohe Risiko für Maximilian und dass dieser bei der Operation versterben könnte. Auch ein anderer Arzt habe ihm gegenüber implizit die Frage nach den „Kosten und Nutzen" einer solchen Operation angesprochen. Dass Maximilian in seinem Leben höchstwahrscheinlich noch mehrere Spendeorgane benötigen wird, war Herrn J. bis zu dem psychologischen Gespräch nicht bewusst. Er sei davon ausgegangen, dass Max mit dieser Transplantation „gesund werden" würde.

Herr J. wurde als ambivalenter potentieller Spender eingestuft. Gegenüber dem behandelnden Arzt wurde ein Moratorium für eine Entscheidungsfindung gefordert. Die Gründe hierfür waren folgende:

1. Herr J. schien prinzipiell ambivalent gegenüber der Spende zu sein.
2. Herr J. kam mit ungenügenden Informationen hinsichtlich der geplanten Leberlebendspende zum psychologischen Gespräch. Ein *informed consent* war vor diesem Hintergrund nicht zu konstatieren: Die Annahme eines Ausfalls vom Arbeitsplatz von nur zwei Wochen ist deutlich zu optimistisch. Schon bei Lebendnierenspenden wird in der Regel mit einem mehrwöchigen, manchmal (je nach Tätigkeit) mehrmonatigen Ausfall gerechnet. Eine Leberlebendspende ist aber im Vergleich dazu ein deutlich schwerwiegenderer Eingriff (auch wenn eine linkslaterale Leberresektion für ein Kind gegenüber einer Spende für einen Erwachsenen, bei der ein größerer Teil der Leber entnommen wird, wiederum der harmlosere Eingriff ist). Dennoch bleibt eine Leberteilspende ein nicht ungefährlicher Eingriff, der eine deutlich höhere Mortalitätsrate für die SpenderInnen aufweist als eine Lebendnierenspende (bis zu 1 %). Auch die Tatsache, dass sich Herr J. nicht darüber im Klaren war, dass eine Lebendorganspende eine Lebensverlängerung auf Zeit darstellt, mit der Max – mit Glück – das junge Erwachsenenalter erreichen kann, bevor er eine neue Spende benötigen wird, spricht gegen einen *informed consent*.
3. Das in sich widersprüchliche Anliegen des Arztes, Herrn J. einerseits möglichst schnell die psychologische Begutachtung und anschließend den Termin bei der Ethikkommission passieren zu lassen, ihm aber gleichzeitig mitzuteilen, dass er momentan aufgrund seiner Fettleber nicht spendegeeignet sei, war Herrn J. nur schlecht zu vermitteln.

In Rücksprache mit dem behandelnden Arzt und dessen Zusicherung, dass Max' Zustand derzeit noch stabil sei, wurde ein Moratorium für Herrn J. vereinbart, in dem

a) sich seine Leberwerte verbessern sollten, in dem Herr J. sich aber auch
b) um seine Absicherung als Spender kümmern sollte, am besten, indem er eine Zusage für Kostenübernahme im Krankheitsfall durch die Krankenkasse des Empfängers bekäme;
c) er sich über offene medizinische Fragen wie etwa die voraussichtliche Rekonvaleszenz-Dauer durch die behandelnden ÄrztInnen informieren sollte; und
d) er sich über seinen eigenen Standpunkt klar werden und zu einer eigenen Entscheidung hinsichtlich der Spende finden sollte.

Letztendlich spendete Herr J. nicht, weil sich eine andere Spenderin aus dem Familienkreis fand.

Das Fallbeispiel von Herrn J. macht die Wichtigkeit und Notwendigkeit eines solchen Moratoriums deutlich. Herr J. war in vielen Punkten zu ambivalent und zu schlecht informiert, als dass bei ihm eine Freiwilligkeit und ein *informed consent* konstatiert werden konnten. Andererseits schien er jedoch auch für seinen kleinen Enkel spenden zu *wollen*. In der geschilderten Situation scheint ein Aufschub einer Entscheidung in Form eines Moratoriums die einzig richtige Lösung. Ein Moratorium ist auch Bestandteil des sogenannten „Münchner Modells", von dem Schneewind und Sedlmayer (2006) berichten (ebd., S. 19). Dort wurde routinemäßig nach jeder psychologischen Begutachtung von LebendorganspenderInnen eine vierwöchige Moratoriumsphase festgelegt, in der die SpenderInnen und EmpfängerInnen ihre Entscheidung überdenken sollten. Ich selbst plädiere für ein Moratorium nur in sehr ambivalenten Fällen wie dem von Herrn J.. Wie die vorliegende Untersuchung gezeigt hat, sind Entscheidungsprozesse sui generis den meisten LebendnierenspenderInnen gar nicht zugänglich. Sie befinden sich in einer Situation, in der es darum geht, sich der getroffenen Entscheidung zu versichern und sich mit dieser innerpsychisch anzufreunden. Ein Moratorium erscheint hier als eine von außen aufgezwungene zweite Entscheidungsphase, die – so meine Vermutung – für manche PatientInnen vor allem belastend sein würde. Viele PatientInnen, die ich in meiner klinischen Praxis sehe, wollen den Eingriff möglichst bald realisiert wissen. Auch Schweitzer et al. (2003) plädieren im Rahmen der psychologischen Begutachtung für ein Moratorium lediglich in sogenannten „Problemfällen". Sie eruierten in ihrer Studie folgende „Problemkonstellationen", in denen sie für ein Moratorium und weitere Gespräche plädierten:

– sehr enge Beziehungen zwischen extrem bedürftigen EmpfängerInnen, die konstant und einseitig von extrem hilfreichen SpenderInnen abhängig sind;
– unrealistische Erwartungen an die Spende, im Sinne von: „Alles wird sich zum Besseren verändern";
– ängstliche Vermeidung jeglicher Konfrontation mit möglichen postoperativen Komplikationen;
– unzureichende medizinische Informationen;
– gesundheitliches Risikoverhalten;
– schlechte und unverarbeitete Erfahrungen mit dem Medizinalsystem (ebd., S. 1465).

Ein Moratorium ist allerdings nur dann durchzusetzen, wenn keine akute Lebensgefahr für den/die potentielle(n) Empfänger/in besteht. So gesehen wären Nierentransplantationen für das oben ausgeführte Vorgehen besonders gut geeignet. In schwierigeren Fällen, insbesondere der Leberlebendspende, greift – so meine These – der von Manzeschke (2008) beschriebene kategorische Imperativ dieser Gesellschaft, dem „nichts so drängend ist wie die Kontrolle des Todes“ (ebd., S. 308).

Ob die zugleich im „Münchner Modell“ praktizierte Transplantationsvereinbarung, bei der die SpenderInnen ihren freiwilligen Spendeentschluss schriftlich fixieren, wirklich dazu angetan ist, eine stabile autonome Entscheidung bei allen Beteiligten zu erreichen, erscheint mir persönlich fragwürdig. Hat doch ein schriftliches Dokument über die Einwilligung in eine Organentnahme eine große Ähnlichkeit mit einem Vertrag, von dem man bekanntlich nur schwer zurücktreten kann – auch wenn ein solches Rücktrittsrecht selbst Bestandteil des Vertrages ist.

Das zweite Fallbeispiel ist ebenfalls eines, das die Wichtigkeit eines Karenzraumes – gerade auch *zwischen* den einzelnen psychologischen Gesprächen im Vorfeld einer Lebendorganspende – unterstreicht, in dem das Besprochene verarbeitet werden kann. Das Beispiel handelt von einer Mutter, die sehr kurzfristig von ihrer geplanten Nierenspende für ihren Sohn zurückgetreten ist:

2. Eine 46-jährige Mutter (Frau N.) und ihr 20-jähriger Sohn stellen sich bei mir zur Begutachtung für eine geplante Lebendnierenspende vor. Der Sohn leidet unter Schrumpfnieren, und die Mutter möchte ihm nun eine ihrer Nieren spenden. Die Eltern leben seit Jahren schon getrennt, zum Vater gibt es unregelmäßigen, aber dann meist recht guten Kontakt. Als möglicher Spender wurde er nicht angefragt, er hat sich allerdings auch nicht von sich aus angeboten, obwohl er von der Erkrankung seines Sohnes weiß. Das Paargespräch mit Mutter und Sohn sowie die einige Tage später stattfindenden Einzelgespräche verlaufen unauffällig, die Spendemotivation scheint nachvollziehbar und der Spende kann aus psychologischer Sicht zugestimmt werden. Dennoch wurde mit den PatientInnen noch ein Abschlussgespräch vereinbart. In diesem Abschlussgespräch teilt mir Frau N. unerwartet mit, dass sie sich noch einmal Gedanken gemacht habe und mit ihrer Spende nun doch noch warten möchte. Sie begründet ihre Bedenken in erster Linie mit einem Gespräch, das sie mit ihrem Hausarzt geführt habe, der ihr von einer Spende aus gesundheitlichen Gründen abgeraten habe. Sie verweist aber auch auf das, was zwischen uns in dem Einzelgespräch thematisiert wurde. Ihrem Sohn hat sie bis zum psychologischen Gespräch nichts von ihrem Sinneswandel erzählt, er erfährt dies ebenfalls erst zu dem Zeitpunkt des Abschlussgesprächs. Sie habe extra gewartet, so die Patientin, um ihrem Sohn diese Entscheidung nicht alleine mitteilen zu müssen. Der Sohn reagiert überrascht, die behandelnden Ärzte überrascht bis ärgerlich ob dieses plötzlichen Rücktritts der Patientin.

Zu erklären ist dieser überraschende Rücktritt von der geplanten Lebendnierenspende nur mit starken innerpsychischen Ambivalenzen, die sich bis dahin nicht offen gezeigt haben und nicht selbst eingestanden werden durften. Im Einzelgespräch war mit Frau N. zuvor thematisiert worden, dass sie ihr ganzes Leben immer diejenige gewesen sei, die sich aufgeopfert und zurückgesteckt habe. Nach der Trennung von ihrem Mann habe sie sich um den gemeinsamen Sohn gekümmert und dafür auf vieles verzichtet. Die von mir im Gespräch aufgeworfene Frage, ob nicht eventuell der Vater spenden könnte, wird von Frau N. mit der Begründung verneint, dass dieses Angebot von ihm selbst kommen müsse.

Das Setting von drei einzelnen Terminen – ein Paargespräch, jeweils ein Einzelgespräch sowie ein Abschlussgespräch – hat bei Frau N. dazu geführt, dass sie sich zwischen dem zweiten und dritten Termin noch einmal die Freiheit genommen hat, den eigenen Ambivalenzen nachzuspüren und diese auch zuzulassen. Auch an dieser Stelle kann wieder mit Festinger (1978) konstatiert werden: Die kognitiven Dissonanzen, die sich nach dem Einzelgespräch aufgetan haben und dem zufolge sie ihr bisheriges Leben als ein stetes Zurückstecken und Aufopfern ihrem Sohn gegenüber berichtet hat, müssen hinsichtlich der Spendeentscheidung zu groß geworden sein, als dass Frau N. an ihrer Entscheidung zur Lebendnierenspende noch weiter hätte festhalten können. Hilfreich waren dafür das psychologische Gespräch, aber auch ein ihre neue Entscheidung nun bestärkender Rat ihres Hausarztes, mit einer Transplantation doch noch zu warten.

3. Das dritte Beispiel handelt von zwei eineiigen Zwillingsschwestern Mitte Dreißig, von denen die eine der anderen eine Niere spenden soll. Die potentielle Empfängerin Frau R. leidet an einer Niereninsuffizienz unklarer Genese und ist seit einem halben Jahr an der Dialyse. Bereits bei der Vereinbarung für einen Gesprächstermin betont die potentielle Spenderin Frau B., dass sie eigentlich nur spenden wolle, wenn wirklich niemand anderes außer ihr für eine Spende in Frage komme. Im Einzelgespräch zeigt sich Frau B. dann höchst ambivalent gegenüber einer möglichen Nierenspende für ihre Schwester. Sie beklagt, dass die Untersuchungen weitergelaufen seien, obwohl sie gegenüber den behandelnden ÄrztInnen mehrfach betont habe, dass sie nur spenden würde, wenn wirklich niemand anderer in Frage käme. Von ärztlicher Seite habe es aber geheißen, dass man nicht zweigleisig fahren wolle und – da ihre Ergebnisse doch so gut passen würden – man sich deshalb auf sie als Spenderin konzentriere. Ihre Zweifel hinsichtlich der anvisierten Lebendnierenspende für ihre Schwester begründet Frau B. mit der Sorge um ihre drei Kinder, die elf, sechs und drei Jahre alt seien. Ihr mittlerer Sohn habe zudem eine leichte Behinderung und leide unter epileptischen Anfällen. Sie habe Sorge, dass sie sich nicht mehr adäquat um ihn kümmern könne, sollte es nach der Nierenspende zu Komplikationen oder Leistungseinbußen kommen. Ihr Mann arbeite freiberuflich rund um die Uhr und verdiene das einzige Einkommen, so dass er sie bei der Kinderbetreuung auch nicht unterstützen könne. Zudem habe sie Angst vor den Nebenwirkungen und möglichen Langzeitfolgen einer Spende.

Gegenüber ihrer Schwester tut sich Frau B. schwer, diese Ambivalenzen zu kommunizieren. Sie habe Angst, in der Familie als „Buhmann" dazustehen oder einen Egoismus-Vorwurf zu bekommen. Sie ärgere sich aber auch über die Haltung ihrer Schwester, die offensichtlich denke, sie brauche niemand anderen aus der Familie mehr anzufragen, weil es bei ihr ja so gut zu passen scheine. Tatsächlich verhält es sich so, dass für Frau R. eine Nierenspende von ihrer Zwillingsschwester die optimale Lösung wäre, da sie dann aufgrund der Gewebeübereinstimmung auf die immunsuppressiven Medikamente verzichten könnte.

Außer Frau B. hatten sich noch die 60-jährige Mutter der beiden Zwillinge sowie ein jüngerer Bruder als Spender bereiterklärt.

Aus psychologischer Sicht konnte dieser geplanten Lebendnierenspende zwischen den beiden Schwestern nicht zugestimmt werden. Zu ambivalent zeigte sich dafür die anvisierte Spenderin Frau B. Problematisch war zudem, dass Frau B. die Angst äußerte, ihre Bedenken ihrer Schwester mitzuteilen und dafür innerhalb der Familie kein Verständnis zu finden. Aus diesem Grund wurde mit der Patientin ein medizinisches Alibi vereinbart, das sie gegenüber ihrer Familie als Spenderin entlastete, ohne sie dabei in eine schwierige Lage zu bringen. Dabei sollte es sich um einen Befund handeln, der reversibel ist, da sich Frau B. die Option einer Spende in einigen Jahren noch offen halten wollte. Gerade in Fällen von ambivalenten SpenderInnen, die sich aber nicht trauen, ihre Zweifel innerhalb der Familie zu äußern, sollte ein solches Alibi medizinischer und psychologischer Standard werden.

Gerade durch den Umstand, dass Frau B. als eineiiger Zwilling die ideale Spenderin für ihre Schwester Frau R. darstellte – ähnlich wie im vorliegenden Sample Frau Hinzig für ihren Bruder – entstand in dieser Konstellation ein enormer Druck, dem sich Frau B. alleine nur schwer entgegenstellen konnte. Anders als Frau Hinzig vermochte sie die anstehende Spende nicht zu einem eigenen Projekt zu machen, und die Spende wurde hier auch nicht durch eine besonders liebevolle Schwesternbeziehung getragen; denn Frau B. und Frau R. machten beide keinen Hehl daraus, dass sie zwar Zwillinge, aber in vielen Punkten doch recht unterschiedlich seien. Umso wichtiger war für Frau B. in dieser Situation eine Gesprächsmöglichkeit, in der sie ihre Bedenken in geschützter Atmosphäre ohne ihre Schwester äußern konnte.

Anders als bei den in dieser Studie interviewten PatientInnen wurden also in den drei Fallbeispielen die geplanten Nierenspenden jeweils nicht realisiert. Es handelte sich hierbei um drei sehr ambivalente, potentielle SpenderInnen, deren *Nein* zur Spende aber auch nicht von Beginn an deutlich zu vernehmen war; denn sonst wären sie nicht als potentielle SpenderInnen medizinisch evaluiert und mir zur Untersuchung vorgestellt worden. Die Beispiele sollten noch einmal die Wichtigkeit einer (gendersensiblen) Begutachtung verdeutlichen und die Relevanz von Karenzzeit bis hin zu einem Moratorium im Zuge einer Begutachtungspraxis für Lebendorganspende-PatientInnen herausstreichen.

Zur Illustration ist nachfolgend ein idealtypisch ablaufender Prozess einer psychologischen Begutachtung abgebildet, wie er am Universitätsklinikum Leipzig praktiziert wird:

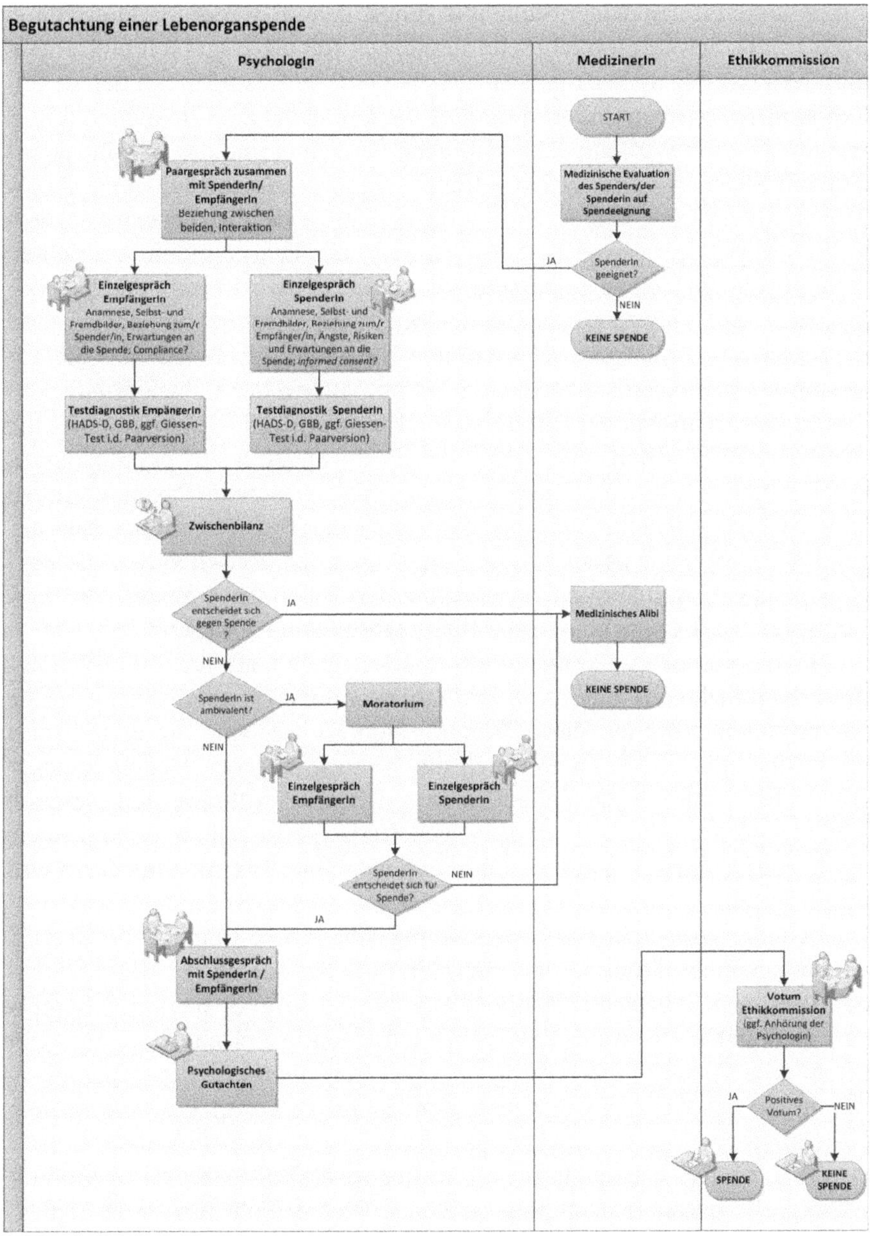

Abbildung 1: Prozess der psychologischen Begutachtung

Anzumerken ist an dieser Stelle allerdings, dass es weder in Deutschland noch in der Schweiz einheitliche Standards für die Begutachtungspraxis gibt: Manche PsychologInnen führen ein einziges Gespräch mit den potentiellen SpenderInnen und EmpfängerInnen, manche zwei, manche drei. In einigen Zentren wird auf Paargespräche verzichtet und die EmpfängerInnen und SpenderInnen werden getrennt von zwei verschiedenen PsychologInnen interviewt. Dabei wird mitunter auf eine möglicherweise aufschlussreiche Beziehungsdynamik während des Paargesprächs verzichtet. Ob und wenn ja welche Testdiagnostik verwendet wird, bleibt den PsychologInnen vor Ort überlassen. Die uneinheitliche Begutachtungspraxis und die fehlenden Standards sind auch dem Umstand geschuldet, dass die Tätigkeit der psychologischen Evaluation im Vorfeld der Lebendorganspenden an jeder Klinik anders organisiert wird. In einigen Kliniken ist dies die Aufgabe der Medizinischen Psychologie, in anderen der psychosomatischen Abteilung, in wieder anderen gibt es fest angestellte PsychologInnen an der Chirurgischen Abteilung, die somit dem Transplantationsteam angehören. Hier wäre perspektivisch ein Austausch zwischen den die psychologischen Evaluationen durchführenden Personen sinnvoll, um ggf. Leitlinien für die psychologische Begutachtung zu entwickeln.

Prinzipiell ist zu überlegen, ob es sinnvoll sein könnte, die psychologisch begutachtende Person in der Ethikkommission anzuhören oder sie gar zu einem Mitglied dieser Kommission zu machen, wie es teilweise schon diskutiert wird. Denn durch die vorangegangenen Begutachtungsgespräche kennt sie die PatientInnen am besten, während den weiteren Kommissionsmitgliedern nur das psychologische Gutachten vorliegt sowie ein kurzer Eindruck durch das persönliche Gespräch mit SpenderIn und EmpfängerIn.

Andererseits stellt es für den/die psychologische Begutachter/in auch eine entlastende Situation dar, nicht über die Spende der zu begutachtenden Personen (mit-)entscheiden zu müssen. So kann er/sie den PatientInnen glaubhaft vermitteln, dass er/sie selbst keine Entscheidung für oder gegen eine Spende treffen muss, was das Vertrauen und die Offenheit in Bezug auf das Äußern von Ambivalenzen auf PatientInnen-Seite vergrößern dürfte.

Des Weiteren halte ich es mit Walter et al. (2004) für zwingend notwendig, die psychologisch begutachtende Person nicht fest in das Transplantationsteam einzubinden, sondern eine außenstehende Position einnehmen zu lassen. Sie sollte im besten Fall zum Anwalt/zur Anwältin der SpenderInnen werden und weder die Interessen der ÄrztInnen oder der

Klinik (z. B. an möglichst hohen Transplantationszahlen) vertreten noch im Sinne eines psychologischen Paternalismus agieren.

Für die klinische Praxis bleibt nach dieser Studie meiner Ansicht nach festzuhalten, dass eine gendersensible Begutachtung nach wie vor dringend indiziert ist. Nicht allein, weil Frauen qua ihres Geschlechts eine vulnerable Gruppe darstellen, die als übereifrige Spenderinnen vor sich selbst zu schützen sind, sondern weil im Verfahren einer Lebendnierenspende Geschlechternormen wirksam werden, die sich über die Köpfe der Beteiligten hinweg entfalten und mitunter Druck auf die Spendenden ausüben können. Frauen bilden insofern eine vulnerable Gruppe, als sie den Anrufungen im Rahmen einer Lebendorganspende stärker ausgesetzt zu sein scheinen als Männer beziehungsweise den Anrufungen an sie mitunter sogar zuvorkommen. Männer dagegen scheinen größere Probleme zu haben, sich ihre Vulnerabilität und ihre Ambivalenzen einzugestehen und diese nach außen zu thematisieren. Dieser Befund macht sie allerdings ebenfalls zu einer vulnerablen Gruppe, da sie zudem weniger als Frauen das Gefühl haben, von ihrer Entscheidung wieder zurücktreten zu können. Hier müsste in einer behutsamen Gesprächsführung eruiert werden, inwiefern sich hinter einer demonstrativ nach außen getragenen Spendebereitschaft möglicherweise Ängste und Befürchtungen verbergen, die im Vorfeld einer Lebendspende thematisiert werden müssen. Auch hier gilt, im Zweifelsfall immer ein Mehr an Bedenkzeit im Vorfeld einer Lebendorganspende einzuräumen, um diesen tabuisierten Prozessen vielleicht doch noch Raum zu verschaffen.

Auf Einzelfallebene sind immer die persönlichen Gründe für eine Spende zu klären, ein übergroßes Spendeengagement zu hinterfragen und geschlechtsspezifische Anrufungen an die SpenderInnen sichtbar zu machen, damit diese ggf. besprochen werden können („ich muss/möchte ein Held sein“, „ich muss/möchte die aufopfernde Ehefrau/Mutter sein“). Außerdem erscheint es geboten, vor allem junge Frauen auf den noch ungeklärten Forschungsstand hinsichtlich einer Lebendnierenspende bei späterem Kinderwunsch und auf mögliche Risiken für eine nachfolgende Schwangerschaft hinzuweisen (vgl. Reisæter et al. 2009 und Ibrahim et al. 2009). Bei jungen spendewilligen Frauen ist in jedem Fall ein möglicher Kinderwunsch abzuklären und auf eventuelle postoperative Risiken hinzuweisen.

Indes erscheint es – auch dies ein Ergebnis der vorliegenden Studie – problematisch, hinsichtlich der „*gender imbalance*“ in der Lebendorganspende eine Erhöhung des Anteils männlicher Spender mit dem Argument zu fordern, dass „männliche" Nieren in medizinischen Studien eine längere Transplantatüberlebensdauer zeigten bzw. besser „verträglich" seien (vgl. Schicktanz et al. 2006): Zum einen mutet es zynisch an, wenn den häufiger spendenden Frauen auf diese Weise signalisiert wird, dass ihr Organ gegenüber dem eines Mannes „weniger wert" oder nur die zweitbeste Alternative sei. Eine solche Argumentation findet sich auch bei manchen Spenderinnen, wie ich gelegentlich in meiner klinischen Praxis feststelle. In diesem Sample war es Frau Hinzig, die auf die weniger gute Leistung einer Frauenniere im Körper eines Mannes hinwies und somit eine defizitäre Selbstzuschreibung als Spenderin vornahm. Allein das Unbehagen über diesen, auf eine körperlich-medizinische Ebene verlagerten Defizitdiskurs gegenüber Frauen wäre allerdings kein Grund, die medizinischen Ergebnisse anzuzweifeln, gemäß dem Motto, dass nicht sein darf, was nicht sein soll. Viel problematischer erscheint, dass die Studienergebnisse zu diesem Befund selbst nicht eindeutig sind – sich verschiedentlich sogar widersprechen (Jindal et al. 2005). Hier müssten weitere valide Forschungsergebnisse abgewartet werden, bis es ratsam erscheint, sich auf einen solchen „Befund" zu beziehen, um die *gender imbalance* im Rahmen der Lebendorganspende anzuprangern.

Die Thematisierung des *Spendeimperativs*, also der Verschränkung von Zwang und Freiwilligkeit im Rahmen der Lebendorganspenden als eine dem Verfahren eingeschriebene „Dialektik von Hilfemöglichkeit und Entscheidungslast" (Fateh-Moghadam et al. 2004, S. 32), die auch in dieser Untersuchung Gegenstand war, erscheint im Rahmen einer psychologischen Begutachtung sinnvoll. Denn so würden Ambivalenzen nicht unnötig individualisiert, sondern könnten als normale Reaktion auf die Zumutung zur Spende für die Einzelnen ggf. besser annehmbar und damit ins eigene Ich integrierbar werden. Darauf haben auch Fateh-Moghadam et al. (2004) hingewiesen, indem sie psychologische Beratungsverfahren fordern „die diese Dialektik für die Betroffenen erleichtern können" (ebd., S. 32).

Mein Anliegen war es, mit dieser Studie zu zeigen, dass eine Lebendorganspende neben den vielen positiven Aspekten, die sie mit sich bringt, immer noch eine psychische und physische Herausforderung und eine *Zumutung* für die Betroffenen darstellt, vor allem für die SpenderInnen. Meine Studie konnte die subjektiven Aneignungsprozesse dieser gesellschaftlichen Zumutung zur Spende aufzeigen sowie die stattfindenden Ressourcenmobilisierungen. Anstatt in einem psychologischen Begutachtungsprozess den vielen auf den ersten Blick scheinbar spontanen und unambivalenten SpenderInnen zu applaudieren, erscheint es für die Zukunft sinnvoller, diesen Zumutungen sowie den verdrängten und „verpönten" Ambivalenzen einer Lebendorganspende gegenüber mehr Raum für Artikulation zu verschaffen und nach wie vor davon auszugehen, dass alle Betroffenen zunächst dem Spendeimperativ entkommen wollen. Die jeweiligen Aneignungsprozesse desselben und die subjektiven Umdeutungen könnten somit stärker in den Blick geraten und gegebenenfalls mit den PatientInnen besprochen werden.

Literaturverzeichnis

ACHILLE, MARIE; SOOS, JOHN; FORTIN MARIE-CHANTAL; PÂQUET, MICHEL and MARIE-JOSÉE HÉBERT (2007): Differences in psychosocial profiles between men and women living kidney donors. In: Clinical Transplantation 21, pp. 314–320.

ADLOFF, FRANK und STEFFEN MAU (2005): Vom Geben und Nehmen. Zur Soziologie der Reziprozität. Frankfurt a. M., Campus Verlag.

ADORNO, THEODOR W. (1973 [1950]): Studien zum autoritären Charakter, Frankfurt a. M., Suhrkamp Verlag.

AHLERT, MARLIS und LARS SCHWETTMANN (2011): Die Einstellung der Bevölkerung zur Organspende. In: Böcken, Jan; Braun, Bernard und Uwe Repschläger (Hrsg.) (2011): Gesundheitsmonitor 2011. Bürgerorientierung im Gesundheitswesen. Kooperationsprojekt der Bertelsmann Stiftung und der BARMER GEK. Verlag Bertelsmann Stiftung; S. 193–213.

ALTHUSSER, LOUIS (1977 [1965]): Ideologie und ideologische Staatsapparate. Aufsätze zur marxistischen Theorie. Hamburg, VSA.

ATHENSTAEDT, URSULA und DOROTHEE ALFERMANN (2011): Geschlechterrollen und ihre Folgen. Eine sozialpsychologische Betrachtung. Stuttgart, Kohlhammer.

BAMBERG, MICHAEL (1997): Is There Anything between Structure and Performance? In: Journal of Narrative and Life History 7, 1–4, pp. 335–342.

BAMBERG, MICHAEL (1999): Is There Anything Behind Discourse? Narrative and the Local Accomplishment of Identities. In: Maiers, W.; Bayer, B.; Duarte Esgaldo, B.; Jorna R. and Ernst Schraube (Eds.) Challenges to Theoretical Psychology. Selected/Edited Proceedings of the Seventh Beannial Conference of The International Society for Theoretical Psychology Berlin, 1997, North York, Captus University Publications, pp. 220–227.

BECKER, RUTH und BEATE KORTENDIEK (HRSG.) (2010): Handbuch Frauen- und Geschlechterforschung. Theorie, Methoden, Empirie. 3. Auflage. Wiesbaden, Verlag für Sozialwissenschaften.

BILLER-ANDORNO, NICOLA und S. KLING (2004): Who Gives and Who Receives? Gender Issues in Living Organ Donation. In: Gutmann, S.; Daar, A. S.; Sells, R. A.; Land, W. (2004) (Eds.): Ethical, Legal, and Social Issues in Organ Transplantation. Lenggerich, Pabst Verlag, S. 222–230.

BILLER-ANDORNO, NICOLA und HENNING SCHAUENBURG (2003): Vulnerable Spender. Eine medizinethische Studie zur Praxis der Lebendorganspende. Ethik in der Medizin. Vol. 15, Nr. 1, S. 25–35.

BILLER-ANDORNO, NICOLA (2002): Gender imbalance in living organ donation. Medicine, Health Care and Philosophy 5, pp. 199–204.

BOOTHE, BRIGITTE (2011): Das Narrativ. Biographisches Erzählen im psychotherapeutischen Prozess. Stuttgart, Schattauer Verlag.

BOOTHE, BRIGITTE (2010): Erfüllung und Katastrophe. Themenspektrum in psychoanalytischer Perspektive. Berichte aus der Abteilung Klinische Psychologie, Psychotherapie und Psychoanalyse Nr. 58, Februar 2010.

BOOTHE, BRIGITTE, BECKER-FISCHER, M. und G. FISCHER (1993): Die „ewige Tochter“: Ein neuer Ansatz zur Konfliktpathologie der magersüchtigen Frau. In: Seidler, G. H. (Hg.)

(1993): Magersucht, Öffentliches Geheimnis, Göttingen, Vandenhoeck & Ruprecht, S. 87–133.

Bourdieu, Pierre (1998 [1994]): Praktische Vernunft. Zur Theorie des Handelns. Frankfurt a. M., Suhrkamp Verlag.

Brähler, Elmar und Hildegard Felder (1999) (Hrsg.): Weiblichkeit, Männlichkeit und Gesundheit. Opladen, Westdeutscher Verlag.

Breyer, Friedrich; Van den Daele, Wolfgang; Engelhard, Margret; Gubernatis, Gundolf; Kliemt, Hartmut; Kopetzki, Christian; Schlitt, Hans-Jürgen und Jochen Taupitz (2006): Organmangel. Ist der Tod auf der Warteliste unvermeidbar? Berlin, Springer Verlag.

Brim, Orville G. (1962): Personality and decision processes. Stanford, University Press.

Butler, Judith (2001 [1997]): Psyche der Macht. Das Subjekt der Unterwerfung. Frankfurt a. M., Suhrkamp Verlag.

Caillé, Alain (1994): Don, intérêt et désintéressement: Bourdieu, Mauss, Platon et quelques autres. Paris, La Découverte.

Caplow, Theodore (1982): Middletown Families. 50 Years of Change and Continuity. Minneapolis, University of Minnesota Press.

Dahm, Felix; Weber, M.; Müller, B.; Pradel, F. G.; Laube, G. F.; Neuhaus, T. J.; Cao, C.; Wüthrich, R. P; Thiel, G. T. and P.-A. Clavien (2006): Open and laparoscopic living donor nephrectomy in Switzerland: a retrospective assessment of clinical outcomes and the motivation to donate. In: Nephrology, Dialysis, Transplantation 2006, 21, pp. 2563–2568.

Decker, Oliver (2011): Der Warenkörper. Zur Sozialpsychologie der Medizin. Springe, zu Klampen Verlag.

Decker, Oliver, Winter, Merve; Brähler, Elmar und Manfred Beutel (2008): Between Commodification and Altruism. Gender Imbalance and Attitudes towards Organ Donation. Journal of Gender Studies 17, pp. 251–255.

Decker, Oliver (2004): Der Prothesengott. Subjektivität und Transplantationsmedizin. Gießen, Psychosozial Verlag.

Deutsche Stiftung Organtransplantation (2013): Organspende und Transplantation in Deutschland. Jahresbericht 2013, abgerufen am 23.05. 2014 unter: <http://www.dso.de/servicecenter/downloads/jahresberichte-und-grafiken.html>, S. 64.

Deutsche Stiftung Organtransplantation (2012a): abgerufen am 30.03.2012 unter: <http://www.dso.de/infocenter/fachpublikum/zahlen-zur-organspende-und-transplantation.html>.

Deutsche Stiftung Organtransplantation (2012 b): <http://www.dso.de/organspende-und-transplantation/lebendspende/nierenlebendspende.html>, abgerufen am 14.05.2012.

Drakulić, Slavenka (2008 [2006]): Leben Spenden. Was Menschen dazu bewegt, Gutes zu tun. Wien, Zsolnay Verlag.

Dworkin, Ronald (1993): Life's dominion: An Argument About Abortion, Euthanasia, and Individual Freedom. Knopf, New York.

Eckes, Thomas (2010): Geschlechterstereotype: Von Rollen, Identitäten und Vorurteilen. In: Becker, Ruth und Kortendiek, Beate (Hg.) (2010): Handbuch Frauen- und Geschlechterforschung. Theorien, Methoden, Empirie. 3., erweiterte und durchgesehene Auflage, Wiesbaden, Verlag für Sozialwissenschaften, S. 178–189.

Fateh-Moghadam, Bijan (2008): Die Einwilligung in die Lebendorganspende. Die Entfaltung des Paternalismusproblems im Horizont differenter Rechtsordnungen am Beispiel Deutschlands und Englands. München, Verlag C. H. Beck. Münchner Universitätsschriften. Reihe der juristischen Fakultät. Band 219.

FATEH-MOGHADAM, BIJAN; SCHROTH, ULRICH; GROSS, CHRISTIANE und THOMAS GUTMANN (2004): Die Praxis der Lebendspendekommissionen – Eine exemplarische Untersuchung zur Implementierung prozeduraler Modelle der Absicherung von Autonomiebedingungen im Transplantationswesen. Teil 1: Freiwilligkeit. Medizinrecht 2004, Heft 1, S. 19–34.

FAZEL, IRADJ (2004): Renal Transplantation in Iran: The Iranian Model. In: Gutmann, Thomas.; Daar, Abdallah S.; Sells, Robert A.; Land, Walter (2004) (Eds.): Ethical, Legal, and Social Issues in Organ Transplantation. Lenggerich, Pabst Verlag, S. 281–287.

FELLNER, CARL H. and JOHN R. MARSHALL, (1970A): Kidney Donors – The Myth of Informed Consent. In: American Journal of Psychiatry 126, 9, pp. 1245–1251.

FELLNER, CARL H. and JOHN R. MARSHALL (1970B): Kidney Donors. In: Macaulay, Jacqueline and Leonard Berkowitz (1970): Altruism and Helping Behavior. Social Psychological Studies of Some Antecedents and Consequences. New York, Academic Press, S. 269–281.

FESTINGER, LEON (1978 [1957]): Theorie der kognitiven Dissonanz. (herausgegeben von Martin Irle u. Volker Möntmann) Bern, Hans Huber Verlag.

FORNARA, PAOLO (2007): Nierentransplantation – Widerspruchslösung und Subsidiarität der Lebendspende auf dem Prüfstand. Rede auf dem 59. Kongress der Deutschen Gesellschaft für Urologie in Berlin, im Netz verfügbar unter: <http://www.mensch-und-krebs.de/modules.php?op=modload&name=PagEd&file=index&printerfriendly=1&page_id=359> (aufgerufen am 15.10.2008).

FOX, RENÉE C. and JUDITH P. SWAZEY (1978 [1974]): The Courage to Fail. Chicago, The University of Chicago Press.

FRANKLIN, PATRICIA M. and ALISON K. CROMBIE (2003): Live Related Renal Transplantation: Psychological, Social, And Cultural Issues. In: Transplantation Vol. 76, No. 8, pp. 1247–1252.

FREUD, SIGMUND (1925): Die Verneinung. In: Sigmund Freud. Gesammelte Werke Bd.14, Frankfurt a. M., S. Fischer Verlag, S. 11–15.

GARFINKEL, HAROLD (1967): Studies in Ethnomethodology. Englewood Cliffs, Prentice Hall.

GERHARDT, UTA (2001): Idealtypus. Zur methodischen Begründung der modernen Soziologie. Frankfurt a. M., suhrkamp taschenbuch wissenschaft.

GERHARDT, UTA (1986): Patientenkarrieren. Frankfurt a. M., edition suhrkamp.

GHODS, AHAD J. and D. NASROLLAHZADEH (2003): Gender Disparity in a Live Donor Renal Transplantation Programm: Assessing From Cultural Perspectives. In: Transplantation Proceedings, 35, S. 2559–2560.

GILDEMEISTER, REGINE (2010): Doing Gender: Soziale Praktiken der Geschlechterunterscheidung. In: Becker, Ruth und Beate Kortendiek (Hrsg.) (2010): Handbuch Frauen- und Geschlechterforschung. Theorien, Methoden, Empirie. 3., erweiterte und durchgesehene Auflage, Wiesbaden, Verlag für Sozialwissenschaften, S. 137–145.

GILDEMEISTER, REGINE und ANGELIKA WETTERER (2002): Wie Geschlechter gemacht werden. Die Soziale Konstruktion der Zweigeschlechtlichkeit und ihre Reifizierung in der Frauenforschung. In: Knapp, Gudrun-Axeli und Angelika Wetterer (Hrsg.) (2002): Traditionen Brüche. Entwicklungen feministischer Theorie. Freiburg: Kore Verlag, S. 201–254.

GILLIGAN, CAROL (1984): Die andere Stimme. Lebenskonflikte und Moral der Frau. München, Piper Verlag.

GLASER, BARNEY G. and ANSELM L. STRAUSS (1998 [1967]): Grounded Theory. Strategien qualitativer Forschung. Bern, Hans Huber Verlag.

GOFFMANN, ERWIN (1994 [1977]): Das Arrangement der Geschlechter. In: Ders.: Interaktion und Geschlecht. Frankfurt a. M., Campus Verlag, S. 105–158.

GODBOUT, JACQUES T. (1998): The World of the Gift. Montreal, McGill-Queen's University Press.

GRISARD, DOMINIQUE; HÄBERLEIN, JANA; KAISER, ANELIS und SYBILLE SAXER (Hrsg.) (2007): Gender in Motion. Die Konstruktion von Geschlecht in Raum und Erzählung. Frankfurt am Main, Campus Verlag.

GUTMANN, THOMAS; DAAR, ABDALLAH S., SELLS; ROBERT A. and WALTER LAND (Eds.) (2004): Ethical, Legal, and Social Issues in Organ Transplantation. Lenggerich, Papst Verlag.

GUTMANN, THOMAS und ULRICH SCHROTH (2003): Rechtliche und Ethische Aspekte der Lebendspende von Organen. In: Oduncu, Fuat, S.; Schroth, Ulrich und Wilhelm Vossenkuhl (Hrsg.) (2003): Transplantation. Organgewinnung und –allokation. Göttingen, Vandenhoeck & Ruprecht, S. 271–290.

HARRÉ, ROM and LUK VAN LANENHOVE (1999) (Eds.): Positioning Theory. Oxford, Blackwell.

HAUSER-SCHÄUBLIN, BRIGITTA, KALITZKUS, VERA, PETERSEN, IMME und IRIS SCHRÖDER (2001): Der geteilte Leib. Die kulturelle Dimension von Organtransplantation und Reproduktionsmedizin in Deutschland. Frankfurt, Campus Verlag.

HECK, GRETEL; SCHWEITZER, JOCHEN AND MARIA SEIDEL-WIESEL (2003): Psychological effects of living related kidney transplantation – risks and chances. In: Clinical Transplantation 2004, 18, pp. 716–721.

HELFFERICH, CORNELIA (2004): Die Qualität qualitativer Daten. Manual für die Durchführung qualitativer Interviews. Wiesbaden, Verlag für Sozialwissenschaften.

HILL, REUBEN (1970): Family development in three generations. Cambridge.

HOLLWAY, WENDY (1984): Gender Difference and the Production of Subjectivity. In: Henriques, Julian; Hollway, Wendy; Urwin, Cathy; Venn, Couze and Valerie Walkerdine (1984) (Eds.): Changing the Subject. London, Methuen, pp. 227–263.

IBRAHIM, HASSAN N.; AKKINA, S. K.; LEISTER, E.; GILLINGHAM, K.; CORDNER, G.; GUO, H.; BAILEY, R.; ROGERS, T.; MATAS, A. J. (2009): Pregnancy Outcomes After Kidney Donation. In: American Journal of Transplantation 2009, Vol. 9, Issue 4, pp. 825–834.

JINDAL, RAHUL M.; RYAN, JOHN J.; SAJJAD, IMRAN; MURTHY, MADHUKIRAN H.; BAINES, LYNDSAY S. (2005): Kidney Transplantation and Gender Disparity. In: American Journal of Nephrology 2005, 25, S. 474–483.

JOSEPHSON, MICHELLE A. (2009): Pregnancy after kidney donation: more questions than answers. In: Nature Reviews Nephrology, Volume 5, Sept. 2009, S. 495–497.

THOMAS JUNG und STEFAN MÜLLER-DOHM (HRSG.) (1993): „Wirklichkeit" im Deutungsprozeß: Verstehen und Methoden in den Kultur- und Sozialwissenschaften. Frankfurt a. M., Suhrkamp Verlag.

KALITZKUS, VERA (2009): Dein Tod, mein Leben. Warum wir Organspenden richtig finden und trotzdem davor zurückschrecken. Frankfurt a. M., Suhrkamp Verlag.

KAYLER, LIISE K.; RASMUSSEN CYNTHIA S.; DYKSTRA DAWN M.; OJO, AKINLOLU O.; PORT, FRIEDRICH K.; WOLFE, ROBERT A. and MERION, ROBERT M. (2003): Gender Imbalance and Outcomes in Living Donor Renal Transplantation in The United States. American Journal of Transplantation, Vol. 3, Nr. 4, pp. 452–458.

KAYLER, LIISE K.; MEIER-KRIESCHE, HERWIG-ULF; PUNCH, JEFFREY D.; CAMPBELL, DARREL A. JR.; LEICHTMANN, ALAN B.; MAGEE, JOHN, C.; RUDICH, STEVEN M.; ARENAS, JUAN D. and ROBERT M. MERION (2002): Gender Imbalance in Living Donor Renal Transplantation. Transplantation 72 (2), Januar 2002, pp. 248–252.

KELLE, UDO und KLUGE, SUSANN (1999): Vom Einzelfall zum Typus. Fallvergleich und Fallkontrastierung in der qualitativen Sozialforschung. Opladen, Leske + Budrich. Reihe Qualitative Sozialforschung Band 4.

KESSLER, SUZANNE J. and WENDY MCKENNA (1978): Gender. An Ethnomethodological Approach. New York, Wiley.

KISS, ALEXANDER (2004): Psychological Problems of Living Donors before and after Transplantation. In: Gutmann, Thomas; Daar, Abdallah S.; Sells, Robert A. and Walter Land (Eds.) (2004): Ethical, Legal, and Social Issues in Organ Transplantation. Lengerich, Papst Verlag, pp. 190–194.

KJELLSTRAND, CARL. M. (1988): Age, sex, and race inequality in renal transplantation. Archives of Internal Medicine 148, pp. 1305–1309.

KOCH, UWE; GLANZMANN, GABY und CONNY WENZ (1997): Lebendnierenspende unter psychologischer Perspektive. In: Koch, Uwe und Jürgen Neuser (Hrsg.) (1997): Transplantationsmedizin aus psychologischer Perspektive. Jahrbuch der Medizinischen Psychologie 13, Hogrefe (Göttingen), S. 129–144.

KOMPTER, AAFKE E. (2005): Social Solidarity and the Gift. Cambridge, Cambridge University Press.

KUHL, JULIUS (2010): Lehrbuch der Persönlichkeitspsychologie. Motivation, Emotion und Selbststeuerung. Göttingen, Hogrefe Verlag.

LAND, WALTER (2003): Verwandte und nichtverwandte Lebendspende-Nierentransplantation. Klinische Ergebnisse. In: Oduncu, Fuat S.; Schroth, Ulrich und Wilhelm Vossenkuhl (Hrsg.) (2003): Transplantation. Organgewinnung und -allokation. Göttingen, Vandenhoeck & Ruprecht, S. 211–221.

LENNERLING, ANNETTE; FORSBERG, ANNA; MEYER, KÄTHE and GUDRUN NYBERG (2004): Motives for becoming a living kidney donor. In: Nephrology, Dialysis, Transplantation. 2004, 19, S. 1600–1605.

LENNERLING, ANNETTE; FORSBERG, ANNA and GUDRUN NYBERG (2003): Becoming a kidney donor. In: Transplantation, Vol. 76, Nr. 8, pp. 1243–1247.

LOCK, MARGARET and MEGAN CROWLEY-MAKOTA (2008): Situating the practice of organ donation in familial, cultural, and political context. In: Transplantation Reviews 22, pp. 154–157.

LORBER, JUDITH and LISA JEAN MOORE (2002): Gender And The Social Construction of Illness. Lanham, Altamira Press.

LUCIUS-HOENE, GABRIELE und ARNULF DEPPERMANN (2002): Rekonstruktion narrativer Identität. Ein Arbeitsbuch zur Analyse narrativer Interviews. Wiesbaden, Verlag für Sozialwissenschaften.

LUCIUS-HOENE, GABRIELE und ARNULF DEPPERMANN (2004): Narrative Identität und Positionierung. In: Gesprächsforschung – Online-Zeitschrift zur verbalen Interaktion. Ausgabe 5, S. 166–183.

LÜCK, R.; NEIPP, M.; NASHAN, B. und J. KLEMPNAUER (2003): Lebendnierenspende. Ein Vergleich zwischen den skandinavischen Ländern und Deutschland. In: Chirurg 74, 6, S. 523–529.

LUSTIGER, ARNO (2011): Rettungswiderstand. Über die Judenretter in Europa während der NS-Zeit. Göttingen. Wallstein Verlag.

MACAULAY, JACQUELINE and LEONARD BERKOWITZ (1970): Altruism and Helping Behavior. Social Psychological Studies of Some Antecedents and Consequences. New York, Academic Press.

MAIHOFER, ANDREA (2007): Gender in Motion. Gesellschaftliche Transformationsprozesse – Umbrüche in den Geschlechterverhältnissen? Eine Problemskizze. In: Grisard,

Dominique; Häberlein, Jana; Kaiser, Anelis und Sybille Saxer (Hrsg.) (2007): Gender in Motion. Die Konstruktion von Geschlecht in Raum und Erzählung. Frankfurt am Main: Campus Verlag, S. 218–315.

Manzeschke, Arne (2008): Neues Leben, geschenktes Leben? Zur religiösen Dimension der Organtransplantation. In: Nehring, Andreas und Joachim Valentin (Hrsg.) (2008): Religious Turns – Turning Religions. Veränderte kulturelle Diskurse – neue religiöse Wissensformen. Stuttgart, Kohlhammer; S. 294–318.

Mauss, Marcel (1990 [1923/1924]): Die Gabe. Form und Funktion des Austauschs in archaischen Gesellschaften. Frankfurt a. M., Suhrkamp Verlag.

Meuser, Michael (2007): Der „kranke Mann“ – Männergesundheitsforschung und der Wandel der Geschlechterverhältnisse. In: Neises, Mechthild und Gerhard Schmidt-Ott (Hrsg.) (2007). Gender, kulturelle Identität und Psychotherapie. Lengerich, Pabst Verlag, S. 46–58.

Möller-Leimkühler, Anne Maria (2007): Geschlechtsrolle und psychische Erkrankung. In: Rohde, Anke und Andreas Marneros (2007) (Hrsg.): Geschlechtsspezifische Psychiatrie und Psychotherapie. Ein Handbuch. Stuttgart, Kohlhammer Verlag, S. 470–484.

Moore, George Edward (1903): Principia Ethica. Cambridge University Press.

Motakef, Mona (2011): Körper Gabe. Ambivalente Ökonomien der Organspende. Bielefeld, transkript Verlag.

Nehring, Andreas und Joachim Valentin (Hrsg.) (2008): Religious Turns – Turning Religions. Veränderte kulturelle Diskurse – neue religiöse Wissensformen. Stuttgart, Kohlhammer.

Neises, Mechthild und Gerhard Schmidt-Ott (Hrsg.) (2007): Gender, kulturelle Identität und Psychotherapie. Lengerich, Pabst Verlag.

Nunner-Winkler, Gertrud (2010): Weibliche Moral: Geschlechterdifferenzen im Moralverständnis? In: Becker, Ruth und Beate Kortendiek (Hrsg.) (2010): Handbuch Frauen- und Geschlechterforschung. Theorien, Methoden, Empirie. 3., erweiterte und durchgesehene Auflage, Wiesbaden, Verlag für Sozialwissenschaften, S. 81–87.

Nunner-Winkler, Gertrud (Hg.) (1991): Weibliche Moral. Die Kontroverse um eine geschlechtsspezifische Ethik. Frankfurt a. M., Campus Verlag.

Nunner-Winkler, Gertrud (1991): Gibt es eine weibliche Moral? In: Nunner-Winkler (Hg.) (1991): Weibliche Moral. Die Kontroverse um eine geschlechtsspezifische Ethik. Frankfurt a. M., Campus Verlag, S. 147–161.

Oduncu, Fuat, S., Schroth, Ulrich und Wilhem Vossenkuhl (Hrsg.) (2003): Transplantation. Organgewinnung und -allokation. Göttingen, Vandenhoeck & Ruprecht.

Oevermann, Ulrich (1993): Die objektive Hermeneutik als unverzichtbare methodologische Grundlage für die Analyse von Subjektivität. Zugleich eine Kritik der Tiefenhermeneutik. In: Thomas Jung und Stefan Müller-Dohm (Hrsg.) (1993): „Wirklichkeit“ im Deutungsprozeß: Verstehen und Methoden in den Kultur- und Sozialwissenschaften. Frankfurt a. M., Suhrkamp Verlag, S. 106–189.

Oliner, Samuel P. and Pearl M. Oliner (1988): The Altruistic Personality. Rescuers of Jews in Nazi Europe. New York, The Free Press.

Papachristou, Christina, Marc Walter, Burghard F. Klapp und Jörg Frommer (2006): „Ich würde es mir dreimal überlegen (…)“ Problemkonstellationen biographischer Arbeit vor und nach einer Leberlebendspende. In: Biographieforschung in der Psychosomatischen Medizin. Psychotherapie und Sozialwissenschaft. 8. Jahrgang, Heft 1, S. 71–93.

von Ranke-Graves (1984): Griechische Mythologie. Quellen und Deutung. Rowohlts Enzyklopädie. Ein Handbuch. Reinbek bei Hamburg, Rowohlt Verlag.

REGITZ-ZAGROSEK, VERA (2012): Frauengesundheit – Erkenntnisse und Impulse für ein geschlechtergerechtes Gesundheitswesen. Vortrag auf der Tagung Frauen.Gesundheit.NRW. Fachtagung für eine frauengerechte Gesundheitsversorgung, gehalten am 16. März 2012 in Düsseldorf.

REISÆTER, ANNA V.; RØSLIEN, J.; HENRIKSEN, T; IRGENS, L.M and A. HARTMANN (2009): Pregnancy and Birth After Kidney Donation: The Norwegian Experience. In: American Journal of Transplantation 2009, Vol. 9, Issue 4, pp. 820–824.

ROBERT KOCH-INSTITUT (2003): Gesundheitsberichterstattung des Bundes Heft 17. Organtransplantation und Organspende.

ROHDE, ANKE und ANDREAS MARNEROS (2007) (Hrsg.): Geschlechtsspezifische Psychiatrie und Psychotherapie. Ein Handbuch. Stuttgart, Kohlhammer Verlag.

RUSSELL, SUE and ROLF G. JACOB (1993): Living-Related Organ Donation: The Donors's Dilemma. In: Patient Education and Counseling 21, S. 89–99.

SANDKÜHLER, JÖRG (HG.) (2010): Enzyklopädie Philosophie. Hamburg, Felix Meiner Verlag.

SANNER, MARGARETA A. (2005): The donation process of living kidney donors. In: Nephrology Dialysis Transplantation 20, S. 1707–1713.

SCHICKTANZ, SILKE; RIEGER, J.W. und B. LÜTTENBERG (2006): Geschlechterunterschiede bei der Lebendnierentransplantation: Ein Vergleich bei globalen, mitteleuropäischen und deutschen Daten und deren ethische Relevanz. In: Transplantationsmedizin 2006, 18. Jg., S. 83–90.

SCHNEEWIND, KLAUS A. und URSULA SEDLMAYER (2006): Bedingungen der Patientenautonomie bei Lebendnierenspende: Ergebnisse einer psychologischen Studie. In: Schroth, Ulrich; Schneewind, Klaus A.; Gutmann, Thomas und Bijan Fateh-Moghadam (2006) (Hrsg.): Patientenautonomie am Beispiel der Lebendorganspende. Göttingen. Vandenhoeck & Ruprecht, S. 15–77.

SCHNEEWIND, KLAUS A. (2003): Ist die Lebendspende von Nieren psychologisch verantwortbar? In: Oduncu, Fuat S.; Schroth, Ulrich und Wilhelm Vossenkuhl (Hrsg.) (2003): Transplantation. Organgewinnung und -allokation. Göttingen, Vandenhoeck & Ruprecht, S. 222–231.

SCHROTH, ULRICH; SCHNEEWIND, KLAUS A.; GUTMANN, THOMA und BIJAN FATEH-MOGHADAM (2006) (HRSG.): Patientenautonomie am Beispiel der Lebendorganspende. Göttingen. Vandenhoeck & Ruprecht.

SCHWARTZ, SHALOM H. (1970): Moral decision making and behaviour. In: Macaulay, J. & Berkowitz, L. (Eds.). Altruism and helping behaviour. New York, Academic press, pp. 127–141.

SCHWEITZER, J. SEIDEL-WIESEL, M. et al. (2003): Psychological consultation before living kidney donation: Finding out and handling problem cases. In: Transplantation 76, pp. 1464–1470.

SIEVERDING, MONIKA (1999): Weiblichkeit – Männlichkeit und psychische Gesundheit. In: Brähler, Elmar und Hildegard Felder (1999) (Hrsg.): Weiblichkeit, Männlichkeit und Gesundheit. Opladen, Westdeutscher Verlag, S. 31–57.

SIMMONS, ROBERTA G. (1981): Psychological reactions to giving a kidney. In: Levy, N. (Ed.) (1981): Psychonephrology 1, Psychological Factors in Hemodialysis and Transplantation. Plenum Medical Book Company. New York; pp. 227–245.

SIMMONS, ROBERTA G.; KLEIN, SUSAN D. and RICHARD L. SIMMONS (1977): Gift of Life: The Social and Psychological Impact of Organ Transplantation. New York, John Wiley & Sons.

SIMMONS, ROBERTA G.; KLEIN, SUSAN and KENNETH THORTON (1973): The Family Member's Decision to be a Kidney Transplant Donor. Journal of Comparative Family Studies 4 (1), pp. 88–115.

SMIT et al. (2000): Organspende und Transplantation in Deutschland 1999. Neu-Isenburg, DSO.

SOL-DHR (2011): <http://www.lebendspende.ch/de/register_sol_dhr_statistik_nierenspenden.php>, abgerufen am 14.05.2012.

SOUCIE, J.; NEYLAN, F.; MCCLELLAN, W. (1993): Race and sex differences in the identification of candidates for renal transplantation. American Journal of Kidney Diseases 1993, 22, pp. 414–419.

SPITAL, AARON. (2001): Ethical Issues in living organ donation: donor autonomy and beyond. American Journal of Kidney Diseases 2001, 38, pp. 189–195.

STOTHERS, LYNN, GOURLAY, WILLIAM A. and LI LIU (2005): Attitudes and predictive factors for live kidney donation: A comparison of live donors versus nondonors. In: Kidney International. Vol. 67, pp. 1105–1111.

SWITZER, GALEN E.; DEW, M.A.; BUTTERWORTH, V.A.; SIMMONS, R.G and MANDY SCHIMMEL (1997): Understanding Donors' Motivations: A Study of Unrelated Bone Marrow Donors. In: Social Science and Medicine, Vol.45, Nr. 1, pp. 137–147.

THIEL, GILBERT T.; NOLTE, C. and D. TSINALIS (2005): Gender Imbalance in Living Kidney Donation in Switzerland. In: Transplantation Proceedings 37, S. 592–594.

TPG 1997: Gesetz über die Spende, Entnahme und Übertragung von Organen und Geweben (Transplantationsgesetz – TPG).

WALTER, MARC; PAPACHRISTOU, CHRISTINA; DANZER, GERHARD; KLAPP, BURGHARD F. und JÖRG FROMMER (2004): Die Entscheidung potentieller Spender zur Leberlebendspende: Eine inhaltsanalytische Untersuchung zu Ambivalenz und Motivation in präoperativen Interviews. In: Zeitschrift für klinische Psychologie, Psychiatrie und Psychotherapie 52, Heft 2, S. 150–167.

WALTER, MARC; WALTER, OTTO B.; FLIEGE, HERBERT; KLAPP, BURGHARD F. und GERHARD DANZER (2003): Selbst-Empfänger-Beziehungen bei potentiellen Spendern vor Leberlebendspende. Eine Diagnostik mit der Repertory-Grid-Technik. In: Psychotherapie, Psychosomatik, Medizinische Psychologie, 53, S. 275–280.

WEBER, MAX (1988 [1904]): Die „Objektivität" sozialwissenschaftlicher und sozialpolitischer Erkenntnis. In: ders.: Gesammelte Aufsätze zur Wissenschaftslehre. Hrsg. Von Johannes Winckelmann, 7. Auflage; Tübingen, Mohr, S. 126–214.

WEBER, MAX (1972 [1921]): Wirtschaft und Gesellschaft. Grundriß der verstehenden Soziologie. 5. revidierte Auflage, besorgt von Johannes Winckelmann, Tübingen, Mohr.

WEST, CANCANCE and DON H. ZIMMERMANN (1987): Doing Gender. In: Gender & Society, Heft 2/1 S. 125–151.

WILLI, JÜRG (1975): Die Zweierbeziehung. Spannungsursachen, Störungsmuster, Klärungsprozesse, Lösungsmodelle. Reinbek bei Hamburg, Rowohlt Verlag, 19. Auflage 2008.

WINKER, GABRIELE und NINA DEGELE (2009): Intersektionalität. Zur Analyse sozialer Ungleichheiten. Bielefeld, transkript Verlag.

WINTER, MERVE (2012): Geschlechterunterschiede in der Medizin: Frauen, Männer und Gesundheit. In Brähler, Elmar und Bernhard Strauß (2012) (Hrsg.), Grundlagen der Medizinischen Psychologie. Enzyklopädie der Psychologie, Serie Medizinische Psychologie, Bd. 1, Göttingen, Hogrefe, S. 431–460.

WINTER, MERVE und BRIGITTE BOOTHE (2011): Verletzliche Spender_innen? Geschlechterunterschiede in der Lebendorganspende – eine kritische Betrachtung. In: feministische studien. 29. Jg. Heft 2, 2011, Stuttgart, Lucius & Lucius, S. 312–320.

WINTER, MERVE (2009): Geschlecht und Organspende. Gesundheitspolitische Aspekte der Gender Imbalance. In: Femina Politica. Gesundheit als Politikfeld. Ergebnisse der Genderforschung. 18. Jg. (01) 2009, S. 84–97.

WINTER, MERVE und OLIVER DECKER (2006): Gender-Aspekte in der SpenderIn-EmpfängerInbeziehung bei Lebendorganspende. In: Transplantationsmedizin. Kulturelles Wissen und Gesellschaftliche Praxis. Münster, Agenda Verlag, S. 225–247.

ZIMMERMANN, D.; DONNELLY, S.; MILLER J.; STEWART, D. and S.E. ALBERT (2000): Gender disparity in living renal transplant donation. American Journal of Kidney Diseases 36, pp. 534–540.

Anhang

A 1. Interviewleitfäden

Es wurden zwei leicht differierende Leitfäden für die SpenderInnen und die EmpfängerInnen verwendet. Zudem wurden die Leitfäden den jeweiligen Spende-Empfangskonstellationen angepasst. Mit fortschreitendem Erhebungsprozess veränderten sich die Leitfäden stellenweise. Nachfolgend sind zwei exemplarische Leitfäden angeführt.

Die Interviewerin hat sich während der Interviews zudem die Freiheit genommen, sich nicht strikt an den Leitfaden und deren Ablauf zu halten. Somit hatten die Leitfäden eher die Funktion einer Orientierungshilfe.

A 1.1 Interviewleitfaden Spenderin

1) Vielleicht mögen Sie mir zu Beginn des Interviews einfach mal erzählen, wie es denn überhaupt zu der Situation gekommen ist, dass Sie jetzt ihrer Frau eine Niere spenden wollen.

Mögliche Nachfragen

a) Und wie ist es dann weitergegangen?
b) Fällt Ihnen noch irgendetwas dazu ein?

2) Gehen wir mal noch etwas weiter zurück: Könnten Sie vielleicht ein bisschen mehr darüber erzählen, seit wann sie sich schon kennen, wie sie sich kennengelernt haben, usw.

3) Können Sie mir noch etwas mehr von sich und ihrer Frau erzählen? Wie würden Sie Ihre Beziehung denn so beschreiben?

Mögliche Nachfragen:

a) Was ist Ihre Frau für ein Mensch?
b) Was hat sie für Stärken und Schwächen?
c) Was mögen Sie besonders an ihr?

d) Was glauben Sie, das sie an Ihnen mag?
e) Was denken Sie, wie ist Ihrer Frau augenblicklich zumute?
f) Was denken Sie, welche Bedeutung es für Sie als Ehepaar haben wird, dass Sie diese Spende für sie tun?

4) Wie war es für Sie, die Erkrankung ihrer Frau mitzubekommen?

5) Können Sie sich an den ersten Moment erinnern, an dem Sie konkret daran gedacht haben, dass Sie Ihrer Frau ein Organ spenden könnten? Was war das für eine Situation? Können Sie die mal näher beschreiben?

Mögliche Nachfragen

a) Gab es auch mal Momente, in denen Sie in Ihrer Entscheidung wieder etwas unsicher geworden sind? Wenn ja, was waren das für Momente? Wie sind Sie mit den Ambivalenzen umgegangen?
b) Wann und wie haben Sie .....(EmpfängerIn) Ihren Entschluss zu einer Spende mitgeteilt? Wie hat er/sie reagiert?
c) Mit welchen weiteren Personen haben Sie über ihre Entscheidung zu einer Organspende noch gesprochen?
d) Welche Rolle hatten die anderen Familienmitglieder innerhalb dieser Situation?
e) Fühlt sich Ihre Entscheidung jetzt anders an, als vor ein paar Wochen/Monaten? Wie werden Sie die Zeit bis zur Operation verbringen?

6) Die Frage zur Biographie, wird dann gestellt, wenn sie ins Interview passt: Wie sind Sie denn so aufgewachsen? Was ist Ihnen wichtig im Leben?

Ermunternde Nachfragen zur Einbettung der Spende in die eigene Biographie

7) Wie würden Sie diese Spende in Ihre eigene Biographie einordnen?

8) In einer Situation, in der jemand aus der eigenen Familie schwer erkrankt und dann so eine Entscheidung für oder gegen eine Lebendorganspende im Raum steht, werden ja vermutlich viele innere Entscheidungsprozesse durchlaufen. Können Sie mir noch ein bisschen mehr über Ihren Entscheidungsweg erzählen?

Mögliche Nachfragen

a) Gab es verschiedene Phasen dieser Entscheidungsfindung, gab es ein Für und Wider?
b) Mit wem aus der Familie haben Sie über Ihre Entscheidung gesprochen/diskutiert?
c) Was hat zum Beispiel für Sie als Spender gesprochen, was dagegen? Wäre noch jemand anders denkbar gewesen? Wenn ja, was hat für diese Person dafür und was dagegen gesprochen? Inwieweit waren Sie an diesen Entscheidungs-Prozessen beteiligt?
d) Welche Rolle spielten das Klinikpersonal bei der Entscheidungsfindung, bzw. Ihre behandelnden Ärztinnen und Ärzte?
e) Was bedeutet Ihnen die Regel, jederzeit – auch wenn Sie bereits zur Operation vorbereitet werden – zurücktreten zu können?

9) Warum, glauben Sie, erklären sich generell nicht mehr Menschen dazu bereit, anderen ein Organ zu spenden? Was meinen Sie?

10) Ich möchte Sie am Schluss nun noch mit ein paar Daten und Zahlen aus der Transplantationsmedizin konfrontieren und Sie fragen, was Sie dazu denken. Es gibt z.B. den weltweiten Befund, dass Frauen deutlich häufiger Organe spenden als Männer (ungefähr 2/3 aller SpenderInnen sind Frauen). Haben Sie eine Idee, wie man diesen Befund erklären kann?

A 1.2 Interviewleitfaden Empfängerin

1) Ich möchte Sie fragen, ob Sie mir aus Ihrer Sicht schildern können, wie sich das alles so zugetragen hat, dass Ihre Mutter Ihnen jetzt eine Niere spenden wird. Sie können dabei gerne etwas weiter ausholen.

Mögliche Nachfragen

a) Und wie ist es dann weitergegangen?
b) Fällt Ihnen noch irgendetwas dazu ein?

2) Wie hat Ihre Erkrankung begonnen und wie hat sie sich seitdem entwickelt?

3) *Wie ist Ihre Familie mit der Situation, dass Sie nun krank sind, umgegangen? Welche Rolle haben die einzelnen Familienmitglieder gespielt?*

4) *Wie würden Sie die Beziehung zu Ihrer Mutter beschreiben?*

   Mögliche Nachfragen

   a) Was ist Ihre Mutter denn für ein Mensch?
   b) Was hat sie für Stärken und Schwächen?
   c) Was mögen Sie besonders an ihr?
   d) Was glauben Sie, dass sie an Ihnen mag?
   e) Was denken Sie, wie ist Ihrer Mutter augenblicklich zumute?
   f) Was denken Sie, welche Bedeutung es für Sie in Zukunft haben wird, dass Sie künftig ein Organ von ihr in sich tragen werden?

5) *Gab es in Bezug auf die Frage, wer Ihnen möglicherweise ein Organ spenden könnten, Gespräche in Ihrer Familie? Wie sind die abgelaufen und waren Sie an diesem Entscheidungsprozess beteiligt?*
6) *Gibt es Dinge, die Ihnen an dieser Spendekonstellation oder auch an der Spende generell neben allen Vorteilen, die Sie davon haben werden, nicht gefallen oder die Sie sich ggf. schwierig vorstellen?*

7) *Wie denken Sie, ist Ihrer Mutter augenblicklich zumute?*

8) *Warum glauben Sie, erklären sich generell nicht mehr Menschen dazu bereit, anderen ein Organ zu spenden? Was meinen Sie?*

9) *Ich möchte Sie am Schluss nun noch mit ein paar Daten und Zahlen aus der Transplantationsmedizin konfrontieren und Sie fragen, was Sie dazu denken. Es gibt z.B. den weltweiten Befund, dass Frauen deutlich häufiger Organe spenden als Männer (ungefähr 2/3 aller SpenderInnen sind Frauen.) Haben Sie eine Idee, wie man diesen Befund erklären kann?*

PSYCHOANALYSE IM DIALOG

Herausgegeben von Brigitte Boothe, Agnes von Wyl, Philipp Stoellger und Bernhard Strauss

Die Psychoanalyse entstand im Spannungsfeld zwischen verschiedenen wissenschaftlichen Bereichen, namentlich Psychologie, Pädagogik und Philosophie auf der einen, Medizin und Biologie auf der anderen Seite.

Heute ist Psychoanalyse ein vielgestaltiges Praxisfeld und ein verzweigtes Forschungsgebiet über das grosse Gebiet der Psychotherapieforschung hinaus. Gesprächs- und Kulturanalyse, Neurowissenschaft und evolutionäre Psychologie, Bildungswissenschaften und Evolution der Moral, Erzähl- und Religionsforschung gehören zum Interessenspektrum und verlangen häufig Expertise, die im Dialog mit den Nachbarwissenschaften entsteht.

Psychologen, Philosophen, Kultur- und Literaturwissenschaftler, Theologen, Ärzte und Medienforscher profitieren von psychoanalytischen Konzepten, Modellen und Befunden aus den Werkstätten psychoanalytischer Forschung. Die Psychoanalyse bietet eine Fülle differenzierter Beobachtungen und theoretischer Konzepte, die für andere Disziplinen anregend und weiterführend sind. Psychoanalyse im Dialog bedeutet aber auch Psychoanalyse im kontroversen Dialog. Und umgekehrt kann Psychoanalyse eine kritische Argumentationskultur befördern.

Die Reihe «Psychoanalyse im Dialog» ist ein Publikationsforum für wissenschaftliche Studien theoretischer und empirischer Art, in denen psychoanalytisches Denken und Wissen auf neuen Feldern fruchtbar wird. Die Reihe ist offen für wissenschaftliche Monographien, Anthologien und Mehrautorenwerke zu interdisziplinären Projekten. Sie lädt aber auch dazu ein, innovative Formen wissenschaftlicher Darstellung zu erproben – hier hat das psychoanalytische Denken noch ungehobene Schätze zu bieten – und innovative Formen des Dialogs zu führen, zum Beispiel zwischen Kunst und Wissenschaft.

PSYCHOANALYSE IM DIALOG

Band 1 Reto Volkart: Fiebriges Drängen, erstarrender Rückzug. Emotionen, Fantasien und Beziehungen bei Borderline-Persönlichkeitsstörung und Depression. 1993. 423 S.

Band 2 Marina Hohl: Linke Hirnhälfte und Zensur. Eine experimentelle Untersuchung zur funktionellen Hemisphärenasymmetrie aus psychoanalytischer Theorieperspektive. 1995. 167 S.

Band 3 Jörg Merten: Affekte und die Regulation nonverbalen, interaktiven Verhaltens. Strukturelle Aspekte des mimisch-affektiven Verhaltens und die Integration von Affekten in Regulationsmodelle. 1996. 335 S.

Band 4 Evelyne Steimer-Krause: Übertragung, Affekt und Beziehung. Theorie und Analyse nonverbaler Interaktionen schizophrener Patienten. 1996. 502 S.

Band 5 Marius Neukom: Franz Kafkas Tagebucheintrag *Verlockung im Dorf*. Eine erzählanalytische Untersuchung mit dem Verfahren JAKOB. 1997. 238 S.

Band 6 Marina Zulauf-Logoz: Die desorganisierte Mutterbindung bei einjährigen Kindern. Die motivationspsychologische Bedeutung der D-Klassifikation im „Fremde-Situations-Test". 1998. 235 S.

Band 7 Brigitte Boothe und Agnes von Wyl (Hrsg.): Erzählen als Konfliktdarstellung. Im psychotherapeutischen Alltag und im literarischen Kontext. 1999. 180 S.

Band 8 Gisela Weber: Lebensstil und Kontrolle. Zur Bedeutung der Persönlichkeit für die Problembewältigung. 2000. 304 S.

Band 9 Agnes von Wyl: Magersüchtige und bulimische Patientinnen erzählen. Eine narrative Studie der Psychodynamik bei Essstörungen. 2000. 226 S.

Band 10 Brigitte Boothe und Agnes von Wyl (Hrsg.): Psychodynamisches Störungsbild und erzählter Konflikt. Narrative Analyse als diagnostische Urteilsbildung. 2001. 139 S.

Band 11 Martina Hirzel-Wille: Suizidalität im Alter. Individuelles Schicksal und soziales Phänomen. 2002. 239 S.

Band 12 Cord Benecke: Mimischer Affektausdruck und Sprachinhalt. Interaktive und objektbezogene Affekte im psychotherapeutischen Prozeß. 2002. 295 S.

Band 13 Marie-Luise Hermann: Was im Leben zählt. Kreditierung und Selbstkreditierung alter Menschen im lebensgeschichtlichen Interview. 2009. 310 S.

Band 14 Matthias Schmutz: Dissoziative Anfälle. Studie über ein hysterisches Symptom. 2012. 294 S.

Band 15 Merve Winter: Psychologie der Lebendorganspende. Eine qualitative Studie zu Spendemotivationen, Spendeimperativ und der Relevanz von Geschlecht im Vorfeld einer Lebendorganspende. 2015. 424 S.

www.ingramcontent.com/pod-product-compliance
Ingram Content Group UK Ltd.
Pitfield, Milton Keynes, MK11 3LW, UK
UKHW021129041026
8980IPUK00033B/1380

9 783034 315128